Higiene e vigilância sanitária de alimentos

Higiene e vigilância sanitária de alimentos

7ª Edição
Revisada e atualizada

Organizadores
Pedro Manuel Leal Germano
Maria Izabel Simões Germano

manole
editora

Editora: Kiyomi Yamazaki
Projeto gráfico: Departamento Editorial da Editora Manole
Diagramação: Elisabeth Miyuki Fucuda
Ilustrações: Luargraf Serviços Gráficos
Capa e imagens da capa: Iuri Guião

CIP-BRASIL. CATALOGAÇÃO NA PUBLICAÇÃO
SINDICATO NACIONAL DOS EDITORES DE LIVROS, RJ

H541
7. ed.

Higiene e vigilância sanitária de alimentos / organizadores Pedro Manuel Leal Germano, Maria Izabel Simões Germano. - 7. ed. - Santana de Parnaíba [SP] : Manole, 2024.

ISBN 9788520465165

1. Alimentos - Contaminação. 2. Alimentos - Manuseio - Medidas de segurança. 3. Doenças induzidas pela nutrição. 4. Vigilância sanitária. I. Germano, Pedro Manuel Leal. II. Germano, Maria Izabel Simões.

CDD: 363.192
24-91298 CDU: 614.31

Meri Gleice Rodrigues de Souza - Bibliotecária - CRB-7/6439

7ª edição – 2024

Editora Manole Ltda.
Alameda América, 876
Tamboré – Santana de Parnaíba – SP – Brasil
CEP: 06543-315
Fone: (11) 4196-6000
www.manole.com.br | https://atendimento.manole.com.br/

Impresso no Brasil
Printed in Brazil

Sobre os organizadores

Pedro Manuel Leal Germano

Médico-veterinário pela Faculdade de Medicina Veterinária e Zootecnia da Universidade de São Paulo (FMVZ-USP). Especialização, mestrado e doutorado em Saúde Pública pela Faculdade de Saúde Pública da USP (FSP-USP). Pós-doutorado no Instituto Pasteur de Paris, França. Livre-docência em Epidemiologia e Saneamento Ambiental pela FMVZ-USP. Professor Titular de Saúde Pública Veterinária do antigo Departamento de Prática de Saúde Pública da FSP-USP. Coordenador do Curso de Especialização em Vigilância Sanitária de Alimentos da FSP-USP (1998-2014).

Na área de Vigilância Sanitária, exerceu a coordenação geral junto à Comissão de Cultura e Extensão da FSP-USP, com o apoio da Agência Nacional de Vigilância Sanitária (Anvisa), do Ministério da Saúde (MS) e da Organização Pan-Americana da Saúde (Opas), dos seguintes cursos com ênfase em Vigilância Sanitária: Correlatos, Alimentos, Radiações Ionizantes, Serviços de Saúde e de Medicamentos, Cosméticos e Domissanitários.

Membro da Câmara Técnica de Alimentos da Gerência Geral de Alimentos da Anvisa (2004-2012).

Coautor do livro *Sistema de Gestão: qualidade e segurança dos alimentos*, também editado pela Editora Manole.

Maria Izabel Simões Germano

Bacharel e licenciada em Pedagogia pela Pontifícia Universidade Católica de São Paulo (PUC-SP), com habilitação em Orientação Educacional e Supervisão Escolar.

Habilitação em Administração Escolar pelas Faculdades Associadas do Ipiranga. Mestrado e doutorado em Saúde Pública pela Faculdade de Saúde Pública da Universidade de São Paulo (FSP-USP). Responsável pelo apoio pedagógico do curso de extensão universitária Especialização em Vigilância Sanitária de Alimentos da FSP-USP (1998-2014).

Atuou na área de Treinamento de Recursos Humanos, assim como na área de formação profissional junto ao Serviço Nacional de Aprendizagem Comercial (Senac).

Autora do livro *Treinamento de Manipuladores de Alimentos: fator de segurança alimentar e promoção da saúde.*

Coautora do livro *Sistema de Gestão: qualidade e segurança dos alimentos*, também editado pela Editora Manole.

Sobre os autores

Anderson Carlos Camargo
Médico-veterinário pela Faculdade Castelo (FACASTELO). Especialista em Gestão Empresarial e Ambiental pela Universidade de Viçosa (UFV). Mestrado e doutorado em Medicina Veterinária pela UFV. Pós-doutorando em Ciência e Tecnologia de Alimentos na UFV.

Andréa Barbosa Boanova
Médica-veterinária pela Faculdade de Medicina Veterinária da Universidade de São Paulo (FMVZ-USP). Advogada pela Universidade Paulista (UNIP). Especializações em Saúde Pública pela Universidade de Ribeirão Preto (Unaerp). Especialização em Inspeção de Produtos de Origem Animal pela Universidade de Pinhal (Unipinhal). Especialização em Direito Sanitário pela Faculdade de Saúde Pública da USP (FSP-USP). Mestre em Serviços de Saúde Pública e doutora em Ciências pela FSP-USP. Foi Autoridade Sanitária na Vigilância Sanitária de Alimentos do Município de São Paulo por 32 anos. Atua como perita e assistente técnica na Perícia de Alimentos. É perita aduaneira pela Receita Federal do Brasil desde 2007. Perita médica-veterinária pelo Instituto de Medicina Social e Criminologia (Imesc).

Andressa Fusieger
Tecnóloga em Alimentos pela Universidade Federal de Santa Maria (UFSM). Mestrado e doutorado em Ciência e Tecnologia de Alimentos pela Universidade de Viçosa (UFV). Pós-doutoranda no Departamento de Tecnologia de Alimentos da UFV, nas áreas de Tecnologia e Microbiologia de Alimentos.

Antonio Fernandes de Carvalho

Bacharel em Farmácia e Bioquímica pela Universidade Federal de Juiz de Fora (UFJF). Especialista em Taxonomia e Epidemiologia Molecular pelo Instituto Pasteur, França. Mestre em Ciências Alimentares: Leite e Produtos Lácteos pela Université de Caen-Normandie, França. Doutor em Ciências e Técnicas das Indústrias Agrícolas pela École Nationale Supérieure Agronomique de Rennes – Ensar, França. Professor da Universidade Federal de Viçosa (UFV) desde 2005, nas áreas de Tecnologia e Microbiologia de Leite e Derivados.

Camila Brandão Chadad de Almeida

Médica-veterinária pela Universidade Paulista (UNIP-SP). Pós-graduada em Vigilância Sanitária e Controle de Qualidade de Alimentos pelo Instituto Qualittas. Especialização em Gestão de Pessoas pelo Serviço Nacional de Aprendizagem Comercial (Senac). Especialista em Segurança de Alimentos pela Société Générale de Surveillance (SGS) – Genebra, Suíça.

Elisabete Aparecida Martins

Graduada em Ciências Biológicas pela Universidade São Judas Tadeu. Especialização em Vigilância Sanitária de Alimentos pela Faculdade de Saúde Pública da Universidade de São Paulo (FSP-USP). Mestrado e doutorado em Saúde Pública pela FSP-USP. MBA em Gestão Empresarial pela Universidade de Campinas (Unicamp). Consultora em sistemas de gestão e segurança dos alimentos. Facilitadora em segurança psicológica de times, desenvolvimento de times, cultura da segurança dos alimentos e cultura organizacional. Certificação em Segurança Psicológica de Times, Liderança Segura e Avaliação de Cultura Organizacional.

Érika Fabiane Furlan

Zootecnista pela Universidade Estadual Júlio de Mesquita Filho (Unesp). Mestrado em Ciência e Tecnologia de Alimentos pela Escola Superior de Agricultura Luiz de Queiroz da Universidade de São Paulo (Esalq-USP). Doutorado em Nutrição pela Faculdade de Saúde Pública da Universidade de São Paulo (FSP-USP). Pesquisadora científica na Unidade Laboratorial de Referência em Tecnologia do Pescado, do Instituto de Pesca/APTA/SAA-SP, tendo atingido o nível VI em 2017, quando também assumiu e Diretoria Técnica de Serviço da referida unidade, onde atuou na implementação do SISP – Sistema de Inspeção do Estado de São Paulo (1613) na Unidade de Beneficiamento do Pescado do Instituto de Pesca. Membro da Associação Brasileira de Proteção dos Alimentos, realizou estágio de doutoramento em Portugal, junto à Unidade de Valorização dos Produtos da Pesca e Aquacultura no Instituto Português do Mar e Atmosfera (IPIMA-PT). Líder do grupo de pesquisa em Qualidade do Pescado do CNPq e coordenadora do Grupo Técnico de Trabalho do Pescado Artesanal da Secretaria de Agricultura e Abastecimento do Estado de São Paulo, recebeu o prêmio Josué de Castro de Combate à Fome e Desnutrição nos anos de 2012 e 2016. Em 2019, recebeu o 1º lugar no concurso Inovação Aquícola na categoria Produto final e o 2º lugar, na categoria Políticas Públicas.

Felipe de Melo Feitosa

Graduado em Enfermagem pela Faculdade Estácio de Sá (Fes-Go). Discente de Medicina Veterinária pela Universidade Federal de Goiás (UFG). Atualmente é estagiário no Laboratório de Inovação e Pesquisa (LIP/CPA), vinculado à Escola de Veterinária e Zootecnia da UFG (EVZ-UFG). Membro do Grupo de Estudos em Tecnologia e Inspeção em Alimentos de Origem Animal (Getipoa). Monitor bolsista das disciplinas de Inspeção e Tecnologia de Alimentos de Origem Animal da UFG.

Iolanda Aparecida Nunes

Médica-veterinária pela Universidade Federal de Goiás (UFG). Mestrado em Medicina Veterinária pela Universidade Estadual Paulista Júlio de Mesquita Filho (Unesp-Jaboticabal). Doutorado em Ciências Biológicas e Microbiologia, área de Concentração Microbiológica, pelo Instituto de Ciências Biomédicas da Universidade de São Paulo (ICB-USP). Professora Associada na área de Ciência de Alimentos, com ênfase em Microbiologia, da Escola de Medicina Veterinária e Zootecnia da UFG.

José Luiz Martini

Engenheiro de Alimentos. Pós-graduado em Engenharia de Produção. Consultor em processos da qualidade, segurança de alimentos e boas práticas de fabricação. Auditor líder ISO 9001/ISO 14001/ FSSC 22000 Packaging Material e Food Manufacturing, Feed Safety GMP 2020 escopos Produção, Trader e Armazenamento – Segurança de Alimentos para Ração Animal, HACCP e ISO 22000 para as certificadoras parceiras acreditadas: BRTUV (TUV NORD do Brasil), Bureau Veritas Certification (BVC) e Control Union (CUC) e DNV. Atuou em auditorias de primeira, segunda e terceira parte, treinamentos e consultoria em mais de 200 organizações nacionais e internacionais.

Luana Virgínia Souza

Tecnóloga em Laticínios pelo Instituto Federal Sudeste de Minas Gerais (IF Sudeste MG – Campus Rio Pomba). Mestrado e doutorado em Ciência e Tecnologia de Alimentos pela Universidade Federal de Viçosa (UFV). Doutoranda no Departamento de Medicina Veterinária da UFV nas áreas de Tecnologia e Microbiologia de Alimentos.

Lucia Tieco Fukushima Murata

Química graduada pelas Faculdades Oswaldo Cruz. Pesquisadora científica (aposentada) na área de Química, do Instituto Adolfo Lutz (IAL), da Secretaria de Estado da Saúde de São Paulo.

Luís Augusto Nero
Médico-veterinário pela Universidade Estadual de Londrina (UEL). Mestre em Sanidade Animal (UEL). Doutor em Ciência dos Alimentos pela Faculdade de Ciências Farmacêuticas da Universidade de São Paulo (FCF-USP). Professor da Universidade Federal de Viçosa (UFV) desde 2005, nas áreas de Inspeção de Produtos de Origem Animal e Microbiologia de Alimentos.

Marcia Abrahão Silva Ferreira
Farmacêutica bioquímica de alimentos, formada pela Faculdade de Ciências Farmacêuticas da Universidade de São Paulo (FCF-USP). Especialização em Vigilância Sanitária de Alimentos pela Faculdade de Saúde Pública da USP (FSP-USP). Aprimoramento profissional em Direito Sanitário pela FSP-USP. Analista em Saúde da Prefeitura de São Paulo, atuando no Núcleo de Vigilância de Alimentos da Divisão de Produtos de Interesse à Saúde, Covisa-SP. Auditora líder da ISO 9001 e ISO 17025.

Marcus Vinícius Pereira de Oliveira
Laticinista, psicólogo organizacional e especialista em Qualidade & Produtividade pela Fundação Vanzolini da Universidade de São Paulo (USP). Consultor em gestão e cultura da segurança dos alimentos. *Coaching* sistêmico de organizações e para equipes de alto desempenho. Autor do livro de bordo *O passo além da competição* e coautor dos livros *SER+ com Qualidade Total* e *SER+ Gestão de Pessoas*. Sócio-diretor da Liner Consultoria.

Maria Cecília Depieri Nunes
Química, com licenciatura e bacharelado pela Universidade Presbiteriana Mackenzie. Pesquisadora científica (aposentada) na área de Química, com ênfase em físico-química, do Instituto Adolfo Lutz (IAL), da Secretaria de Estado da Saúde de São Paulo.

Maria Rosa da Silva de Alcântara
Química industrial, graduada pelas Faculdades Oswaldo Cruz. Pesquisadora científica (aposentada) na área de Química, com ênfase em físico-química, do Instituto Adolfo Lutz (IAL), da Secretaria de Estado da Saúde de São Paulo.

Maristela Portela Alvarez de Mauro
Engenheira de alimentos pela Universidade Estadual de Campinas (Unicamp). Especialização em Segurança dos Alimentos pelo Centro Universitário do Serviço Nacional de Aprendizagem Comercial (Senac). Consultora e auditora na área da qualidade e segurança dos alimentos nas normas reconhecidas pelo GFSI (IFS Food, BRCGS Food, FSSC 22000, SQF).

Mônica de Carvalho

Socióloga pela Universidade de São Paulo (USP). Mestrado em Sociologia pela USP. Doutorado em Ciências Sociais pela Pontifícia Universidade Católica de São Paulo (PUC-SP). Docente do Departamento de Sociologia e do Programa de Estudos Pós-graduados em Ciências Sociais da PUC-SP. Desenvolve pesquisas na área da sociologia urbana; e relativas aos instrumentos de gestão urbanística e fiscal das cidades da Região Metropolitana de São Paulo. Pesquisadora da Rede Observatório das Metrópoles-Núcleo de São Paulo, sob a coordenação nacional da Universidade Federal do Rio de Janeiro (UFRJ). Foi docente colaboradora do Programa de Pós-graduação em Planejamento e Gestão de Território da Universidade Federal do ABC (Ufabc). Atuou como coordenadora do Curso de Ciências Sociais da PUC-SP. Coordenadora da Comissão Própria de Avaliação da PUC-SP para o triênio 2018-2020; reconduzida ao cargo para o triênio 2021-2023.

Neus Sadocco Pascuet

Bacharel em Química com Atribuições Tecnológicas pelo Instituto de Química da Universidade de São Paulo (IQ-USP). Pesquisadora científica (aposentada) do Instituto Adolfo Lutz (IAL), da Secretaria de Estado da Saúde de São Paulo.

Paulo Eduardo Masselli Bernardo

Engenheiro químico pela Escola de Engenharia de Lorena, da Universidade de São Paulo (EEL-USP). Mestrado na área de Materiais para Engenharia, pela Universidade Federal de Itajubá (Unifei-MG). Pesquisador científico do Centro de Contaminantes, com ênfase em Embalagens, do Instituto Adolfo Lutz (IAL), da Secretaria de Estado da Saúde de São Paulo.

Rafaela da Silva Rodrigues

Tecnóloga em Agroindústria pelo Instituto Federal de Educação, Ciência e Tecnologia Baiano (IF Baiano). Mestrado e doutorado em Ciência e Tecnologia de Alimentos pela Universidade Federal de Viçosa (UFV). Estagiária pós-doutoral no Departamento de Veterinária da UFV nas áreas de Microbiologia de Alimentos e Bioinformática.

Silvia Müller Gentil

Médica-veterinária pelas Faculdades Metropolitanas Unidas (FMU). Especialização em Tecnologia de Carnes pelo Instituto de Tecnologia de Alimentos (ITAL). Especialização em Vigilância Sanitária de Alimentos pela Faculdade de Saúde Pública da Universidade de São Paulo (FSP-USP). Mestre em Saúde Ambiental pelas FMU. Participação ativa no Comitê de Segurança de Alimentos da Associação Nacional de Restaurantes (ANR). Atuação em grandes marcas de serviços de alimentação como consultora, auditora e responsável técnica. Cofundadora e Diretora Operacional das empresas Safe Kitchen Consultoria em Segurança de Alimentos e Ímpar Nutri Serviços de Nutrição.

Simone Aquino

Médica-veterinária sanitarista e microbiologista, graduada em Medicina Veterinária pela Universidade Estadual Paulista Júlio de Mesquita Filho (Unesp-Botucatu). Especialista em Vigilância Sanitária de Alimentos e em Física de Radiações pela Faculdade de Saúde Pública da Universidade de São Paulo (FSP-USP). Mestre e doutora na área de Tecnologia Nuclear – Aplicações, com o uso de radiação gama no controle de fungos e degradação de micotoxinas pelo Centro de Tecnologia das Radiações do Instituto de Pesquisas Energéticas e Nucleares da USP (CTR-IPEN/CNEN-USP). Atuou como sanitarista no controle de qualidade de fábrica de iogurte e em empresas de alimentos. Trabalhou na área de inspeção de alimentos em vigilância sanitária e como Diretora de Vigilância Sanitária Municipal. Atuou como Assistente de Pesquisa II, no Departamento de Biologia Médica, Seção Micologia Médica e Micologia Sistêmica, da Coordenadoria de Controle de Doenças do Estado de São Paulo, lotada no Instituto Adolfo Lutz (IAL) de São Paulo. Atuou como médica-veterinária da Coordenadoria de Defesa Agropecuária da Secretaria de Agricultura de São Paulo (Codeagro), desenvolvendo pesquisas em microbiologia alimentar e ambiental em projetos para pesquisa de fungos anemófilos e toxigênicos, no Departamento de Proteção Vegetal e Ambiental do Instituto Biológico de São Paulo. Foi professora universitária DI na Universidade Nove de Julho (UNINOVE), ministrando a disciplina de microbiologia básica e microbiologia/micologia clínica. Foi professora doutora DI dos programas de mestrado profissional em gestão de sistemas de saúde e gestão ambiental e sustentabilidade na UNINOVE. Pós-doutorado no CTR-IPEN/CNEN-USP, sobre Qualidade do Ar de Interiores (QAI) e reaproveitamento e descontaminação fúngica de filtros de ar-condicionado de veículos, com bolsa de fomento do CNPq. Professora substituta na disciplina de Microbiologia junto ao Departamento de Patologia, Reprodução e Saúde Única da Faculdade de Ciências Agrárias e Veterinárias da Unesp-Jaboticabal. É editora acadêmica do *Journal of Advances in Microbiology*.

Stela Scaglione Quarentei

Farmacêutica bioquímica de alimentos, graduada pela Faculdade de Ciências Farmacêuticas da Universidade de São Paulo (FCF-USP). Mestrado em Saúde Pública pela Faculdade de Saúde Pública da USP (FSP-USP). Auditora líder ISO 9001. Auditora líder ISO 22000. Nos últimos 20 anos, atua como instrutora, consultora e auditora em sistemas de gestão da qualidade e da segurança de alimentos (indústria, embalagens, serviços de alimentação etc.), com base em requisitos legais sanitários e normas internacionais – ISO e indicadas pelo Global Food Safety Initiative (GFSI), tendo, também, trabalhado nos segmentos de produtos saneantes domissanitários, de higiene pessoal, cosméticos e farmacêuticos. Colaboradora dos cursos de Especialização em Vigilância Sanitária de Alimentos da FSP-USP (1998-2014) e da graduação em Nutrição FSP-USP (1998-2014). Atualmente, é gerente operacional – Área técnica da QIMA/WQS Certificadora para a cadeia de produção de alimentos.

Tarcila Neves Lange
Médica-veterinária pela Universidade Metodista de São Paulo. Especialista em Vigilância Sanitária de Alimentos pela Faculdade de Saúde Pública da Universidade de São Paulo (FSP-USP). Mestrado e doutorado em Saúde Pública pela FSP-USP. Consultora em segurança de alimentos. Bolsista DTI-C junto à Empresa Brasileira de Pesquisa Agropecuária (Embrapa) – Pecuária Sudeste no projeto "Observatório do Leite Orgânico", de junho de 2023 a março de 2024. Coordenadora da Vigilância Sanitária do Município de Rio Grande da Serra (2006 a 2008). Docente do curso de pós-graduação da Universidade Nove de Julho. Professora do Centro Universitário do Serviço Nacional de Aprendizagem Comercial (Senac) no curso de especialização EAD em Gestão da Segurança de Alimentos (2014 a 2017). Professora colaboradora do curso de especialização em Vigilância Sanitária de Alimentos da FSP-USP (2011 a 2014).

Sumário

Apresentação da sétima edição

Verba volant, scripta manent
(provérbio latino)

Há 25 anos, iniciou-se o Curso de Vigilância Sanitária de Alimentos, junto ao Departamento de Prática de Saúde Pública da Faculdade de Saúde Pública da Universidade de São Paulo, sob a coordenação do Prof. Dr. Pedro Manuel Leal Germano. Concomitantemente surgiu a ideia de um livro que contemplasse a temática do referido curso. Assim, em 2001, foi publicada a primeira edição do livro *Higiene e Vigilância Sanitária de Alimentos*, após um período de coleta de material e organização. Em todas as edições, a colaboração de diversos colegas foi primordial para a concretização desse projeto e, sem falsa modéstia de seu sucesso, com aproximadamente 20 mil exemplares vendidos.

Nesta edição houve um grande empenho para atualizar e rever as informações, por parte de todos os autores. Assim, realizou-se uma revisão total do conteúdo, alguns capítulos foram escritos por novos colaboradores, outros passaram por atualização e outros, ainda, foram incorporados visando tornar *Higiene e Vigilância Sanitária de Alimentos – 7ª edição* uma obra que contempla temas de importância na atualidade, e está disponível também em e-book, no site da Editora Manole.

Dezesseis capítulos são assinados pelos organizadores Pedro Manuel Leal Germano e Maria Izabel Simões Germano, e o capítulo "Educação no ambiente do trabalho: treinamento de pessoas" é exclusivo da organizadora. Ressalta-se, também, que entre esses capítulos, "Características fundamentais dos alimentos" e "Epidemiologia da cisticercose bovina e suína e seu impacto na saúde pública" contaram com a coautoria da Dra. Tarcila Neves Lange; assim como, "Agentes bacterianos de toxinfecções" e "Complexo equinococose-hidatidose" tiveram a colaboração da Dra. Silvia Müller Gentil.

Em relação aos textos inéditos, destacam-se:

- "Leite e derivados" de autoria do Dr. Luís Augusto Nero e dos colaboradores Anderson Carlos Camargo, Andressa Fusieger, Antonio Fernandes de Carvalho, Luana Virgínia Souza e Rafaela Silva Rodrigues.
- "O Pescado e a segurança dos alimentos", sob a incumbência da Dra. Érika Fabiane Furlan.
- "Qualidade de frutas e hortaliças", estruturado pela Dra. Silvia Müller Gentil.
- "Produção orgânica de alimentos: desafios e tendências", organizado pela Dra. Tarcila Neves Lange.
- "A importância dos laboratórios analíticos na segurança dos alimentos", desenvolvido pela Dra. Marcia Abrahão Silva Ferreira.
- "Perícia aduaneira de alimentos", sob os cuidados da Dra. Andréa Barbosa Boanova.
- "Consultoria e auditoria", sob a responsabilidade da Dra. Elisabete Aparecida Martins, com a coautoria da Dra. Maristela Portela Alvarez de Mauro e da Dra. Stela Scaglione Quarentei.
- "Cultura da segurança dos alimentos", com a curadoria da Dra. Elisabete Aparecida Martins, incluindo casos relatados por: Camila Brandão Chadad de Almeida, José Luiz Martini, Marcus Vinícius Pereira de Oliveira e Mônica de Carvalho.

No que diz respeito aos capítulos a seguir enumerados, cabe informar que passaram por revisão e atualização:

- "Princípios gerais de higienização", escrito pelas Dras. Simone Aquino e Stela Scaglione Quarentei.
- "Irradiação de alimentos", escrito pela Dra. Simone Aquino.
- "Forno de micro-ondas", de autoria da Dra. Iolanda Aparecida Nunes com a coparticipação do Enfermeiro Felipe de Melo Feitosa.
- "Embalagens destinadas a alimentos", escrito pelo Dr. Paulo Eduardo Masselli Bernardo e pelas Dras. Lucia Tieco Fukushima Murata, Maria Cecília Depieri Nunes, Maria Rosa da Silva de Alcântara e Neus Sadoco Pascuet, do Instituto Adolfo Lutz de São Paulo.

Os organizadores enfatizam o suporte oferecido pela Editora Manole e sua equipe para que essa obra chegasse às mãos dos leitores.

Finalmente, dedicamos este livro à nossa família: aos nossos filhos Luiz e Gabriela, que foram sempre o motor que nos impulsionou a fazer o melhor e a dar tudo de nós; aos netos Luiz Felipe, Nicolás, Catarina e Pedro Henrique, que constituem a luz dos nossos dias; à nossa nora Ana Paula e ao nosso genro Paulo, que nos deram netos maravilhosos e constituem o suporte de nossos filhos. "Não há encosta, por mais íngreme que seja, que duas pessoas juntas não possam galgar" (Henrik Ibsen).

Na esperança de que tenham sempre em mente a importância do cuidado com a saúde e a relevância da educação para a continuidade da humanidade, entregamos esta edição.

Pedro Manuel Leal Germano
Maria Izabel Simões Germano

Prefácio da primeira edição

Inicio este prefácio realçando o quanto me honra e me é prazeroso fazê-lo. As razões que me levam a esse estado de espírito advêm tanto da criação quanto do criador.

O professor Pedro Germano, titular de nossa querida Faculdade de Saúde Pública da Universidade de São Paulo (FSP/USP), é uma personalidade que aprendi a respeitar e admirar nesses anos em que temos tido a oportunidade de trabalhar juntos e, mais recentemente, pelo decisivo apoio que ele me tem dado, engajando o Departamento de Prática de Saúde Pública em vários cursos de Vigilância Sanitária.

Mas, aqui, trata-se da criação. E aí, há que se realçar a oportunidade, a qualidade e a singularidade da obra.

A Associação Médica Americana anunciou em recente campanha que, anualmente, 76 milhões de americanos são acometidos por doenças transmitidas por alimentos – destes, 300 mil são hospitalizados e 5 mil morrem. Cito dados americanos porque no Brasil a subnotificação é vergonhosa. Oficialmente, em 2000, tivemos 7.556 casos. Mas é fundamental perceber o impacto sanitário decorrente do consumo de alimentos. O alimento sempre teve um papel de destaque nas questões sanitárias, e não só pelo seu valor nutritivo, mas também pela sua capacidade de veicular patologias. No entanto, com as transformações pelas quais passa o mundo, em particular as decorrentes do processo de urbanização e de envelhecimento da população, os hábitos alimentares e os alimentos consumidos têm assumido uma relevância absolutamente decisiva na determinação das condições sanitárias das populações. E isso se torna mais crítico por causa da industrialização que potencializa os riscos e do processo de globalização. Aqui, abro espaço para citar alguns eventos que são ilustrativos:

- Os britânicos suspenderam a alimentação do seu gado com farinha de carne, em 1988, mas continuaram a vender esse produto a terceiros durante cerca de 8 anos; hoje, mais de 100 países fora da Europa estão sob a ameaça de terem sido infectados pela doença da "vaca louca", segundo relatório da Food and Agriculture Organization (FAO). (Ricupero, Rubens. Exportadores da morte. Folha de São Paulo, 18/2/2001).
- Recente episódio de contaminação de alimentos que continham produtos lácteos infectados por dioxina, oriundos da Bélgica.
- A questão do uso de alimentos que contêm organismos geneticamente modificados (OGMs).

Os três eventos citados anteriormente são frutos das constantes mudanças que temos realizado no nosso mundo e dos fluxos comerciais aos quais estamos submetidos.

A doença da "vaca louca" trouxe um tipo de patógeno inédito. Um elemento que sem possuir material genético se reproduz e infecta, e para o qual, ainda hoje, somente se tem perguntas. As dioxinas são produtos oriundos de contaminação do meio ambiente e cujos efeitos estão ligados a patologias crônico-degenerativas, em particular neoplasias. São substâncias ainda mal estudadas e muito pouco identificadas. Os OGMs são um capítulo à parte. Vieram para aumentar a eficiência e a oferta de alimentos e até para produzir novos alimentos, medicamentos etc. Mas estão sendo justa ou injustamente crucificados. Quais consequências têm os OGMs para o nosso futuro a longo prazo?

Essas questões colocam o tema da segurança alimentar em um plano absolutamente imprescindível para a vida no planeta nos próximos anos.

Sem dúvida, a agenda sanitária será dominada por essa discussão e caberá a nós – governo, universidade e sociedade – tratar de encaminhar propostas para que a humanidade consiga ultrapassar os desafios oriundos de sua alimentação. Aqui está, portanto, cabalmente demonstrada a oportunidade desta obra e o quanto ainda se tem a fazer, o que deverá estimular o professor Germano e seus leitores a continuar criando e oferecendo novos conhecimentos.

Com relação à qualidade, esta é fruto não só da competência dos autores, mas também da metodologia – além da clássica metodologia utilizada para produzir escritos, como é a pesquisa bibliográfica etc., esta obra é fruto do uso como material instrucional nos cursos do professor. É um material testado na melhor forja, a sala de aula. Portanto, o leitor pode ter certeza de que estará com um material testado e aprovado.

Por fim, a singularidade. Obviamente, tenho tido a oportunidade de consultar outras obras sobre o tema da higiene e segurança alimentar. No entanto, algumas características destacam este livro, tornando-o singular: seu enfoque prático, sua preocupação com ações de vigilância sanitária, sua atualidade ao abordar os assuntos da fronteira do conhecimento e o fato de estar voltado para a realidade brasileira.

Tem, assim, o leitor, uma obra importante para sua formação, preparação e consulta, que certamente traz fundamental contribuição para que a humanidade possa enfrentar os desafios que se lhe antepõem na área de segurança alimentar.

Gonzalo Vecina Neto
Diretor-presidente da Anvisa, 1999-2004
Docente da Faculdade de Saúde Pública da USP

Prefácio da sétima edição

É com grande satisfação que apresentamos a sétima edição do livro *Higiene e Vigilância Sanitária de Alimentos*, de Pedro Manuel Leal Germano e Maria Izabel Simões Germano. Desde a sua primeira publicação, este livro tem sido um guia indispensável para profissionais e estudantes dedicados à segurança alimentar e à saúde pública. Nesta nova edição, continuamos a oferecer uma abordagem abrangente e atualizada sobre os mais recentes avanços e desafios enfrentados no campo da vigilância sanitária e higiene dos alimentos.

Com um escopo aprimorado, esta edição oferece uma visão aprofundada dos aspectos gerais da vigilância sanitária, enfatizando a importância da qualidade das matérias-primas e das práticas higiênicas em todas as etapas da cadeia alimentar. Exploramos de maneira minuciosa as características fundamentais dos alimentos, com capítulos dedicados à qualidade do leite e derivados, ao pescado, às frutas e hortaliças, assim como à qualidade das especiarias.

Além disso, esta edição aborda temas pertinentes, como os riscos associados a agentes bacterianos e parasitários, destacando doenças como a tuberculose, a doença de Chagas, a toxoplasmose e outras infecções relevantes para a saúde pública. Discutimos também viroses, a encefalopatia espongiforme bovina e a complexa equinococose-hidatidose, proporcionando aos leitores uma compreensão aprofundada dos desafios emergentes.

Para enfrentar os desafios contemporâneos, este livro oferece informações valiosas sobre a produção orgânica de alimentos, os princípios gerais de higienização, a irradiação de alimentos, o uso de forno de micro-ondas, as embalagens destinadas a alimentos e a importância dos laboratórios analíticos na garantia da segurança alimentar. Adicionalmente, discutimos a consultoria e auditoria, bem como a cultura de segurança dos alimentos e a importância da educação no ambiente de trabalho.

Com este livro, esperamos oferecer um recurso abrangente e prático para profissionais e estudantes que buscam aprimorar seus conhecimentos e habilidades no campo da vigilância sanitária e da higiene alimentar. Desejamos que esta obra continue a inspirar e a capacitar todos os envolvidos na garantia de alimentos seguros e saudáveis para a população.

Que esta sétima edição de *Higiene e Vigilância Sanitária de Alimentos* seja uma fonte de conhecimento enriquecedora e uma referência valiosa para todos os interessados em promover a saúde pública e a segurança alimentar.

Boa leitura!

Profa. Dra. Elizabeth Torres
Professora Associada do Departamento de Nutrição
da Faculdade de Saúde Pública da Universidade de São Paulo

1

Aspectos gerais da vigilância sanitária

Pedro Manuel Leal Germano
Maria Izabel Simões Germano

INTRODUÇÃO

No Brasil, foi somente a partir do reconhecimento do novo papel do Estado no contexto da saúde, consagrado pela Constituição de 1988, que se elaborou a Lei n. 8.080, de 19 de setembro de 1990, cujo art. 1° refere:

> Esta Lei regula em todo o território nacional as ações e serviços de saúde, executados isolados ou conjuntamente, em caráter permanente ou eventual, por pessoas naturais ou jurídicas de direito público ou privado.

A definição de vigilância sanitária está contida em seu art. 6°, § 1°:

> Entende-se por vigilância sanitária um conjunto de ações capaz de eliminar, diminuir ou prevenir riscos à saúde e intervir nos problemas sanitários decorrentes do meio ambiente, da produção e circulação de bens e da prestação de serviços de interesse da saúde, abrangendo:
> I – o controle de bens de consumo que, direta ou indiretamente, se relacionam com a saúde, compreendidas todas as etapas e processo, da produção ao consumo; e
> II – o controle da prestação de serviços que se relacionam direta ou indiretamente com a saúde.

Deve-se destacar que a saúde do trabalhador também está contemplada sob a égide da vigilância sanitária, tal como expresso no § 3° do mesmo artigo.

De acordo com o exposto, a vigilância sanitária pode ser definida como o conjunto de medidas que visam à elaboração, à aplicação, ao controle e à fiscalização, respeitada a legislação pertinente, de normas e padrões de interesse da saúde individual e coletiva, relativas ao ambiente, produtos, serviços e trabalho.

Em janeiro de 1999, foi promulgada a Lei n. 9.782, que define o Sistema Nacional de Vigilância Sanitária e cria a Agência Nacional de Vigilância Sanitária (Anvisa), cujo art. 1° refere:

> O Sistema Nacional de Vigilância Sanitária compreende o conjunto de ações definido pelo § 1° do art. 6° e pelos arts. 15 a 18 da Lei n. 8.080 de 19.9.1990, executado por instituições da Administração Pública direta e indireta da União, dos Estados, do Distrito Federal e dos Municípios, que exerçam atividades de regulação, normatização, controle e fiscalização na área de vigilância sanitária.

Desse modo, a vigilância sanitária passou a contar com uma estrutura legal, que respalda as ações oriundas do Poder Público, sempre pautadas pela promoção da saúde da coletividade.

A justificativa do Governo Federal para criar a Anvisa apoiou-se em exigências sociais e políticas. Esse fato provocou a diluição do papel da administração pública como fornecedor exclusivo ou principal de serviços públicos, com o objetivo de incentivar o processo regulador das atividades produtivas de interesse público mediante o estímulo à competição e à inovação, atuando o Estado, preferencialmente, no gerenciamento de recursos e na função de controle.

A Anvisa vincula-se ao Ministério da Saúde (MS), como agência reguladora, caracterizada pela independência administrativa e estabilidade de seus dirigentes enquanto perdurarem seus mandatos e autonomia financeira. Provocou verdadeira convulsão nos órgãos estaduais e municipais da saúde, pela necessidade de promover a reestruturação dos serviços de vigilância sanitária, adequando-os à nova política federal.

É claro que, apesar das dificuldades existentes, a criação da Anvisa foi um passo muito importante para a saúde pública, notadamente na área de alimentos, na qual o comércio varejista, cada vez maior, é exercido sem os menores cuidados de segurança, sobretudo nas periferias das grandes cidades e nos municípios em que não existe nenhum tipo de ação sanitária por parte do poder público.

Em 2009, criou-se a Agenda Regulatória (AR), instrumento de gestão que confere maior transparência, previsibilidade e eficiência para o processo regulatório da Agência, uma vez que divulga, para um determinado período, as prioridades que demandam atuação da autoridade regulatória sobre seus objetos de intervenção sanitária.

A gestão da Anvisa é responsabilidade de uma diretoria colegiada, composta por cinco membros: o diretor-presidente, quatro diretores e cinco adjuntos de diretor. Seu relacionamento é regulado por contrato de gestão, documento oficial firmado entre o MS e a Anvisa. O contrato estabelece que a finalidade institucional da Agência é promover a proteção da saúde da população por intermédio do controle sanitário da produção e da comercialização de produtos e serviços submetidos à vigilância sanitária, dos ambientes, dos processos, dos insumos e das tecnologias. Além disso, a Anvisa ainda exerce controle de portos, aeroportos e fronteiras e a interlocução junto ao Ministério das Relações Exteriores e instituições estrangeiras para tratar de assuntos de cunho internacional na área de vigilância sanitária.

Seu organograma é constituído pela diretoria colegiada – conforme mencionado anteriormente –, a qual tem como assessoria, de um lado, o conselho consultivo e, de outro, a ouvidoria. Os resultados das decisões e recomendações passam pelo gabinete do diretor-presidente para, posteriormente, seguir os trâmites legais. São órgãos de assistência direta do diretor-presidente: corregedoria, procuradoria e auditoria interna, além das assessorias de planejamento, divulgação, comunicação, segurança institucional, assessoria técnica e parlamentar. A estrutura organizacional é composta, ainda, de quatro núcleos, três gerências gerais de gestão operacional, 11 gerências gerais de processos organizacionais, entre as quais se incluem alimentos e portos, aeroportos, fronteiras e recintos alfandegados; duas gerências de vínculo direto e um centro de gestão de conhecimento técnico-científico. Quando se aborda o tema vigilância sanitária, imediatamente tem-se a ideia de fiscalização e suas inevitáveis consequências. Todavia, a ação do Poder Público é de suma importância, pois objetiva diminuir os riscos de transmissão de doenças por produtos alimentícios de má qualidade higienicossanitária.

Destaca-se, ainda, que para auxiliar a Anvisa estão integrados: o Instituto Nacional de Controle de Qualidade em Saúde (INCQS), a Fundação Oswaldo Cruz (Fiocruz), os laboratórios centrais de saúde pública, as secretarias estaduais de saúde, os centros de vigilância sanitária estaduais, as secretarias municipais e os centros municipais de saúde.

COMPETÊNCIAS

Entre as diferentes competências atribuídas à vigilância sanitária, apoiadas nos documentos legais, destacam-se:

- Ações sobre o meio ambiente: edificação e parcelamento do solo, saneamento, saúde ambiental, de piscinas e dos sistemas coletivos de saneamento básico dos logradouros públicos.

- Circulação de bens – produtos relacionados à saúde: medicamentos, alimentos, cosméticos, correlatos, saneantes domissanitários e agrotóxicos, águas minerais e de fontes.
- Produção – serviços de saúde: odontológico, clínico-terapêutico, médico-hospitalar, radiação e hemoterapia.
- Vigilância sanitária do trabalho: análise e risco, orientação e organização no trabalho, condutas de trabalho no serviço público.

AÇÕES SOBRE O MEIO AMBIENTE

Objetivos

- Saneamento do meio visando à promoção da saúde pública e à prevenção da ocorrência de condições ambientais desfavoráveis, decorrentes do uso e parcelamento do solo, das edificações, de piscinas e dos sistemas coletivos de saneamento básico dos logradouros públicos.
- Controle dos efeitos na saúde individual ou coletiva decorrentes do processo produtivo, no ambiente de trabalho ou fora dele.
- Licenciamento e cadastramento de estabelecimentos, habitações, locais e entidades abrangidas no campo de atuação do município.
- Aprovação de projetos e de obras em geral, em complementação às ações do município.

Ações e comentários

- Estabelecimentos prestadores de serviços de assistência médica; lavanderias, barbearias e afins; estabelecimentos veterinários; escolas.
- Estabelecimentos industriais, comerciais e de trabalho: é importante avaliar sua segurança em relação aos trabalhadores e aos consumidores e às instalações físicas, incluindo sistemas elétrico, hidráulico e de fornecimento de gás.
- Cemitérios, necrotérios e velórios: no que concerne aos cemitérios, sua localização é muito importante, devendo-se atentar, entre outros fatores, para o tipo e a inclinação do solo e a profundidade do nível freático. Em relação aos necrotérios ou institutos de medicina legal, a principal preocupação diz respeito à localização dessas instalações, ao disciplinamento do fluxo de pessoas – visitantes e pessoal técnico – e à destinação dos contaminantes ambientais, gerados pelas atividades intrínsecas desses serviços.
- Habitações e anexos, construções e reformas de prédios; hotéis, motéis, pensões e afins; acampamentos e estâncias; locais de reunião, atividades de lazer, religião ou esporte.

- Água, esgoto, lixo e resíduos: merece destaque a captação da água de abastecimento, seu tratamento e distribuição. A coleta e destinação de resíduos e do lixo constituem fatores de importância para o saneamento do município, notadamente em relação aos problemas de degradação da paisagem, maus odores e proliferação de insetos e roedores.
  Sabe-se que indústrias, condomínios, hotéis e residências particulares, para se livrarem do problema da falta de água, diminuir os gastos e ter fornecimento ininterrupto, perfuram de forma ilegal o solo, em qualquer área livre de seus espaços, para construir poços artesianos.
- Vetores e animais sinantrópicos: entre os animais sinantrópicos, destacam-se três grandes grupos: morcegos, cujo risco de transmitir raiva para o homem, entre outras doenças, deve ser considerado alto; além disso, podem acarretar prejuízos às habitações, pois se utilizam de frestas e vãos para se abrigarem durante o dia e defecam e urinam nos forros das casas, provocando maus odores e a degradação das instalações; pombos, que também causam problemas com os excrementos, sendo seu acúmulo o responsável pelo afundamento e mesmo ruptura dos forros de casas e outros edifícios, especialmente igrejas; além disso, as fezes desses animais podem veicular agentes de doenças para o homem, como criptococose e enteroparasitoses; e roedores, que se constituem em um problema crônico dos centros urbanos, onde lixo, água e abrigo são encontrados por todos os lados, além dos prejuízos econômicos causados pelo hábito de roer desde sacarias de alimentos até fios elétricos de alta tensão. Os roedores também são responsáveis, na saúde pública, pela transmissão da leptospirose por meio da urina e suas pulgas podem veicular a peste ao homem e aos animais, principalmente aos gatos.
  Em relação aos vetores, especificamente, devem ser consideradas todas as medidas de saneamento capazes de impedir a proliferação de insetos. Dentre os vetores de maior importância, destacam-se os mosquitos, transmissores de leishmaniose, dengue, zika, chikungunya e febre amarela. O combate dos vetores passa, além das medidas concernentes ao saneamento, pela educação da população, principalmente no que se refere ao acúmulo de resíduos líquidos a céu aberto, os quais se constituem locais ideais para criadouro desses artrópodes.
  Atualmente, a RDC 623, de 01 de abril de 2022, estabelece os requisitos mínimos para avaliação de matérias estranhas macroscópicas e microscópicas em alimentos e bebidas e seus limites de tolerância.

CIRCULAÇÃO DE BENS – PRODUTOS RELACIONADOS À SAÚDE

Objetivos

- Fiscalização do exercício das profissões relacionadas à produção e à comercialização de medicamentos, alimentos, águas minerais, cosméticos, saneantes domissanitários, correlatos e de outros produtos de interesse da saúde.
- Controle, em consonância com a vigilância epidemiológica, dos efeitos desses produtos.

Ações e comentários

- Medicamentos, matérias-primas, drogas, dietéticos e embalagens; exercício da farmácia e ocupações afins.
  Nesse contexto, também é importante a preocupação da vigilância com os denominados produtos dietéticos, responsáveis por muitos atendimentos de urgência a crianças diabéticas. O fato de ser dietético não significa ausência de açúcar – uma redução de 10% do teor de açúcar pode caracterizá-lo como *diet* – e o rótulo, ao omitir essa informação, pode induzir o usuário a adquirir o produto e fornecê-lo a diabéticos gerando consequências desastrosas para os portadores da doença.
  É importante citar, ainda, o problema da manipulação artesanal que ocorre nos domicílios de pessoas que buscam renda alternativa como substituição à falta de emprego ou para complementar o salário.
- Alimentos e similares, matérias-primas, alimentos *in natura*, embalagens; profissões e ocupações.
  Os alimentos constituem outra preocupação da vigilância sanitária. Mais do que nunca, é necessário manter a fiscalização sobre os estabelecimentos que comercializam alimentos industrializados e *in natura*, bem como aqueles que servem refeições comerciais ou industriais. Supermercados, açougues, mercearias, peixarias, avícolas, frutarias e feiras livres, entre outros, devem obedecer a regras e padrões previstos em leis e decretos no âmbito dos três níveis da administração pública. O mesmo se aplica para refeitórios de indústrias, creches e escolas, restaurantes, bares, lanchonetes de *fast-food*, padarias, sorveterias etc. A adequação, a conservação e a higiene das instalações e dos equipamentos, os técnicos responsáveis pelos estabelecimentos, a origem e a qualidade das matérias-primas e o grau de conhecimento e preparo dos manipuladores são imprescindíveis para garantir a segurança dos alimentos.
  As matérias-primas, principalmente as de origem animal como carne, leite e ovos, têm de ser provenientes de distribuidores idôneos e fiscalizados pelos Serviços de Inspeção Federal (SIF) ou Estadual (SIE). Produtos clandestinos

expõem a população a grandes riscos de contrair doenças de caráter zoonótico (comuns entre o homem e os animais), destacando-se entre elas a tuberculose, a cisticercose e a salmonelose.

Modismos ou hábitos também impõem uma carga suplementar de problemas para a vigilância sanitária, pois aumentam os perigos das doenças transmitidas por alimentos (DTA). No momento, constitui uma preocupação a disseminação dos serviços de entregas em domicílio (*delivery*), sobretudo a partir da pandemia de Covid-19, quando houve uma expansão exponencial desse tipo de serviço.

Do mesmo modo, a vigilância deve exercer, nos estabelecimentos que manipulam alimentos, a fiscalização em relação à qualidade e ao prazo de validade dos produtos estocados, à integridade e à adequação das embalagens, bem como às condições de higiene e saúde do pessoal.

Na área de alimentos, a preocupação com a manipulação artesanal e com os vendedores ambulantes deve exigir uma constante e intensa fiscalização, pois, na maior parte das vezes, as matérias-primas utilizadas por essas pessoas são de qualidade duvidosa e suas condições de higiene são muito precárias.

- Cosméticos, produtos de toucador e de higiene pessoal, perfumes e similares, embalagens; profissões e ocupações.
- Correlatos: produtos dietéticos, ópticos, de acústica, odontológicos e outros; profissões e ocupações.
- Saneantes domissanitários e agrotóxicos; profissões e ocupações.

  Os agrotóxicos constituem um problema importante para a saúde pública, pois são amplamente utilizados tanto nos produtos agrícolas, no combate às pragas, quanto nos animais destinados ao abate, para controlar moscas e carrapatos. Existem inúmeros produtos cujo uso é proibido em alimentos, pelo risco de resíduos tóxicos. É aqui que a vigilância deve entrar em ação: investigar se os alimentos comercializados nos estabelecimentos varejistas contêm resíduos de tóxicos condenados, entre eles os mercuriais e o DDT.

  Desde 2001, a Anvisa vem monitorando culturas de diversos tipos de produtos vegetais, com base nos dados de consumo obtidos pelo Instituto Brasileiro de Geografia e Estatística (IBGE) e na disponibilidade desses alimentos no comércio das diferentes unidades da federação por meio do Programa de Análise de Resíduos de Agrotóxicos em Alimentos (PARA).
- Águas minerais, de fonte e potáveis de mesa.

  A vigilância deve estar atenta para a idoneidade das águas minerais distribuídas para o consumo da população, verificando origem, composição, rótulos e responsáveis técnicos. Por outro lado, deve zelar pela qualidade das fontes existentes nos municípios, sobretudo no que concerne ao risco de contaminação e/ou poluição dos lençóis freáticos. O controle de qualidade deve ser executado periodicamente pela vigilância, utilizando os recursos dos laboratórios da rede pública, integrantes do sistema de saúde.

PRODUÇÃO – SERVIÇOS DE SAÚDE

Objetivos

- Fiscalização do exercício das profissões relacionadas à saúde e dos estabelecimentos de serviços médico-hospitalares, clínicos, diagnósticos, preventivos ou terapêuticos e outros.
- Fiscalização do exercício profissional de odontologia, das profissões e dos estabelecimentos de prestação desses serviços.
- Fiscalização e controle do uso e da dispensa de medicamentos controlados nos estabelecimentos sujeitos à fiscalização.
- Fiscalização e controle do emprego de radiações.
- Fiscalização e controle dos órgãos executores de atividade hemoterápica, hemodiálise e diálise peritoneal.
- Licenciamento e cadastramento dos profissionais, estabelecimentos e entidades prestadoras de serviços à saúde.

Ações e comentários

- Hospitais, prontos-socorros, ambulatórios, clínicas especializadas, casas de repouso para idosos e excepcionais e entidades afins. A vigilância deve fiscalizar todos os serviços de saúde, suas condições e o nível técnico do pessoal especializado.
- Atividades diagnósticas ou terapêuticas: laboratórios ou institutos, fisioterapia e massagem, endoscopia e entidades afins.
- Consultórios, clínicas, prontos-socorros e institutos de odontologia: a fiscalização do exercício profissional deve ser exercida com todo o rigor, evitando a substituição do pessoal especializado por charlatões e práticos.
- Institutos abreugráficos e radiológicos e outros tipos de radiação.
- Bancos de sangue, postos de coleta, agências transfusionais, bancos de órgãos e afins.

VIGILÂNCIA SANITÁRIA DO TRABALHO

Objetivos

- Controle dos efeitos na saúde individual ou coletiva decorrentes do processo produtivo no ambiente de trabalho E emissão de pareceres técnicos.

- Cadastramento de locais de trabalho, orientação e organização das comissões internas nos locais de trabalho – promoção da saúde e prevenção de doenças e acidentes.
- Integração com sindicatos, órgãos e entidades relacionadas à área, atividades educativas e de organização do trabalho.
- Orientação referente à legislação específica e aos dissídios coletivos de trabalho, supervisão e normatização das ações e órgãos previstos em lei(s).

Ações e comentários

- Projetos de diagnóstico e/ou controle de risco individual ou coletivo: reconhecimento e avaliação dos riscos no trabalho com a finalidade de preservar a integridade física e mental dos trabalhadores.
- Capacitação e treinamento de funcionários: a vigilância deve organizar cursos sobre segurança do trabalho, utilização dos equipamentos de proteção individual (EPI), primeiros socorros, procedimentos em casos de incêndio, desmoronamentos e explosões.

É um dever da vigilância fornecer treinamento de pessoal para trabalhar com produtos alimentícios, principalmente os manipuladores, destacando as regras básicas de higiene, asseio corporal e manuseio de alimentos.

- Aplicação da legislação pertinente: fazer cumprir a legislação em vigor, mediante ação fiscalizadora dos estabelecimentos industriais e comerciais.
- Acompanhamento e incorporação dos acordos coletivos de trabalho: entre aqueles referentes à saúde do trabalhador, podem ser apontados a jornada de trabalho e os benefícios, como creche, refeitório (quando for o caso), convênio médico e outros.
- Condutas de trabalho no serviço público junto às secretarias municipais e autarquias: supervisão dos funcionários no desempenho de funções que possam causar prejuízo à comunidade.

CONCLUSÕES

A Anvisa reconhece que a qualificação profissional, o trabalho de cooperação técnica e a produção de conhecimentos em vigilância sanitária são componentes estratégicos para o fortalecimento da vigilância sanitária e do Sistema Nacional de Vigilância Sanitária (SNVS).

A página da Anvisa na internet (http://www.anvisa.gov.br) traz referências de todas as áreas de atuação da agência: agrotóxicos e toxicologia, alimentos, cosméticos, derivados do tabaco, farmacovigilância, inspeção, medicamentos, monitoração de propaganda, portos, aeroportos e fronteiras, produtos para a saúde, rede brasileira de laboratórios analíticos de saúde, regulação de mercado, relações internacionais e saneantes. A Diretoria Colegiada da Anvisa emitiu a Agenda Regulatória para o período 2021-2023, detalhando as ações e competências desse órgão, tornando mais claras suas decisões referidas e comentadas no presente texto.

No setor de alimentos, procura garantir sua segurança e qualidade, inclusive das bebidas, águas envasadas, ingredientes, matérias-primas, aditivos alimentares e coadjuvantes de tecnologia, materiais em contato com alimentos, contaminantes, resíduos de medicamentos veterinários, rotulagem e inovações tecnológicas em produtos do setor de alimentos.

O acesso a cada uma dessas áreas permite colher informações atualizadas sobre legislação, consultas públicas e os mais diversos bancos de dados temáticos. É possível também consultar a própria ouvidoria da Agência e acessar o atendimento ao usuário, bem como pode-se buscar esclarecimentos na seção "Perguntas frequentes".

Quanto à legislação em vigilância sanitária, o usuário pode utilizar o Sistema de Legislação em Vigilância Sanitária (Visalegis), desenvolvido em parceria com a Biblioteca Regional de Medicina (Bireme), apoiado em um banco de dados com textos completos para pesquisa e consolidação das normas, abrangendo uma ampla variedade de temas: regularização, avaliação de risco e padrões de alimentos, informações ao consumidor; regularização de serviços e estabelecimentos sujeitos à vigilância sanitária e boas práticas; controle, fiscalização e monitoramento de produtos e serviços; controle sanitário em comércio exterior e ambientes de portos, aeroportos, fronteiras e recintos alfandegários.

Recentemente foi lançada a Biblioteca Digital (BD) da Anvisa, a qual reúne, armazena, preserva e organiza informações técnico-científicas produzidas pelo corpo técnico da Agência. O papel principal da BD é a preservação, a disseminação da memória e o fortalecimento da identidade institucional. Assim, além de favorecer a redução da assimetria de informação, também contribui para a visibilidade sobre a atuação da Anvisa diante das demandas da sociedade.

Destaca-se que está em vigor a Lei n. 14.671/2023, que permite o acordo da Vigilância Sanitária com os infratores antes da aplicação de multas. A resolução suspende as sanções administrativas, porém as penas anteriores à sua publicação não serão afetadas. Essa legislação pretende ser uma maneira de impedir ilegalidades, reparar danos e dar maior efetividade às ações da vigilância sanitária. No que concerne às penalidades anteriores, caso não sejam atendidas, o termo de compromisso será revogado.

As perspectivas continuam sendo promissoras, pois, ao aumentar a massa crítica e divulgar as ações da vigilância sanitária, propicia-se a formação de uma consciência coletiva, na qual o exercício da cidadania é fundamental. Particularmente na área de alimentos, ela representa uma verdadeira estratégia de segurança nacional, afinal, um povo com alimentação de má qualidade é um povo sem saúde.

BIBLIOGRAFIA

Augusto LGS. Saúde e ambiente – uma perspectiva interdisciplinar para a saúde coletiva. Revista do Ministério Público do Estado de Pernambuco. 2006:125-35.

Brasil. Agência Nacional de Vigilância Sanitária (Anvisa). Ministério da Saúde. Mapa Estratégico. 21 set. 2020. [citado em 16 nov. 2023]. Disponível em: https://www.gov.br/anvisa/pt-br/acessoainformacao/acoeseprogramas/planejamento-estrategico/2020-2023/mapa-estrategico

______. Agência Nacional de Vigilância Sanitária (Anvisa). Regulação Sanitária, Assuntos de Interesse, Legislação Sanitária. [citado em abr. 2013]. Disponível em: http://portal. anvisa.gov.br/wps/content/Anvisa+Portal/Anvisa/regulacao+sanitaria/Assuntos+de+interesse/ Legislacao+Sanitaria

______. Agência Nacional de Vigilância Sanitária (Anvisa). Lei n. 8.080, de 19 de setembro de 1990. Brasília: Diário Oficial da União; 1990.

______. Agência Nacional de Vigilância Sanitária (Anvisa). Lei n. 9.782, de 26 de janeiro de 1999. Brasília: Diário Oficial da União; 1999.

______. Ministério da Saúde. Agência Nacional de Vigilância Sanitária (Anvisa). Notícias da Anvisa. Áreas de atuação. [citado em out. 2002]. Disponível em: http://www.anvisa.gov.br

______. Ministério da Saúde. Agência Nacional de Vigilância Sanitária (Anvisa). Notícias da Anvisa. Anvisa divulga dados sobre resíduos de agrotóxicos em alimentos. [citado em out. 2005]. Disponível em: http://www.anvisa.gov.br

______. Ministério da Saúde. Agência Nacional de Vigilância Sanitária (Anvisa). Notícias da Anvisa. Brasil discute agrotóxicos, saúde e ambiente. [citado em out. 2005]. Disponível em: http://www.anvisa.gov.br

______. Ministério da Saúde. Agência Nacional de Vigilância Sanitária (Anvisa). Notícias da Anvisa. Profissionais de saúde e sociedade discutem riscos de agrotóxicos. Disponível em: http://www.anvisa.gov.br (acesso out 2005).

______. Ministério da Saúde. Agência Nacional de Vigilância Sanitária (Anvisa). Caminhos a seguir: vem aí o plano diretor da vigilância sanitária. [citado em dez. 2006]. Disponível em: http://www.anvisa.gov.br/divulga/public/boletim/55_05.pdf

______. Ministério da Saúde. Agência Nacional de Vigilância Sanitária (Anvisa). Comitê de Política de Recursos Humanos para Vigilância Sanitária. Política de Recursos Humanos para o SNVS. Centros Colaboradores – Cecovisas. [citado em dez. 2006]. Disponível em: http://www.anvisa.gov.br/institucional/snvs/coprh/cecovisas

______. Ministério da Saúde. Sistema Único de Saúde. Descentralização das ações e serviços de saúde: a ousadia de cumprir e fazer cumprir a lei. Brasília: Ministério da Saúde; 1993.

______. Ministério da Saúde. Portaria n. 2.914, de 12 de dezembro de 2011. Brasília: Diário Oficial da União; 2011.

______. Ministério da Saúde. Lei n. 14.671, de 11 de setembro de 2023. Brasília: Diário Oficial da União; 2023.

Costa EA. Vigilância Sanitária: proteção e defesa da saúde. São Paulo: Hucitec; 1999.

Feitosa J, Andrade P. Segurança dos alimentos e ferramentas da Qualidade. Enciclopedia Biosfera. 2022;19(39). [citado em 16 nov. 2023]. Disponível em https://www.conhecer.org.br/ojs/index.php/biosfera/article/view/5444

Ferrão LL, Morais ICL, Ferreira EHR. Portaria CVS n. 5/2013 como ferramenta de prevenção e controle de doenças transmitidas por alimentos. Segurança Alimentar e Nutricional. 2016;23(1):874-2. [citado em 16 nov. 2023]. Disponível em: https://periodicos.sbu.unicamp.br/ojs/index.php/san/article/view/8647236

Figueiredo AVA, Recine E, Monteiro E. Regulação dos riscos dos alimentos: as tensões da Vigilância Sanitária no Brasil. Ciênc Saúde Coletiva. 2017;22:2353-66.

Gikovate F, Nogueira DP. Abreugrafia sistemática em massa: inviabilidade econômica e eventuais perigos da exposição a radiações. Rev Saúde Pública. 2006;40(3).
Instituto Nacional de Metrologia, Qualidade e Tecnologia. Comitê Codex Alimentarius do Brasil – CCAB. Histórico do Comitê Codex Alimentarius do Brasil – CCAB. Disponível em: http://www.inmetro.gov.br/qualidade/comites/codex_ccab.asp (acesso 16 nov 2023).
Madeira M, Ferrão MEM. Alimentos conforme a lei. Barueri: Manole; 2002.
Marins BRT, Rinaldini CP, Gemal AL. Segurança alimentar no contexto da vigilância sanitária: reflexões e práticas. Rio de Janeiro: EPSJV; 2014.
Morais ICL, Costa SRR. Proposta de ferramentas de qualidade para um sistema de gestão de segurança de alimentos em Unidades de Alimentação e Nutrição. Alim Nutr. 2013;24(1):16-20.
São Paulo (Estado). Constituição 1989. Constituição do Estado de São Paulo: índice remissivo.São Paulo: Atlas; 1989.
______ (Estado). Centro de Vigilância Sanitária. Vigilância sanitária: aspectos gerais. São Paulo, s. d.
São Paulo (Estado). Código Sanitário: Lei n. 10.083, de 23 de setembro de 1998 – Decreto n. 12.342, de 27 de setembro de 1998. 3. ed. São Paulo: Edipro; 2000.
______ (Município). Lei Orgânica do Município de 04 de abril de 1990. São Paulo: Diário Oficial do Município; 1990.
Sirtoli DB, Comarella L. O papel da vigilância sanitária na prevenção das doenças transmitidas por alimentos (DTA). Rev Saúde Desenvolvimento. 2018;12(10):197-209.

2

Qualidade das matérias-primas

Pedro Manuel Leal Germano
Maria Izabel Simões Germano

INTRODUÇÃO

A saúde é um direito inalienável de todo cidadão, tal como está expresso na Declaração Universal dos Direitos do Homem, promulgada em 1948 pela Organização das Nações Unidas (ONU). Mas, para que haja saúde, é fundamental que os alimentos sejam produzidos em quantidade e com qualidade apropriadas ao equilíbrio orgânico, o que representa um fator de resistência às doenças. Todavia, convém ressaltar que, para que isso possa se tornar realidade nos dias atuais, é necessário que as populações carentes tenham acesso a esses alimentos, por meio, primordialmente, do aumento de seu poder aquisitivo. O mesmo raciocínio pode ser aplicado para as criações animais, nas quais a qualidade nutricional é extremamente importante, pois, ao final de um determinado período, servirão de alimentos para o homem. O valor nutritivo do leite, por exemplo, fonte indispensável de proteína para crianças, convalescentes e idosos, depende do estado de nutrição e do tipo de dieta a que são submetidas as vacas leiteiras.

Os alimentos de origem animal, entretanto, não são totalmente isentos de risco para a saúde, pois sua riqueza em proteínas e água facilita a rápida deterioração do produto, bem como a sobrevivência e multiplicação de inúmeros microrganismos patogênicos. Assim, as enfermidades de origem alimentar podem ser causadas pela ingestão de agentes infecciosos e parasitários ou por substâncias nocivas à saúde contidas no alimento. Além disso, tanto a carência quanto o excesso de alimentos podem constituir a origem de muitas doenças.

Tuberculose, cisticercose, brucelose e toxoplasmose, infecções de elevada prevalência no Brasil, são algumas das enfermidades de caráter zoonótico que podem ser adquiridas pelo homem ao ingerir produtos de origem animal contaminados ou sem a devida inspeção sanitária das matérias-primas. Sem dúvida, as infecções e, em especial, as toxinfecções, constituem os riscos mais importantes desses alimentos em saúde pública. A contaminação por agentes patogênicos pode ocorrer em qualquer das fases de destinação dos produtos ao consumo ou fazer parte da matéria-prima, por ter sido adquirida durante o período de criação dos animais, como ocorre, por exemplo, com a salmonelose.

Os alimentos de origem animal podem, ainda, servir como veículo para a transmissão de outros microrganismos patogênicos que, usualmente, utilizam outras vias de transmissão como resultado de contaminação acidental, por secreções ou excreções de indivíduos portadores, como os coliformes fecais e o *Staphylococcus aureus*.

Deve-se considerar, também, o risco de os alimentos de origem animal conterem substâncias cancerígenas ou mutagênicas, principalmente hormônios e toxinas, ou terem sofrido algum tipo de irradiação, embora esses aspectos não apresentem o mesmo grau de frequência que os citados anteriormente.

A carne, o leite e os ovos procedentes de animais infectados, assim como os alimentos de origem animal que tenham sofrido contaminação durante sua elaboração, contribuem decisivamente para a incidência de infecções, geralmente de natureza diarreica. Os animais infectados e o próprio homem constituem fontes de infecção importantes na cadeia de transmissão dessas doenças, favorecendo a disseminação dos agentes patogênicos pela contaminação de águas e alimentos, a partir de matéria fecal, sobretudo nas zonas rurais dos países em desenvolvimento.

Os alimentos de origem animal constituem, na atualidade, uma fonte de proteína essencial para o desenvolvimento normal do homem e dos animais, em especial nos primeiros anos de vida. Por serem proteína altamente nobre, a produção, a manipulação e a destinação desses alimentos devem ser extremamente elaboradas, visando ao seu aproveitamento total.

De acordo com o Panorama da Segurança Alimentar, relatório das Nações Unidas de 2023, constatou-se que 22,5% da população da América Latina e Caribe não tem acesso a uma dieta saudável. No Caribe esse número atinge 52%, na Mesoamérica 27,8% e na América do Sul, 18,4.

Vale lembrar que, de acordo com a definição estabelecida pelo Programa de Padrões de Alimentos da Food and Agricultural Organization (FAO), a higiene dos alimentos corresponde ao conjunto de medidas necessárias para garantir segurança, salubridade e sanidade do alimento em todos os estágios de seu crescimento, produção ou manufatura até seu consumo final.

CODEX ALIMENTARIUS

Os órgãos internacionais de saúde, liderados pela Organização Mundial da Saúde (OMS), têm mostrado, ao longo das últimas décadas, preocupação cada vez maior com a qualidade dos alimentos e suas possíveis repercussões para a saúde dos consumidores, assim como com o comércio mundial de produtos alimentícios, sejam *in natura*, sejam industrializados.

A fim de possibilitar a coordenação de esforços no âmbito mundial para garantir a inocuidade dos alimentos e, consequentemente, a proteção à saúde dos consumidores, em 1963 foi criada pela FAO e pela OMS a Codex Alimentarius Commission (CAC), que tem como objetivo desenvolver padrões para alimentos, guias e textos relacionados, como códigos de práticas, sob a gestão da Joint FAO/WHO Food Standards Programme.

Esse programa visa a proteger a saúde dos consumidores e assegurar práticas justas no comércio de alimentos, além de coordenar todas as atividades de padronização de produtos alimentícios acordados pelas organizações internacionais, governamentais e não governamentais.

A CAC tem operado em um ambiente de mudanças e inovações tecnológicas. O crescimento do mercado global de alimentos, os avanços das comunicações e o aumento da mobilidade das populações têm contribuído para a elevação dos perfis e significados da segurança alimentar e regulação dos alimentos.

No âmbito internacional, é grande a preocupação com o aumento da ocorrência de doenças transmitidas por alimentos (DTA), sobretudo em relação aos patógenos emergentes e reemergentes veiculados por produtos alimentícios. Na atualidade, os consumidores buscam alimentos que possam, simultaneamente, oferecer-lhes segurança e qualidade. Com essa finalidade, a CAC necessita assegurar a participação efetiva e o envolvimento de todos os seus membros no estabelecimento de padrões globais relevantes, além de fortalecer parcerias com todos os interessados, particularmente consumidores e suas organizações representativas, nos níveis global e nacional.

O Brasil é signatário da CAC e tem participação ativa em suas reuniões, realizadas periodicamente sob os auspícios da OMS. A Agência Nacional de Vigilância Sanitária (Anvisa) é a representante do Ministério da Saúde (MS) junto à CAC, organismo internacional de máxima importância para a segurança alimentar.

ORGANISMOS INTERNACIONAIS DE SAÚDE PÚBLICA

A saúde pública, seja no âmbito dos governos, seja no da própria sociedade, vem evidenciando notável preocupação desde 1980, quando inúmeras pesquisas revelaram a reemergência de patógenos, até então desconsiderados como fonte de risco ou pretensamente erradicados, sobretudo na área de alimentos. Outros agentes de doenças foram comprovados como emergentes, por terem sido identificados e descritos pela primeira vez, graças à evolução das técnicas laboratoriais e ao intercâmbio das informações científicas, sobretudo por meio da rede mundial de computadores, identificada pela sigla www (*World Wide Web*).

Em ambos os casos, as causas residem no abrandamento ou mesmo no abandono das medidas básicas de prevenção e controle da saúde das populações humana e animal, bem como na precariedade das ações ambientais.

Por esses motivos, quase todos os países do globo instituíram organismos governamentais ou independentes, do âmbito da saúde ou da agricultura e pecuária, para gerir os riscos e as implicações das doenças sobre a saúde pública como um todo e, em particular, aqueles concernentes à vigilância sanitária de alimentos, notadamente na esfera da segurança e qualidade das matérias-primas, animais e vegetais, e na inocuidade dos produtos alimentícios industrializados.

Na América Latina e Caribe, excluindo o Brasil, a maioria dos países tem alguma forma de controle governamental com o objetivo de garantir a saúde de suas populações. No Mercosul, em especial na Argentina, no Uruguai e no Paraguai, os órgãos encarregados das atividades de saúde de modo geral estão sob a administração direta de ministérios e são identificados sob a denominação *seguridad alimentaria*. É importante notar que a maior parte deles, incluindo o Brasil, baseou-se nos preceitos constantes dos documentos legais oriundos da América do Norte e da Europa.

FATORES DE RISCO

A produção de alimentos, o transporte, o tratamento industrial, a estocagem e as embalagens constituem importantes fatores de risco para a higiene das matérias-primas, podendo causar sérios prejuízos à indústria alimentícia como um todo.

Produção

A higiene dos alimentos de origem animal inicia-se nas propriedades de exploração zootécnica. Nesses locais, os rebanhos ou lotes de animais devem ser submetidos a condições de nutrição e manejo que possibilitem um nível de saúde elevado, contribuindo para a produção de matéria-prima de boa qualidade.

Muitas das doenças passíveis de serem transmitidas pelos alimentos são adquiridas ainda durante a fase de criação, como no caso da cisticercose e da tuberculose. Portanto, a profilaxia das doenças infecciosas e parasitárias nas criações é o elo inicial na grande cadeia de prevenção a que os alimentos de origem animal devem ser submetidos, desde sua origem até o consumo final.

De grande importância também são os antibióticos e hormônios utilizados como fator de engorda de animais, cujos resíduos podem ser eliminados no leite ou nos ovos, ou ainda estar presentes nos produtos cárneos.

Resíduos de pesticidas utilizados para o controle de ectoparasitas dos animais ou para o controle de pragas das lavouras podem, do mesmo modo, ser veiculados por meio dos alimentos de origem animal.

No entanto, o lançamento de pesticidas no ambiente não é a única causa de riscos ambientais, e sim sua produção pelas indústrias químicas.

Transporte

Os meios de transporte participam ativamente nas diferentes fases de destinação dos produtos de origem animal, podendo constituir-se em fatores predisponentes ou determinantes de deterioração e contaminação dos alimentos.

A primeira etapa de transporte inicia-se com o deslocamento dos animais das propriedades para os matadouros ou dos produtos derivados para usinas ou entrepostos. O transporte por si só constituiu-se em um fator de agressão aos animais, agravado pela distância a ser percorrida, pelas condições climáticas e pelo tipo de veículo. Os problemas mais sérios dizem respeito, sobretudo, a contusões e fraturas, porta de entrada para uma variedade enorme de agentes bacterianos, secundados por asfixia e morte, principalmente no transporte inadequado de aves. Perda de peso e desidratação são outras consequências passíveis de registro.

No transporte do leite, a partir das propriedades leiteiras, e dos ovos, a partir das granjas avícolas, há sempre a possibilidade de deterioração e contaminação causadas pelas más condições de conservação e higiene dos veículos.

A segunda etapa de transporte corresponde à transferência dos produtos brutos para o consumo direto, como sucede com as carcaças de carne transportadas dos frigoríficos para os açougues ou supermercados, ou como matéria-prima para a indústria alimentícia. Em ambas as fases, há sempre o risco de deterioração e contaminação, não só dos veículos, mas também dos manipuladores, sobretudo se forem portadores de enterobactérias patogênicas.

A terceira etapa de transporte refere-se à transferência dos alimentos industrializados para os armazéns de estocagem ou locais de venda. Nessa etapa, a contaminação é mais difícil, a não ser que haja violação das embalagens por manipulação imprópria ou sobrecarga de caixas. Todavia, ainda existe o risco de deterioração, por causa das más condições técnicas dos veículos de transporte, como má refrigeração, calor e umidade excessivos.

Outras etapas de transporte podem ser realizadas até o produto chegar ao consumidor, sujeitando-o aos riscos já comentados. Desse modo, deve-se dar uma grande parcela de atenção aos meios utilizados para o transporte dos produtos de origem animal, qualquer que seja a fase de sua destinação.

Tratamento industrial

Os alimentos de origem animal, uma vez transformados em produto bruto, são submetidos à inspeção sanitária e parte deles é selecionada para a indústria alimentícia. No âmbito industrial, essa matéria-prima deve chegar em boas condições sanitárias, embora possa ter sido contaminada ou deteriorada no trajeto entre o matadouro, entreposto ou laticínio e a indústria propriamente dita. Em seguida, é submetida a diferentes tipos de tratamento, alguns deles esterilizantes, porém incapazes de remover ou destruir substâncias tóxicas, geralmente termorresistentes, bem como resíduos indesejáveis. O próprio tratamento industrial, se empregado de forma deficiente – por exemplo, a pasteurização de leite mal conduzida ou a esterilização incompleta de produtos cárneos enlatados – pode constituir-se em um fator de deterioração ou contaminação.

Máquinas em mau estado de conservação, higiene deficiente, manipulação e manipuladores de baixo nível técnico, utensílios contaminados, água de procedência suspeita ou não tratada de acordo com os padrões de potabilidade e substâncias de uso industrial como aditivos, conservantes, corantes, entre outros, em concentrações indesejáveis, constituem as causas mais frequentemente responsáveis por alimentos industrializados de má qualidade e, sobretudo, oferecem um potencial de risco à saúde pública e animal.

Assim, os alimentos devem ser tratados de forma que possam manter suas propriedades por tempo superior ao dos produtos *in natura*. As técnicas utilizadas buscam reduzir as oportunidades de contaminação e deterioração, seja por meio de agentes físicos, como calor, frio, radioisótopos e radiações, seja por meio de agentes químicos, como cloreto de sódio, nitratos e nitritos de sódio e potássio, nitrogênio, ácido ascórbico, açúcares, formol e salicilato. Podem ainda ser utilizados agentes biológicos, como antibióticos (tetraciclinas), bactérias (lactobacilos) e enzimas (leite geleificado).

Estocagem

Os alimentos, *in natura* ou industrializados, podem passar determinado tempo estocados em câmaras frigoríficas, depósitos, armazéns, lojas e até mesmo residências dos consumidores. O tempo máximo de estocagem varia de acordo com o grau de perecibilidade do produto e o tipo de armazenagem, devendo esse período estar rigorosamente de acordo com as especificações dos alimentos estocados.

Nessa fase, os alimentos podem se deteriorar ou sofrer contaminação pela inadequação do ambiente destinado à estocagem. Entre os principais fatores responsáveis por esses inconvenientes incluem-se a não obediência à temperatura e à umidade exigidas para a conservação dos produtos, a conservação precária das instalações, possibilitando infiltrações de água de chuva, a presença de artrópodes e roedores, a sobreposição de embalagens, não obedecendo às normas estabelecidas pela indústria, o empilhamento ou amontoamento, impedindo o resfriamento dos produtos localizados no centro dessas pilhas, o acesso de animais domésticos a esses locais, principalmente gatos, portadores em potencial do *Toxoplasma gondii*, e o desconhecimento por parte dos manipuladores e responsáveis dos preceitos mais elementares de higiene.

Assim, produtos rigorosamente inspecionados sob o aspecto sanitário e industrializados de acordo com as técnicas mais modernas podem perder todo o valor em razão da estocagem no supermercado ou na residência do próprio consumidor, acarretando direta ou indiretamente prejuízos à saúde e à economia como um todo. Ressalta-se a tríade de elementos que devem merecer toda a atenção possível durante o processo de estocagem: proteína, água e temperatura. Para os alimentos de origem animal, é responsabilidade do higienista cuidar dos dois primeiros itens, pois são inerentes às características do próprio alimento. A atenção fundamental deve ser dispensada, portanto, à temperatura por meio da qual se pode protegê-lo, pois, caso não seja utilizada de forma conveniente, haverá multiplicação microbiana saprófita ou patogênica.

Embalagens

De modo geral, os alimentos, em alguma fase da destinação ao consumo, têm de ser embalados. É o exemplo típico da carne no açougue, no momento da venda ao consumidor. Outros produtos, principalmente os industrializados, têm de ser embalados como parte obrigatória de um processo de conservação.

As embalagens utilizadas variam de acordo com o tipo de alimento, suas características e perecibilidade. Vidro, metais, madeira, plástico e papel são os materiais comumente empregados para esse fim. A indústria de embalagens representa, atualmente, uma das mais importantes atividades no campo da preservação dos produtos alimentícios.

É importante destacar que alimentos embalados incorretamente podem ser deteriorados e contaminados, bem como adquirir elementos nocivos à saúde, principalmente de natureza química, por exemplo, pela ação de substâncias acidulantes ou pela acidez natural do próprio alimento. Em qualquer desses casos, o risco à saúde é iminente e uma matéria-prima de elevada qualidade pode ter sua destinação irremediavelmente condenada para o consumo.

No que concerne às embalagens, sobretudo para os produtos embalados, há uma grande preocupação com a rotulagem nutricional, conforme a RDC 429/2020, alterada pela RDC 819/2023.

PREVENÇÃO

O controle sanitário dos alimentos de origem animal tem início muito antes de os animais estarem aptos a produzir. A sanidade dos rebanhos, no sentido lato da palavra, é de suma importância para que seja possível obter alimentos de boa qualidade e o máximo de quantidade aproveitável. As perdas de carne, leite, ovos e pescado representam prejuízos à economia e à saúde, principalmente nos países em desenvolvimento. Todavia, deve-se levar em consideração que a saúde animal não depende exclusivamente do criador, mas faz parte de um contexto geral de saúde, de responsabilidade, em grande parte, dos governos.

Os órgãos da administração pública devem investir tanto na saúde pública quanto na animal, além de destinar recursos adequados para o saneamento. É fundamental que se incentive a produção animal e que se forneça assistência técnica aos produtores de forma a introduzir procedimentos de criação capazes de reduzir a ocorrência de doenças nas populações animais, principalmente as de caráter zoonótico. Quanto maior a produtividade dos rebanhos, maior poderá ser o reinvestimento na propriedade.

Portanto, pode-se afirmar que o controle higienicossanitário dos alimentos permite prevenir as enfermidades que possam atingir o homem por meio de seu consumo, além de assegurar sua qualidade e reduzir o desperdício, sobretudo nas áreas em desenvolvimento.

A partir das propriedades até a transformação em matéria-prima, os alimentos passam por diversas etapas até atingirem a mesa do consumidor, estando sujeitos, em todas elas, aos riscos de deterioração e contaminação.

A inspeção sanitária dos produtos de origem animal permite a retirada de um certo número de alimentos condenados para consumo, como no caso de carcaças com tuberculose e cisticercose ou leite brucélico. Contudo, a inspeção apresenta uma série de limitações, por exemplo, carcaças provenientes de animais brucélicos destinadas ao consumo, ou aquelas que contêm microrganismos patogênicos, como *Staphylococcus* spp., *Salmonella* spp. e outros, por não haver alterações macroscópicas identificáveis.

Dos estabelecimentos em que foi feita a inspeção, os alimentos próprios para consumo são expostos a inúmeras oportunidades de deterioração e contaminação em razão do transporte a que são submetidos para chegarem à indústria alimentícia ou ao consumidor.

Os meios de transporte devem, desse modo, obedecer rigorosamente aos prazos de entrega e propiciar ambiente térmico de acordo com as exigências dos produtos transportados. A higiene dos veículos deve ser esmerada, utilizando-se produtos que não afetem a qualidade dos alimentos.

O controle sanitário, na esfera industrial, deve ter por objetivo inicial a manutenção e a higiene das instalações, dos equipamentos e dos utensílios e, em seguida, o treinamento do pessoal técnico com acesso à linha de produção; finalmente, os processos de industrialização propriamente ditos, sobretudo os ingredientes e as substâncias químicas adicionadas durante a preparação dos alimentos. Com relação a esses aspectos, é de fundamental importância a participação do pessoal técnico em programas educativos que esclareçam os riscos que a manipulação pode acarretar aos alimentos e como sua qualidade pode ser afetada pela má conservação dos equipamentos. Inclui-se, nesse contexto, a necessidade de os manipuladores adotarem padrões de higiene pessoal rigorosos para não serem os responsáveis pela contaminação dos alimentos na indústria.

A estocagem dos alimentos, *in natura* ou industrializados, deve ser rigorosamente fiscalizada, sobretudo no que concerne às temperaturas de conservação. As instalações devem ser adequadamente higienizadas com produtos que não sejam deletérios aos alimentos estocados e suficientemente protegidas, a fim de impedir o acesso de insetos, roedores e outros animais. O empilhamento de caixas e sacarias deve obedecer às especificações dos fabricantes ou produtores, evitando-se que fiquem apoiadas diretamente contra paredes e sobre o solo. O afastamento das paredes evita a umidade e permite ventilação, o que também se aplica à colocação de embalagens sobre estrados.

Outro aspecto importante da prevenção diz respeito às embalagens utilizadas para conservar ou transportar os alimentos. Elas devem ser resistentes, não modificar as características dos alimentos e têm de permitir sua conservação adequada pelo tempo especificado para o produto. Nas linhas de embalagem industrial, é importante que sejam observados os mesmos rigores aplicados às linhas de produção.

Assim, pelo exposto, pode-se concluir que a prevenção de doenças de origem alimentar depende de uma série de elementos componentes da cadeia de destinação dos alimentos, desde sua origem até o consumidor. Cada elo dessa cadeia deve ser tratado cuidadosamente, pois não adianta, por exemplo, fazer o abate em condições de esterilidade máxima e depois destinar o produto bruto para consumo em veículos sem refrigeração adequada ou em más condições de higiene.

Todas as medidas adotadas para que os alimentos cheguem em condições sanitárias adequadas ao consumidor são de suma importância na saúde pública e animal e contribuem tanto para a prevenção e o controle de zoonoses quanto para a vigilância sanitária dos rebanhos.

LEGISLAÇÃO

Nenhuma forma de controle alimentar é eficaz sem o apoio da maioria dos interessados e o respaldo de uma opinião pública bem informada. Na verdade, a educação deve preceder a lei, pois esta, por si só, não melhora a higiene dos alimentos. Lançar regulamentos sem preparar o caminho é o mesmo que semear sem ter preparado a terra.

A legislação deve conter regulamentos passíveis de serem cumpridos e abranger todas as espécies de alimentos (crus, semipreparados e preparados), ingredientes, aditivos e a água usada para a preparação, o processamento e a produção, bem como considerar todas as fases, da destinação até o consumidor.

Para alcançar esses objetivos, junto da inspeção sanitária deve-se contar com eficientes procedimentos de laboratório para avaliação da qualidade final dos produtos. Os resultados fornecidos pelos laboratórios de controle de alimentos, somados aos dados obtidos pelos serviços de inspeção, permitem detectar se a indústria, os matadouros, os entrepostos e suas respectivas operações cumprem os códigos de higiene formulados pelas autoridades competentes.

O controle sanitário dos produtos alimentícios é atribuição das organizações de saúde pública nas diversas esferas da organização político-administrativa do país. Assim, os alimentos na sua origem, ainda na fase de criação animal, são considerados insumos e, portanto, pertencem à área econômica, isto é, à agricultura. Uma vez transformados em produto bruto, passam a ser considerados bens de consumo, fazendo parte integrante do setor social e tornando-se preocupação do setor de saúde pública.

No Brasil, há três esferas administrativas que agem no campo da saúde pública com vistas ao controle de alimentos na área dos bens de consumo: federal ou da União, estadual e municipal. Salienta-se que a legislação está sendo constantemente revista e atualizada; para obter informações sobre a legislação em vigor, sugere-se consultar a Biblioteca Temática da Anvisa, cuja última atualização ocorreu em 6 de setembro de 2023, a Biblioteca Digital da Anvisa e o Visalegis.

O Sistema Nacional de Vigilância Sanitária, na esfera federal, foi definido pela Lei n. 9.782, de 26 de janeiro de 1999, que criou a Anvisa em substituição à Secretaria Nacional de Vigilância Sanitária (SNVS), mantendo, entre suas inúmeras atribuições, a incumbência, respeitada a legislação em vigor, de regulamentar, controlar e fiscalizar os produtos e serviços que envolvem risco à saúde. Também são considerados entre os bens e produtos submetidos ao controle e à fiscalização sanitária pela Anvisa os alimentos, inclusive bebidas, águas envasadas, seus insumos, embalagens, aditivos alimentares, limites de contaminantes orgânicos, resíduos de agrotóxicos e de medicamentos veterinários. Salienta-se a RDC 724/2022 sobre padrões microbiológicos dos alimentos e sua aplicação.

Na esfera estadual, cada estado tem sua legislação própria. Em São Paulo, permanece em vigência o Código Sanitário Estadual, Lei n. 10.083, de 23 de setembro de 1998.

Na esfera municipal, a Lei Orgânica dos Municípios impõe que cada município controle e fiscalize o comércio de alimentos quando houver recursos necessários. Assim, cada município tem sua própria legislação, geralmente inspirada naquela dos respectivos estados ou com base na promulgada pelos ministérios da Agricultura e Pecuária e da Saúde. Não existem conflitos entre esses documentos legais, pois são atos legislativos com o objetivo de complementação ou adequação à realidade de cada local. No município de São Paulo, a legislação é regulamentada pela Lei Municipal n. 13.725, de 09 de janeiro de 2004.

FISCALIZAÇÃO

A inspeção e a vigilância sanitária são exercidas em diferentes etapas do processamento dos produtos de origem animal, considerando-se as matérias-primas e os alimentos industrializados. A inspeção é de competência exclusiva dos médicos-veterinários, enquanto a vigilância pode ser exercida por profissionais cuja formação contempla disciplinas da área de alimentos.

Nos estabelecimentos de comércio varejista e de consumo, dentre eles bares, lanchonetes, restaurantes, *fast foods*, padarias, açougues, mercearias, supermercados e feiras livres, a fiscalização deve ser exercida por órgão da municipalidade, como preconizado pelo Sistema Único de Saúde (SUS).

As equipes de fiscalização, independentemente da formação de seus integrantes, têm a finalidade primordial de avaliar as condições higienicossanitárias dos estabelecimentos e produtos alimentícios por eles comercializados.

Matéria-prima *in natura*

Nos estabelecimentos de abate, compete ao médico-veterinário a responsabilidade de assegurar a qualidade higienicossanitária das matérias-primas. Incluem-se, nesse contexto, ruminantes, equídeos, suínos, aves, coelhos e pescado.

A atividade inicia-se com a inspeção *ante mortem*, no momento que os animais chegam ao abatedouro, das mais diversas procedências. Nessa fase, a observação dos animais exige conhecimentos zootécnicos e clínicos. Após o abate propriamente dito, tem início a inspeção *post mortem*, em que serão aplicados os conhecimentos de patologia tanto às carcaças quanto às vísceras – pesquisa de malformações, lesões traumáticas, nódulos parasitários, formações infecciosas, abscessos e de estruturas com aspecto repugnante.

Em relação ao pescado, a inspeção sanitária é imprescindível no momento em que os barcos pesqueiros atracam. O desembarque do pescado e sua destinação têm de ser avaliados pelos profissionais da inspeção, a fim de assegurar as boas condições higienicossanitárias dos peixes e frutos do mar capturados. É fundamental conhecer a procedência do pescado, se de pesca em alto-mar ou costeira, em rios, lagos ou reservatórios, pois a origem está relacionada diretamente aos níveis de contaminação das águas. Do mesmo modo, é importante conhecer as técnicas de pesca, uma vez que a qualidade do pescado depende das práticas adotadas. Novamente, são requeridos conhecimentos de patologia para pesquisar alterações observáveis macroscopicamente – decomposição, esmagamento e lesões provenientes dos mais variáveis tipos de enfermidades.

Dada a especificidade das tarefas a serem desenvolvidas nos estabelecimentos de abate e junto à indústria da pesca, fica evidente, portanto, que o profissional mais indicado para exercê-las é o médico-veterinário.

Nos laticínios, a recepção do leite, oriundo das propriedades leiteiras, obrigatoriamente tem de passar por inspeção. A qualidade do leite é de extrema importância para assegurar um produto isento de fraudes e em condições higienicossanitárias adequadas ao consumo. As fraudes são prejudiciais, do ponto de vista tecnológico, para a indústria de produtos derivados, principalmente queijo, manteiga, iogurte e coalhada. Além de representarem um risco para a saúde do consumidor, também afetam a economia, pois o preço do leite adulterado é o mesmo daquele de boa qualidade. De modo geral, no que se relaciona com a higiene do produto, a primeira providência é verificar seu aspecto no latão, principalmente sujidades, nível de decomposição e sinais de leite mamitoso.

A inspeção do leite é complementada por provas físico-químicas na própria plataforma, que possibilitam identificar com rapidez os latões que se apresentam fora dos padrões. Em etapas posteriores, são empregadas provas microbiológicas para monitoramento e controle dos lotes de leite.

Com base nesses aspectos, também é o médico-veterinário quem exerce essa atividade, porém não com a exclusividade e especificidade das anteriores, uma vez que provas físico-químicas e/ou microbiológicas empregadas na avaliação da qualidade do leite podem ser realizadas por outros profissionais com experiência laboratorial. Contudo, se houver necessidade de visita técnica às propriedades leiteiras onde forem detectados problemas de qualidade do leite de origem infecciosa, só o médico-veterinário do serviço de inspeção estará habilitado a fazê-la. A higiene da ordenha e o controle sanitário do rebanho, aí incluídas as mastites, são da competência exclusiva desse profissional.

Portanto, em se tratando de matéria-prima de origem animal, a inspeção compete ao médico-veterinário, apoiado na legislação vigente, qualquer que seja a natureza do estabelecimento industrial ou comercial.

Produtos industrializados

A partir do momento em que as matérias-primas de origem animal são processadas, a competência da fiscalização, a fim de assegurar a inocuidade e a qualidade das condições higienicossanitárias dos produtos, passa a ser compartilhada por profissionais de diversas formações, entre eles farmacêutico-bioquímicos, químicos, biomédicos, biólogos, engenheiros de alimentos, nutricionistas e os próprios médicos-veterinários.

Em saúde pública, o princípio de multidisciplinaridade deve ser colocado em prática sempre que possível e as equipes de vigilância sanitária devem ser integradas por profissionais com diferentes especializações. No caso específico dos produtos alimentícios industrializados, não se pode restringir a participação de profissionais que, em seus currículos, também tiveram acesso à tecnologia e à higiene dos alimentos, mesmo que com abordagens diferentes. Pode-se, por exemplo, mencionar o papel do engenheiro de alimentos, voltado para a indústria, o do farmacêutico-bioquímico, com sua especialização em bromatologia, e o dos nutricionistas, com sua capacitação em planejamento científico de dietas.

O exposto é verdadeiro quando se consideram os grandes centros urbanos, nos quais o poder municipal conta com recursos suficientes para estruturar serviços dessa natureza e pode manter equipes multiprofissionais para exercer a vigilância sanitária de alimentos. Em contrapartida, nos pequenos municípios, com recursos escassos, geralmente a responsabilidade da vigilância compete a um único profissional. Nesse caso, o médico-veterinário é o apropriado, pois poderá fiscalizar tanto matérias-primas quanto produtos alimentícios industrializados. Nessa circunstância particular, a relação custo-benefício, decorrente da contratação de um médico-veterinário, será favorável à municipalidade.

CONCLUSÕES

A inspeção sanitária dos produtos de origem animal é parte integrante da vigilância sanitária dos rebanhos, permitindo, se bem-feita, identificar a origem dos problemas, ou melhor, dos focos de determinadas doenças. As informações obtidas a partir de seus registros constituem dados de grande valor na apreciação do nível de saúde animal de cada região e, implicitamente, no âmbito da saúde pública.

Com base nas informações da inspeção, é possível estabelecer metas prioritárias para o controle e a prevenção de inúmeras enfermidades, zoonóticas ou não.

A condenação de alimentos de origem animal impede a propagação dos agentes patogênicos e diminui o risco de doenças, porém, quanto maior o nível de condenação, menor a quantidade de matéria-prima para a indústria ou de produto *in natura* para o consumidor.

É importante ressaltar que, dentro do contexto da área de alimentos, inúmeros profissionais podem fornecer assessoria ou consultoria a qualquer tipo de empresa, seja no âmbito do processamento de matérias-primas animais, seja no âmbito da comercialização e no da industrialização de produtos alimentícios.

Vale frisar que as etapas que um alimento deve superar para chegar à mesa do consumidor são longas e numerosas. Para exemplificar, até a carne suína ser transformada em linguiça ela passa pelas seguintes fases: após abate dos animais, a matéria-prima vai para a indústria em caminhão frigorífico; dentro da fábrica, a carne passa por diferentes tratamentos até ser embalada dentro do envoltório especial; lotes de unidades de linguiça são embalados em caixas apropriadas; em seguida, estocados até o momento de envio para o comércio varejista; nova etapa de transporte; armazenamento no estabelecimento comercial; e, finalmente, o momento da aquisição pelo consumidor, que também transportará o produto e o estocará em sua casa até o momento do consumo.

Todas essas etapas são passíveis de risco para a qualidade higienicossanitária dos produtos. Algumas exigem a cadeia do frio, enquanto outras a do calor, como procedimentos para conservação.

Assim, toda a problemática observada nesse contexto tem uma ação deletéria para a sociedade, resultando em menor oferta de emprego, menor quantidade de alimento disponível no mercado e preços supervalorizados, o que, para os países em desenvolvimento, corresponde a uma verdadeira praga social.

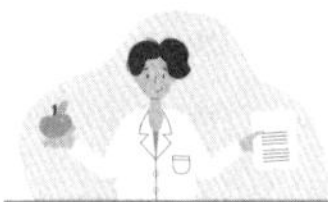

BIBLIOGRAFIA

Barbosa P. Fome – o flagelo da humanidade. Jornal da Cidade. http://www.jornaldacidadeonline.com.br/noticias/1960/fome-o-flagelo-da-humanidade. 2016. [citado em 16 nov. 2023]. Disponível em: http://www.jornaldacidadeonline.com.br/noticias/1960/fome-o-flagelo-da-humanidade#

Brasil. Agência Nacional de Vigilância Sanitária (Anvisa). Visalegis. Sistema de legislação em vigilância sanitária. [citado em out. 2023]. Disponível em: http://www.anvisa.gov. br/legis/index.htm

______. Agência Nacional de Vigilância Sanitária (Anvisa). Portaria 1.428, de 26 de novembro de 1993. Brasília: Diário Oficial da União. 1993;(Seção 1)pt. 1.

______. Agência Nacional de Vigilância Sanitária (Anvisa). Portaria SVA/MS 326, de 30 de julho de 1997. Brasília: Diário Oficial da União. 1997;(Seção 1)pt. 1.

______. Agência Nacional de Vigilância Sanitária (Anvisa). Instrução Normativa 30, de 09 de agosto de 2017. Brasília: Diário Oficial da União. 2017;156(Seção 1):11.

______. Agência Nacional de Vigilância Sanitária (Anvisa). Anvisa RDC 429 de 08 de outubro de 2020. Brasília: Diário Oficial da União; 2020.

______. Agência Nacional de Vigilância Sanitária (Anvisa). RDC 819 de 09 de outubro de 2023. Brasília: Diário Oficial da União; 2013.

Codex Alimentarius Comission (CAC). Principles for the establishment and application of microbiological criteria for foods CAC/GL 21 – 1997.

European Center for Disease Prevention and Control (ECDC). Mission. [citado em abr. 2009]. Estocolmo: ECDC; 2005. Disponível em: http://ecdc.europa.eu/

European Food Safety Authority (EFSA). Partnens and networks. [citado em abr. 2009]. Estrasburgo: EFSA; 2002. Disponível em: http://www.efsa.europa.eu/EFSA/AboutEfsa/HowWeWork/efsa_locale-1178620753812_KeyValues.htm

Fonseca MRF. Fontes para a história das ciências da saúde no Brasil (1808-1930). História, Ciências, Saúde – Manguinhos. 2002;9(suplemento):275-88.

Food and Agricultural Organization (FAO). Oficina Regional de la FAO para América Latina y el Caribe, Gobiernos de ALC acuerdan medidas concretas para erradicar el hambre durante la Conferencia Regional de la FAO, 2014. Disponível em: http://www.fao.org/americas/noticias/ver/es/c/231558/

Food and Drug Administration (FDA). Protecting consumers promoting public health [citado em abr. 2009]. Disponível em: http://www.fda.gov/oc/opacom/fda101/sld012.html

Food Standarts Agency. Meat Hygiene Service. Londres; 2000. [citado em set. 2009]. Disponível em: http://www.food.gov.uk/

Forsythe SJ, Hayes PR. Higiene de los alimentos, microbiología y HACCP. 2. ed. Zaragoza: Acribia; 2002.

Germano PML, Germano MIS. Sistemas de gestão: qualidade e segurança dos alimentos. Barueri: Manole; 2013.

Gobierno de España. Ministerio de Consumo. Agencia Española de Seguridad Alimentaria y Nutrición. Actividades Institucionales. Madrid; 2002. Disponível em: http://www.aesan.msc.es/aesa/web/AesaPageServer?idpage=0&language=es_ES (acesso abr 2009)

Government of Canada. Canadian Food Inspection Agency [citado em abr. 2009]. Disponível em: http://www.inspection.gc.ca/english/toce.shtml

Lapierre D, Moro J. Meia-noite em Bophal. São Paulo: Planeta do Brasil; 2014.

Madeira M, Ferrão MEM. Alimentos conforme a lei. Barueri: Manole; 2002.

São Paulo (Estado). Código Sanitário: Lei n. 10.083, de 23 de setembro de 1998, Decreto n. 12.342, de 27 de setembro de 1978. 3. ed. São Paulo: Edipro; 2000.

_____ (Município). Secretaria Municipal de Saúde. Coordenadoria de Vigilância em Saúde (Covisa). Vigilância sanitária de alimentos: roteiros de auto-avaliação [citado em out. 2005] Disponível em: http://portal.prefeitura.sp.gov.br/secretarias/saude/vigilancia_saude/alimentos/0010

_____ (Município). Coordenadoria de Vigilância em Saúde (Covisa). Lei Municipal n. 13.725, de 10 de janeiro de 2004. Código Sanitário do Município de São Paulo. São Paulo: Secretaria Municipal de Saúde; 2004.

_____ (Município). Secretaria Municipal da Saúde. Coordenadoria de Vigilância em Saúde (Covisa). Portaria SMS n. 2.619/2011. São Paulo: Diário Oficial da Cidade de São Paulo. 2011:23.

3

Características fundamentais dos alimentos

Pedro Manuel Leal Germano
Maria Izabel Simões Germano
Tarcila Neves Lange

INTRODUÇÃO

Uma das principais consequências do desenvolvimento industrial é a migração, cada vez maior, da população rural para as zonas urbanas. Com o aumento da concentração humana nessas regiões, constatam-se o aumento da demanda alimentar e o distanciamento progressivo entre as zonas produtoras de alimentos e as zonas consumidoras. A cadeia alimentar alonga-se em virtude da diversificação das fases intermediárias entre a produção da matéria-prima e o consumo do alimento.

As necessidades dos países industrializados modificaram-se, o que tornou a sociedade urbana mais consumista e exigente. Os hábitos alimentares também sofreram alterações, principalmente por causa da diminuição de tempo disponível para a preparação dos alimentos e até mesmo para sua ingestão. As pessoas dão preferência a refeições mais convenientes no que se refere à facilidade, seja na aquisição e no preparo, seja em seu consumo fora do domicílio.

Para uma expressiva parcela da população, insere-se no cotidiano o hábito do pedido de comidas por *delivery*, os quais estão atrelados a aplicativos digitais de serviços de entrega. No estudo realizado por Guarnieri e Vieira (2023), constatou-se que o número de pedidos dobrou no período de um ano, e até julho de 2019 foram registrados cerca de 20 milhões de pedidos advindos dos 100 mil restaurantes cadastrados em um único aplicativo de entrega.

A ocorrência da pandemia de Covid-19 contribuiu para o crescimento exponencial desse hábito alimentar, tornando o Brasil o país da América Latina com o maior crescimento de *delivery* de comida, abrangendo 51% do mercado latino. Ainda nesse contexto de pandemia, em um inquérito sobre a alimentação dos portugueses em contexto de contenção social, foi possível observar que houve alteração de hábitos alimentares em 45% dos entrevistados, entre os quais 58,2% modificaram os hábitos alimentares para melhor e 41,8%, para pior.

Há uma tendência mundial de mudança no consumo de alimentos com a redução da compra e ingestão de alimentos considerados saudáveis e um aumento no consumo de alimentos ultraprocessados e de fácil preparo e consumo.

Paralelamente à mudança de hábitos e à demanda do consumidor, registra-se o progresso tecnológico da indústria processadora de alimentos, bem como o aumento do comércio internacional de produtos alimentícios. Há, portanto, uma variedade cada vez maior de alimentos disponíveis no comércio.

Nos centros urbanos, os modismos influenciam substancialmente a alimentação. As modificações no padrão alimentar da população – evidenciadas pelo consumo de dietas com alta densidade energética, ricas em gordura de origem animal e baixo teor de fibras – associadas à maior prevalência do sedentarismo, ao tabagismo e ao abuso de álcool, têm levado ao aumento da incidência de algumas doenças, entre as quais as doenças cardiovasculares, a obesidade, o *diabetes mellitus*, as intolerâncias e as alergias alimentares.

Estima-se que a alergia alimentar acometa cerca de 8% das crianças e entre 3 e 5% dos adultos. Os portadores desse distúrbio necessitam manter uma dieta que exclua a presença de alérgenos, como a lactose e o glúten, como forma de garantir seu bem-estar e sua existência digna. No Brasil, a doença celíaca, por exemplo, atinge cerca de 2 milhões de pessoas e a intolerância à lactose chega a acometer 25% da população.

Por outro lado, as dietas baseadas no vegetarianismo, que consistem em um padrão alimentar baseado na exclusão ou restrição da ingestão de carne e outros produtos de origem animal, e a dieta vegana, que se baseia exclusivamente em alimentos vegetais, mostram-se cada vez mais presentes na sociedade moderna. Pesquisa realizada em 2018 pelo Instituto Brasileiro de Opinião Pública e Estatística (Ibope) estimou que 30 milhões de brasileiros seriam adeptos ao vegetarianismo e cerca de 7 milhões seriam veganos.

De maneira geral, as alterações nos padrões alimentares que nos distanciam da comida de verdade, com qualidade nutricional e higienicossanitária, podem gerar algum tipo de impacto negativo, no nível individual ou coletivo.

ASPECTOS GERAIS

O Organização Mundial da Saúde (OMS) define as doenças transmitidas por alimentos (DTA) como doenças de origem infecciosa ou tóxicas causadas pela ingestão de água ou alimentos contaminados. As DTA se caracterizam por um aumento no número de evacuações, fezes aquosas ou pouco consistentes, com a presença eventual de muco ou sangue, podendo ser acompanhadas de náusea, vômito e dor abdominal e febre.

As DTA podem ter, basicamente, duas origens: química e microbiológica ou parasitária. As substâncias químicas podem aparecer de modo natural nos alimentos ou resultar da incorporação intencional ou acidental, em qualquer etapa da cadeia alimentar, de substâncias nocivas à saúde. Constituem exemplos mais frequentes: pesticidas, como organoclorados ou organofosforados, fármacos (como os antibióticos), hormônios (como os anabolizantes), metais pesados e aditivos.

As de origem microbiológica ou parasitária são causadas por diversos agentes, podendo ser de origem:

- Endógena, na qual os agentes já se encontram nos alimentos antes de sua obtenção.
- Exógena, na qual os alimentos são contaminados durante o processo produtivo – do campo à mesa.

Na primeira categoria destacam-se, nos alimentos de origem animal, os agentes responsáveis por zoonoses, como o complexo teníase-cisticercose, a tuberculose e a brucelose.

Na segunda categoria incluem-se os agentes patogênicos para o homem, causadores de infecções e intoxicações alimentares, como a salmonelose e o botulismo, respectivamente.

CONTAMINAÇÃO POR MICRORGANISMOS

Todos os alimentos, de origem animal ou vegetal, podem apresentar, desde a origem, contaminação pelos mais diversos tipos de microrganismos, os quais fazem parte de suas floras habituais. Para manter o processo de multiplicação, também referido como crescimento, esses microrganismos necessitam de condições favoráveis, representadas por múltiplos fatores. O desenvolvimento se dá em dois níveis: em um deles, a célula revigora o protoplasma e aumenta seu tamanho; no outro, o número de células da população aumenta. Assim, a grande preocupação é impedir que os microrganismos se multipliquem e que outros tipos sejam acrescentados às matérias-primas como consequência de contaminação ambiental ou por manipulação inadequada.

Quando os alimentos são de origem vegetal e animal, faz-se necessário considerar as características dos tecidos vegetais e animais que afetam o desenvolvimento de microrganismos. Tanto as plantas quanto os animais apresentam mecanismos evoluídos de defesa contra a invasão e a proliferação de microrganismos, e alguns deles permanecem eficientes quando transformados em alimentos frescos. O conhecimento e o uso efetivo de cada um desses fenômenos naturais pode auxiliar a prevenir ou retardar o processo de deterioração dos alimentos mediado por microrganismos.

PARÂMETROS INTRÍNSECOS

Cada uma das particularidades inerentes aos tecidos vegetais ou animais é referida como parâmetro intrínseco. São eles: pH, conteúdo em umidade, potencial de oxirredução (Eh), conteúdo em nutrientes, constituintes antimicrobianos e estrutura biológica.

pH

A acidez ou a alcalinidade de um meio tem grande influência na estabilidade de macromoléculas, como as enzimas, o que influi tanto no crescimento como no metabolismo dos microrganismos. Nas Tabelas 1 e 2 constam os valores de pH de produtos de origem vegetal e animal.

Tabela 1 Valores aproximados de pH de alguns produtos vegetais

Hortaliças, legumes e cereais	pH	Frutas	pH
Abóbora	4,8–5,2	Ameixa	2,8–4,6
Abobrinha	5,0–5,4	Banana	4,5–4,7
Aipo	5,7–6,0	Cereja	2,8–4,6
Alface	6,0	Figo	4,6
Aspargos – brotos e talos	5,7–6,1	*Grapefruit* (suco)	3,0
Azeitonas	3,6–3,8	Maçã	2,9–3,3
Batatas (tubérculo e doce)	5,3–5,6	Melão	6,3–6,7
Berinjela	4,5	Melancia	5,2–5,6
Beterraba – açúcar	4,2–4,4	Laranja (suco)	3,6–4,3
Brócolis	6,5	Limão	1,8–2, 0
Cebola (vermelha)	5,3–5,8	Uva	3,4–4,5
Cenoura	4,9–5,2; 6,0	Suco de maçã	3,3–4,1
Couve-de-bruxelas	6,3		
Couve-flor	5,6		
Espinafre	5,5–6,0		
Feijões	4,6–6,5		
Milho (doce)	7,3		

(continua)

Tabela 1 Valores aproximados de pH de alguns produtos vegetais *(continuação)*

Hortaliças, legumes e cereais	pH	Frutas	pH
Nabo	5,2–5,5		
Pepino	3,8		
Repolho verde	5,4–6,0		
Ruibarbo	3,1–3,4		
Salsa	5,7–6,0		
Tomate	4,2–4,3		
Vagem (verde e seca)	4,6–6,5		

Fonte: adaptada de Jay, 2000; Silva Jr., 2001.

Tabela 2 Valores aproximados do pH de produtos lácteos e cárneos, aves e pescados

Produtos lácteos	pH	Peixe e mariscos	pH	Carne e aves	pH
Creme	6,5	Atum	5,2–6,1	Carne moída	5,1–6,2
Leite	6,3–6,5	Camarão	6,8–7,0	Frango	6,2–6,4
Leitelho	4,5	Caranguejo	7	Presunto	5,9–6,1
Manteiga	6,1–6,4	Mariscos	6,5	Vitela	6,0
Queijo	4,9–5,9	Ostras	4,8–6,3		
Soro de leite	4,5	Peixe (maior parte das espécies)	6,6–6,8		
		Pescada-branca	5,5		
		Salmão	6,1–6,3		

Fonte: adaptada de Jay, 2000; Silva Jr., 2001.

Vale enfatizar que o pH é igual ao logaritmo negativo da atividade dos íons de hidrogênio. Como se trata de uma escala logarítmica, as diferenças no pH de 1, 2 e 3 unidades correspondem a diferenças de 10, 100 e 1.000 vezes na concentração de íons de hidrogênio.

Está bem estabelecido que a maioria dos microrganismos se desenvolve melhor em valores de pH próximos a 7 (6,6 a 7,5). Em geral, as bactérias multiplicam-se com maior rapidez na escala de pH compreendida entre 6 e 8; as leveduras, entre 4,5 e 6; e os bolores ou mofos (fungos filamentosos), entre 3,5 e 4. Entre as exceções estão as bactérias que produzem grandes quantidades de ácidos como consequência de seu metabolismo produtor de energia, como os lactobacilos e as bactérias acéticas, cujo crescimento ótimo se dá entre 5 e 6.

É importante destacar que a maioria dos alimentos é ligeiramente ácida, uma vez que os produtos alcalinos geralmente têm sabor desagradável. Uma exceção é a clara de ovo, cujo pH chega a alcançar 9,2.

O pH ligeiramente ácido das hortaliças favorece a ação de bactérias de putrefação branda, como a *Erwinia carotovora* e os *Pseudomonas* spp. Nas frutas, por outro lado, o pH mais ácido impede o desenvolvimento bacteriano, sendo as leveduras e os bolores os agentes de deterioração mais importantes. Em condições de refrigeração, o pescado se altera com maior facilidade que a carne de mamíferos; o pH do pescado situa-se em 6,2 e 6,5, enquanto o dos músculos dos mamíferos, após a fase de rigidez cadavérica, é de 5,6. Portanto, a vida comercial da carne é mais duradoura que a do pescado.

Desde os tempos mais remotos emprega-se a acidificação dos alimentos como meio de conservação, que, além de prevenir o crescimento de bactérias, auxilia na manutenção da qualidade desejada do alimento. Para tanto, são utilizados reguladores de acidez, também conhecidos como agentes reguladores de pH. Tais aditivos alimentícios podem ser ácidos orgânicos ou minerais, bases, agentes de neutralização ou agentes-tampão.

Dentre os reguladores de acidez ou acidulantes, os mais utilizados são os ácidos cítrico, acético, láctico, fosfórico, tartárico, málico e fumárico. Ressalta-se que os ácidos acético e láctico são mais eficientes na inibição do crescimento microbiano que os ácidos cítrico e tartárico.

O pH adverso afeta dois aspectos da célula microbiana: o funcionamento de suas enzimas e o transporte de nutrientes no interior da célula.

Conteúdo em umidade

Um dos procedimentos mais antigos para conservação dos alimentos é a secagem ou dissecação. A preservação pela dissecação é uma consequência direta da remoção ou ligação da umidade, sem a qual os microrganismos são incapazes de se desenvolver. As exigências de água de um microrganismo devem ser descritas em termos de atividade aquosa (*water activity* = a_w).

A umidade do alimento relaciona-se com a quantidade de água nele existente. A necessidade de água dos microrganismos é referida como atividade aquosa do ambiente, sendo definida pela pressão de vapor da solução (água do substrato alimentício), dividida pela pressão de vapor do dissolvente (água livre), à mesma temperatura. A a_w está associada à umidade relativa do ar (*relative humidity*, R.H.), expressa pela seguinte fórmula:

$$R.H. = 100 \cdot a_w$$

A água pura tem a_w igual a 1; uma solução de água com 22% de NaCl tem a_w igual a 0,86 e uma solução saturada de NaCl tem a_w igual a 0,75. Na Tabela 3 são apresentados os valores de a_w de diversos tipos de alimentos.

Tabela 3 Valores de atividade aquosa (a_w) de diversos tipos de alimentos

a_w	Tipos de alimentos
0,98–0,99	Leite, peixes, carne fresca, vegetais em salmoura, frutas em calda leve
0,93–0,97	Leite evaporado, queijo processado, carne curada, carne e peixe levemente salgados, linguiça cozida, frutas em calda e pão
0,85–0,92	Leite condensado, queijo cheddar maturado, linguiça fermentada, carne-seca, presunto cru e bacon
0,60–0,84	Farinha, cereais, nozes, frutas secas, vegetais secos, leite e ovos em pó, gelatinas e geleias, melaço, peixe fortemente salgado, alguns queijos maturados, alimentos levemente úmidos
< 0,60	Confeitos, vegetais fermentados, chocolate, mel, macarrão seco, biscoitos e batatas *chips*

Fonte: adaptado de Silva Jr., 2001.

A a_w da maioria dos vegetais está acima de 0,99. Em geral, as bactérias exigem valores mais elevados de a_w que os fungos; já as bactérias Gram-negativas são mais exigentes que as Gram-positivas. A maior parte das bactérias deteriorantes não se desenvolve abaixo de a_w = 0,91, enquanto os bolores deteriorantes podem se desenvolver até a_w = 0,8. Em relação às bactérias causadoras de toxinfecções alimentares, por exemplo o *Staphylococcus aureus*, são capazes de se desenvolver em a_w= 0,86. Em relação ao grau de atividade aquosa, os microrganismos podem ser divididos em hidrófitos, mesófitos e xerófitos (Tabela 4).

Tabela 4 Microrganismos segundo o grau de atividade aquosa

Microrganismos	Umidade (%)
Hidrófitos	Mínimo de 90
Mesófitos	Mínimo de 80 a 90
Xerófitos	Menos de 80

Fonte: adaptado de Evangelista, 1994.

A redução da atividade aquosa abaixo de 0,70, que impossibilita a multiplicação de microrganismos, pode ser obtida mediante a diminuição do volume de água ou pela adição de compostos hidrossolúveis, sal ou açúcar, e constitui recurso importante utilizado na conservação de alimentos. Alguns exemplos de alimentos com a_w reduzida são: *chips* de batata (0,08), leite desidratado (0,11) e biscoitos (0,20).

Está comprovada a existência de algumas relações entre a_w, temperatura e nutrientes. A qualquer temperatura, a capacidade de os microrganismos se desenvolverem diminui à medida que diminui a a_w; o limite de a_w é maior à temperatura ótima de desenvolvimento; e a presença de nutrientes aumenta o limite de a_w na qual os organismos podem sobreviver. Do mesmo modo, também devem ser consideradas as relações entre a_w, temperatura e pH (Tabela 5).

Tabela 5 Valores mínimos (min.) e máximos (máx.) de temperatura, pH e atividade aquosa (a_w) exigidos para multiplicação, segundo microrganismos responsáveis, com maior frequência, por toxinfecções de origem alimentar

Microrganismo	Temperatura °C			pH			a_w
	Mín.	Ótima	Máx.	Mín.	Ótimo	Máx.	Mín.
Bacillus cereus	4	30-40	55	5,0	6,0-7,0	8,8	0,93
Campylobacter jejuni	32	42-43	45	4,9	6,5-7,5	9,0	> 0,98
Clostridium botulinum A e B	10	37	50	4,81	7,0	8,5	0,95
Clostridium botulinum E	3	30	45	5,01	7,0	8,5	0,97
Clostridium perfringens	12	43-47	50	5,5-5,8	7,2	80-9,0	0,96
Listeria monocytogenes	-0,4	37	45	4,39	7,0	9,4	0,92
Salmonella spp.	5,2	35-43	46,2	3,8	7,0-7,5	9,5	0,94
Staphylococcus aureus	7	37	48	4,0	6,0-7,0	10,0	0,83
Vibrio cholerae	10	37	43	5,0	7,6	9,6	0,97
Vibrio parahaemolyticus	5	37	43	4,8	7,8-8,6	11	0,94
Vibrio vulnificus	8	37	43	5,0	7,8	10,0	0,96
Yersinia enterocolitica	3	30	43	4,4	7	9,6	0,97

pH 4,0 em *buffer* borato a 90 °C; pH 4,2 em sopa de tomate e outros produtos ácidos a 74 °C.
Fonte: adaptado de International Commission on Microbiological Specifications for Foods, 1996; Silva Jr., 2001.

Embora os mecanismos não estejam suficientemente esclarecidos, todas as células microbianas exigem a mesma eficiência interna da a_w. Aquelas que conseguem se desenvolver em condições mínimas de a_w o fazem, aparentemente, por causa de uma habilidade particular em concentrar sais, polióis, aminoácidos e outros tipos de compostos em níveis internos suficientes não só para prevenir a perda de água da célula, mas também para permitir que ela a extraia do ambiente externo mesmo quando este possuir teor reduzido de água.

Potencial de oxirredução

O potencial de oxirredução (Eh), ou potencial redox, pode ser definido como a facilidade com que o substrato pode ganhar (redução) ou perder (oxidação) elétrons. A alteração do valor entre os agentes oxidantes e redutores determina o Eh de uma cultura bacteriana. Na Tabela 6 é apresentada a divisão dos microrganismos de acordo com o potencial redox.

Tabela 6 Tipos de microrganismos segundo o potencial de oxirredução

Potencial	Tipo de microrganismos
Alto – oxidante	Aeróbios facultativos
Baixo – redutor	Anaeróbios facultativos

Fonte: adaptado de Evangelista, 1994.

De modo simplificado, quando um elemento ou composto perde elétrons, o substrato é dito oxidado, enquanto um substrato que ganha elétrons torna-se reduzido. No esquema a seguir, exemplifica-se a reação de oxirredução do cobre (Cu) em relação à perda ou ganho de elétrons (e):

$$\text{Cu} \leftarrow \text{Cu} + \text{e}$$

A oxidação também pode ser obtida pela adição de oxigênio (O):

$$2\,\text{Cu} + \text{O}_2 \rightarrow 2\,\text{CuO}$$

O Eh é medido diante de uma referência externa, por meio de um eletrodo de metal inerte, geralmente platina, submerso no meio e expresso em milivolts (mV). Se o equilíbrio dos diversos pares redox presentes favorece o estado oxidado, existirá uma tendência em aceitar os elétrons do eletrodo, que passará a registrar um potencial positivo, indicador de um meio oxidante. Se o equilíbrio é inverso, a amostra tenderá a ceder elétrons ao eletrodo, que passará a registrar potencial negativo, indicando meio redutor. O Eh de um alimento é resultado dos pares redox presentes, da proporção do oxidante em relação ao redutor, do pH, da capacidade de equilíbrio, da disponibilidade de oxigênio (estado físico, envasamento) e da atividade microbiana. A Tabela 7 apresenta o potencial redox de alguns alimentos e suas relações com o pH.

Tabela 7 Potenciais de oxirredução de alguns alimentos e suas relações com pH

Alimentos	Eh (mV)	pH
Carne fresca (*post* rigidez)	-200	5,7
Carne fresca picada	+225	5,9
Cevada (grão triturado)	+225	7,0
Embutidos cozidos e carnes enlatadas	-20 a -150	Aprox. 6,5
Espinafre	+74	6,2
Limão	+383	2,2
Pera	+436	4,2
Trigo (grão inteiro)	-320 a -360	6,0
Tubérculo de batata	Aprox. -150	Aprox. 6,0
Uva	+409	3,9

Fonte: adaptado de Adams e Moss, 1997.

O crescimento microbiano em um alimento reduz o Eh. Esse efeito pode ser atribuído à associação do esgotamento de oxigênio com a produção de compostos redutores pelos microrganismos, por exemplo, o hidrogênio.

Os microrganismos anaeróbios obrigatórios só tendem a se desenvolver em potenciais redox baixos ou negativos. Por outro lado, os aeróbios obrigatórios têm necessidade de elevado Eh, por isso predominam na superfície do alimento exposta ao ar ou nas zonas onde o ar possa ser utilizado com facilidade. O *Pseudomonas fluorescens*, por exemplo, desenvolve-se a um Eh compreendido entre +100 e +500 mV, assim como outros bacilos Gram-negativos oxidativos produzem líquido viscoso e odores desagradáveis na superfície da carne.

Conteúdo em nutrientes

Com o objetivo de se desenvolver normalmente, os microrganismos de importância para os alimentos necessitam de água, fontes de energia e de nitrogênio, vitaminas e fatores de crescimento relacionados, além de minerais.

Embora a fórmula química dos nutrientes varie amplamente, todos os seres vivos precisam de seis bioelementos para sobreviver, se desenvolver e se reproduzir: carbono (C), hidrogênio (H), oxigênio (O), nitrogênio (N), fósforo (P) e enxofre (S); abreviando com as iniciais de cada elemento, compõe-se a sigla CHONPS. Os nutrientes são categorizados pelas quantidades exigidas – macro ou micronutrientes – pela estrutura química – orgânica ou inorgânica – e sua importância para a sobrevivência dos seres vivos – essencial ou não essencial.

Os macronutrientes são representados por proteínas, carboidratos e outras moléculas que contêm carbono, hidrogênio e oxigênio. Por outro lado, os micronutrientes (ou traços de elementos) são integrados por manganês, zinco e níquel, os quais estão presentes em quantidades mínimas e estão envolvidos com as funções de enzimas e manutenção da estrutura das proteínas.

Os nutrientes orgânicos são as moléculas que contêm átomos de carbono e hidrogênio e são, geralmente, produtos de entidades vivas. Seus limites vão desde uma molécula orgânica simples – metano (CH_4) – até grandes polímeros (carboidratos, lipídios, proteínas e ácidos nucleicos). Os nutrientes inorgânicos são os átomos ou moléculas simples, compostos de alguma outra combinação de átomos, ao lado de carbono e hidrogênio, sendo reservatórios naturais os depósitos minerais na crosta da terra, corpos d'água e atmosfera – metais e seus sais (sulfato de magnésio, nitrato férrico), gases (oxigênio, dióxido de carbono) e água.

As exigências dos microrganismos em nutrientes determinam seus respectivos nichos na rede de alimentos dos ecossistemas maiores. Os nutrientes são transportados para o interior dos microrganismos por dois tipos de processos: os que exigem gasto de energia e os que ocorrem passivamente. O tamanho molecular e a concentração do nutriente determinam o método de transporte a ser utilizado.

No que concerne às necessidades nutricionais, entre os grupos de microrganismos, as bactérias Gram-positivas são as mais exigentes, seguidas em ordem decrescente pelas bactérias Gram-negativas, pelas leveduras e pelos bolores.

As principais fontes de energia para os microrganismos são os açúcares, os alcoóis e os aminoácidos. As fontes primárias de nitrogênio são os aminoácidos. Entre as vitaminas, alguns microrganismos requerem pequenas quantidades de vitamina B, facilmente encontrada na maior parte dos alimentos. As bactérias Gram-negativas e os bolores são capazes de sintetizar a maioria ou mesmo todos os compostos necessários ao seu desenvolvimento, podendo, portanto, se desenvolver nos alimentos com baixos teores de vitamina B. As frutas tendem a apresentar um teor de vitamina B menor do que as carnes, o que, ao lado de baixo pH e Eh positivo, favorece a deterioração causada pelos bolores, mais frequentes do que pelas bactérias.

Constituintes antimicrobianos

A estabilidade de alguns alimentos, diante do possível ataque por microrganismos, deve-se à presença de substâncias naturais que apresentam atividade antimicrobiana. Entre essas substâncias destacam-se óleos essenciais, como eugenol no cravo-da-índia, alicina no alho, aldeído cinâmico e eugenol na canela, alil isotiocianato na mostarda, eugenol e timol na sálvia e carvacrol (isotimol) e timol no orégano.

Os óleos podem ser usados como uma alternativa no processamento e conservação de alimentos pelo seu amplo e potente espectro antimicrobiano, que possibilita a substituição do uso de aditivos químicos e o retardamento da deterioração.

O leite de vaca contém várias substâncias antimicrobianas, como lactoferrina, conglutinina e lactoperoxidase. A própria caseína do leite e alguns ácidos graxos livres têm desempenhado ação antimicrobiana sob determinadas condições. Os ovos contêm lisozima, assim como o leite, e essa enzima associada à conalbumina aumenta o tempo de conservação dos ovos frescos. Os derivados do ácido hidroxicinâmico, encontrados no chá, no melado e em outras fontes vegetais, desempenham importante papel antimicrobiano e exercem certo grau de atividade antifúngica. Os vacúolos celulares das plantas crucíferas (repolho, couve-de-bruxelas, brócolis, nabos etc.) contêm glicosinolatos, que sob dano ou ruptura mecânica liberam isotiocianatos, alguns deles com atividade antifúngica e antibacteriana.

Estrutura biológica

A cobertura natural de alguns alimentos constitui excelente barreira física contra a entrada de microrganismos e posterior dano causado pela ação deteriorante desses seres, como os tegumentos das sementes e as cascas das frutas, das nozes e dos ovos, entre outros. De modo geral, esses tipos de revestimento têm baixa a_w, poucos nutrientes e, frequentemente, contêm compostos antimicrobianos, como ácidos graxos de cadeia curta, como ocorre na pele dos animais, ou óleos essenciais existentes na superfície de vegetais. Uma vez lesada a película envolvente do alimento, os microrganismos contaminantes têm acesso aos tecidos subjacentes ricos em nutrientes, favorecendo seu desenvolvimento e consequente deterioração.

As cascas íntegras dos ovos estocados em condições apropriadas de temperatura e umidade, por exemplo, constituem obstáculo eficiente contra a entrada de microrganismos. Já as frutas e as verduras com as películas envolventes lesionadas estão sujeitas à deterioração com maior rapidez que aquelas com o revestimento íntegro.

PARÂMETROS EXTRÍNSECOS

Entre os inúmeros parâmetros extrínsecos que favorecem a multiplicação ou o crescimento de microrganismos, a temperatura ocupa lugar de destaque. Assim, é de grande valor o conhecimento das faixas de temperatura de desenvolvimento dos vários microrganismos.

O conhecimento do fator temperatura é imprescindível para a avaliação dos riscos que os alimentos podem oferecer à saúde. Os microrganismos podem se desenvolver em temperaturas que variam de 2 a 70 °C, contudo, já se constatou multiplicação a temperaturas extremas como –35°C ou próximas a 100 °C. De acordo com suas exigências de temperatura, os microrganismos são classificados em psicrófilos, psicrotróficos, mesófilos e termófilos.

O termo psicrófilo é reservado para os microrganismos que se desenvolvem entre 0 e 20 °C, com um intervalo ótimo de 10 a 15 °C. As bactérias dos gêneros *Achromobacter* e *Pseudomonas* constituem exemplos de psicrófilos, desenvolvendo-se abaixo dos 20°C. Os autênticos psicrófilos são, em geral, de origem marinha ou de regiões climáticas extremamente frias.

Os psicrófilos encontrados com maior frequência nos alimentos, além dos já mencionados, são: *Salmonella*, *Clostridium*, *Corynebacterium*, *Micrococcus*, *Proteus*, *Streptococcus*, *Vibrio*, algumas cepas de *Escherichia*, muitas espécies *de Aspergillus*, *Cladosporidium* e outros mofos. As leveduras geralmente são termófilas, mas podem se comportar como psicrófilas, desenvolvendo-se a menos de 0 °C, ou como mesófilas.

Na Tabela 8 são apresentados 27 gêneros de bactérias, quatro de leveduras e quatro de bolores pertencentes aos psicrotróficos.

Tabela 8 Gêneros que incluem microrganismos psicrotróficos

Bactérias			
Acinetobacter	*Clostridium*	*Lactobacillus*	*Pseudomonas*
Aeromonas	*Corynebacterium*	*Leuconostoc*	*Serratia*
Alcaligenes	*Enterobacter*	*Listeria*	*Streptomyces*
Arthrobacter	*Erwinia*	*Micrococcus*	*Streptococcus*
Bacillus	*Escherichia*	*Moraxella*	*Vibrio*
Chromobacterium	*Flavobacterium*	*Mycobacterium*	*Yersinia*
Citrobacter	*Klebsiella*	*Proteus*	
Leveduras			
Candida	*Cryptococcus*	*Rhodotorula*	*Torulopsis*
Bolores			
Aspergillus	*Cladosporidium*	*Penicillium*	*Trichothecium*

Fonte: International Commission on Microbiological Specifications for Foods, 1983.

Os psicrotróficos, embora se desenvolvam entre 0 e 7 °C, não reúnem os requisitos de temperaturas ótima e máxima dos psicrófilos, aproximando-se dos limites mínimos dos mesófilos, de 20 a 45 °C. São os psicrotróficos que causam a deterioração de produtos cárneos e vegetais entre 0 e 5 °C. Os psicrotróficos podem não formar colônias visíveis em um período de 6 a 10 dias a 7 °C, ou em 24 horas a 43 °C, como sucede com *Enterobacter cloacae*, *Yersinia enterocolitica* e *Hafnia alvei*, ou formar colônias visíveis em aproximadamente 3 a 5 dias a 7 °C, tal como sucede com *Pseudomonas fragi* e *Aeromonas hydrophyla*.

A maior parte dos microrganismos patogênicos é constituída por mesófilos, sobretudo bactérias e mofos. Os mesófilos – coliformes e *Streptococcus lactis* – são capazes de se multiplicar à temperatura ambiente. Deve-se destacar que todos os microrganismos que constituem risco para a segurança dos alimentos multiplicam-se idealmente na faixa de temperatura dos mesófilos, a um intervalo médio de 30 a 45 °C.

Os termófilos – *Lactobacillus thermophyllus*, *L. thermosaccha-rolyticum* e algumas espécies dos gêneros *Clostridium* e *Bacillus* – crescem entre 55 e 60 °C.

A maior parte dos microrganismos eucarióticos é aeróbia, mas as bactérias variam amplamente em suas exigências em oxigênio, desde facultativas a anaeróbias. A tensão ou pressão parcial do oxigênio, assim como o potencial de oxigênio dos alimentos, determina os tipos de microrganismos que neles poderão se desenvolver. Na Tabela 9 é apresentada a classificação dos microrganismos segundo sua aptidão em captar oxigênio para desenvolvimento.

O antagonismo microbiano, quando a biota normal do alimento impede o desenvolvimento de outros microrganismos, constitui fenômeno comum e bem estudado. Podem ser apontados, como exemplo, o *Clostridium botulinum*, que sofre interferência da biota bacteriana aeróbia quando presente em grande quantidade nas carnes frescas e a supressão de leveduras e bolores em carnes frescas cominuídas. Entre os mecanismos que fornecem o antagonismo, encontram-se: competição por nutrientes, competição por sítios de fixação ou adesão, ambiente desfavorável e combinações dessas variáveis entre si. O fenômeno mais conhecido de antagonismo é o do ácido láctico, embora o mecanismo permaneça impreciso.

Tabela 9 Divisão dos microrganismos segundo a faculdade de captar oxigênio livre

Microrganismos	Necessidades
Aeróbios	Necessitam de oxigênio livre
	Bolores e a maioria das leveduras
	Estritos: *Pseudomonas, Acetobacter, Micrococcus* e outras
Anaeróbios	Não necessitam de oxigênio livre
	Leveduras fermentativas: *Saccharomyces*
	Estritos: *Clostridixum botulinum* e *Clostridium perfringens*
Facultativos	Necessitam ou não do oxigênio livre
	Anaeróbios facultativos: enterobactérias, *Staphylococcus, Bacillus*
Microaerófilos	Crescem melhor com teor de O_2, porém em quantidade determinada
	Campylobacter e *Listeria*

RISCOS E CONSEQUÊNCIAS

De acordo com registros da Organização Mundial da Saúde (OMS), anualmente são detectados nos países em desenvolvimento mais de 1 bilhão de casos de diarreia aguda em crianças menores de cinco anos, das quais 5 milhões chegam ao óbito. Ainda segundo a OMS, todos os anos, pelo menos 600 milhões de pessoas no mundo ficam doentes e 420 mil morrem após ingerirem comida contaminada. Estima-se, inclusive, que as DTA possuam a mesma magnitude que malária, tuberculose e Aids, representando um problema não somente para a saúde pública, mas também para a economia mundial.

Segundo o relatório *Herdando um mundo sustentável: atlas sobre a saúde das crianças e o meio ambiente*, divulgado pela OMS em 2017, 361 mil crianças menores de cinco anos morreram em razão de diarreia decorrente apenas do baixo acesso à água tratada, à falta de saneamento e às condições inadequadas de higiene.

Dados do Sistema de Informação de Agravos de Notificação do Ministério da Saúde (MS) mostram que, entre os anos de 2000 e 2021, foram notificados 14.590 surtos, envolvendo 266.247 casos confirmados e 212 óbitos. Os agentes patogênicos mais prevalentes foram a *Escherichia coli*, o *Staphylococcus aureus* e a *Salmonella* spp., sendo os alimentos mais frequentemente envolvidos a água, seguida pelos alimentos mistos e múltiplos alimentos. Os locais com maior ocorrência de casos foram, em ordem decrescente, alojamentos, locais de trabalho e residências.

As principais DTA possuem como características comuns um curto período de incubação e um quadro clínico gastrintestinal manifestado por diarreia, náuseas, vômitos e dor abdominal, acompanhados ou não de febre. Normalmente possuem curta duração, havendo recuperação total dos pacientes. Todavia, em indivíduos muito jovens ou idosos e debilitados, essas doenças podem originar complicações graves, como doenças crônicas de rim, transtornos neurológicos, artrite reativa, síndrome do intestino irritável e, em casos mais severos, até conduzir à morte.

Deve-se enfatizar a importância desses quadros em populações carentes e desnutridas e que vivem em condições higienicossanitárias precárias, as quais facilitam a contaminação dos alimentos. A desnutrição, associada ou não a uma DTA, deteriora acentuadamente a qualidade de vida.

Não se pode esquecer da contaminação dos alimentos por substâncias químicas. A aflatoxina, por exemplo, é um agente cancerígeno que está rotineiramente presente em produtos como milho e amendoim quando estes são manipulados e armazenados de maneira inadequada.

A Food and Agriculture Organization (FAO) aponta as mudanças climáticas como um fator de impacto para a ocorrência de contaminantes químicos e microbiológicos em alimentos. Também podem atingir a cadeia alimentar outros contaminantes ambientais, como metais pesados e poluentes orgânicos persistentes, advindos da atividade industrial intensa e descontrolada, podendo afetar negativamente a saúde dos consumidores.

ALIMENTOS MAIS FREQUENTEMENTE ENVOLVIDOS EM SURTOS

Entre os alimentos mais frequentemente relacionados a surtos de toxinfecções alimentares, destacam-se as carnes bovinas, de frango e os queijos, responsáveis pela veiculação sobretudo de enterobactérias, estafilococos e clostrídios. O mel, em crianças com idade inferior a seis meses, pode ser responsável pela intoxicação botulínica.

O leite também merece destaque como responsável por surtos de gastroenterite, notadamente por constituir-se em um alimento destinado às crianças. Particularmente em relação aos produtos lácteos, pesquisas microbiológicas realizadas com queijo minas frescal têm permitido o isolamento de inúmeros patógenos, de importância em saúde pública, dentre os quais se destacam o *S. aureus*, o de maior ocorrência, seguido pelos coliformes fecais, diversos sorogrupos de *E. coli* e *Listeria monocytogenes*.

De acordo com dados da Serviço de Vigilância Sanitária (SVS) do MS, no Brasil, de 2016 a 2019, foram registrados 2.504 surtos, e 358 (14,3%) não tinham dados sobre o número de doentes. Dos 2.146 surtos corretamente notificados, 65,3% acometeram de 2 a 10 indivíduos e 25,1%, entre 11 e 50 indivíduos.

Os agentes etiológicos mais prevalentes foram, em ordem decrescente, a *E. coli*, a *Samonella*, o *Staphylococcus*, o norovírus, o *Bacillus cereus* e o rotavírus. Foram identificados 21 surtos com *E. coli* enteropatogênica (EPEC), 10 com *E. coli* enteroagregativa (EAEC) e 160 apenas encerrados como *E. coli* spp. Dos surtos causados por *Salmonella*, 4 foram devidos à *S. enteritidis*, 3 à *S. typhi*, 2 à S. Newport, 2 à *S. typhimurium* e 70 à *Salmonella* spp.

Quanto aos locais de ocorrência de surtos, 37,3% deles aconteceram na própria residência, 16,0% em restaurantes/padarias, em outros lugares (11,7%), creche/escola (9,9%), outras instituições (alojamento, trabalho) (8,4%), hospital/unidade de saúde (5,8%) ou em eventos (5,3%).

Constatou-se ainda que, entre os tipos de alimentos envolvidos nesses surtos, destacaram-se a água, com 28,4% das ocorrências; os alimentos mistos, com 19,3%; múltiplos alimentos, com 12,1%; e leite e derivados, com 9,0%. Observou-se que frutas, produtos de frutas e similares somaram 4,9% dos casos, produtos de origem animal *in natura* 4,1%, ovos e produtos à base de ovos 3,6%, pescados e frutos do mar e processados 2,4%; e, doces e sobremesas 2,0%.

Ressalta-se que a manipulação e/ou preparação inadequadas têm participação muito importante como fatores associados a surtos de DTA, estando envolvidas em grande parte dos episódios. Pode-se apontar, ainda, a conservação inadequada dos alimentos, tendo como possíveis causas o desrespeito ao binômio tempo-temperatura, exposição prolongada acima dos 10 °C ou próxima da temperatura ambiente, intervalo entre o preparo e o consumo do alimento superior a duas horas e permanência dos alimentos em temperaturas entre 10 e 60 °C.

No Brasil, podem-se destacar os surtos de doenças de Chagas aguda que vêm ocorrendo nos últimos anos nos estados de Minas Gerais, Santa Catarina, Bahia, Pará e Amazonas. No Pará, estado com maior número de casos, em 2022, houve 352 casos confirmados, e a transmissão oral, provavelmente decorrente do consumo elevado de açaí na região Norte, representa 80% dos casos.

Os dados apresentados até o momento permitem afirmar que a grande maioria dos episódios de DTA principia-se com o consumo de refeições preparadas a partir de produtos de origem animal, notadamente carne bovina, produtos lácteos, produtos avícolas e ovos.

Não se pode deixar de mencionar a importância das doenças provocadas pelo consumo de água contaminada, que são mais comuns em locais sem sistema de tratamento de água, e em grupos populacionais que fazem uso de fontes alternativas de água (p. ex., poços e bicas), ou ainda que consomem água mineral de fontes contaminadas.

De acordo com dados do Centro Vigilância Epidemiológica (CVE) do estado de São Paulo, as principais doenças relacionadas à ingestão de água contaminada são: cólera, febre tifoide, hepatite A e doenças diarreicas agudas de várias etiologias.

Algumas dessas doenças possuem alto potencial de disseminação, com transmissão de pessoa para pessoa (via fecal-oral), aumentando assim sua propagação na comunidade. É possível, ainda, que sua transmissão ocorra por meio de alimentos em razão das mãos mal higienizadas de manipuladores de alimentos, portadores assintomáticos ou doentes.

PROCEDIMENTOS QUE FAVORECEM AS TOXINFECÇÕES

Neste contexto, enquadram-se todos os procedimentos em que há risco de contaminação dos alimentos, os processos que permitem a sobrevivência de microrganismos patogênicos e as práticas de armazenamento que possibilitam a multiplicação microbiana.

Origem do alimento

Os alimentos crus, como são recebidos nas cozinhas, podem albergar grande variedade de microrganismos patogênicos.

Matérias-primas de origem clandestina, como leite não pasteurizado e carnes não inspecionadas, são responsáveis pela veiculação das mais variadas espécies de microrganismos, muitos deles patogênicos para o homem.

Como regra básica, a excelência de qualquer produto industrializado está condicionada à qualidade da matéria-prima utilizada, portanto esta deve atender às características essenciais da fabricação do produto e da finalidade à qual ele se destina.

Reconstituição de alimentos secos

A contaminação de alimentos secos pode ocorrer durante o processo de reconstituição, pela água, pelos recipientes e utensílios contaminados e pelos próprios manipuladores.

Descongelamento de alimentos

De maneira geral, o descongelamento não favorece o crescimento microbiano; todavia, quando os alimentos descongelados permanecem à temperatura ambiente durante várias horas ou em refrigerador por vários dias, bactérias psicrófilas e mesófilas patogênicas podem se multiplicar.

O descongelamento deve ser conduzido de forma a evitar que as áreas superficiais dos alimentos se mantenham em condições favoráveis à multiplicação microbiana, devendo ser realizado segundo a recomendação do fabricante. Na ausência dessa informação, o descongelamento deve ser efetuado em condições de refrigeração à temperatura inferior a 5 °C ou em forno de micro-ondas, quando o alimento for submetido imediatamente à cocção. Após o descongelamento, o produto não deve ser recongelado.

Manipulação e processamento

Microrganismos presentes em alimentos crus podem se disseminar para outros produtos durante a fase de preparação. A contaminação ocorre sobretudo pelas mãos dos manipuladores e dos utensílios de cozinha. Assim, tábuas para corte, facas, cortadores, moedores, recipientes e panos de limpeza constituem veículos comuns para a transmissão de agentes de toxinfecções alimentares.

Segundo a OMS, o termo "manipuladores de alimentos", em seu sentido mais amplo, corresponde a todas as pessoas que podem entrar em contato com um produto comestível, em qualquer etapa da cadeia alimentar, desde sua fonte até o consumidor. Uma definição mais detalhada é a de que o manipulador de alimentos é qualquer pessoa que manipula alimentos embalados ou não, utensílios, equipamentos ou superfícies em contato com os alimentos e que deve cumprir as exigências de higiene alimentar.

Para que um manipulador contamine um alimento, de forma a causar uma enfermidade de origem alimentar, é necessário que uma sequência de condições seja atendida:

- Os microrganismos devem ser excretados em quantidade suficiente (fezes, esputo, supurações de ouvido, nariz, garganta, boca, olhos e pele).
- Os microrganismos devem passar para as mãos ou partes expostas do corpo e entrar em contato direto ou indireto com o alimento.
- Os microrganismos devem sobreviver o suficiente para contaminar o alimento.
- O alimento contaminado não deve ser submetido a tratamento capaz de destruir os microrganismos antes de ser consumido.
- O número de microrganismos presentes deve constituir dose infectante, ou o tipo de alimento ou sua condição de armazenamento devem permitir que os microrganismos se multipliquem até a dose infectante ou produzam toxinas.

É importante ressaltar que certas condições de saúde podem determinar a desqualificação permanente de pessoas para exercer o trabalho de manipulador. É o caso da febre tifoide (*Salmonella typhi*), da qual o indivíduo se recupera, porém se torna portador assintomático. Outras condições podem acarretar suspensão temporária das atividades de manipulação de alimentos até que sejam satisfatoriamente corrigidas.

Cocção

O risco de toxinfecções por alimentos está diretamente relacionado ao intervalo decorrido entre a cocção e o consumo. Tempo e temperatura são imprescindíveis para a segurança microbiológica dos produtos processados, tanto no que se refere à garantia ante a microbiota deteriorante, originalmente presente na matéria-prima, quanto em relação à saúde dos consumidores.

A contaminação de um alimento – por exemplo, carnes de suíno e de aves, em especial quando volumosas – pode ocorrer caso a temperatura ou o tempo de cocção não sejam suficientes para afetar os microrganismos contaminantes.

Dentre as tecnologias disponíveis para cozinhar alimentos, podem-se citar os métodos convencionais de cocção por ebulição em líquidos, cocção por vapor, assamento em forno, cozimento sob pressão; e os métodos contemporâneos de cocção em micro-ondas, cocção a vácuo ou *sous vide* e cocção em forno combinado.

Em relação ao modo de cocção, as taxas de destruição microbiana são tão eficientes no aquecimento convencional quanto as verificadas no aquecimento com fornos de micro-ondas, embora para muitos pesquisadores essa redução seja questionável. Contudo, não há dúvidas de que o processamento industrial de alimentos por energia de micro-ondas permite a obtenção de produtos de qualidade nutricional e microbiológica superiores àqueles preparados em fornos de micro-ondas domésticos.

Vale ressaltar que, qualquer que seja a técnica de aquecimento, a composição do produto influi decisivamente no nível de redução microbiana.

Manipulação pós-cocção

As operações e os lapsos de tempo pós-cocção constituem pontos críticos. A contaminação dos alimentos cozidos pode ocorrer, portanto, pela manipulação, bem como a partir de alimentos crus e utensílios contaminados processados simultaneamente no mesmo ambiente de trabalho.

A contaminação cruzada mencionada é definida como a possível transferência de microrganismos e de sujidades de uma área ou produto para locais ou produtos anteriormente não higienizados por meio de superfícies de contato, mãos, utensílios, equipamentos, entre outros. Para evitá-la é necessário, em uma área de alimentação, a separação de diferentes atividades por meio físico ou barreiras técnicas e o respeito ao fluxo de manipulação de alimentos. A higienização de equipamentos e da área física deve ser realizada em momentos distintos da manipulação e os critérios e preceitos de boas práticas devem ser seguidos durante o recebimento, armazenamento e manipulação de alimentos.

Conservação pelo calor

Para comercialização, muitos alimentos cozidos são mantidos quentes em mesas com vapor, banhos-maria, estufas de ar quente ou sob lâmpadas infravermelhas até o momento de serem vendidos ou servidos. Todavia, quando o equipamento de aquecimento é mal conservado ou utilizado de modo inadequado, o intervalo entre o preparo e o consumo favorece a incubação de eventuais agentes microbianos patogênicos, possibilitando sua multiplicação ou a produção de toxinas.

Resfriamento

Um dos fatores que contribuem com maior frequência para a determinação de surtos de toxinfecções alimentares é a operação de resfriamento feita de maneira inadequada. A maioria dos problemas ocorre em razão de o alimento cozido ser deixado à temperatura ambiente por várias horas antes de ser refrigerado. Outra situação propícia ocorre quando o alimento mantido pelo calor até o momento do consumo, ao ser retirado da exposição, não é imediatamente resfriado. Grandes volumes ou massas de alimento colocadas no refrigerador dificultam o processo de resfriamento, permitindo que em seu núcleo ou centro ocorram multiplicação bacteriana ou produção de toxinas.

Reaquecimento

O reaquecimento inadequado de alimentos servidos um ou mais dias após a preparação ou daqueles que restam da refeição anterior é muitas vezes identificado como veículo de toxinfecções, pois o simples aquecimento não é suficiente para eliminar as formas vegetativas das bactérias e, ainda, porque algumas enterotoxinas são estáveis ao calor, como a estafiloenterotoxina e a toxina do *B. cereus*. O reaquecimento bem executado é um ponto de controle mais importante que a cocção inicial, sobretudo em estabelecimentos de serviços de alimentação, pois se as bactérias tiverem sobrevivido à cocção inicial ou se tiver ocorrido uma contaminação após o aquecimento ou resfriamento inadequado, as toxinas termolábeis poderão ser eliminadas durante o reaquecimento.

Aspectos ligados à higiene

A limpeza e a desinfecção de utensílios, equipamentos e superfícies de cozinha que entram em contato com os alimentos *in natura* constituem ponto importante para a veiculação de microrganismos patogênicos. A mistura de utensílios e recipientes propicia a disseminação de agentes das toxinfecções, bem como a contaminação dos próprios manipuladores que, por outro lado, podem contaminar os alimentos ao servi-los ou embalá-los.

O estado de saúde das pessoas que trabalham em estabelecimentos de produtos alimentícios, assim como suas práticas de higiene, influenciam diretamente na qualidade final dos alimentos. O problema maior diz respeito à contaminação das embalagens de rotisserias e serviços de bufê que podem causar sérios transtornos à saúde.

As regras da OMS

No que diz respeito à preparação higiênica dos alimentos, a OMS enumera diferentes itens considerados fundamentais para proteção e preservação dos produtos alimentícios, denominando-os "As dez regras de ouro para a preparação de alimentos seguros":

1. Escolher alimentos tratados de forma higiênica.
2. Cozinhar bem os alimentos.
3. Consumir imediatamente os alimentos cozidos.
4. Armazenar cuidadosamente os alimentos cozidos.
5. Reaquecer bem os alimentos cozidos.
6. Evitar o contato entre os alimentos crus e os cozidos.
7. Lavar as mãos constantemente.
8. Manter cuidadosamente limpas todas as superfícies da cozinha.
9. Manter os alimentos fora do alcance de insetos, roedores e outros animais.
10. Utilizar água pura.

Complementarmente, a OMS criou o Pôster das Cinco Chaves para uma Alimentação mais Segura, que engloba todas as dez indicações mencionadas, mas que objetiva transmitir as informações de forma mais simples. As cinco chaves são: manter a limpeza; separar alimentos crus de alimentos cozidos; cozinhar bem os alimentos; manter os alimentos a temperaturas seguras; utilizar água e matérias-primas seguras.

CONCLUSÕES

O acesso ao alimento é um dos fatores que determinam a qualidade de vida e, portanto, apresenta grande importância econômica. No entanto, a negligência, o desinteresse ou mesmo a simples desinformação sobre o assunto propiciam a ocorrência de enfermidades.

Para a saúde pública, trata-se de um problema de grande amplitude, não podendo ser desconsiderado pelas autoridades e pela população. Portanto, é necessário que os serviços de inspeção, epidemiologia e os laboratórios de saúde pública se integrem e façam parte de uma estrutura de proteção de alimentos, apoiada na legislação vigente, tal como ocorre em outros países.

A situação ideal seria o poder municipal manter um serviço de vigilância sanitária integrado por equipes volantes de fiscalização, lideradas por profissionais da área de alimentos, visitando regularmente todos os pontos de comércio varejista de alimentos, bem como os estabelecimentos de refeições coletivas, com a retaguarda do laboratório de saúde pública e a infraestrutura da administração pública, para assegurar a qualidade higienicossanitária dos alimentos oferecidos à população. Nesse contexto, é relevante o apoio de um serviço de treinamento de recursos humanos para dar suporte à preparação de pessoal que trabalha na área de alimentos.

As toxinfecções alimentares, de modo geral, podem ser satisfatoriamente prevenidas a partir de campanhas educativas que esclareçam aos consumidores sobre os riscos de adquirir alimentos de origem incerta. Nesses programas, deve-se contemplar as informações que possibilitem ao consumidor identificar os alimentos suspeitos e os de má qualidade.

Nos estabelecimentos de alimentação coletiva, programas de educação em saúde devem ser ministrados tanto aos proprietários quanto aos funcionários. Deve-se ressaltar a importância da boa qualidade da matéria-prima, da higiene das instalações e utensílios e, sobretudo, dos métodos de preparo e conservação dos alimentos. Também são relevantes o padrão de saúde dos manipuladores e seus hábitos de higiene pessoal, particularmente a higiene das mãos.

Urge que pesquisadores e técnicos tornem-se mais efetivos na busca de tecnologias que proporcionem alimentos de qualidade e em grande quantidade.

Segundo a OMS, os perigos alimentares que têm sido relatados atualmente são os mesmos identificados ao longa da História. Apesar dos esforços governamentais mundiais para a promoção da melhoria da segurança da cadeia alimentar, a ocorrência de DTA continua a ser um problema significativo de saúde pública, nos países tanto desenvolvidos como em desenvolvimento.

BIBLIOGRAFIA

Adams R, Moss MO. Microbiología de los alimentos. Zaragoza: Acribia; 1997.

Brasil. Ministério da Saúde. Agência Nacional de Vigilância Sanitária (Anvisa). Interfaces no controle sanitário de alimentos: enfoque da vigilância epidemiológica. [citado em dez. 2006]. Disponível em: http://www.anvisa.gov.br/alimentos/aulas/controlesanitario.htm

______. Ministério da Saúde. Agência Nacional de Vigilância Sanitária (Anvisa). Perfil analítico da rede nacional de laboratórios de vigilância sanitária de 2016. Brasília: Ministério da Saúde; 2016.

______. Ministério da Saúde. Secretaria de Vigilância em Saúde. Coordenação de Vigilância das Doenças de Transmissão Hídrica e Alimentar. Surtos de doenças transmitidas por alimentos no Brasil. [citado em jul. 2017]. Disponível em: http://portalarquivos.saude.gov.br/images/pdf/2016/junho/08/ApresentaoSurtos-DTA-2016.pdf

______. Ministério da Saúde. Sistema Nacional de Vigilância em Saúde. Relatório de Situação: Paraná. 2. ed. Brasília: Ministério da Saúde; 2006. [citado em dez. 2006]. Disponível em: http://portal.saude.gov.br/portal/arquivos/pdf/relatorio_snvs_pr_2ed. pdf

______. Portaria n. 204, de 17 de fevereiro de 2016. Define a Lista Nacional de Notificação Compulsória de doenças, agravos e eventos de saúde pública nos serviços de saúde públicos e privados em todo o território nacional, nos termos do anexo, e dá outras providências. Disponível em: http://bvsms.saude.gov.br/bvs/saudelegis/gm/2016/prt0204_17_02_2016.html

______. Secretaria de Vigilância em Saúde. Coordenação Geral de Zoonoses e Doenças de Transmissão Vetorial do Departamento de Imunização e Doenças Transmissíveis. Informe sobre surtos notificados de doenças transmitidas por água e alimentos – Brasil, 2016-2019. Boletim epidemiológico. 2020;52(32).

______. Secretaria de Vigilância em Saúde. Coordenação de Vigilância das Doenças de Transmissão Hídrica e Alimentar. Situação atual da VEDTA no Brasil, 2008. [citado em mar. 2010]. Disponível em: http://portal.saude.gov.br/portal/arquivos/pdf/surtos_dta_15.pdf

Cavada GS, Paiva FF, Helbig E, Borges LR. Rotulagem nutricional: você sabe o que está comendo? Braz J Food Technology. 2012;84-8.

Chaddad MCC. Informação sobre a presença de alérgenos nos rótulos de alimentos: responsabilidade do Estado na garantia dos direitos à saúde e alimentação adequada da população com alergia alimentar. Demetra. 2014;9(1):369-92.

Evangelista J. Tecnologia de alimentos. 2 .ed. São Paulo: Atheneu; 1994.

Faúla LL, Soares, ACC, Dias RS. Panorama dos surtos de doenças de transmissão alimentar (DTA) ocorridos em Minas Gerais, Brasil, no período de 2010 a 2014. Gerais: Revista de Saúde Pública do SUS/MG. 2014;3(1).

Forsythe SJ, Hayes, PR. Higiene de los alimentos, microbiología y HACCP. 2. ed. Zaragoza: Acribia; 2002.

Germano PML, Germano MIS. Sistema de gestão: qualidade e segurança dos alimentos. Barueri: Manole; 2013.

Gonçalves C, Faleiro JH, Santos MNG, Carvalho SA, Malafaia G. Micro-organismos emergentes de importância em alimentos: uma revisão de literatura. SaBios-Rev. Saúde e Biol. 2016;11(2):71-83.

Guarnieri F, Vieira FGD. Rede de delivery de comida e seus atores: práticas de consumo e mercado. Q1Rev Eletron Adm. 2023;29(1):66-97.

Ibope. Pesquisa de opinião pública sobre vegeterianismo. 2018. Disponível em: https://old.svb.org.br/images/Documentos/JOB_0416_VEGETERIANISMO.pdf (acesso mar 2024)

Jay JM. Modern food microbiology. 6. ed. New York: International Thomson Publishing; 2000.

Marques PRC, Trindade RVR. Panorama epidemiológico dos surtos de doenças transmitidas por alimentos entre 2000 e 2021 no Brasil. Rev Multi Saúde. 2022;3(3).

Mejido MJ. Métodos de cocção. Rio de Janeiro: Multifoco; 2012. 58p.

Monteiro C, Jorge R. Hábitos alimentares em distintos períodos pandêmicos ao longo da história: uma revisão narrativa da literatura. Acta Portuguesa de Nutrição. 2020(23):40-4.

Oliveira MEB. Surtos de doenças transmitidas por alimentos no Estado de São Paulo, 2008-2010. [Dissertação]. São Paulo: Santa Casa de São Paulo; 2013.

______. PG, Leite LLF, Coelho KO. Perfil histórico das doenças transmitidas por alimentos no Brasil. Anais da semana do curso de zootecnia – SEZUS. 2016;10(1).

______. LV, Rolim ACP, Silva GF, Santos NR, Braga VAL, Coura AGL. Modificações dos hábitos alimentares relacionados à pandemia do COVID-19: uma revisão de literatura. Braz J Health Rev. 2021;4(2):8464-77.

Organização Mundial da Saúde. Herdando um mundo sustentável: atlas sobre a saúde das crianças e o meio ambiente. Genebra: OMS; 2017.

______. Cinco chaves para uma alimentação mais segura. Genebra: OMS; 2006.

São Paulo. Secretaria de Estado da Saúde, Centro de Vigilância Epidemiológica, Divisão de Doenças de Transmissão Hídrica e Alimentar. Monitorização da Doença Diarreica Aguda (MDDA): dados gerais de 2000 a 2005. [citado em dez. 2006]. Disponível em: www.cve.saude.sp.gov.br/htm/hidrica/mdda/MDDA_IFNET05.ppt

______. Secretaria de Estado da Saúde. Coordenadoria de Controle de Doenças. Centro de Vigilância Epidemiológica. Divisão de Doenças de Transmissão Hídrica e Alimentar (DDTHA). Segurança dos alimentos: ocorrência e controle de doenças transmitidas por água e alimentos. II Seminário Técnico Estadual de Promoção e Proteção à Saúde do Servidor. 2009. [citado em mar. 2010]. Disponível em: http://www.docstoc.com/docs/13603481/Palestra-Seg_Alim_DDTHA_out_09--para-CD

______. Secretaria de Estado da Saúde. Coordenadoria de Controle de Doenças. Centro de Vigilância Epidemiológica. Divisão de Doenças de Transmissão Hídrica e Alimentar (DDTHA). Segurança dos alimentos: ocorrência e controle de doenças transmitidas por água e alimentos. II Seminário Temático Estadual de Promoção e Proteção à Saúde do Servidor, out. 2009. [citado em mar. 2010]. Disponível em: ftp://ftp.cve.saude.sp.gov.br/doc_tec/hidrica/doc/dta09_pergresp.pdf

______. Secretaria de Estado da Saúde Coordenadoria de Controle de Doenças. Centro de Vigilância Epidemiológica. Divisão de Doenças de Transmissão Hídrica e Alimentar (DDTHA). Dados estatísticos de doenças transmitidas por alimentos. [citado em jul. 2017]. Disponível em: http://www.saude.sp.gov.br/cve-centro-de-vigilancia-epidemiologica-prof.-alexandre-vranjac/areas-de-vigilancia/doencas-de-transmissao-hidrica-e-alimentar/dados-estatisticos/surtos-de-dtas/surtos-dta

______. Secretaria de Estado da Saúde. Coordenadoria de Controle de Doenças. Centro de Vigilância Epidemiológica. Divisão de Doenças de Transmissão Hídrica e Alimentar (DDTHA). Doenças relacionadas à água ou de transmissão hídrica – Perguntas e Respostas e Dados Estatísticos, 2009. Disponível em: https://www.saude.sp.gov.br/resources/cve-centro-de-vigilancia-epidemiologica/areas-de-vigilancia/doencas-transmitidas-por-agua-e-alimentos/doc/2009/2009dta_pergunta_resposta.pdf

Scott E. Relationship between cross-contamination and the transmission of food-borne pathogens in the home. Pediatr Infect Dis J. 2000;19(Suppl 10):S111-3.

Silva Jr. EA. Manual de controle higiênico-sanitário em alimentos. São Paulo: Varela; 1995.

______. Manual de controle higiênico-sanitário em alimentos. 4.ed. São Paulo: Varela; 2001.

______. Manual de controle higiênico-sanitário em alimentos. 7. ed. São Paulo: Varela; 2014.

4

Leite e derivados

Andressa Fusieger
Anderson Carlos Camargo
Rafaela da Silva Rodrigues
Luana Virgínia Souza
Antonio Fernandes de Carvalho
Luís Augusto Nero

INTRODUÇÃO

O leite é considerado um dos alimentos mais completos, tendo função natural de nutrir e conferir proteção imunológica para os mamíferos jovens. Produzido na glândula mamária, a composição do leite apresenta variações de acordo com o metabolismo de cada espécie/raça, alimentação, fase da lactação, entre outros fatores. A maior parte do leite produzido no Brasil vem da espécie bovina, mas em algumas regiões do país também se destaca a produção de leites caprino, ovino e bubalino. O leite cru, obtido a partir da ordenha, é composto principalmente por água e sólidos totais, sendo esses elementos nutricionais compostos principalmente por lactose, lipídeos, proteínas e minerais.

O uso do leite de outras espécies de mamíferos na dieta humana teve início com a domesticação de animais no Oriente Médio. Atualmente, a atividade leiteira tem importância econômica em diversos países, gerando empregos e proporcionando aos consumidores uma variedade de produtos de alto valor nutricional. No Brasil, a indústria de laticínios transforma o leite cru em uma variedade de produtos, como leite fluido pasteurizado, leite fluido UHT (do inglês *ultra-high temperature*), creme de leite e manteiga, leites desidratados, leites fermentados e queijos. Além disso, a indústria utiliza o soro do leite e seus componentes, como a caseína, para a fabricação de outros derivados. Além do beneficiamento industrial do leite, legislações publicadas nas últimas décadas têm viabilizado seu beneficiamento artesanal nas propriedades produtoras, principalmente para a produção de queijos. Assim, pequenos produtores têm buscado regularizar a produção e comercialização de queijos artesanais em diversas regiões do país, atendendo às exigências de normas específicas.

A atividade de produção leiteira é bastante diversificada e os sistemas de produção estão em constante transformação. No Brasil, por exemplo, os pequenos produtores estão perdendo relevância no abastecimento dos laticínios e, embora ainda representem um número significativo na produção, atualmente estima-se que apenas 10% dos maiores produtores entregam em torno de 60% do total de leite captado pela indústria. Essa mudança de cenário pode ser parcialmente explicada por bonificações que a indústria concede por maiores volumes produzidos, o que estimula os médios e grandes produtores a aumentarem os investimentos no setor. Ao mesmo tempo, a dificuldade de competir (em termos de custos de produção) faz com que os pequenos produtores deixem a atividade ou busquem alternativas que proporcionem melhor competitividade, como o processamento artesanal do leite para a produção de queijos.

Independentemente do sistema de produção, em todas as etapas da cadeia produtiva do leite podem ocorrer contaminações diversas, desde resíduos químicos e agentes microbiológicos até agentes físicos. Portanto, a qualidade da matéria-prima (leite cru) depende da sanidade dos animais e das boas práticas adotadas desde a ordenha, o armazenamento e o transporte, assim como a qualidade e a inocuidade dos produtos derivados do leite dependem da manutenção das boas práticas durante o beneficiamento do leite, a fabricação e a distribuição dos produtos.

Para garantir o atendimento dos padrões de qualidade e inocuidade, existem normas especificas que determinam o monitoramento contínuo em diferentes etapas da cadeia produtiva. No Brasil, a produção de leite e derivados e sua fiscalização é regulamentada por normas publicadas pelo Ministério da Agricultura e Pecuária (Mapa). Essas normas definem os procedimentos técnicos para produção, estocagem, transporte e beneficiamento de leite e derivados, assim como a apresentação de critérios microbiológicos de qualidade e inocuidade. Já nos pontos comerciais, a responsabilidade pela definição de critérios equivalentes e sua fiscalização é dos órgãos de saúde pública dos estados e do Distrito Federal, associados ao Ministério da Saúde.

Considerando esse contexto, neste capítulo serão abordados aspectos relacionados à produção higiênica de leite e derivados, assim como a regulamentação para a produção e fiscalização desses produtos.

LEITE CRU

De acordo com o Decreto n. 9.013, "entende-se por leite, o produto oriundo da ordenha completa, ininterrupta, em condições de higiene, de vacas sadias, bem alimentadas e descansadas, e o leite de outros animais deve denominar-se segundo a espécie de que proceda". Os rebanhos leiteiros são formados por linhagens de animais geneticamente selecionados, que garantem uma elevada produção. Na glândula mamária das fêmeas mamíferas, as células especializadas são capazes de captar os precursores sanguíneos (através da circulação sanguínea) necessários para a produção de leite, em proporções adequadas dos seus constituintes. Após a ordenha, o leite é composto principalmente por água (87%) e elementos nutricionais como lactose (4,8%), lipídeos (3,8%), proteínas (3,5%) e minerais (0,8%). Esses elementos nutricionais são usualmente referidos como sólidos totais e são o objeto de interesse maior da indústria de laticínios no processo de transformação do leite.

Para garantir que o leite cru apresente suas propriedades nutricionais, características sensoriais, microbiológicas e físico-químicas, foram estabelecidas normas técnicas específicas. Atualmente, a Instrução Normativa (IN) n. 76 aprova os regulamentos técnicos que fixam a identidade e as características de qualidade do leite cru refrigerado. Por outro lado, a IN n. 77, determina os critérios e procedimentos estabelecidos para produção, acondicionamento, conservação, transporte, seleção e recepção do leite cru em estabelecimentos registrados no serviço de inspeção oficial. A partir da publicação da IN n. 59, a IN n. 77 passou a vigorar com algumas alterações.

O leite cru refrigerado deverá ser mantido na propriedade em temperatura de até 7 ºC, admitindo-se, excepcionalmente, que chegue ao estabelecimento de destino em temperatura de até 9 ºC. De acordo com a IN n. 77, o estabelecimento beneficiador do leite deve realizar testes para o controle diário da matéria-prima transportada em cada compartimento do tanque do veículo transportador, contemplando: temperatura, teste do álcool/alizarol na concentração mínima de 72% volume/volume (72% v/v), acidez titulável, índice crioscópico, densidade relativa a 15/15 graus Celsius (15/15 ºC), teor de gordura, teor de sólidos totais e teor de sólidos não gordurosos, pesquisas de neutralizantes de acidez, pesquisas de reconstituintes de densidade ou do índice crioscópico, e pesquisas de substâncias conservadoras. Os critérios de conformidade para cada um desses testes estão descritos na IN n. 76. O leite cru também pode ser recebido no estabelecimento beneficiador em latões, em temperatura ambiente, desde que seja entregue no estabelecimento em até duas horas após o final da ordenha, e deve atender aos mesmos critérios estabelecidos para o leite cru refrigerado já mencionados, com exceção da temperatura.

Além disso, o leite cru refrigerado não deve apresentar substâncias estranhas à sua composição, resíduos de produtos de uso veterinário e contaminantes acima dos limites máximos previstos em normas complementares. Em relação à contagem bacteriana e à contagem de células somáticas, o leite cru refrigerado obtido de tanque individual ou de uso comunitário deve apresentar médias geométricas trimestrais de contagem padrão em placas (CPP) de no máximo 300.000 UFC/mL, e de contagem de células somáticas (CCS) de no máximo 500.000 CS/mL; no momento do processamento pela indústria, o limite para CPP deve ser de até 900.000 UFC/mL. Além disso, o leite cru refrigerado e o leite recebido em latões devem ser submetidos a essas e outras análises pela Rede Brasileira de Laboratórios de Controle da Qualidade do Leite (RBQL) pelo menos uma vez por mês.

A IN n. 77 também estabelece que a sanidade do rebanho deve ser monitorada por médico-veterinário, conforme estabelecido em normas específicas, devendo constar nos programas de autocontrole dos estabelecimentos produtores de leite. Além do controle das vacinações, outros aspectos sanitários importantes e que devem ser monitorados incluem o controle sistemático de parasitoses e de mastites, e o controle de brucelose e tuberculose, de acordo com os procedimentos e normas descritos no Regulamento Técnico do Programa Nacional de Controle e Erradicação da Brucelose e Tuberculose Animal. O monitoramento de todos os aspectos mencionados anteriormente, nas diferentes etapas da produção, é fundamental para garantir qualidade e inocuidade do leite cru refrigerado, que será utilizado como matéria-prima para a produção de diversos derivados.

LEITE FLUIDO BENEFICIADO

O leite cru é uma matriz alimentar que abriga uma microbiota diversificada. Isso geralmente é devido às contaminações provenientes de diversas fontes ambientais, como água, ar, solo, fezes, ração animal e vegetação, além de práticas inadequadas na ordenha. O leite cru produzido em propriedades rurais é refrigerado e destinado às instalações de beneficiamento sob serviço de inspeção federal. No processo de beneficiamento, o leite deve passar por tratamento térmico, que está diretamente relacionado à garantia da segurança alimentar e à proteção do consumidor. Isso pode resultar na obtenção de leite pasteurizado, leite pasteurizado tipo A ou leite UHT.

No que se refere ao leite pasteurizado e ao leite pasteurizado tipo A, a IN n. 76 estabelece regulamentos técnicos que definem a identidade e as características de qualidade. O leite pasteurizado é o leite fluido submetido à pasteurização, envasado automaticamente e destinado ao consumo humano direto. O leite tipo A diferencia-se pelo fato de que todas as etapas, desde a produção do leite até a expedição dos produtos finais, são realizadas por um mesmo estabelecimento, denominado granja leiteira. A pasteurização do leite pode ser lenta, realizada a uma temperatura de 63 a 65 °C, por 30 minutos; ou rápida, com aquecimento do leite a 72 a 75 °C pelo período de 15 a 20 segundos. Esse processo visa reduzir a carga microbiana e inativar patógenos. A qualidade microbiológica do produto final é analisada quanto à contagem de *Enterobacteriaceae*. Contagens elevadas podem apontar práticas inadequadas durante a produção e o processamento, mas também indicar a segurança do produto, uma vez que membros dessa família incluem bactérias patogênicas como *Salmonella* e *Escherichia coli*.

O tratamento térmico aplicado ao leite UHT consiste em uma temperatura entre 130 e 150 °C, pelo período de 2 a 4 segundos. A legislação estabelece que o leite UHT não deve conter microrganismos capazes de se multiplicar em condições normais de armazenamento e distribuição. Além disso, após a incubação da embalagem fechada por 7 dias, a 35 a 37 °C, o produto não deve exceder os limites estabelecidos de contagem de aeróbios mesófilos. Entretanto, a qualidade do leite UHT depende da matéria-prima e da higiene no processamento, uma vez que o tratamento térmico usado pode não ser suficiente para inativar enzimas termorresistentes produzidas por bactérias psicrotróficas ou alguns esporos bacterianos, o que afeta a vida de prateleira e a segurança do produto.

CREME DE LEITE E SEUS DERIVADOS

O creme de leite é um produto lácteo relativamente rico em gordura, obtido a partir do leite e que se apresenta na forma de uma emulsão de gordura em água. Para ser seguro ao consumo humano, o creme de leite deve passar por um tratamento térmico específico, como pasteurização ou UHT. Isso é feito para reduzir microrganismos e inativar enzimas indesejáveis. Quando pasteurizado, o creme de leite deve ser submetido a análises microbiológicas de aeróbios mesófilos, coliformes totais e termotolerantes e *Staphylococcus* coagulase positiva. Entretanto, quando é submetido a esterilização ou UHT, deve ser analisado quanto a aeróbios mesófilos após incubação em embalagem fechada a 35 °C por 7 dias.

O creme de leite também é destinado à obtenção de outros produtos para o consumo humano, como manteigas. Manteiga refere-se ao produto gorduroso obtido da bateção e malaxagem, com ou sem modificação biológica do creme pasteurizado derivado exclusivamente do leite de vaca. Para avaliar sua qualidade microbiológica, são exigidas as análises de coliformes totais, coliformes termotolerantes, *Staphylococcus* coagulase positiva, aeróbios mesófilos e fungos e leveduras. Uma variação do produto é a manteiga de garrafa, também conhecida como manteiga da terra, que é o produto gorduroso nos estados líquido e pastoso, obtido pelo aquecimento do creme de leite com agitação até que a água seja quase totalmente eliminada. Conforme regulamentação, são exigidas análises de coliformes totais e termotolerantes, bem como de *Staphylococcus* coagulase positiva para garantir a qualidade microbiológica.

LEITES DESIDRATADOS (LEITE EM PÓ)

Por sua longa vida de prateleira, resultante da baixa atividade de água, e necessidade de espaço de armazenamento reduzido, o leite em pó apresenta vantagens em relação ao leite fluido. A legislação brasileira estabelece identidade e características mínimas de qualidade para esse produto pela IN n. 53, de 1 de outubro de 2018. Por definição, entende-se por leite em pó o produto obtido por meio de desidratação do leite de vaca, seja ele integral, desnatado ou parcialmente desnatado.

Para a obtenção do leite em pó, utiliza-se leite submetido a um tratamento térmico. No entanto, o leite em pó não pode ser considerado um produto estéril. Diferentes microrganismos podem ser encontrados, sendo as espécies pertencentes ao gênero *Bacillus* conhecidas como os principais contaminantes. Para reduzir esse risco, é fundamental utilizar leite com baixa carga microbiana e realizar limpeza e desinfecção adequadas dos evaporadores. A IN n. 53 estabelece critérios microbiológicos para avaliar a qualidade desse produto, que incluem análise de aeróbios mesófilos, enterobactérias, *Staphylococcus* coagulase positiva e *Salmonella* spp.

LEITES FERMENTADOS

Os leites fermentados abrangem uma categoria de produtos diversos e de grande importância no mercado de produtos lácteos, como iogurte, leite cultivado, leite acidófilo, kefir, kumis e coalhada. Como principal característica de produção, o leite passa por um processo de fermentação microbiana controlada, em que microrganismos específicos são adicionados e realizam a conversão da lactose em ácido lático. Como resultado desse processo, são obtidas características que conferem sabor, textura e aroma aos produtos. A fermentação também proporciona o aumento da vida de prateleira, inibindo o crescimento de microrganismos patogênicos e/ou deterioradores. Para tal, os produtos devem apresentar padrões de fabricação e identidade para serem comercializados e fiscalizados segundo a IN n. 46 do Mapa, que dispõe sobre o Regulamento Técnico de Identidade e Qualidade de Leites Fermentados.

Os microrganismos específicos a serem utilizados no processo devem ser viáveis, ativos e abundantes no produto final durante seu prazo de validade. Segundo a IN n. 46, diferentes microrganismos são descritos para cada tipo de produto. Para iogurte, devem ser usados cultivos de *Streptococcus salivarius* subsp. *thermophilus* e *Lactobacillus delbrueckii* subsp. *bulgaricus* (+ outras bactérias complementares). Para leite cultivado, *Lactobacillus acidophilus*, *Lacticaseibacillus casei*, *Bifidobacterium* sp., *Streptococus salivarius* subsp. *thermophilus*. Para leite acidófilo, apenas cultivos de *Lactobacillus acidophilus*; e, para kefir, seus grãos, por meio de leveduras fermentadoras de lactose (*Kluyveromyces marxianus*) e leveduras não fermentadoras de lactose (*Saccharomyces omnisporus*, *Saccharomyces cerevisae* e *Saccharomyces exiguus*), *Lacticaseibacillus casei*, *Bifidobaterium* sp., *Streptococcus salivarius* subsp. *thermophilus* e espécies dos gêneros *Leuconostoc*, *Lactococcus* e *Acetobacter* também podem ser incorporadas. Para kumis, cultivos de *Lactobacillus delbrueckii* subsp.

bulgaricus e *Kluyveromyces marxianus*; e, para coalhada, cultivos individuais ou mistos de bactérias mesofílicas produtoras de ácido láctico.

Os leites fermentados são classificados de acordo com seu conteúdo de matéria gorda (como creme, integral, parcialmente desnatado e desnatado) e podem ser adicionados ou não de ingredientes. Adicionalmente, devem respeitar os parâmetros físico-químicos e microbiológicos de acordo com o estabelecido na IN n. 46. As práticas de higiene devem ser aplicadas em todas as etapas do processo produtivo. Os critérios microbiológicos de qualidade e inocuidade determinam que as análises devem ser realizadas de acordo com o plano de amostragem e a contagem dos microrganismos deve estar dentro dos limites aceitáveis. Para leites fermentados, os microrganismos indicadores a serem analisados são coliformes totais a 30 a 35 °C, coliformes termotolerantes a 45 °C e bolores e leveduras.

Após o processo fermentativo, os leites fermentados não podem ser submetidos a tratamentos térmicos. Logo, cuidados são necessários para evitar contaminações. O acondicionamento deve ser realizado em materiais adequados e os produtos devem ser conservados em temperatura não superior a 10 °C.

QUEIJOS

Os queijos são os produtos lácteos de maior expressividade mundial. São produtos altamente apreciados pelos consumidores e apresentam grande representatividade de mercado. Existem diversos tipos de queijos, que refletem principalmente os aspectos culturais e regionais. De uma forma geral, os queijos podem ser tipicamente brasileiros e/ou inspirados nos conhecimentos trazidos por queijeiros de todo o mundo.

Segundo a Portaria n. 146, de 07 de março de 1996 do Mapa, uma definição geral para queijo é dada:

> Entende-se por queijo o produto fresco ou maturado que se obtém por separação parcial do soro do leite ou leite reconstituído (integral, parcial ou totalmente desnatado), ou de soros lácteos, coagulados pela ação física do coalho, de enzimas específicas, de bactéria específica, de ácido orgânico, isolado ou combinado, todos de qualidade apta para uso alimentar, com ou sem agregação de substâncias alimentícias e/ou especiarias e/ou condimentos, aditivos especificamente indicados, substâncias aromatizantes e matérias corantes.

A portaria delimita a principal distinção entre queijo fresco e maturado, definindo que o queijo fresco está pronto para consumo imediatamente após sua fabricação. Adicionalmente, o queijo maturado é compreendido como aquele que passou pelas transformações bioquímicas e físicas necessárias, características da variedade do queijo. Esses critérios, embora genéricos, são aplicáveis a todos os tipos de queijos, exceto para os tipos fundidos, ralados, em pó e requeijão. Contudo, é importante notar que cada tipo de queijo possui seu próprio conjunto de regulamentos.

No que se refere às características de produção, os queijos são classificados quanto ao seu conteúdo de matéria gorda no extrato seco, em percentual, como extragordo ou duplo creme (mínimo de 60%), gordo (entre 45 e 59,9%), semigordo (entre 25 e 44,9%), magro (entre 10 e 24,9%) e desnatado (menos de 10%). Também são classificados em percentual quanto ao seu conteúdo de umidade, como queijos de baixa umidade, geralmente conhecidos como queijos de massa dura (até 35,9%), queijos de média umidade, geralmente conhecidos como queijos de massa semidura (entre 36 e 45,9%), queijos de alta umidade, geralmente conhecidos como de massa branda ou macios (entre 46 e 54,9%), e queijos de muito alta umidade, geralmente conhecidos como de massa branda ou mole (não inferior a 55%).

Características físico-químicas e sensoriais de cada variedade de queijo devem seguir a legislação específica, que determina o padrão individual correspondente. Em relação ao acondicionamento, podem ser acondicionados ou não, dependendo do tipo de queijo, e podem apresentar envoltórios ou não, recobrindo a casca ou não. Em relação aos critérios microbiológicos, esses são definidos na Portaria n. 146, que versa sobre o Regulamento Técnico Geral para a Fixação dos Requisitos Microbiológicos de Queijo. Como indicadores de qualidade e inocuidade, os requisitos são diferentes para cada classificação de queijo, e os parâmetros são baseados no conteúdo de umidade da massa. Entretanto, os critérios microbiológicos estabelecidos para produção e comercialização de queijos no Brasil são divergentes, conforme apresentado na Tabela 1.

Tabela 1 Critérios microbiológicos estabelecidos para produção e comercialização de queijos no Brasil

Categoria de queijos	Microrganismo/ toxina	Portaria n. 146				IN n. 60			
		n	c	m	M	n	c	m	M
Baixa umidade (máximo de 35,9%)	Coliformes a 30 °C	5	2	2×10^2	1×10^3	-	-	-	-
	Coliformes a 45 °C	5	2	1×10^2	5×10^2	-	-	-	-
	Escherichia coli	-	-	-	-	5	2	1×10^1	1×10^2
	Estafilococos coagulase positiva	5	2	1×10^2	1×10^3	5	2	1×10^2	1×10^3
	Enterotoxinas estafilocócicas	-	-	-	-	5	0	Ausentes	-
	Salmonella spp.	5	0	Ausente	-	5	0	Ausente	-
	Listeria monocytogenes[2]	-	-	-	-	5	0	1×10^2	-

(continua)

Tabela 1 Critérios microbiológicos estabelecidos para produção e comercialização de queijos no Brasil (*continuação*)

Categoria de queijos	Microrganismo/ toxina	Portaria n. 146				IN n. 60			
		n	c	m	M	n	c	m	M
Média umidade (entre 36 e 46%)	Coliformes a 30 °C	5	2	1×10^3	5×10^3	-	-	-	-
	Coliformes a 45 °C	5	2	1×10^2	5×10^2	-	-	-	-
	Escherichia coli	-	-	-	-	5	2	1×10^1	1×10^2
	Estafilococos coagulase positiva	5	2	1×10^2	1×10^3	5	2	1×10^2	1×10^3
	Enterotoxinas estafilocócicas	-	-	-	-	5	0	Ausentes	-
	Salmonella spp.	5	0	Ausente	-	5	0	Ausente	-
	Listeria monocytogenes	5	0	Ausente	-	5	0	1×10^2	-
Alta umidade (acima de 46%)	Coliformes a 30 °C	5	2	DV	DV	-	-	-	-
	Coliformes a 45 °C	5	2	DV	DV	-	-	-	-
	Escherichia coli	-	-	-	-	5	1	1×10^2	1×10^3
	Estafilococos coagulase positiva	5	2	DV	DV	5	2	1×10^2	1×10^3
	Enterotoxinas estafilocócicas	-	-	-	-	5	0	Ausentes	-
	Salmonella spp.	5	0	Ausente	-	5	0	Ausente	-
	Listeria monocytogenes	5	0	Ausente	-	5	0	1×10^2	-
Creme de queijo e misturas lácteas pastosas[1]	Coliformes a 30 °C	5	2	1×10^1	1×10^2	-	-	-	-
	Coliformes a 45 °C	5	2	< 3	1×10^1	-	-	-	-
	Escherichia coli	-	-	-	-	5	2	< 3	1×10^1
	Estafilococos coagulase positiva	5	2	1×10^2	1×10^3	5	2	1×10^2	1×10^3
	Enterotoxinas estafilocócicas	-	-	-	-	5	0	Ausentes	-

[1] A IN n. 60 permite contagens de até 1×10^2 UFC/25 g em produtos prontos para consumo; quando esses alimentos são destinados a lactentes ou para fins especiais, a legislação determina a ausência de *L. monocytogenes*.
[2] A necessidade ou não de contagem de *L. monocytogenes* é especificada pelos critérios descritos no art. 4° da IN n. 60.
n: número de unidades colhidas aleatoriamente de um mesmo lote e analisadas individualmente; c: número máximo aceitável de unidades amostrais com contagens entre m e M (contagens acima de M são inaceitáveis); m: número máximo aceitável para dado microrganismo; M: número máximo tolerável para c amostras; DV: depende da variedade.
Fonte: Brasil, 1996; Brasil, 2019.

O leite a ser utilizado deverá ser submetido à pasteurização ou tratamento térmico equivalente. Como exceção temos os queijos que são submetidos ao processo de maturação à temperatura superior a 5 °C, como os queijos artesanais brasileiros. Atualmente, os queijos artesanais estão cada vez mais em evidência. Ao longo dos últimos anos, muitas legislações ainda estão se aprimorando com o intuito de tornar esses queijos cada vez mais seguros e comerciais. Segundo a Lei n. 13.860, de julho de 2019, o queijo artesanal é elaborado por métodos tradicionais, sendo vinculado pela valorização territorial, regional ou cultural, conforme protocolo de elaboração específica estabelecida para cada tipo e variedade. Além disso, é considerado patrimônio cultural imaterial brasileiro pelo Instituto do Patrimônio Histórico e Artístico Nacional (Iphan).

Considerando a importância dos queijos artesanais, o grande desafio de mercado é atender às exigências da legislação atual, considerando que os principais entraves da cadeia estão relacionados à sua produção e seus aspectos higienicossanitários. Por se tratar de um queijo produzido a partir de leite cru, é necessário um maior rigor tanto nas práticas de higiene e boas práticas de fabricação quanto em todo o processo, que vai desde a obtenção higiênica do leite até o consumidor final. Para esse tipo de queijo, requisitos microbiológicos também são definidos e devem ser avaliados os microrganismos, coliformes a 30 e 45 °C, estafilococos coagulase positiva/g, *Salmonella* spp./25 g e *L. monocytogenes*/25 g dentro dos critérios de aceitação.

De forma geral, os queijos são os mais diversos dos produtos lácteos e, para a garantia da segurança e inocuidade desses produtos, ressalta-se a importância do atendimento às legislações específicas para cada um de seus tipos.

SORO DE LEITE E CASEÍNAS

O soro de leite pode ser definido como o produto resultante do leite após a retirada dos lipídeos e das micelas de caseína nele contidos e é conhecido como coproduto da indústria de laticínios. Esse coproduto lácteo líquido é extraído da coagulação do leite utilizado no processo de fabricação de queijos, caseína alimentar e produtos similares. Diferentes processos tecnológicos podem ser aplicados na obtenção do soro de leite, resultando em produtos com constituição e propriedades diferentes. A maneira mais comum de obtenção de soro de leite é como coproduto da produção de queijos, pela coagulação ácida ou enzimática do leite.

Em queijos obtidos pela coagulação ácida do leite, o coágulo é formado pela desestabilização das micelas de caseína, principalmente pela redução de sua repulsão eletrostática em consequência da diminuição do pH. O soro de leite obtido a partir desse coágulo é denominado soro de leite ácido e apresenta pH inferior a 6,0. Em queijos obtidos pela coagulação enzimática do leite ocorre a desestabilização enzimática das micelas de caseína via ação da enzima quimosina, capaz de hidrolisar a κ-caseína. Nesse processo, o soro de leite é conhecido como soro de leite doce e apresenta pH entre 6,0 e 6,8. Alternativamente, o soro também pode ser obtido através da retirada mecânica dos glóbulos de gordura do leite por meio de centrifugação (desnate) e posterior separação das suas micelas de caseína via sistemas de microfiltração. Esse processo permite a obtenção do soro de leite isento de gordura e caseínas, denominado soro de leite ideal.

Ambas as formas de obtenção apresentam coprodutos que são propostos como fonte de lactose para a produção de outros produtos, proteínas de elevado valor tecnológico e biológico, e podem ser apresentadas nas formas líquida, concentrada ou em pó. Grande parte do soro gerado no Brasil, por exemplo, é originário de pequenas e médias empresas queijeiras e, apesar do potencial de desenvolvimento de novos produtos à base de soro de leite, esse coproduto é muitas vezes desvalorizado pelos produtores.

Condições higiênicas insatisfatórias durante a produção de queijo e temperaturas inadequadas de armazenamento podem levar ao comprometimento da qualidade microbiológica do soro de leite. Para preservar o soro de leite recém-obtido e controlar o crescimento microbiano até o tratamento térmico, ele deve ser imediatamente refrigerado. Em ambientes industriais, o soro de leite fluido refrigerado é submetido à pasteurização para inativar microrganismos patogênicos, agentes deteriorantes e enzimas. Inúmeras superfícies entram em contato com o soro de leite durante o processamento, incluindo equipamentos, utensílios e acessórios. Consequentemente, o risco de contaminação cruzada por agentes patogênicos, incluindo *Staphylococcus aureus*, não pode ser ignorado. Para evitar esse risco, a indústria adota estratégias de limpeza e higienização de todos os equipamentos e utensílios que entram em contato com o produto durante o processamento.

A IN n. 94, de 18 de setembro de 2020 do Mapa, fixa os Padrões de Identidade e Qualidade para o Soro de Leite e o Soro de Leite Ácido. Esse regulamento técnico determina as normas para a produção de soro de leite e inclui especificações para concentração de proteína, acidez, tratamento térmico, teor de sais minerais e de lactose, características sensoriais, parâmetros físico-químicos e microbiológicos, entre outros. A legislação estabelece critérios microbiológicos para soro de leite em pó em termos de aeróbios mesófilos viáveis, coliformes totais a 30 a 35 °C, coliformes termotolerantes a 45 °C, *S. aureus* coagulase positiva e *Salmonella* spp./25 g.

Adicionalmente, os produtos devem ser acondicionados, conservados e transportados em condições que garantam a manutenção dos padrões de identidade e qualidade. O intervalo entre a obtenção do soro de leite refrigerado e o início de seu processamento industrial não deve exceder 72 horas. Quando o soro é termizado, pasteurizado ou concentrado, esse período máximo se estende para 96 horas. No caso de soro concentrado, o limite até o início do processamento industrial é de 120 horas.

VIGILÂNCIA SANITÁRIA DE LEITE E SEUS DERIVADOS

A vigilância sanitária desempenha um papel fundamental na proteção da saúde pública, garantindo que o leite e seus derivados estejam em conformidade com padrões de qualidade e segurança alimentar. Suas ações na inspeção e fiscalização, análise de amostras, registro e licenciamento, educação e treinamento, recolhimento e retirada de produtos do mercado visam prevenir riscos à saúde dos consumidores e garantir transparência e confiabilidade na cadeia de suprimentos de produtos lácteos.

Atualmente, a IN n. 60, de 23 de dezembro de 2019 da Agência Nacional de Vigilância Sanitária (Anvisa), estabelece as listas de padrões microbiológicos para alimentos. No caso de leite e derivados, a IN n. 60 prevê dez categorias específicas, sendo:

a) Leites pasteurizados.
b) Queijos.
c) Produtos lácteos processados fundidos, incluindo requeijão e misturas lácteas pastosas.
d) Manteigas, gorduras lácteas, cremes de leite pasteurizados, misturas de manteiga com margarina.
e) Produtos lácteos em pó, incluindo leite, compostos lácteos, soro de leite e concentrados proteicos de leite ou de soro.
f) Doce de leite, leite condensado e doce de base láctea não comercialmente estéreis.
g) Produtos lácteos fermentados.
h) Pasta ou molho de base láctea pasteurizada, refrigerada, com ou sem adições, temperadas ou não, excluindo os queijos.
i) Sobremesas lácteas e leite geleificado pasteurizados, refrigerados, com ou sem adições.
j) Misturas em pó para o preparo de bebidas de base láctea.

É importante ressaltar que, para algumas categorias específicas, é obrigatória a análise de enterotoxinas estafilocócicas.

Nessa extensa linha de possibilidades para a transformação do leite em derivados, as formas de comercialização variam amplamente, indo desde a venda direta ao consumidor até as redes de supermercados e indústrias de processamento. No caso da venda direta ao consumidor, muitas vezes pequenos produtores locais oferecem leite e derivados em mercados, feiras ou até mesmo por meio de entregas em domicílio. Nos supermercados e lojas de varejo, como empórios, uma pluralidade de produtos lácteos é comercializada. Independentemente do volume comercializado, a ação efetiva da vigilância sanitária tem um papel minucioso na verificação da qualidade, rotulagem e inspeção dos produtos, bem como na supervisão da higiene e segurança dos locais de venda, garantindo que os produtos estejam devidamente armazenados e refrigerados, evitando riscos à saúde dos consumidores. Além disso, são realizadas inspeções regulares nos estabelecimentos para assegurar que estejam em conformidade com as regulamentações em vigor.

O abastecimento à população é dependente das indústrias de processamento que atuam no beneficiamento e transformação do leite em um vasto leque de derivados, como creme de leite, leites desidratados, leites fermentados e queijos. Cabe à vigilância sanitária o monitoramento das instalações e dos processos de produção, garantindo que sejam seguros e que os produtos atendam aos rigorosos padrões de qualidade estabelecidos. Além disso, a vigilância sanitária desempenha um papel significativo no contexto da importação e exportação de produtos lácteos, assegurando que atendam às regulamentações de segurança alimentar, tanto internacionais quanto nacionais.

A atuação da Anvisa na identificação e no controle do comércio clandestino de leite e seus derivados é primordial e apresenta desafios quanto a denúncias efetivas, recursos financeiros e humanos. A capacidade da Anvisa em identificar e agir de forma proativa ainda precisa ser aprimorada, especialmente considerando as constantes mudanças nas estratégias dos infratores. Contudo, quando o controle ocorre de forma efetiva, é possível garantir transparência e confiabilidade na cadeia de suprimentos de produtos lácteos, fazendo jus aos produtores e empresas que atendem aos regulamentos e padrões de qualidade.

A cooperação entre a Anvisa e o Mapa é fundamental para abordar a cadeia de produção de produtos lácteos de forma abrangente, desde as fazendas até a distribuição. No entanto, a integração entre esses órgãos ainda é um desafio, e a falta de harmonização de regulamentações pode gerar confusão e complexidade para os produtores, dificultando o cumprimento das normas, como é o caso de queijos mencionados na Tabela 1. Porém, à medida que novas técnicas e produtos lácteos são desenvolvidos, a regulamentação vigente precisa se atualizar com agilidade.

Atualmente, um segmento importante para a integração dos órgãos são os queijos artesanais e autorais, que têm ganhado popularidade no Brasil e contam com a atuação de muitos pequenos produtores locais. A produção de queijos artesanais representa um patrimônio cultural e gastronômico de relevância, enraizado nas tradições de diversas regiões. No entanto, pouco se sabe sobre a composição química, sensorial e microbiológica dos queijos produzidos em áreas que carecem de reconhecimento formal, exigindo estudos que caracterizem essas regiões e a identidade desses produtos, bem como estabeleçam critérios e diretrizes para produção e venda. A cooperação e diálogo entre Anvisa e Mapa tornaria palpável o desenvolvimento de regulamentações específicas e conjuntas para esses queijos, considerando suas características regionais e tradicionais. Também tornaria plausível a criação de programas de capacitação para os produtores, para que possam melhorar suas práticas de higiene e segurança, mantendo ao mesmo tempo a autenticidade de seus queijos. Esse feito, caso se torne realidade, permitirá uma abordagem equilibrada e facilitará a atual complexidade regulatória para os produtores.

CONCLUSÕES E PERSPECTIVAS

A produção de leite no Brasil tem grande relevância, não apenas para a economia do país, mas também para a alimentação dos brasileiros. Atualmente, o país ocupa posição no *ranking* dos 10 maiores produtores de leite do mundo. Como foi apresentado durante este capítulo, a qualidade e a inocuidade dos produtos lácteos, como leite pasteurizado, leite UHT, creme de leite, manteigas, leites desidratados, leites fermentados, queijos, soro e caseínas, estão intimamente relacionadas a todas as etapas de produção. Desde a ordenha até o processamento e embalagem, cada passo deve ser cuidadosamente controlado para evitar contaminações e deteriorações que possam comprometer a segurança e a qualidade dos produtos destinados ao consumo humano.

Diferentes grupos microbianos desempenham um papel fundamental nesse contexto, a depender do produto lácteo em questão. Alguns microrganismos são benéficos e essenciais para a produção de queijos, iogurtes e outros produtos lácteos fermentados, contribuindo para seu sabor e textura característicos. No entanto, microrganismos indesejados podem proliferar em uma matéria-prima (leite) com altas cargas microbianas e condições de higiene não adequadas no processamento, por exemplo. A presença de microrganismos patogênicos (*Salmonella* spp., *E. coli*, *L. monocytogenes*, *S. aureus*) e deteriorantes (*Pseudomonas* spp., bactérias ácido-láticas indesejáveis, fungos filamentosos e leveduras) pode ter impactos devastadores na qualidade dos produtos lácteos. A contaminação por patógenos pode causar surtos de doenças alimentares, com graves consequências para a saúde dos consumidores.

Não obstante, os impactos econômicos são significativos. Casos de deterioração e surtos de doenças alimentares associadas a produtos lácteos podem levar a *recalls* caros, perda de vendas e descredibilização da marca. Além disso, podem afetar a competitividade no mercado global de produtos lácteos, reduzindo as exportações e a lucratividade da indústria. As perdas financeiras podem se refletir em toda a cadeia de lácteos, seja para os produtores, seja para indústrias ou varejistas.

Garantir a qualidade e a inocuidade dos produtos lácteos requer a implementação de práticas rigorosas de higiene e controle de qualidade em todas as etapas da produção. Isso inclui a formação adequada de trabalhadores, a manutenção de instalações limpas e a análise regular de amostras para detectar a presença de microrganismos indesejados. O investimento em pesquisa e tecnologia é essencial para melhorar continuamente os processos de produção e a segurança dos produtos lácteos. A garantia de qualidade e inocuidade dos produtos lácteos não apenas protege a saúde dos consumidores, mas também sustenta a economia e o desenvolvimento sustentável desse setor. Portanto, o compromisso contínuo dos produtores com as regulamentações vigentes e o compromisso dos órgãos fiscalizadores é fundamental para o sucesso a longo prazo da indústria de leites e derivados no Brasil.

BIBLIOGRAFIA

Brasil. Diretoria Colegiada da Agência Nacional de Vigilância Sanitária. Instrução Normativa n. 60, de 23 de dezembro de 2019. Brasília: Diário Oficial da União; 2019.

______. Lei n. 13.860, de 18 de julho de 2019 – Queijos Artesanais. Brasília: Diário Oficial da União; 2019.

______. Ministério da Agricultura e Pecuária. Decreto n. 9.013, de 29 de março de 2017. Regulamenta a Lei n. 1.283, de 18 de dezembro de 1950, e a Lei n. 7.889, de 23 de novembro de 1989. Brasília: Diário Oficial União; 2017.

______. Ministério da Agricultura e Pecuária. Instrução Normativa n. 76, de 26 de novembro de 2018. Brasília: Diário Oficial da União; 2018.

______. Ministério da Agricultura e Pecuária. Instrução Normativa n. 7, de 26 de novembro de 2018. Brasília: Diário Oficial da União; 2018.

______. Ministério da Agricultura e Pecuária. Instrução Normativa n. 59, de 06 de novembro de 2019. Altera a Instrução Normativa n. 77, de 26 de novembro de 2018. Brasília: Diário Oficial da União; 2019.

______. Ministério da Agricultura e Pecuária. Instrução Normativa n. 30, de 26 de junho de 2001. Brasília: Diário Oficial da União; 2001.

______. Ministério da Agricultura e Pecuária. Instrução Normativa n. 53, de 01 de outubro de 2018. Brasília: Diário Oficial da União; 2018.

______. Ministério da Agricultura e Pecuária. Instrução Normativa n. 46, de 23 de outubro de 2007. Brasília: Diário Oficial União; 2017.

______. Ministério da Agricultura e Pecuária. Instrução Normativa n. 94, de 18 de setembro de 2020. Brasília: Diário Oficial União; 2020.

______. Ministério da Agricultura e Pecuária. Portaria n. 146, de 07 de março de 1996. Brasília: Diário Oficial da União; 1996.

______. Ministério da Agricultura e Pecuária. Portaria n. 370, de 04 de setembro de 1997. Brasília: Diário Oficial da União; 1997.

Carvalho AF, Perrone IT, Stephani R, Tavares GM, Renhe IR. Química e tecnologia do soro de leite. Juiz de Fora: Innóvite; 2020. 175p.

Dash KK, Fayaz U, Dar AH, Shams R, Manzoor S, Sundarsingh A, et al. A comprehensive review on heat treatments and related impact on the quality and microbial safety of milk and milk-based products. Food Chem Adv. 2002;1:100041.

Murphy SC, Martin NH, Barbano DM, Wiedmann M. Influence of raw milk quality on processed dairy products: how do raw milk quality test results relate to product quality and yield? J Dairy Sci. 2016;99:10128-49.

Sadiq FA, Flint S, He G. Microbiota of milk powders and the heat resistance and spoilage potential of aerobic spore-forming bacteria. Int Dairy J. 2018;85:159-68.

5

O pescado e a segurança do alimento

Érika Fabiane Furlan

AS CADEIAS PRODUTIVAS DO PESCADO

O pescado é a proteína animal mais consumida mundialmente. Os países asiáticos e muitos dos países europeus são grandes consumidores. No Brasil, existem diferentes realidades de consumo em distintos estados da federação, e existe um grande potencial de crescimento, não apenas como mercado consumidor, mas também como produtor e beneficiador de pescado.

A aquicultura – cultivo de organismos aquáticos para fins comerciais – vem ganhando espaço e se destacando como setor de produção de alimentos, tendo um papel crucial na segurança alimentar global e, juntamente com a pesca, desempenha um papel significativo e crescente no fornecimento de alimentos, nutrição e emprego em todas as partes do mundo, contribuindo assim para os Objetivos da Agenda 2030 para o Desenvolvimento Sustentável (ODS) das Nações Unidas.

Vale destacar que o peixe é responsável por 17% da ingestão de proteína animal pela população mundial. Assim, a aquicultura e a pesca oferecem amplas oportunidades para reduzir a fome e melhorar a nutrição, aliviar a pobreza, gerar crescimento econômico e garantir melhor utilização dos recursos naturais, desempenhando um papel relevante nos sistemas alimentares aquáticos locais e globais.

A aquicultura é uma atividade considerada promissora para as próximas décadas. Essa tendência se dá pela estabilidade na produção dos recursos pesqueiros naturais e crescente demanda pela produção de alimentos de qualidade e com reduzida emissão de carbono, quando comparada às demais cadeias de produção animal.

Algumas regiões do Brasil têm a aquicultura estabelecida até mesmo como principal negócio local e há perspectivas de crescimento da produção de peixes (piscicultura) e de camarões (carcinicultura) no país. A tilápia (*Oreochromis niloticus*) é o peixe mais cultivado nacionalmente. Em 2022, foram produzidas 550.060 toneladas, volume que representa 63,93% da produção nacional de peixes de cultivo. Diante das demandas interna e global, a tendência é de expansão da produção.

Segundo o Anuário 2023 da Associação Brasileira da Piscicultura – Peixe BR, o Brasil é o quarto maior produtor mundial de tilápia, que é a espécie mais consumida por parte dos brasileiros e que responde por 88% das exportações de pescado nacional, atendendo sobretudo aos Estados Unidos. O segundo mercado mais significativo é Taiwan, principalmente para os produtos não comestíveis: pele, escama, farinha e óleo. Ainda de acordo com o Anuário, a produção de peixes nativos também vem aumentando. Apesar da variedade de espécies produzidas, a aquicultura brasileira está concentrada no cultivo do tambaqui (*Colossoma macropomum*), e a maior parte da criação de espécies nativas está na Região Norte (53,7%).

O Ceará é o líder nacional na produção de camarão marinho cultivado (55.600 toneladas), seguido pelo Rio Grande do Norte (26 mil toneladas) e pela Paraíba (10 mil toneladas). Apesar dos desafios recentes da carcinicultura nacional, as projeções também apontam para o crescimento.

Para Rocha, a partir de 2023 o crescimento da produção de camarão seria imperativo para regular os preços internos e assegurar a sustentabilidade econômica da atividade, atendendo à demanda latente de consumo que nenhum dos atuais líderes exportadores de camarões (Equador, Índia, Vietnã e Tailândia) atende.

Apesar de todo o potencial e do desenvolvimento acelerado da aquicultura, a atividade pesqueira oferece uma ampla variedade de espécies, contribuindo para dietas resilientes, sustentáveis, diversificadas e fluxos de renda das atividades de comércio e processamento associadas à cadeia de valor. Estima-se que aproximadamente 53% do pescado nacional seja advindo da pesca.

A pesca costeira e interior é vital para subsistência, alimentação e nutrição de bilhões no mundo e os esforços das comunidades pesqueiras – pescadores, manipuladores e comerciantes locais – são muitas vezes invisíveis. Estima-se que 90% das pessoas envolvidas na pesca atuem na pesca de pequena escala, constituindo-se em uma atividade econômica importante também em várias regiões do Brasil, principalmente para as comunidades tradicionais que dependem da pesca artesanal para sua subsistência.

Além disso, desempenha um papel relevante na proteção dos recursos hídricos e pesqueiros, uma vez que os(as) pescadores(as) artesanais costumam ter um grande conhecimento sobre as distintas espécies de peixes, seus hábitats e ciclos reprodutivos, realizando práticas pesqueiras mais sustentáveis quando comparada à pesca industrial, assegurando a proteção dos estoques pesqueiros e a manutenção do equilíbrio ecológico.

Historicamente, a política nacional promoveu a extração de recursos pesqueiros visando ao crescimento e ao desenvolvimento econômico. Na atualidade, o Brasil tem como meta para sua Agenda 2030 o atendimento à ODS 2 (Fome Zero e Agricultura Sustentável), erradicando a fome e garantindo às pessoas o acesso a alimentos seguros, culturalmente adequados, saudáveis e suficientes durante todo o ano.

Existem desafios a serem superados; uma abordagem sustentável da pesca e da aquicultura ajudará a proteger os recursos naturais e a garantir que os estoques pesqueiros estejam disponíveis para as gerações futuras. A ênfase à sustentabilidade implica que deve ser dada atenção à estabilidade e resiliência dos sistemas alimentares, ao potencial e aos limites ecológicos para o crescimento da oferta primária, às formas de viabilizar rendimentos decentes aos produtores primários e à oferta de qualidade e diversidade.

A pesca extrativa artesanal abarca segurança alimentar, geração de empregos, renda, uso de ecossistemas naturais de responsabilidade nacional e de uso múltiplo, tratando-se de um tema complexo. Para abordá-la, faz-se necessário transformar os sistemas alimentares para que sejam mais eficientes, inclusivos, resilientes e sustentáveis.

Com as crises em decorrência das mudanças climáticas e de ordem econômica cada vez mais frequentes, essa transformação se faz urgente. Assim, é necessário explorar opções de gestão que sejam robustas, duradoras e respeitadas por todos os atores.

O Plano de Ação Global, lançado no Ano Internacional da Pesca Artesanal e Aquicultura, destaca a importância de cadeias de valor inclusivas e eficientes para sustentar os meios de subsistência e manter uma produção suficiente de alimentos e produtos aquáticos e, ainda, que práticas sustentáveis ao longo da cadeia de valor podem ajudar a evitar perdas e desperdícios, combinando métodos tradicionais, inovadores e econômicos, com tecnologias apropriadas.

Nesse sentido, a oferta de qualidade no setor pesqueiro de pequena escala só poderá ser garantida a partir de regulamentos e/ou sistemas que contemplem as práticas adequadas a esse setor, ou seja, uma vez que a Inspeção Sanitária dos Produtos de Origem Animal é obrigatória para a garantia do alimento seguro, esta deverá ocorrer por meio de processos/sistemas disruptivos que dialoguem com a realidade do setor pesqueiro artesanal e suas muitas especificidades, como a baixa escala, a diversidade de espécies e a sazonalidade na produção.

O ALIMENTO PESCADO

Segundo o art. 205 do Regulamento de Inspeção Industrial e Sanitária de Produtos de Origem Animal (RIISPOA), entende-se por pescado crustáceos (camarões, caranguejos, siris e lagostas), moluscos (polvos, lulas, ostras e mexilhões), anfíbios (rãs), répteis (jacarés), equinodermos (ouriços e pepinos-do-mar), entre outros animais aquáticos usados na alimentação humana.

O consumo de pescado sob a ótica da saúde pública é fundamental, pois traz benefícios inegáveis à saúde humana pela alta qualidade de sua proteína, fonte de uma série de nutrientes essenciais e de elevada digestibilidade.

Embora o consumo de pescado seja altamente estimulado e esse alimento esteja em um processo de valorização em termos de mercado, grande parcela do pescado nacional ofertado pela pesca artesanal é oriunda de uma atividade informal, em especial no que diz respeito às práticas pós-colheita. O beneficiamento do pescado selvagem proveniente da pesca artesanal muitas vezes ocorre na residência dos(as) próprios(as) pescadores(as) e/ou em estruturas disponíveis ou improvisadas próximo aos locais de descarga, nem sempre adequadas à manipulação higiênica dos alimentos.

Dentro desse contexto, nos últimos anos, os governos vêm buscando promover maior inserção de pequenos produtores no mercado, a exemplo do estado de São Paulo, que publicou o Decreto n. 66.523/2022, que regulamenta a Lei n. 17.453/2021-SISP Artesanal, que dispõe sobre a manipulação e o beneficiamento de produtos de origem animal sob a forma artesanal, bem como sobre a inspeção e fiscalização sanitária no estado de São Paulo.

O referido decreto visa atender aos pequenos produtores paulistas com normas modernas e simplificadas que permitam a ampla regularização da atividade e que ampliem as possibilidades de comercialização dos produtos artesanais. Entretanto, os regulamentos para as cadeias produtivas do pescado selvagem e de cultivo ainda precisam ser estabelecidos em consonância com o setor da pesca e da aquicultura de pequena escala. Nesse sentido, o desafio atual é a proposição de normas e/ou regulamentos que se aproximem da realidade do setor da pesca artesanal, que se caracteriza, majoritariamente, por unidade de produção familiar com escala de produção reduzida, sazonal e com uma cadeia de comercialização curta.

A qualidade e a segurança dos produtos alimentares são tópicos importantes da atualidade e são crescentes as exigências nas várias etapas da cadeia de produção para a garantia do alimento seguro. Assim, independentemente da origem do pescado, quer seja da pesca, quer seja da aquicultura, a profissionalização e a capacitação continuada dos recursos humanos envolvidos na cadeia produtiva são essenciais e devem ser estimuladas, para que toda a manipulação do pescado se dê observando-se os princípios de Boas Práticas de Higiene (BPH), Manipulação (BPM) e Fabricação

(BPF) de Alimentos, que são procedimentos adotados a fim de garantir a qualidade higienicossanitária e a conformidade do pescado com a legislação sanitária.

A qualidade dos produtos pesqueiros e aquícolas é determinada pelo grau de frescor do pescado. Entenda-se frescor aqui como os atributos sensoriais do pescado muito aproximados aos do momento do abate ou morte do animal, visto que, na prática, a pesca nem sempre prevê o abate pós-captura do pescado.

Os produtos comestíveis de pescado são muito perecíveis quando comparados com outros alimentos de origem animal e isso ocorre pelas características intrínsecas ao pescado (elevada atividade de água, pH próximo à neutralidade, baixo teor de tecido conjuntivo, entre outros), que propiciam o desenvolvimento microbiano e a perda sensorial precoce. Esse fato ressalta a importância da capacitação para as práticas adequadas de manejo desde a captura e/ou colheita até o consumidor, visando à preservação da qualidade e à redução do desperdício ao longo da cadeia produtiva.

A qualidade do pescado também está relacionada à sua origem (hábitat), que afetará sua contaminação microbiológica, química e física. Os aspectos intrínsecos ao pescado e à biota microbiana determinam a ocorrência de um conjunto de alterações que rapidamente contribuem para desvalorização ou rejeição do pescado e que, somados às possíveis contaminações químicas e físicas, determinam a segurança do pescado para o consumo.

A IMPORTÂNCIA DA CAPACITAÇÃO CONTINUADA NA GARANTIA DA QUALIDADE DO PESCADO

A qualidade dos alimentos é responsabilidade de todo profissional que atua na cadeia produtiva. Assim, a capacitação continuada dos recursos humanos envolvidos é essencial para que toda a manipulação do pescado se dê observando-se os princípios de BPH, BPM e BPF de alimentos, a fim de garantir a qualidade higienicossanitária e a conformidade do pescado com a legislação sanitária e inclui a higienização de embarcações, das instalações, equipamentos e utensílios, o manejo de resíduos e a saúde dos manipuladores, entre outros aspectos.

Para a Organização Mundial da Saúde (OMS), as BPM andam em conformidade com os códigos de conduta; os padrões da indústria, regulamentos e leis relativos à produção, manejo, manipulação, rotulagem e venda de alimentos, com a intenção de proteger o consumidor de doenças transmitidas por alimentos (DTA), de adulteração e de fraudes.

Nesse sentido, o *Code of Practice for Fish and Fishery Products* é referência na orientação técnica sobre a colheita ou captura, beneficiamento, transporte e comercialização do pescado e produtos derivados. O referido documento, elaborado e atualizado pela comissão do *Codex Alimentarius*, constitui-se em instrumento valioso para auxiliar os operadores no setor de pescado em todos os níveis da cadeia na observância das regras de higiene e dos princípios de Análise de Perigos e Pontos Críticos de Controle (APPCC). Além disso, o *Codex Alimentarius* tem papel fundamental na proteção dos consumidores em todo o mundo e na garantia de práticas justas no comércio de alimentos.

São inúmeras as normas nacionais na área de alimentos que abordam as práticas higienicossanitárias de manipulação e fabricação, sendo as principais na área de produção de produtos de origem animal a Portaria Mapa n. 368/1997; a Portaria Mapa n. 46/1998 e o RIISPOA, Decreto n. 9013/2017 e sua respectiva atualização.

No mercado global, é crescente a importância da conformidade internacional quanto aos aspectos da segurança alimentar. Como grande parte do pescado produzido no país é comercializada internacionalmente, é premente a necessidade de critérios comuns que facilitem ou permitam regras claras de submissão. Dentro do escopo das normas, diretrizes e recomendações do *Codex Alimentarius* consta o Código de Práticas Internacionais Recomendadas em Princípios Gerais de Higiene Alimentar (CAC/RCP 1-1969), revisado em 2003, reconhecido mundialmente como essencial para garantir a inocuidade e a segurança dos alimentos. O documento é recomendado aos governos, às indústrias e aos consumidores e tem como objetivo indicar uma abordagem baseada no sistema APPCC com vistas a aumentar a inocuidade alimentar.

No Brasil, com a publicação da Portaria do Ministério da Saúde n. 1.428/1993, ficou estipulado que todos os estabelecimentos que trabalham com alimentos são obrigados a adotar a sistemática de controle preconizada pelo método APPCC.

Entretanto, para a aplicação do sistema APPCC a quaisquer segmentos do setor de alimentos faz-se necessário operar de acordo com Princípios Gerais de Higiene Alimentar do *Codex*, como o *Code of Practice for Fish and Fishery Products* e a legislação relativa à segurança alimentar aplicável.

Para o pescado, os aspectos mais relevantes do programa de pré-requisitos do sistema APPCC são a concepção e construção das embarcações de pesca; concepção e construção das instalações de processamento; concepção e construção de equipamentos e utensílios; o programa de controle da higiene; a higiene e a saúde do pessoal; os procedimentos de transporte, de amostragem e rastreabilidade, bem como a capacitação ou treinamento.

Diante das muitas regras a serem atendidas e a diversidade de espécies de pescado e produtos derivados, regulamentos técnicos e especificidades e, ainda, diante das constantes atualizações de regramentos, dos aspectos socioculturais e da elevada perecibilidade do pescado, fica evidenciada a importância da capacitação continuada em todos os níveis da cadeia produtiva para a garantia do alimento seguro – inocuidade e com vistas à disseminação da cultura da segurança dos alimentos.

SISTEMA DE GESTÃO DA QUALIDADE

Com o crescimento da população mundial e da demanda por alimentos houve uma intensificação dos sistemas produtivos e, consequentemente, do surgimento de doenças e surtos, os quais têm sido cada vez mais frequentes. Assim, a capacitação em qualidade envolve a orientação para o trabalho de forma preventiva, evitando-se perdas econômicas e problemas de saúde pública.

O sistema APPCC possui fundamentação científica e consiste em etapas sequenciais de identificação, avaliação e controle dos perigos de contaminação dos alimentos, desde a produção até o consumidor. Seus objetivos são prevenir, reduzir ou minimizar os riscos associados ao consumo de alimentos. A antecipação do perigo e a identificação dos pontos críticos de controle (PCC) são os elementos do programa, garantindo maior segurança e menor custo.

Os perigos têm sido definidos como contaminação, crescimento ou sobrevivência de microrganismos indesejáveis no alimento, afetando sua segurança ou qualidade (deterioração) ou, ainda, a produção de substâncias indesejáveis ou persistentes como toxinas, enzimas ou produtos do metabolismo microbiano.

De acordo com o National Advisory Committee on Microbiological Criteria for Foods (NACMCF), um perigo pode ser definido como uma propriedade física, química ou biológica que pode tornar um alimento impróprio para o consumo. Algumas indústrias de alimentos também incluem o valor nutricional, entre outros aspectos importantes na definição dos riscos.

Para a International Commission on Microbial Specifications for Foods (ICMSF),os PCC podem ser um local, etapa de procedimento ou do processamento nos quais o perigo pode ser controlado. Existem dois tipos de PCC que podem ser identificados: PCC-1, que assegura total controle do perigo, e PCC-2, o qual minimiza, mas não assegura o controle do perigo na sua totalidade.

Para os alimentos marinhos, alguns perigos encontram-se listados, entre eles a associação desses alimentos a toxinfecções, o processo de produção que não inclui PCC-1 para um perigo identificado, o potencial de recontaminação após o processamento e anterior à embalagem, o manejo durante a distribuição ou mesmo pelo consumidor, que poderia render um produto prejudicial e, ainda, não sofrer aquecimento terminal após o embalamento ou quando preparados em casa.

Diante da grande variedade de espécies de pescado, a análise de risco focada em um perigo específico, como um patógeno ou um contaminante, requer uma quantidade substancial de conhecimento científico e informações técnicas. Cada espécie tem diferentes atributos de qualidade e segurança relacionados às condições locais e métodos de produção, além do tipo de *commodity*, que também tem exigências específicas de processamento e preservação.

Assim, quando se avaliam as opções de gestão de risco para os perigos associados ao pescado, os reguladores devem fornecer o máximo de flexibilidade possível nas normas regulamentares para a indústria implementá-las, logicamente, desde que o resultado em termos de proteção do consumidor seja alcançado.

O sistema APPCC se encaixa nessa abordagem flexível e de orientação dos resultados. No entanto, a eficácia de qualquer sistema APPCC dependerá do conhecimento e da qualificação do gestor e demais trabalhadores, bem como da formação contínua em todos os níveis de trabalho e gestores.

Um programa de gestão da qualidade ou de autocontrole na agroindústria pressupõe procedimentos descritos, desenvolvidos, implantados, monitorados e verificados pelo estabelecimento, com vistas a assegurar a inocuidade, a identidade, a qualidade e a integridade de seus produtos, que incluam, mas que não se limitem aos programas de pré-requisitos, BPF, Procedimentos Padrões de Higiene Operacional (PPHO) e APPCC ou a programas equivalentes reconhecidos pelo Ministério da Agricultura e Pecuária (Mapa).

De acordo com Marques, o autocontrole na indústria de alimentos é uma obrigação legal desde 1990, tem sua origem no Código de Defesa do Consumidor (Lei n. 8.078/1990) e implica o uso de dados científicos e a demonstração permanente e documentada pelos agentes econômicos de que as especificações e as garantias dos alimentos por eles produzidos são observadas.

Em resumo, o sistema APPCC é a principal ferramenta de gestão da qualidade em um programa de autocontrole, pois traz uma abordagem universal, sistemática, estruturada e preventiva de identificação de perigos biológicos, químicos e físicos e da probabilidade de sua ocorrência em todas as etapas da produção de alimentos, que define medidas para seu controle e tem como objetivo garantir a segurança dos alimentos.

HIGIENE E QUALIDADE DO PESCADO

O *Codex Alimentarius* desde a sua criação, em 1969, aborda as medidas necessárias para garantir a inocuidade e a adequação dos alimentos em todas as etapas da cadeia de produção, desde a produção primária até o consumidor final. Esse documento, revisado em 2020, é referência na área de alimentos e coloca as BPH como fundamentais em qualquer etapa da produção de alimentos para assegurar a inocuidade (isenção de contaminação física, química e biológica) e a identidade dos alimentos (características específicas do alimento quando produzido).

Os segmentos básicos que compõem a cadeia produtiva do pescado são: fornecimento dos insumos, produção, transformação do pescado, distribuição e, por fim, o consumidor. A análise desses segmentos constitui uma oportunidade estratégica para auxiliar uma gestão eficiente da qualidade dos recursos pesqueiros.

O confinamento de espécies aquáticas em tanques com alta densidade populacional e a introdução de espécies exóticas, sem os cuidados sanitários necessários, criam condições que favorecem a introdução e o desenvolvimento de patógenos e parasitas.

Um dos maiores desafios na aquicultura é evitar que doenças ingressem no sistema de produção. Nesse sentido, diversas medidas devem ser adotadas, desde o momento da aquisição dos alevinos/peixes/sementes no caso dos moluscos, passando pelo transporte até a propriedade e a realização da quarentena e finalizando com procedimentos de soltura/plantio adequados.

A biosseguridade é o pilar mais importante em uma cadeia produtiva para manter a saúde dos animais e mitigar riscos de contaminação e disseminação de agentes infecciosos. No Brasil, há uma lista de doenças de animais aquáticos que são de notificação obrigatória ao Serviço Veterinário Oficial (SVO), ou seja, sempre que houver suspeita ou confirmação da ocorrência de uma das doenças listadas, o SVO deve ser comunicado imediatamente para tomar as providências necessárias para o controle ou eliminação do problema.

Atualmente, a lista de doenças encontra-se publicada pela Portaria MPA n. 19/2015, mas é passível de ser revisada e republicada, considerando alterações da situação epidemiológica do país e do mundo, resultados de estudos e investigações científicas e recomendações da Organização Mundial de Saúde Animal (OIE), ou sempre que forem necessárias ações para a preservação da saúde pública ou animal no país.

Para garantir a biosseguridade, reúne-se uma série de estratégias e ações para interromper a circulação de patógenos em um sistema de produção animal, prezando pela saúde do plantel. Por outro lado, as medidas de biossegurança reúnem estratégias e ações que zelam especialmente pela saúde das pessoas envolvidas, estando relacionadas também com a segurança do trabalho. Segundo Pádua, esses dois conceitos andam juntos e devem ser implementados na rotina da piscicultura para que se possa alcançar um crescimento ordenado, responsável e com estabilidade na produção.

O conhecimento das potenciais doenças, o controle do uso de drogas, da alimentação, da qualidade de água e da presença de agentes patogênicos em todas as etapas do processo de produção aquícola é fundamental para a obtenção de produtos de boa qualidade e a proteção da saúde pública. Nesse sentido, a Secretaria de Defesa Agropecuária do Mapa elaborou um manual orientado aos produtores (*Aquicultura com Sanidade: Programa Nacional de Sanidade de Animais Aquáticos de Cultivo*), com o objetivo de prevenir, controlar e/ou erradicar doenças nos sistemas de produção.

Dentre as bactérias potencialmente patogênicas destacam-se as *Aeromonas* móveis, *Flavobacterium colummare* e *Streptococcus agalactiae*. Figueiredo e Leal relatam que no Brasil o controle dessas doenças tem sido feito pelo uso de antibióticos incorporados à ração (para animais em engorda) ou administrados diretamente na água de cultivo para o tratamento de alevinos. Entretanto, em ambientes aquáticos essas drogas/medicamentos ocasionam grande impacto no ambiente, associado a resíduos químicos na água, bem como à seleção de bactérias resistentes.

Nos últimos anos, os resíduos de antibióticos em carcaças de peixes têm sido uma barreira ao comércio internacional, principalmente para os Estados Unidos e a Comunidade Europeia.

Vários fatores podem influenciar na segurança dos alimentos aquáticos, como espécies cultivadas, localização dos criadouros, práticas de cultivo e manejo, preparo e consumo do pescado. Além disso, a escassez de saneamento básico ou a disposição de rejeitos animais e humanos de forma inapropriada contribuem para a contaminação do ambiente.

Sendo a qualidade do pescado dependente da sua origem, ou seja, da qualidade do ambiente onde é colhido ou capturado (água), o cultivo ou a captura do pescado não deve ocorrer em áreas onde há presença de substâncias potencialmente perigosas, que podem resultar em um nível inaceitável dessas substâncias no alimento. Esse risco é ainda maior quando se pensa nos moluscos filtradores, como ostras e mexilhões, que concentram a contaminação do ambiente.

Ademais, existem três fatores adicionais que são determinantes na qualidade do pescado: a higiene e o binômio tempo-temperatura. Práticas higiênicas ao longo da cadeia de produção são a base da qualidade e, junto com o controle do tempo e temperatura, são fundamentais para sua preservação, tendo em vista a rapidez com que se desencadeiam as reações autolíticas/microbianas que levam o pescado à deterioração. Isso também está diretamente relacionado às práticas de: captura/cultivo; condições de morte/abate; higiene da embarcação, dos petrechos e utensílios, da estrutura e do beneficiamento, bem como da higiene e saúde dos manipuladores.

A manutenção de uma cadeia de frio efetiva retardará as alterações físicas, químicas e sensoriais que levam o pescado à rejeição. A limpeza também é um aspecto muito importante, assim como evitar a contaminação cruzada. No caso de utensílios e estruturas, a limpeza precede a desinfecção.

É importante ressaltar que a contaminação pós-captura pode ocorrer em diferentes circunstâncias, como no convés ou nos porões das embarcações pesqueiras em condições precárias de higiene; durante o trajeto até o porto, em contato com gelo produzido a partir de água de má qualidade; no entreposto quando lavado com água contaminada; em caminhões mal higienizados e/ou com deficiente refrigeração, durante o transporte até as fábricas ou armazéns distribuidores e, ainda, em toda a cadeia de distribuição até alcançar o mercado varejista ou o consumidor.

A expansão da aquicultura como fonte de alimentos e o consumo crescente de pescado no mercado nacional reforçam a importância de um sistema de controle em todas as etapas para produção e processamento do pescado. Por meio de práticas de manejo como dimensionamento adequado das criações, uso controlado de antimicrobianos e da adoção de medidas higienicossanitárias durante a produção e comercialização, é possível evitar a disseminação de enterobactérias na aquicultura.

A maioria dos surtos alimentares reportados é causada por agentes bacterianos, em particular *Salmonella* spp., que em 2015 representou 21,8% de todos os surtos ocorridos na Europa. Foi também responsável por 7,5% dos casos de surtos alimentares no Brasil em 2016, e 15,89% dos casos nos Estados Unidos.

Apesar de sua importância ainda ser desconhecida para a sanidade do pescado, medidas de controle da qualidade da água e ração, higiene dos tanques e procedência de alevinos devem ser consideradas para a prevenção de *Salmonella* em peixes, uma vez que essa bactéria é um importante patógeno veiculado por alimentos.

Avanços científicos recentes, principalmente no campo da biotecnologia, têm auxiliado no esclarecimento e controle dos processos patogênicos em peixes. Técnicas de biologia molecular têm sido desenvolvidas e utilizadas para o diagnóstico das principais doenças, identificação de fatores de virulência, caracterização molecular de isolados e desenvolvimento de vacinas. Assim, deve-se lançar mão dessas ferramentas para antecipar os perigos e atingir uma aquicultura sustentável, oferecendo nutrição e qualidade por meio da prevenção.

Os decretos responsáveis pela regulação da inspeção industrial e sanitária de produtos de origem animal detalham procedimentos *ante* e *post mortem*, além de orientar os estabelecimentos quanto ao armazenamento de produtos, instalações e equipamentos, condições de higiene e indicadores de qualidade dos produtos, embalagem, rotulagem e carimbos de inspeção, geralmente executados pelos servidores do Departamento de Inspeção de Produtos de Origem Animal (DIPOA).

BIBLIOGRAFIA

Associação Brasileira da Piscicultura. Anuário PeixeBR da Piscicultura 2023.

Brasil. Ministério da Agricultura e Pecuária. Decreto n. 9.013, de 29 de março de 2017. Disponível em: http://www.planalto.gov.br/ccivil_03/_ato2015-2018/2017/decreto/D9013.htm

______. Ministério da Agricultura e Pecuária. Lei n. 1.283, de 18 de dezembro de 1950. Brasília: Diário Oficial da União. 1950:18161.

______. Ministério da Agricultura e Pecuária. Portaria n. 368, de 04 de setembro de 1997. Disponível em: https://www.gov.br/agricultura/pt-br/assuntos/inspecao/produtos-animal/empresario/Portaria_368.1997.pdf/view

______. Ministério da Agricultura e Pecuária. Portaria n. 46, de 10 de fevereiro de 1998. Disponível em: https://www.defesa.agricultura.sp.gov.br/legislacoes/portaria-ma-46-de-10-02-1998,687.html

______. Ministério da Agricultura e Pecuária. Secretaria de Defesa Agropecuária. Aquicultura com sanidade programa nacional de sanidade de animais aquáticos de cultivo: manual orientado aos Órgãos Executores de Sanidade Agropecuária. Brasília: Ministério da Agricultura e Pecuária; 2020. 45p.

______. Ministério da Economia. Instituto de Pesquisa Econômica Aplicada (Ipea). Objetivos de Desenvolvimento Sustentável. Fome Zero e Agricultura Sustentável. 2020. Disponível em: https://www. ipea.gov.br/ods/ods2.html

______. Ministério da Saúde. Agência Nacional da Vigilância Sanitária (Anvisa). Portaria n. 1.428, de 26 de novembro de 1993. Disponível em: https://bvsms.saude.gov.br/bvs/saudelegis/gm/1993/prt1428_26_11_1993.html

Center Diseases Control (CDC). 2016. Foodborne Diseases. Available from: https://www.cdc.gov/mmwr/volumes/65/wr/mm6514a2.htm

Codex Alimentarius. Código de práticas internacionais recomendadas: princípios gerais de higiene alimentar. CAC/RCP 1-1969, Rev. 4-2003. 27p.

______. Princípios para a rastreabilidade/produtos rastreados como ferramenta dentro da inspeção de alimentos e sistemas de certificação. CAC/GL 60-2006. 2p.

Cribb AY, Seixas Filho JT, Mello SCRP, editores técnicos. Manual técnico de manipulação e conservação de pescado. Brasília: Embrapa; 2018. 119p.

European Commission, Directorate-General for Research and Innovation, Kovacs B. Sustainable agriculture, forestry and fisheries in the bioeconomy: a challenge for Europe: 4th SCAR foresight exercise. Publications Office; 2015.

European Food Safety Authority (EFSA). Guidelines for reporting data on zoonoses, antimicrobial resistance and foodborne outbreaks using the EFSA data models for the data collection framework (DCF) to be used in 2017 for 2016 data. Disponível em: http://onlinelibrary.wiley.com/doi/10.2903/sp.efsa.2017.EN-1178/pdf

Figueiredo HCP, Leal CG. Tecnologias aplicadas em sanidade de peixes. R Bras Zootec. 2008;37(suplemento especial):08-14.

Furlan EF. Pescado. In: Germano PML, Germao MIS. Sistema de gestão: qualidade e segurança dos alimentos. Barueri: Manole; 2012. p.183-212.

Huss HH. Assurance of seafood quality. Rome: FAO; 1993. 169p. (FAO Fisheries Technical Paper 334).

International Commission on Microbial Specifications for Foods (ICMSF). Microorganisms in foods. v. 4: Application of the Hazard Analysis Critical Control Point (HACCP) system to ensure microbiological safety and quality. London: Blackwell Scientific Publications; 1988.

International Year of Artisanal Fisheries and Aquaculture (IYAFA) 2022. Global Action Plan. Food and Agriculture Organization of the United Nations. Rome: FAO; 2022. 29p.

Marques E. Inteligência alimentar. Autocontrole não se discute, cumpre-se. 2019. Disponível em: https://www.higienealimentar.com.br/autocontrole-nao-se-discute-cumpre-se/

National Advisory Committee on Microbial Criteria for Foods (NACMCF). Hazard analysis critical control point system. Int J Food Microbiol. 1992;16:1-23.

Nunes ML, Batista I, Cardoso C. Aplicação do índice de qualidade (QIM) na avaliação da frescura do pescado. Lisboa: IPIMAR Divulgação; 2004.

Organização das Nações Unidas para Alimentação e Agricultura (FAO)/World Health Organization (WHO). Code of practice for fish and fishery products. Rome: FAO; 2020. 372p.

______. The State of World Fisheries and Aquaculture – SOFIA 2022: towards blue transformation. Rome: FAO; 2022. p.213.

______. Diretrizes Voluntárias para Garantir a Pesca de Pequena Escala Sustentável no Contexto da Segurança Alimentar e da Erradicação da Pobreza. Roma: FAO; 2017.19p.

Pádua SB. A biosseguridade é a solução para os desafios sanitários da piscicultura brasileira? Aquaculture Brazil. 2016. Disponível em: https://www.aquaculturebrasil.com/ coluna/40/a-biosseguridade- e-a--solucao-para-os-desafios-sanitarios-da-piscicultura-brasileira

Ramires M, Barrella W, Esteves AM. Caracterização do pescado artesanal e o conhecimento pesqueiro local no Vale do Ribeira e litoral Sul de São Paulo. Rev Ceciliana. 2012;4(1):37-43.

Rocha I. Desafios e oportunidades para a carcinicultura brasileira em 2023. Associação Brasileira de Criadores de Camarão – ABCC News. 2022. Disponível em: https://abccam.com.br/2022/10/desafios--e-oportunidades-para-a-carcinicultura-brasileira-em-2023/

Santiago JAS, Araújo PFR, Santiago A P, Carvalho FCT, Vieira RHF. Bactérias patogênicas relacionadas à ingestão de pescados-revisão. Arq Ciênc Mar. 2013;46(2).

São Paulo (Estado). Decreto n. 66.523, de 23 de fevereiro de 2022. São Paulo: Diário Oficial do Estado de São Paulo; 2022.

Soares KMP, Gonçalves AA. Qualidade e segurança do pescado. Seafood quality and safety. Rev Inst Adolfo Lutz. 2012;71(1):1-10.

Valdimarsson G, Cormier R, Ababouch L. Fish safety and quality from the perspective of globalization. J Aquat Food Prod Technol. 2004;13(3).

World Health Organization (WHO)/Food and Agriculture Organization of the United Nations (FAO). Food safety risk analysis: a guide for national food safety authorities. Rome: FAO; 2006. 87p.

6

Qualidade de frutas e hortaliças

Silvia Müller Gentil

INTRODUÇÃO

A horticultura é a ciência do cultivo de frutas (fruticultura) e hortaliças ou oleráceas (olericultura) e abrange também silvicultura (cultivo de florestas), floricultura (flores), jardinocultura, cultura de plantas medicinais e cogumelos (comestíveis ou ornamentais). No Brasil, as hortaliças são popularmente chamadas de verduras e legumes. Para a citação de hortaliças e frutas, frequentemente utiliza-se o termo hortifrutícolas. É importante destacar que não é aceitável o uso do termo "vegetal" como sinônimo da palavra "hortaliça" ou de legumes e verduras.

As hortaliças incluem raízes, tubérculos, bulbos, folhas, flores, frutos e caules de plantas, estruturas diretamente ligadas à alimentação humana. Alguns alimentos são considerados hortaliças, todavia, botanicamente, são classificados como frutos, como tomates, pepinos, berinjela, abóbora, azeitonas e vagens.

Por serem excelentes fontes de vitaminas, fibras e minerais, os produtos hortifrutícolas presentes na dieta contribuem para a prevenção de deficiências de micronutrientes, da obesidade e de doenças crônicas, como diabetes e doenças do coração. A presença de antioxidantes em legumes e verduras também auxilia na prevenção de alguns tipos de câncer.

Conforme o Sistema Nacional de Segurança Alimentar e Nutricional (Sisan), "a alimentação adequada é direito fundamental do ser humano". O acesso deve ser a alimentos de qualidade, em quantidades suficientes e que não causem danos à saúde do consumidor, dessa maneira atendendo tanto à segurança alimentar quanto à segurança dos alimentos.

Anualmente, cerca de 600 milhões de pessoas em todo o mundo adoecem e aproximadamente 420 mil morrem por comerem alimentos contaminados, de acordo com estatísticas da Organização Mundial de Saúde (OMS). Alimentos inseguros, contendo vírus, bactérias, parasitas e substâncias químicas podem causar mais de 200 tipos de doenças. Somente na região das Américas, a cada ano, 77 milhões de pessoas sofrem com doenças transmitidas por alimentos (DTA) e mais de 9 mil são levadas a óbito. A contaminação pode ocorrer desde o cultivo até a distribuição dos alimentos aos consumidores, daí a importância das Boas Práticas Agrícolas (BPA) e das Boas Práticas de Manipulação (BPM).

CULTIVO

O cultivo de frutas e hortaliças pode ocorrer de diversas maneiras, como convencional, agroflorestal, orgânico e hidropônico. O método tradicional (ou convencional) é o mais utilizado, geralmente é realizado em campo aberto e pode variar de tamanho, ocorrendo em áreas pequenas, de agricultura familiar ou em produção em grande escala. Esse cultivo faz uso de defensivos agrícolas, que são produtos e agentes de processos químicos, físicos e biológicos que visam à proteção da produção contra doenças, pragas (insetos em geral, bactérias, fungos), plantas daninhas e outros fatores nocivos. O cultivo também pode se dar em estufas, onde há maior controle ambiental, por melhor proteção às pragas, reduzindo a utilização de defensivos agrícolas.

O cultivo conhecido como **agroflorestal** combina vários sistemas, como agrossilvicultural (plantas anuais e árvores); agrossilvipastoril (plantas e árvores com presença de animais); e silvipastoril (presença de pastagens e animais, juntamente com as árvores – sem o cultivo de plantas comestíveis). O objetivo deste cultivo é reduzir surtos de doenças e a ocorrência de insetos nocivos, o que normalmente ocorre em um ambiente florestal. Por causa do aumento de matéria orgânica no solo, o uso de adubos também é minimizado.

O sistema agrícola de **produção orgânica** é oriundo de processo extrativista sustentável e não prejudicial ao ecossistema local, que aumenta os teores de matéria orgânica do solo, visando sua fertilidade e integridade por meio da microbiota presente, permitindo um cultivo saudável de frutas e hortaliças. Apesar de ser mais comum entre pequenos produtores, é uma prática que vem crescendo consideravelmente no mundo todo. Contudo, no Brasil o percentual de sistema orgânico, com relação à sua área total agricultável, ainda é baixo: 1,13%. Outros países apresentam números mais expressivos, como Áustria, com 21,3%; Suécia, com 18,1%; Suíça, com 14,4%; Itália, com 14,2%; Finlândia, com 10,5%; e Alemanha, com 8,5% de sua área agricultável.

A regulamentação do sistema orgânico de produção agropecuária se dá pela Lei n. 10.831/2003 e Decreto n. 6.323/2007. A produção nacional é identificada e controlada pelo Sistema Brasileiro de Avaliação da Conformidade Orgânica (Sisorg), administrado pelo Ministério da Agricultura e Pecuária (Mapa).

O cultivo **hidropônico** é uma técnica que não faz uso de solo; todos os nutrientes essenciais ao desenvolvimento das plantas são fornecidos via água de irrigação, em um fluxo contínuo ou intermitente, com ou sem substrato. Para uma cultura de hidroponia, independentemente da espécie a ser cultivada, é necessário o uso de uma casa de vegetação (pois o sistema é sempre protegido), uma estrutura hidráulica adequada e diversos equipamentos e instrumentos para monitoramento do ambiente e da solução nutritiva utilizada. A tecnologia é utilizada em maior escala na produção de alface, tomate, pimentão, pepino, morango, melão, plantas ornamentais, medicinais e aromáticas.

Apesar das inúmeras vantagens para o meio ambiente e para a qualidade dos alimentos produzidos nos outros sistemas, o convencional é o que ainda domina o mercado, pela produção em larga escala, entregas rápidas e preços mais acessíveis à população.

Uso de defensivos agrícolas

No sistema de cultivo convencional, visando controlar o ataque de pragas como mosca-branca, ácaro-rajado, mosca-minadora, lagarta falsa-medideira, broca-pequena-do-fruto, traça-do-tomateiro, tripes, psilídeos e pulgões e o crescimento de fungos, desde a semeadura até a colheita dos alimentos, utilizam-se os defensivos agrícolas, também chamados de agrotóxicos ou agroquímicos. De acordo com a Lei n. 7.802/1989, consideram-se agrotóxicos "os produtos e os agentes de processos físicos, químicos ou biológicos, destinados ao uso nos setores de produção, no armazenamento e beneficiamento de produtos agrícolas (...), cuja finalidade seja alterar a composição da flora ou da fauna, a fim de preservá-las da ação danosa de seres vivos considerados nocivos".

O ato n. 38/2022, publicado pela Secretaria de Defesa Agropecuária, do Mapa, informa sobre o registro de 50 produtos, químicos e biológicos, a fim de reduzir perdas e, assim, auxiliar o produtor. Apesar dos registros terem sido analisados e aprovados por órgãos governamentais, conforme critérios científicos, há grande preocupação em relação ao uso desses produtos. Se utilizadas substâncias químicas não permitidas pela regulamentação, ou mesmo se não for respeitada a quantidade padronizada, podem gerar riscos à saúde pública e ao meio ambiente.

Resíduos de defensivos agrícolas em água, frutas, verduras e/ou legumes, se ingeridos, podem causar intoxicação com efeitos agudos, gerando sintomas como naúseas, tontura, diarreia, dificuldades respiratórias, convulsões, síncopes ou até mesmo óbito. Na Resolução de Diretoria Colegiada (RDC) n. 347/2002, é possível acessar as informações sobre a dose diária aceitável ou ingestão diária aceitável (IDA), que é "a quantidade máxima (de substâncias utilizadas como defensivos agrícolas) que ingerida diariamente, durante toda a vida, parece não oferecer risco apreciável à saúde, à luz dos conhecimentos atuais".

Para contínuo controle dos níveis de resíduos de agrotóxicos nos alimentos de origem vegetal, em 2001 foi criado o Programa de Análise de Resíduos de Agrotóxicos em Alimentos (PARA), coordenado pela Agência Nacional de Vigilância Sanitária (Anvisa). No último relatório divulgado com os resultados do PARA de 2017-2018, de 4.416 amostras analisadas (provenientes de 14 alimentos diferentes, como arroz, tomate, laranja, alface, uva, cenoura, entre outros), 23% apresentaram algum tipo de inconformidade, como presença de agrotóxicos proibidos ou não permitidos para a cultura (NPC) ou acima do limite máximo de resíduos (LMR) permitido e em 0,89% (41 amostras) foram detectadas substâncias com potencial risco agudo à saúde do consumidor.

Desde 2008, o Brasil é o maior consumidor mundial de agrotóxicos, em decorrência do crescimento do agronegócio. Além dos danos ao consumidor de produtos agrícolas, a Organização Internacional do Trabalho (OIT) afirma que a exposição dos trabalhadores do setor a substâncias químicas nocivas causam 70 mil intoxicações agudas e crônicas por ano. Dentre os sintomas crônicos estão: dificuldade para dormir, esquecimento, disfunção sexual, depressão, problemas respiratórios graves, alteração do funcionamento do fígado e dos rins, anormalidade da produção de hormônios da tireoide, dos ovários e da próstata, abortos ou incapacidade de gerar filhos, malformação e problemas no desenvolvimento intelectual e físico das crianças. Além disso, é possível salientar a associação entre o desenvolvimento de câncer e a exposição a agrotóxicos, ainda em estudo.

COLHEITA, EMBALAGEM, TRANSPORTE, ARMAZENAMENTO E DISTRIBUIÇÃO

Independentemente do tipo de cultivo adotado, infelizmente ocorrem perdas consideráveis, desde a colheita de frutas e hortaliças até sua comercialização. Estima-se que 14% do que é produzido globalmente é perdido e acaba por desperdiçar outros recursos que foram utilizados no processo, como água, energia, capital e trabalho. Os fatores que influenciam na ocorrência do prejuízo são diversos e, como prevenção, podem ser controlados por meio da implantação e implementacão das BPA. A fim de reduzir os danos do que já foi desperdiçado, existem os bancos de alimentos, que podem ser ligados às centrais de abastecimento ou a outras entidades da cadeia produtiva e são responsáveis por organizar a doação de tais produtos.

As perdas geradas na fase de produção podem ser de caráter qualitativo ou quantitativo e envolvem erros no preparo do solo, falha ou ausência do controle de pragas, desconhecimento das melhores técnicas para cultivo, falta de treinamento adequado aos colaboradores envolvidos no processo, desconhecimento do ponto ideal da colheita ou sua realização em momentos de más condições climáticas, entre outros.

No pós-colheita, o prejuízo é ocasionado pela ausência de cuidado na montagem das caixas dos produtos a granel, realização de embalagem dos alimentos em local inadequado (sujo, úmido e com ventilação insuficiente), hábitos higiênicos impróprios dos manipuladores envolvidos no processo, uso de recipientes e utensílios não higienizados, empilhamento inadequado dos hortifrutícolas e de suas caixas de transporte, favorecendo a ocorrência de danos aos alimentos durante essa etapa, além da não utilização da cadeia de frio para melhor acondicionamento e armazenamento dos itens.

Analisando o armazenamento e a comercialização de grandes volumes de alimentos, como o que ocorre no mercado atacadista, os problemas continuam e acarretam mais perdas. As Centrais de Abastecimento (Ceasa), presentes em 22 unidades da federação, foram criadas pelo governo brasileiro nos anos 1960, a fim de otimizar e expandir a comercialização de hortifrutigranjeiros em núcleos urbanos, facilitando o contato entre produtores e compradores. Atualmente, o país conta com 72 entrepostos e a Companhia de Entrepostos e Armazéns Gerais de São Paulo (Ceagesp) é a maior central da América Latina de abastecimento de hortifrutícolas, flores, pescados e outros alimentos essenciais às mesas brasileiras. Nos Ceasa geralmente são comprados os alimentos a serem oferecidos em mercados, sacolões e feiras livres, responsáveis pela comercialização de varejo.

Em geral, os fatores que influenciam na qualidade sensorial ou microbiológica das frutas, verduras e legumes, tanto no atacado quanto no varejo, são: ausência de cuidado no manejo dos produtos no armazenamento interno e/ou na montagem da área de exposição ou distribuição; temperatura; umidade relativa; e velocidade de circulação do ar dos locais de armazenamento, principalmente refrigerados.

Nos Ceasa e nas feiras livres, por serem ambientes abertos, o contato dos alimentos com diferentes tipos de contaminação é preocupante. Além dos fatores já citados, ocorre a presença de pragas e vetores, atraídos pela fartura de alimentos, que ficam no chão em decorrência de quedas no transporte ou outras situações e pela presença, no mesmo local, de itens de outros gêneros alimentícios, como os produtos de origem animal. Os hortifrutícolas também ficam expostos às intempéries e à poluição, aumentando a possibilidade de deterioração.

PROCESSAMENTO

Além dos cuidados necessários para atender à tradicional venda de produtos *in natura*, deve-se estender a atenção a outros tipos de comercialização de hortifrutícolas, como alimentos em conserva, desidratados ou liofilizados, congelados, minimamente processados e processados. Esses métodos foram criados para variar a forma de consumo desses alimentos e para atender às demandas da vida moderna.

Os processos que envolvem cocção, se bem executados, reduzem consideravelmente a carga microbiana patogênica, garantindo a segurança do alimento envolvido. Isso ocorre, por exemplo, com o procedimento para a obtenção de alimentos em conserva, que, além do tratamento térmico, utiliza a acidificação, meio de conservação de produtos por adição de substâncias ácidas, visando reduzir o pH entre 4,0 e 4,5 ou mais baixo, para a eliminação de patógenos como o *Clostridium botulinum*.

As frutas e hortaliças comercializadas sob temperaturas de congelamento também são de baixo risco, pois é sabido que os microrganismos reduzem seu metabolismo abaixo de 0 °C. Os produtos minimamente processados, apesar de passarem ao consumidor a sensação de higiene e qualidade por estarem embalados, podem ser facilmente contaminados durante seu processo de beneficiamento. Pelo fato de esses produtos passarem por diversas etapas de manipulação e não passarem por processos de controle de crescimento microbiano, a presença de microrganismos, deteriorantes ou patogênicos, ocorre com mais facilidade, podendo causar doenças.

Por isso é essencial que, desde o início dos procedimentos de transformação do alimento, sejam aplicadas as BPM ou BPF, agora popularmente chamadas apenas de Boas Práticas.

QUALIDADE HIGENICOSSANITÁRIA DE FRUTAS E HORTALIÇAS

As doenças de transmissão hídrica e alimentar (DTHA) são atribuídas à ingestão de água ou alimentos contaminados. A qualidade higenicossanitária das frutas e oleráceas pode ser afetada durante o processo de cultivo, no transporte, no armazenamento, na distribuição ou durante seu processamento. As principais fontes de contaminação microbiológica são o uso de adubo orgânico sem o devido tratamento para eliminação de patógenos, o uso de água contaminada em qualquer etapa da cadeia produtiva e o contato das mãos de manipuladores participantes da cadeia produtiva sem o adequado processo de higienização constante.

A fertilização orgânica é uma prática antiga, utilizada de forma alternativa ao uso de fertilizantes minerais. São utilizados como fertilizantes orgânicos os estercos de animais, resíduos orgânicos urbanos e da agroindústria, resíduos de esgoto tratados, turfas (restos vegetais decompostos em ambiente ácido e de pouca oxigenação, presentes em áreas alagadiças), adubos verdes (leguminosas capazes de reciclar nutrientes presentes em camadas profundas do solo) e tortas de oleaginosas (coproduto da produção de biodiesel). Está em estudo a utilização de resíduos domésticos após tratamento eficaz para eliminação de microrganismos patogênicos. Em pequenas produções, é comum o uso de matéria fecal de diversos animais e de humanos, o que pode contribuir para a disseminação de zoonoses.

Além de sua composição natural, outros fatores presentes no solo contribuem para o crescimento microbiano, como umidade, pH e temperatura. A utilização de água não tratada e contaminada para irrigação das plantações, para uso na hidroponia e para higienização dos hortifrutícolas, afeta a qualidade dos alimentos. Chuvas e/ou inundações também podem ser importantes fatores que provocam contaminações.

As doenças frequentemente transmitidas por hortifrutícolas podem ser causadas por:

- Bactérias: *Salmonella* spp., *Campylobacter jejuni*, *Yersinia enterocolitica*, *Shigella* spp., *Aeromonas* spp., *Plesiomonas shigelloides*, *Listeria monocytogenes*, *Escherichia coli*, *Cronobacter* spp., *Clostridium perfringens*, *Clostridium botulinum* e *Vibrio cholerae.*
- Vírus: hepatite A, hepatite E, rotavírus, norovírus, vírus de Norwalk e astrovírus.
- Parasitas: *Toxoplasma gondii*, *Entamoeba histolytica*, *Giardia lamblia*, *Cryptosporidium parvum*, *Cyclospora cayetanensis*, *Ascaris lumbricoides* e *Trichuris trichiura.*
- Substâncias tóxicas: metais pesados (mercúrio, cádmio e chumbo, que podem estar presentes na água utilizada no processo), defensivos agrícolas químicos, fatores antinutricionais naturalmente encontrados em hortifrutícolas, como glicosídeos cianogênicos, glicoalcaloides (solanina), nitratos e cumarina. Tais substâncias precisam ser consumidas em altíssimas quantidades para causar intoxicação, por isso não são tão conhecidas. As lectinas, presentes nas leguminosas, são eliminadas através do processo de remolho por 12 horas em água potável.

BOAS PRÁTICAS AGRÍCOLAS

Conforme conceito apresentado pelo Mapa,

> Boas Práticas Agrícolas/Agropecuárias (BPA) é o conjunto de princípios, normas e recomendações técnicas aplicado nas etapas da produção, processamento e transporte de produtos vegetais alimentícios e não alimentícios, orientado a promover a oferta de alimento seguro, de forma a cuidar da saúde humana, proteger o meio ambiente e melhorar as condições dos trabalhadores rurais e sua família.

O Programa de Alimentos Seguros (PAS), criado em 2002 pelo Serviço Brasileiro de Apoio às Micro e Pequenas Empresas (Sebrae), Serviço Nacional de Aprendizagem

Industrial (Senai) e Empresa Brasileira de Pesquisa Agropecuária (Embrapa), tem por objetivo orientar produtores e outros profissionais envolvidos no cultivo de hortifrutícolas na implantação das BPA, visando à segurança dos alimentos produzidos. Para alcançar o sucesso na implantação das BPA, faz-se necessário se informar, conhecer, entender e cumprir todas as exigências presentes nas regulamentações e programas do governo.

A base das BPA, na etapa de cultivo, envolve:

- Controle de contaminantes físicos, químicos e biológicos, que possam estar presentes no ar, no solo, na água usada em diferentes etapas da produção ou nos produtos utilizados para melhorias no cultivo, como fertilizantes. Proteção dos alimentos, principalmente da contaminação de origem fecal, que pode favorecer a ocorrência de DTHA. Atenção especial ao uso de defensivos agrícolas: utilizar apenas o que está regulamentado pelos órgãos nacionais, de acordo com o tipo de cultura, respeitando as orientações dadas pelos fornecedores dos produtos. Deve-se manter o registro das aplicações dos agroquímicos e realizar o controle dos níveis de resíduos que possam se acumular no produto agrícola. Todos os trabalhadores devem ser capacitados para a atividade e os equipamentos usados na aplicação dos produtos devem estar devidamente calibrados e em bom estado de funcionamento e conservação.
- Escolha de áreas para o cultivo que não prejudiquem o meio ambiente e não apresentem riscos para a segurança do produto agrícola. Evitar o acesso de animais domésticos e selvagens também é uma ação importante. Avaliar o potencial de contaminação das culturas pela ocorrência de enchentes ou por proximidade a áreas de conservação de esterco, compostagem ou águas poluídas.
- Controle da saúde das hortifrutícolas, incluindo as sementes utilizadas como insumos na produção, sempre por meios que não representem perigo à saúde dos envolvidos no processo e de consumidores.
- Adoção de hábitos higiênicos em todas as etapas da cadeia de produção agrícola. As práticas sanitárias de todos os trabalhadores presentes no ciclo produtivo têm papel fundamental na redução dos potenciais contaminantes. Zelar também pela segurança dos trabalhadores, por meio do uso adequado de equipamentos de proteção individual (EPI).

Para o adequado manuseio de frutas e hortaliças na pré e pós-colheita, indica-se:

- Separação dos alimentos que não atenderem aos padrões de qualidade, a fim de não facilitarem a contaminação dos produtos sadios. Os alimentos impróprios ao consumo que não forem passar por tratamento para torná-los seguros ao consumo devem ser descartados.

- Realização de treinamentos de capacitação dos trabalhadores envolvidos para adequada higienização das mãos e noções básicas de asseio pessoal e higiene. Devem ser disponibilizados lavatórios adequados para a prática. O controle de saúde ocupacional dos trabalhadores deve ser realizado periodicamente e, sempre que ocorrer enfermidade, eles devem ser afastados de suas funções de contato direto com alimentos.
- Higienização frequente das instalações, equipamentos e utensílios envolvidos nas etapas de seleção, classificação, embalagem, transporte, armazenamento e comercialização.
- Atenção à contaminação cruzada, por contato dos hortifrutícolas com outros alimentos, produtos e utensílios que não fazem parte da cadeia, como lanches, marmitas, ferramentas, combustível, agroquímicos etc. É proibida a reutilização de embalagens de agroquímicos ou adubos, por exemplo, para acondicionamento de alimentos.
- Utilização de água preferencialmente potável e de comprovada qualidade para lavagem de frutas e hortaliças em nível de campo.
- Embalagem higiênica dos alimentos, evitando contato com contaminantes. Atenção especial ao armazenamento das embalagens: devem ser mantidas protegidas e afastadas do contato direto com o solo, em local limpo e sem acesso de animais do campo e/ou pragas.
- Utilização de recipientes e veículos no transporte que minimizem qualquer possível dano ao produto agrícola e que evitem acesso, abrigo e nidificação de pragas. As partes que entram em contato direto com o alimento devem ser confeccionadas com material lavável, não tóxico (preferencialmente não poroso, como a madeira). Não deve ser realizado o transporte de alimentos com produtos tóxicos ou contaminados por microrganismos patogênicos, como produtos de origem fecal.
- O armazenamento de alimentos não deve ser feito junto com produtos químicos utilizados na higienização geral. Os agroquímicos devem ser mantidos isolados de outros produtos e alimentos, devidamente identificados com rótulo íntegro contendo todas as informações para seu uso e guarda.
- Realização da separação física de produtos prontos para a expedição dos alimentos ainda sob beneficiamento, a fim de evitar a ocorrência de contaminação cruzada.
- Controle da qualidade do ar utilizado nos sistemas de ventilação natural ou forçada, minimizando possível contaminação aérea.
- Manutenção da temperatura recomendada para cada tipo de fruta/hortaliça no transporte, armazenamento e comercialização sob refrigeração, sem interromper a cadeia de frio, visando preservar sua qualidade.

- Realização de empilhamento adequado dos alimentos, a fim de não provocar danos e permitir a adequada circulação de ar, tanto no armazenamento quanto no transporte.
- Implantação de sistema de controle de pragas (químico e adoção de medidas preventivas para a prevenção de nidificação e proliferação) e manutenção preventiva e corretiva dos ambientes, equipamentos, mobiliário, veículos e utensílios envolvidos no processo produtivo. O gerenciamento dos resíduos resultantes das diferentes etapas é essencial para evitar focos de contaminação. Não permitir o acúmulo de lixo nas áreas de manipulação dos alimentos; mantê-lo devidamente protegido em seu armazenamento temporário até que seja recolhido (recipiente com tampa íntegra) e realizar higienização dos recipientes e das instalações físicas onde estavam armazenados.

BOAS PRÁTICAS DE MANIPULAÇÃO

A fim de prevenir e controlar a presença de microrganismos e de parasitas em frutas e hortaliças, e assim evitar a ocorrência de doenças e danos à saúde dos consumidores, devem ser utilizadas as BP, ou seja, "práticas de higiene que devem ser obedecidas pelos manipuladores desde a escolha e compra dos produtos a serem utilizados no preparo do alimento até a venda para o consumidor".

Fazem parte das BP a realização de tais ações:

- Higienizar as mãos antes e depois de manipular alimentos.
- Assim como nas BPA, realizar a capacitação dos manipuladores de alimentos e o controle de saúde ocupacional, visando sempre reduzir riscos à segurança dos alimentos.
- Higienizar equipamentos, utensílios e bancadas que entrarão em contato direto com alimentos.
- Se as frutas, verduras e legumes forem consumidas em sua forma crua, higienizar de forma adequada, seguindo estes passos:
  - Selecionar, retirando folhas, partes e unidades deterioradas.
  - Lavar em água corrente folha a folha e frutas e legumes um a um, cuidadosamente e com atenção para a retirada de partes deterioradas, terra, pequenos insetos ou outras sujidades que possam estar presentes. Se considerar necessário e o alimento não for sensível, fazer uso de escova para retirar as sujidades.
  - Separar recipiente devidamente higienizado e de tamanho adequado para a quantidade de alimentos a ser sanitizada e preparar solução clorada: diluição de 200 ppm de cloro em água potável, utilizando produto destinado a este fim (atenção às orientações presente no rótulo).

- Imergir por completo as frutas, verduras e legumes íntegros, por 10 a 15 minutos nessa solução clorada, para que seja realizado o processo conhecido por sanitização (é importante ressaltar que tal processo não elimina todos os microrganismos que podem estar presentes no alimento. A quantidade de microrganismos é reduzida a um nível de baixo risco ao consumidor).
- Enxaguar em água corrente folha a folha e frutas e legumes um a um, cuidadosamente, para retirar o resíduo de cloro dos alimentos.

- Manter os alimentos higienizados sob refrigeração até o momento do consumo, respeitando o prazo de até 3 dias.
- Sempre que desejado (após a adequada sanitização), levando em consideração as características da fruta ou legume, mantê-los em temperaturas de congelamento por 8 a 12 meses. O processo conserva as características do alimento e prolonga sua vida útil. Importante destacar que o ponto de congelamento das hortaliças é um pouco abaixo de 0 °C e, para frutas, quanto maior a presença de açúcares, mais baixo será o ponto de congelamento. Obs.: hortaliças folhosas não se comportam bem em temperaturas de congelamento, a não ser que o processo seja realizado em indústria.
- Para a produção de alimentos minimamente processados, deve-se realizar a higienização adequada da matéria-prima, realizar centrifugação para reduzir a quantidade de água proveniente do processo, utilizar apenas equipamentos e utensílios em bom estado de conservação, funcionamento e limpeza, fazer uso de embalagem limpa e que não migre ao produto qualquer tipo de substância tóxica, e armazenar o produto em temperatura adequada. Todo o processo deve ser realizado por manipulador devidamente capacitado em relação às BP.
- Manter alimentos crus separadamente dos alimentos cozidos e/ou prontos ao consumo, a fim de evitar a ocorrência de contaminação cruzada.
- Evitar o consumo de hortifrutícolas com sinais de deterioração, pois eles podem se contaminar mais facilmente por microrganismos patogênicos.
- Manter sob refrigeração frutas e hortaliças *in natura* sempre que possível, respeitando a característica de cada espécie. Por exemplo, temperaturas em torno de 0 a 1 °C são ideais para conservação de maçã, pera, pêssego, uvas, morango, ameixa, mirtilo, alho, alface, aspargo, cenoura, beterraba, entre outros; já temperaturas que variam entre 3 e 8 °C são indicadas para laranja, mexerica e vagem; em temperaturas mais altas em comparação com as anteriores, entre 10 e 14 °C, devem ser conservadas banana, mamão, lima, limão, manga, pepino, pimentão e abóbora. As baixas temperaturas reduzem a atividade biológica do vegetal, retardando o processo de maturação, mitigam a atividade dos microrganismos e atenuam a perda de água.
- Realizar tratamento térmico adequado para a destruição de microrganismos patogênicos ou deteriorantes, de acordo com a forma de consumo (conservas

de legumes e frutas em calda, por exemplo). Destacam-se como processos de aplicação de calor:

- Cozimento: pode ser obtido por diferentes técnicas, como assar, grelhar, fritar ou cozinhar. Nesse processo, é importante garantir que os alimentos alcancem a temperatura de 74 °C em seu centro geométrico. Dessa forma, os microrganismos presentes poderão ser eliminados do alimento.
- Branqueamento: imergir o alimento em água potável em temperatura entre 60 e 100 °C, esperar que volte a ferver, aguardar de 1 a 5 minutos (dependendo de que alimento se está branqueando), retirar da água fervendo e imergir em água potável gelada pelo mesmo período. Para finalizar o processo, escorrer toda a água. Esse processo é realizado em alimentos de origem vegetal antes do processo de congelamento, secagem ou enlatamento. O branqueamento, que também pode ser feito por meio de jatos de vapor, inativa enzimas que provocam escurecimento do alimento, promove a fixação de cor, aroma e sabor do produto e auxilia na sanitização reduzindo cargas microbianas.
- Obtenção de conservas: processo de conservação de frutas e hortaliças que utiliza tratamento térmico e acidificação. Conforme a RDC n. 352/2002, os produtos utilizados para a conserva devem apresentar condições higienicos-sanitárias satisfatórias, após passarem por adequadas lavagem e sanitização em cloro. Em seguida, devem passar por branqueamento, envasamento em embalagem apropriada, como latas de folhas-de-flandres e vidros (íntegros e sanitizados), seguido do processo de acidificação (adição de líquido de cobertura acidificado em temperatura mínima de 85 °C), exaustão para retirada do ar da embalagem e fechamento hermético. O próximo passo é o tratamento térmico, para eliminação de microrganismos patogênicos (cuja temperatura dependerá do grau de acidez do alimento), resfriamento e secagem das embalagens.
- Pasteurização: tratamento térmico que visa destruir as formas vegetativas de microrganismos presentes nos alimentos. Para frutas e hortaliças são utilizadas a pasteurização lenta, a 63 °C por 30 minutos, e a pasteurização rápida, a 72 °C por 15 segundos. Recomenda-se realizar outro processo complementar à pasteurização, como a adição de conservadores, uso de atmosfera modificada ou anaerobiose na embalagem e até fermentação com microrganismos selecionados, visando otimizar a conservação. O método conhecido como apertização é a pasteurização de alimentos acondicionados em latas e vidros lacrados.
- Esterilização: como esse processo térmico é de maior intensidade, ocorrendo em temperaturas acima de 100 °C por alguns segundos, os esporos de microrganismos patogênicos presentes nos alimentos são completamente destruídos.

- Após a manipulação (sanitização, corte e descascamento) e/ou realização de outros processos de preparo, se não ocorrer o consumo imediato, deve-se manter os alimentos sob refrigeração a fim de evitar recontaminação. Em temperaturas abaixo de 5 °C, a multiplicação de fungos e bactérias (tanto patogênicas quanto deterioradoras) é mais devagar, mantendo o produto adequado ao consumo por mais tempo.

ESPECIAL: COGUMELOS COMESTÍVEIS

Produtos provenientes da fungicultura e consumidos desde a Antiguidade, os cogumelos comestíveis são considerados uma especiaria na culinária, tanto pelo sabor agradável quanto por seu valor nutricional, apresentando alto teor de proteínas e fibras alimentares, baixo teor em lipídeos e elevada concentração de vitaminas do complexo B e minerais, como cálcio, potássio, fósforo e iodo. Estudos indicam que a inclusão de cogumelos na dieta é benéfica para o sistema imunológico, com a regulação da coagulação sanguínea, a redução na absorção do colesterol e atividades digestivas.

De acordo com a RDC n. 726/2022, cogumelo comestível é o

> produto obtido de espécies de fungos comestíveis tradicionalmente utilizadas como alimento, podendo ser dessecado, inteiro, fragmentado, moído ou em conserva, submetido a processo de secagem, defumação, cocção, salga, fermentação ou outro processo tecnológico considerados seguros para a produção de alimentos.

No Brasil existem mais de 300 espécies e linhagens comestíveis de cogumelos; contudo, apenas 20 são cultivadas para fins comerciais com foco no consumo humano. O cultivo se tornou necessário, pois o crescimento de fungos comestíveis ocorre no outono e a demanda da população é anual. Soma-se a isso o fato de haver espécies tóxicas, difíceis de serem diferenciadas dos tipos comestíveis e que podem causar intoxicação severa, com danos ao fígado e aos rins, por exemplo, podendo levar o indivíduo a óbito. Tanto a extração de cogumelos silvestres quanto as atividades em sistemas de produção são reguladas pela Instrução Normativa (IN) 37/2011.

O maior produtor do mundo é a China, com mais de 5 milhões de toneladas/ano. O Brasil não se destaca nem entre os 10 maiores produtores, com apenas 12 mil toneladas/ano. A produção do país é concentrada principalmente em São Paulo e no Paraná e o crescimento da fungicultura é dificultado pelo alto custo e pela concorrência com a China. Em relação ao consumo, é possível observar considerável crescimento – em 2017, era pouco mais de 288 g de cogumelos/habitante – porém esse número não se compara com os 2 kg/pessoa/ano, de dados estatísticos europeus.

As espécies comestíveis mais conhecidas e comumente comercializadas são:

- *Agaricus bisporus*: dessa espécie são conhecidas as linhagens chamadas de Portobello e champignon Paris, esta última a mais consumida no Brasil, com alto teor de carboidratos e fibras alimentares e rica em cobre, potássio, fósforo e cálcio. O Portobello é um pouco maior que o champignon, de cor acastanhada e de sabor pronunciado.
- *Agaricus blazei*: originário do interior de São Paulo, conhecido por cogumelo Piedade (nome da cidade onde foi encontrado), cogumelo do sol e cogumelo da vida, possui propriedades antitumorais.
- *Lentinula edodes*: conhecido popularmente como shiitake, é o segundo cogumelo mais consumido do mundo. É originário da China e possui textura carnuda e sabor intenso. Se consumido cru, pode causar lesões lineares pruriginosas na pele, semelhantes a uma "chicotada", caracterizando a dermatite flagelada.
- *Pleurotus ostreatus*: chamado de shimeji preto ou cogumelo-ostra, tem sabor suave e é amplamente utilizado nas culinárias asiática e ocidental.
- *Hypsizygus marmoreus*: conhecido como shimeji marrom ou branco, proveniente do leste da Ásia e cultivado em climas temperados.
- *Lyophyllum shimeji*: considerado o legítimo hon-shimeji. Encontrado no Japão, Estônia, Suécia e Finlândia.
- *Boletus edulis*: o cogumelo porcini é amplamente distribuído na Europa e em outras regiões do hemisfério Norte e não ocorre naturalmente no hemisfério Sul. É muito explorado na culinária italiana por sua textura suave e por seu sabor, que se assemelha ao de uma noz.
- *Morchella* spp.: os cogumelos morel possuem textura semelhante à do favo de mel e, se consumidos crus, podem causar intoxicação pela hidrazina, com episódios de náuseas, diarreia, vômitos e cólicas. Existe o relato de erupção cutânea semelhante à observada quando ocorre consumo de shiitake cru. A hidrazina é inativada por cocção.

Os perigos que podem estar presentes nos cogumelos *in natura* ou nas variadas formas de alimentos processados podem ser do tipo físico, químico ou biológico. Fragmentos de insetos e resíduos da área de cultivo dos cogumelos podem ser comuns em alimentos *in natura*. Para os produtos industrializados, como os em conserva, uma preocupação pode ser o alto teor residual de dióxido de enxofre, agente sulfitante utilizado na inibição de crescimento bacteriano e de bolores e leveduras e no controle do escurecimento enzimático.

Também caracterizadas como perigo químico, as substâncias tóxicas naturalmente produzidas por esses alimentos, como amatoxinas, giromitrina, psilocibina e muscarina, não podem ser inativadas por meio dos processos comumente utilizados nas indústrias de alimentos, como cocção em altas temperaturas, congelamento ou qualquer outro meio de processamento. Assim, a única forma de evitar o envenenamento é evitar o consumo de espécies tóxicas.

As ações das toxinas podem variar de acordo com o agente etiológico, iniciando a partir de 3 a 4 horas da ingestão ou, em alguns casos, um pouco mais tardiamente, entre 10 e 48 horas, sendo elas:

- Veneno protoplasmático: responsável pela destruição das células e falência dos órgãos.
- Neurotoxinas: causadoras de sintomas neurológicos como espasmos, alucinações, excitação, transpiração profusa, cólon espástico, depressão e coma.
- Irritantes gastrintestinais: geram náuseas, vômitos e forte dor abdominal acompanhada de diarreia.
- Toxina tipo dissulfiram (dissulfato de tetraetiltiuram): geralmente não tóxica, a menos que seja consumida com álcool, gerando síndrome tóxica aguda.

De acordo com a IN 60/2019, que estabelece padrões microbiológicos para alimentos, os agentes microbianos analisados em amostras de fungos comestíveis *in natura* são a *Salmonella* spp. e a *Escherichia coli*. Nos produtos em conserva, acidificados e comercialmente não estéreis, são analisados *Salmonella* spp., bactérias da família Enterobacteriaceae e bolores e leveduras.

A fim de evitar qualquer tipo de intoxicação ou outros tipos de dano à saúde, recomendam-se aquisição e consumo de cogumelos cultivados em fazendas profissionais e com as BPA implantadas. Em relação aos cogumelos tanto consumidos *in natura* quanto minimamente processados, como os comercializados em conserva, os cuidados devem ser os mesmos para frutas e hortaliças, com todos os procedimentos sendo realizados baseando-se nas BP.

Vale destacar que os cogumelos *in natura* devem ser mantidos em temperaturas de refrigeração (0 a 5°C) e não devem ser sanitizados (em cloro), pois são muito esponjosos e não é possível realizar o enxágue. Devem ser lavados apenas no momento do preparo, para que não fiquem encharcados e escurecidos, o que facilita sua deterioração. E, sempre que forem consumidos, devem passar por processo de cocção em temperaturas adequadas.

CONCLUSÕES

As frutas e hortaliças, preferencialmente consumidas *in natura* ou minimamente processadas, são essenciais para uma alimentação nutricionalmente balanceada e que reduz o risco da ocorrência de diversas doenças. Por serem usualmente consumidas cruas, podem estar contaminadas com microrganismos patogênicos e, assim, favorecer a ocorrência de DTHA.

Como seu papel é extremamente importante na manutenção da saúde e devem estar diariamente presentes na dieta, recomenda-se tomar os devidos cuidados com esses alimentos, desde a escolha do local de aquisição à adoção das BP antes do consumo, para evitar possíveis prejuízos por infecções e/ou intoxicações. A prática da higienização das mãos e sanitização dos hortifrutícolas antes de seu consumo deve ser sempre respeitada.

A população deve acompanhar as ações do governo para garantia do cumprimento das BPA e, em relação aos defensivos agrícolas, cobrar dos órgãos e entidades responsáveis o controle em sua utilização por produtores rurais, a proibição de uso de substâncias comprovadamente tóxicas e a aprovação consciente e responsável de outros produtos químicos que surgirem no mercado.

Caso seja possível, é recomendado o consumo de frutas e hortaliças provenientes do cultivo orgânico, não dispensando a busca de fornecedores confiáveis e regulamentados.

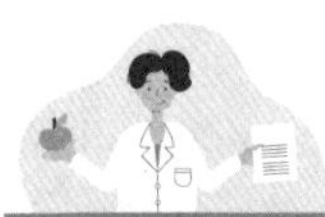

BIBLIOGRAFIA

Aliotte JTB, Filassi M, Oliveira ALR. Caracterização da logística de distribuição de frutas, legumes e verduras na Central de Abastecimento de Campinas/SP. Rev Econ Sociol Rural. 2022;60(spe). [citado em 20 nov. 2023]. Disponível em: https://www.scielo.br/j/resr/a/WpXd3wBYLSwVhwmCSvjYsmJ/?lang=pt#

Brasil. Ministério da Agricultura e Pecuária. O que são Boas Práticas Agrícolas? Brasília: Mapa; 2022. Disponível em: https://www.gov.br/agricultura/pt-br/assuntos/sustentabilidade/boas-praticas-agricolas (acesso 31 mar 2024).

______. Ministério da Saúde. Agência Nacional de Vigilância Sanitária (Anvisa). Cartilha sobre Boas Práticas para Serviços de Alimentação Resolução n. 216/2004. 3. ed. Brasília: Ministério da Saúde; 2004. [citado em 20 nov. 2023]. Disponível em: https://www.gov.br/anvisa/pt-br/centraisdeconteudo/publicacoes/alimentos/manuais-guias-e-orientacoes/cartilha-boas-praticas-para-servicos-de-alimentacao.pdf

______. Ministério da Saúde. Agência Nacional de Vigilância Sanitária (Anvisa). Programa de Análise de Resíduos de Agrotóxicos em Alimentos – PARA – Plano Plurianual 2017-2020 – Resultados do 1º ciclo (2017-2018). [citado em 20 nov. 2023]. Disponível em: https://www.gov.br/anvisa/pt-br/assuntos/agrotoxicos/programa-de-analise-de-residuos-em-alimentos/arquivos/3772json-file-1

______. Ministério da Saúde. Agência Nacional de Vigilância Sanitária (Anvisa). Decreto n. 6.323, de 27 de dezembro de 2007. Regulamenta a Lei n. 10.831, de 23 de dezembro de 2003. Brasília: Ministério da Saúde; 2007. [citado em 20 nov. 2023]. Disponível em: https://www.planalto.gov.br/ccivil_03/_ato2007-10/2007/decreto/d6323.htm

______. Ministério da Saúde. Agência Nacional de Vigilância Sanitária (Anvisa). Lei n. 7.802, de 11 de julho de 1989. Brasília: Ministério da Saúde; 1989. [citado em 20 nov. 2023]. Disponível em: https://www.planalto.gov.br/ccivil_03/leis/l7802.htm

______. Ministério da Saúde. Agência Nacional de Vigilância Sanitária (Anvisa). Lei n. 10.831, de 23 de dezembro de 2003. Brasília: Ministério da Saúde; 2003. [citado em 20 nov. 2023]. Disponível em: https://www.planalto.gov.br/ccivil_03/LEIS/2003/L10.831.htm

______. Ministério da Saúde. Agência Nacional de Vigilância Sanitária (Anvisa). Lei n. 11.346, de 15

de setembro de 2006. Brasília: Ministério da Saúde; 2006. [citado em 20 nov. 2023]. Disponível em: http://www.planalto.gov.br/ccivil_03/_Ato2004-2006/2006/Lei/L11346.htm#art3

______. Ministério da Saúde. Agência Nacional de Vigilância Sanitária (Anvisa). Ministério da Agricultura e Pecuária /Secretaria de Defesa Agropecuária/Departamento de Sanidade Vegetal e Insumos Agrícolas/Coordenação-Geral de Agrotóxicos e Afins. Ato 38, de 12 de agosto de 2022. Brasília: Ministério da Saúde; 2022. [citado em 20 nov. 2023]. Disponível em: https://www.in.gov.br/en/web/dou/-/ato-n-38-de-12-de-agosto-de-2022-425197453

______. Ministério da Saúde. Agência Nacional de Vigilância Sanitária (Anvisa). RDC n. 347, de 16 de dezembro de 2002. Brasília: Ministério da Saúde, 2002. [citado em 20 nov. 2023]. Disponível em: https://bvsms.saude.gov.br/bvs/saudelegis/anvisa/2002/rdc0347_16_12_2002.html

______. Ministério da Saúde. Agência Nacional de Vigilância Sanitária (Anvisa). RDC n. 352, de 23 de dezembro de 2002. Brasília: Ministério da Saúde; 2002. [citado em 20 nov. 2023]. Disponível em: https://bvsms.saude.gov.br/bvs/saudelegis/anvisa/2002/rdc0352_23_12_2002.html

______. Ministério da Saúde. Instituto Nacional de Câncer (Inca). Agrotóxico. Publicado em 20 de maio de 2022 e atualizado em 17 de maio de 2023 [citado em 20 nov. 2023]. Disponível em: https://www.gov.br/inca/pt-br/assuntos/causas-e-prevencao-do-cancer/exposicao-no-trabalho-e-no-ambiente/agrotoxico

______. Ministério da Saúde. Secretaria de Atenção à Saúde. Departamento de Atenção Básica. Guia alimentar para a população brasileira 2. ed. Brasília: Ministério da Saúde; 2014. [citado em 20 nov. 2023]. 158p. Disponível em: https://www.gov.br/saude/pt-br/assuntos/saude-brasil/publicacoes-para-promocao-a-saude/guia_alimentar_populacao_brasileira_2ed.pdf/@@download/file

______. Ministério da Saúde. Secretaria de Vigilância em Saúde. Departamento de Vigilância Epidemiológica. Manual integrado de vigilância, prevenção e controle de doenças transmitidas por alimentos. Brasília: Ministério da Saúde; 2010. [citado em 20 nov. 2023]. 158p. Disponível em: https://bvsms.saude.gov.br/bvs/publicacoes/manual_integrado_vigilancia_doencas_alimentos.pdf

______. Ministério da Saúde. Agência Nacional de Vigilância em Saúde. RDC n. 726, de 01 de julho de 2022. Brasília: Ministério da Saúde; 2022. [citado em 20 nov. 2023]. Disponível em: https://in.gov.br/en/web/dou/-/resolucao-rdc-n-726-de-1-de-julho-de-2022-413245341

Cantillano F. Resfriamento na conservação das frutas e hortaliças. Embrapa Clima Temperado. Pelotas: Embrapa; 2013. [citado em 20 nov. 2023]. Disponível em: https://www.paginarural.com.br/artigo/2432/resfriamento-na-conservacao-das-frutas-e-hortalicas

Carrijo OA, Makishima N. Princípios de hidroponia. Circular Técnica 22. Brasília: Embrapa Hortaliças; 2000. [citado em 20 nov. 2023]. Disponível em: https://ainfo.cnptia.embrapa.br/digital/bitstream/item/107350/1/CNPH-DOCUMENTOS-22-PRINCIPIOS-DE-HIDROPONIA.pdf

Choudhury MM, Costa TS. A segurança de produtos hortifrutícolas frescos. Petrolina: Embrapa Semi-Árido; 2002. 36p.

Companhia Nacional de Abastecimento (Conab). B Hortigranjeiro. 2023;9(6). [citado em 20 nov. 2023]. Disponível em: https://www.conab.gov.br/component/k2/item/download/47823_521b7fef5038ff4d62df33a2fae6355c

______. PROHORT: diagnóstico dos mercados atacadistas de hortigranjeiros, Brasília: Conab; 2009. [citado em 20 nov. 2023]. Disponível em: https://www.conab.gov.br/info-agro/hortigranjeiros-prohort/publicacoes-do-setor-hortigranjeiro/item/download/627_eeb4e5693e2d6b07e8929c7ebf9df062

Empresa Brasileira de Pesquisa Agropecuária (Embrapa). Manual de Boas Práticas Agrícolas e Sistema APPCC. Brasilia: Embrapa/SEDE; 2004. [citado em 20 nov. 2023]. Disponível em: https://ainfo.cnptia.embrapa.br/digital/bitstream/item/18226/1/MANUALBOASPRATICASAGRICappcc.pdf

Food and Drug Administration (FDA). The bad bug book. Foodborne pathogenic microorganisms and natural toxins handbook. Center for Food Safety & Applied Nutrition; 1992. [citado em 20 nov. 2023]. Disponível em: https://www.fda.gov/food/foodborne-pathogens/bad-bug-book-second-edition

Franco BDGM, Taniwaki MH, Landgraf M, Destro MT. Microrganismos em alimentos. São Paulo: Blucher; 2015.

Freire Jr. M, Soares AG. Orientações quanto ao manuseio pré e pós-colheita de frutas e hortaliças visando à redução de suas perdas. Comunicado Técnico 205. Rio de Janeiro: Embrapa Agroindústria de Alimentos; 2014. [citado em 20 nov. 2023]. Disponível em: https://www.infoteca.cnptia.embrapa.br/bitstream/doc/1003270/1/CT205finalizado.pdf

Furtado AALL. Tratamento térmico. Tecnologia de alimentos. Tipos de processos. Brasília: Embrapa Agroindústria de Alimentos; 2021. [citado em 20 nov. 2023]. Disponível em: https://www.embrapa.br/en/agencia-de-informacao-tecnologica/tematicas/tecnologia-de-alimentos/processos/tipos-de-processos/tratamento-termico

Krolow ACR. Hortaliças em conserva. Pelotas: Embrapa Clima Temperado; 2006. [citado em 20 nov. 2023]. Disponível em: https://www.embrapa.br/busca-de-publicacoes/-/publicacao/118592/hortalicas-em-conserva

Lana MM. Congelador: um aliado na redução do desperdício. Brasília: Embrapa Hortaliças; 2021. [citado em 20 nov. 2023]. Disponível em: https://www.embrapa.br/en/hortalica-nao-e-so-salada/secoes/congelador-e-desperdicio

Melo AMT, Fabri EG. Horticultura no IAC: pesquisa e inovação como instrumento de acesso a novos mercados. O Agronômico. 2017. [citado em 20 nov. 2023];69. Disponível em: http://oagronomico.iac.sp.gov.br/?p=893

Melo PCT. Definições e critérios da classificação botânica e comercial das hortaliças, disciplina LPV 0480: Olericultura, Floricultura e Paisagismo. Piracicaba: Departamento de Produção Vegetal, ESALQ/USP; 2019. [citado em 20 nov. 2023]. Aula em slides. Disponível em: https://edisciplinas.usp.br/mod/resource/view.php?id=2533091

Ministério da Educação. Instituto Federal Farroupilha (IFFar). Produção orgânica de frutas, hortaliças e grãos. Notícias Panambi. 2021. [citado em 20 nov. 2023]. Disponível em: https://www.iffarroupilha.edu.br/noticias-pb/item/22505-produ%C3%A7%C3%A3o-org%C3%A2nica-de-frutas,-hortali%C3%A7as-e-gr%C3%A3os#:~:text=O%20sistema%20agr%C3%ADcola%20de%20produ%C3%A7%C3%A3o,e%20a%20biodiversidade%20no%20ecossistema

Moura MH et al. Agrofloresta pra todos. Brasília: Emater-DF; 2010. [citado em 20 nov. 2023]. Disponível em: https://www.embrapa.br/contando-ciencia/cultivos/-/asset_publisher/SQBdWkKUgS0N/content/sistema-agroflorestal-o-sistema-agroflorestal-saf-reune-culturas-agricolas-hortalicas-e-frutas-e-florestais-permitindo-colheitas-desde-o-primeiro-ano-/1355746?inheritRedirect=false

Organização das Nações Unidas (ONU). Mundo tem 600 milhões de casos de doenças por alimentos contaminados todos os anos. ONU News – Perspectiva Global Reportagens Humanas. 2021. [citado em 20 nov. 2023]. Disponível em: https://news.un.org/pt/story/2021/06/1752552

Orsini JVC, Brito LM, Novaes MRCG. Cogumelos comestíveis: uso, conservação, características nutricionais e farmacológicas. Revista HCPA. 2012. [citado em 20 nov. 2023];32(4):452-60. Disponível em: https://www.seer.ufrgs.br/hcpa/article/download/29231/23884/0

Pereira GAAM et al. Shiitake mal cozido e dermatite flagelada. Braz J Allergy Immunol. 2016. [citado em 20 nov. 2023];4(1):51-3. Disponível em: http://aaai-asbai.org.br/detalhe_artigo.asp?id=752

Petersen TM. Cogumelos comestíveis, alucinógenos ou tóxicos: tem como diferenciar? Globo Rural Agricultura. 2023. [citado em 20 nov. 2023]. Disponível em: https://globorural.globo.com/agricultura/noticia/2023/09/cogumelos-comestiveis-alucinogenos-ou-toxicos-tem-como-diferenciar.ghtml

Portal Syngenta. Hortifrúti: 9 pragas que podem acabar com sua produtividade. Mais Agro. 2021. [citado em 20 nov. 2023]. Disponível em: https://portal.syngenta.com.br/noticias/hortifruti-9-pragas-que-podem-acabar-com-sua-produtividad

Toledo P. Agrotóxicos, seus resíduos nos alimentos e o controle da qualidade feito pelo INCQS/Fiocruz. Instituto Nacional de Controle de Qualidade em Saúde. 2022. [citado em 20 nov. 2023]. Disponível em: https://www.incqs.fiocruz.br/index.php?option=com_content&view=article&id=2589:agrotoxicos-seus-residuos-nos-alimentos-e-o-controle-da-qualidade-feito-pelo-incqs-fiocruz-2&catid=42&Itemid=132#:~:text=Seus%20res%C3%ADduos%2C%20se%20ingeridos%20por,desmaios%20e%2C%20mesmo%2C%20morte

Vieiera GHM. Pasteurização na conservação de frutas e hortaliças. Departamento de Horticultura. Botucatu: Unesp; 2014. [citado em 20 nov. 2023]. Disponível em: https://pt.slideshare.net/GeraldoHMV/pasteurizao-de-frutas-e-hortalias

7

Qualidade das especiarias

Pedro Manuel Leal Germano
Maria Izabel Simões Germano

INTRODUÇÃO

O vocábulo especiaria é comumente empregado no plural. Segundo o *International dictionary of food and cooking*, editado em 1998, as especiarias podem ser definidas como substâncias de origem vegetal, indígenas ou exóticas, aromáticas ou de sabor forte, utilizadas para realçar o sabor dos alimentos ou adicionar os princípios estimulantes nelas contidos.

Algumas especiarias como o *curry*, utilizado amplamente na culinária indiana, são o resultado da mistura de especiarias simples, sem adição de outros ingredientes. Portanto, o termo especiaria aplica-se a produtos naturais de origem vegetal ou à sua mistura, estabilizados, inteiros, fragmentados ou em pó, sem adição de matérias de outras naturezas. São utilizadas na prática culinária como condimento ou tempero para conferir sabor e aroma, e a maior parte delas não tem nenhum valor nutritivo. A especiaria em si pode estar contida no fruto, na flor, na semente, na raiz ou no córtex de uma planta.

As especiarias são reconhecidas por seus efeitos eupépticos, pois estimulam a secreção gástrica e aumentam o tônus e a mobilidade dos órgãos digestivos. No entanto, em quantidades excessivas podem acarretar distúrbios gastrintestinais, sendo contraindicadas nas nefropatias.

Em razão da crescente globalização, nota-se a disseminação de receitas que utilizam grande quantidade de especiarias, como pratos das cozinhas indiana e paquistanesa. Assim, a procura por restaurantes que oferecem esse tipo de culinária e pelos ingredientes que entram nessas preparações têm proliferado, podendo vir a se transformar em risco para os consumidores, caso não se utilizem especiarias de qualidade higienicossanitária.

FINALIDADES

Na culinária, as especiarias passaram a ser utilizadas notadamente no Ocidente a partir do conhecimento de suas propriedades – estimular o apetite e conferir aroma antes e durante a cocção. Impregnam um sabor picante em carnes, pescados e verduras e proporcionam excelentes azeites de cozinha. De fato, tornam o gosto dos preparados mais agradável e adicionam uma característica exclusiva ao alimento. Se usadas com habilidade, transformam a cozinha em arte e fornecem cor e sabor picante ou exótico.

ASPECTOS MICROBIOLÓGICOS

As especiarias podem ser contaminadas em várias etapas da cadeia de produção, desde o cultivo e estocagem, passando por processamento, armazenamento, transporte e distribuição, ou mesmo durante a manipulação por esporos, fungos, leveduras e insetos.

No cultivo e colheita pode haver contaminação por microrganismos presentes no solo, na água e em outras fontes. Boas práticas agrícolas e uso adequado de fertilizantes e pesticidas podem minimizar os riscos.

Durantes as etapas de processamento e armazenamento destacam-se os processos de secagem, moagem e embalagem, os quais devem ocorrer em condições higienicossanitárias para evitar a proliferação de microrganismos. No que concerne ao armazenamento, devem-se evitar umidade e temperaturas que favoreçam o crescimento de microrganismos e dar atenção ao tempo de estocagem.

Salienta-se, igualmente, a importância da contaminação cruzada durante o processo de produção, processamento e embalagem por contato com superfícies, utensílios ou mãos contaminados.

Testes de qualidade são fundamentais para garantir a segurança das especiarias. Esses envolvem análises microbiológicas para a presença de bactérias, fungos e outros, além de contaminantes químicos.

Destaca-se a relevância da rastreabilidade para acompanhar o histórico de produção (particularmente de produtos importados), processamento e distribuição e, assim, facilitar a identificação de problemas em caso de *recall* ou surtos de doenças transmitidas por alimentos (DTA).

Quando da ocorrência de surtos, nem sempre os doentes lembram que os alimentos consumidos continham especiarias. Assim, caso não existam amostras do alimento, dificilmente as especiarias serão identificadas como possíveis agentes de toxinfecção.

Deve-se lembrar, ainda, da utilização de irradiação e outros tratamentos térmicos visando à qualidade dos produtos, porém estes devem ser realizados sob estrito controle e de acordo com as regulamentações e normas existentes que definem padrões de qualidade e requisitos de segurança que as empresas devem respeitar. Cabe mencionar que o tema Irradiação de Alimentos será desenvolvido em capítulo específico.

Finalmente, são prioritárias as atividades de treinanento e educação dos trabalhadores envolvidos na produção, processamento e manipulação de especiarias, sobre as práticas de higiene e segurança dos alimentos.

A perda de qualidade das especiarias traduz-se por diminuição das propriedades sensoriais como cor, odor e sabor, geralmente causada pelo mofo.

Destaca-se, também, que a qualidade das especiarias constitui uma questão complexa e em constante atualização, que exige cuidado visando à segurança dos consumidores.

PRINCIPAIS MICRORGANISMOS ENVOLVIDOS

Na literatura encontram-se relatos de surtos cuja gravidade varia dependendo do patógeno, da quantidade de produto ingerido e da saúde dos indivíduos acometidos, entre outros fatores.

Entre os principais microrganismos encontrados destacam-se *Salmonella*, um dos patógenos mais comuns; *Escherichia coli*; *Clostridium perfrigens* (toxina em alimentos, especialmente mel); aflatoxinas, que provocam problemas hepáticos; botulismo, causado pelo mau processamento ou conservação inadequada; *Bacillus cereus*; *Staphilococcus aureus*; *Shigella*; *Yersinia*; e *Aspergillus*, assim como coliformes. Todos os microrganismos mencionados estão descritos no capítulo referente aos Agentes Bacterianos de Toxinfecções.

Os limites para microrganismos estão contemplados na Resolução RDC n. 331, de 23 de dezembro de 2019 e na Instrução Normativa n. 60, de 23 de dezembro de 2019.

RISCOS EM SAÚDE PÚBLICA

Em relação aos riscos oferecidos à saúde, no que concerne à culinária familiar, em que o consumo se dá logo após o preparo, há pouco perigo. O problema maior diz respeito à indústria de alimentos, na qual a utilização é de larga escala e os produtos são consumidos após um prazo variável de estocagem.

Assim, conservas insuficientemente esterilizadas, pratos cozidos, embutidos, queijos e massas constituem substrato favorável para os microrganismos contidos nas especiarias.

Outro risco que pode ser apontado relaciona-se à utilização das especiarias como guarnição de alimentos, quando colocadas em sua superfície, podendo propiciar o desenvolvimento de bolores.

Deve-se considerar que a umidade e a temperatura de armazenamento de certos produtos, como queijos, embutidos, salsichas e doces, favorecem a multiplicação dos microrganismos. Além disso, a contaminação pode ocorrer às expensas das mãos do manipulador e da ausência de Boas Práticas, por exemplo, quando adicionado orégano sobre pratos prontos, como pizzas.

Atualmente, no comércio varejista de alimentos tem ocorrido a multiplicação de estabelecimentos que oferecem a venda de especiarias a granel. Essa prática pode resultar em risco à saúde dos consumidores pela manipulação inadequada, tanto por mãos não higienizadas quanto pelo uso inadequado de luvas, assim como pela prática de completar os recipientes para venda com produtos novos misturados aos restos contidos no frasco.

ASPECTOS DE HIPERSENSIBILIDADE

Em relação a outros tipos de risco à saúde pública, merece destaque o fato de algumas especiarias serem responsáveis pelo desencadeamento de manifestações alérgicas, o que vem sendo investigado com maior rigor nos últimos anos. Isso é particularmente perigoso, uma vez que sua presença nos alimentos é mascarada pela presença de outros ingredientes e, na maior parte das vezes, o consumidor não sabe o que está ingerindo. Açafrão, funcho, anis, coentro, cominho, páprica e pimenta-caiena são frequentemente apontados como envolvidos em casos de alergia alimentar, podendo variar desde reações localizadas de média intensidade até reações sistêmicas graves; há até relatos de choque anafilático.

Outros riscos relacionados às especiarias são de ordem ocupacional e ocorrem predominantemente com os trabalhadores das indústrias, durante as fases de manipulação e processamento das matérias-primas vegetais que lhes dão origem. É o caso, por exemplo, da sensibilização de trabalhadores ao pólen e aos estames do açafrão, manifestada por crises de asma e rinoconjuntivite, entre outras.

Reações de hipersensibilidade em manipuladores de alimentos em cozinhas são relativamente raras. Contudo, em alguns dos casos relatados constataram-se dermatites alérgicas de contato, localizadas nas mãos e nos dedos e, entre as especiarias envolvidas, destacaram-se gengibre, cravo e pimenta-da-jamaica.

TRATAMENTO DAS ESPECIARIAS

- Moagem: a moagem, geralmente realizada sob temperaturas de 80 a 90 °C, reduz a carga bacteriana de modo considerável.
- Processamento ou cocção: a eficácia do método depende da temperatura e do tempo de tratamento; contudo, na maior parte das vezes não é possível submeter as especiarias ao calor excessivo, a fim de salvaguardar suas propriedades.
- Acidificação (pH), salga e cocção: a associação de procedimentos pode e deve ser utilizada sempre que se desejar preservar a qualidade das especiarias. Deve-se destacar que somente a adição de sal, mesmo após 60 minutos de aquecimento, não se mostrou muito eficaz na redução da carga bacteriana.
- Esterilização a frio por irradiação: a grande vantagem das radiações ionizantes é que são capazes de reduzir a contaminação por bactérias patogênicas, eliminar parasitas, diminuir a germinação pós-colheita e aumentar o tempo de prateleira (*shelf-life*) de alimentos frescos perecíveis sem que os substratos sejam alterados; contudo, os resultados são altamente dependentes dos procedimentos, técnicas e cargas de irradiação, bem como dos próprios produtos.
- Fumigação a vácuo: o óxido de etileno e o dióxido de carbono são utilizados com o objetivo de reduzir a carga microbiana, enquanto o metilbrometo é recomendado para o controle de insetos.

  O óxido de etileno é eficaz, destruindo esporos, principalmente quando a especiaria está no estado normal seco, mas deve ser usado com precaução, pois reduz o teor de óleos essenciais em mais de 1%, modificando sabor e cor e favorecendo a formação de toxinas como as cloridrinas. Por outro lado, seus limites de tolerância máxima são da ordem de 50 ppm. Sua grande vantagem está no fato de prolongar o tempo de vida útil do produto industrializado.

  Várias técnicas de fumigação a vácuo são referidas, podendo ser realizadas com o produto já embalado, a granel ou em série.
- Tratamento térmico: permite a esterilização, mas elimina os constituintes voláteis, com diminuição considerável do sabor.

  O calor úmido (121 °C por 15 minutos) pode levar à deterioração das especiarias por perda de voláteis. Para reduzir esses efeitos, foram propostos outros procedimentos, como o aquecimento sob vácuo na própria embalagem e a utilização de lâmpada de infravermelho.
- Cloração: muitos aromatizantes correntemente empregados na culinária são utilizados *in natura* e podem estar contaminados por inúmeros microrganismos, sobretudo aqueles de origem fecal, por causa da utilização de água de baixa qualidade higienicossanitária na irrigação das plantas. Assim, recomendam-se a lavagem das folhas e a imersão em solução clorada para torná-los inócuos.

CONCLUSÕES

Por mais saborosas que sejam as especiarias, sobretudo ao proporcionar o incremento das propriedades sensoriais dos alimentos, elas não são de todo isentas de efeitos nocivos à saúde, uma vez que podem veicular microrganismos patogênicos ao ser humano, entrando, assim, no rol dos possíveis fatores responsáveis por DTA.

Por outro lado, ao contrário do que se propaga, a atividade antimicrobiana das especiarias é de pouca relevância para a preservação dos alimentos, pois a concentração de óleos essenciais nelas contidos não é suficiente para impedir o desenvolvimento bacteriano nos produtos aos quais são adicionadas. Contudo, reconhece-se que, em algumas circunstâncias, esses óleos sejam capazes de potencializar outros agentes antimicrobianos presentes nos alimentos, contribuindo para sua conservação.

Deve-se destacar que, à flora microbiana natural das especiarias, soma-se aquela adquirida em decorrência de práticas agrícolas precárias e de más condições higienicossanitárias da manipulação, assim como de locais de processamento inadequados.

Em síntese, a utilização de especiarias como prática culinária nas unidades de alimentação e nutrição, comerciais ou industriais, é salutar, mas deve ser precedida de rigorosos cuidados no que diz respeito à seleção de fornecedores, optando-se por marcas regularizadas e desconfiando de preços muito baixos, para garantir a aquisição de produtos inócuos à saúde dos consumidores.

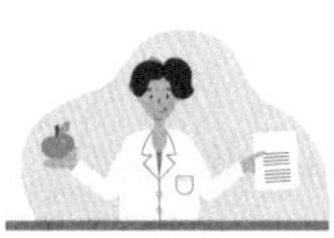

BIBLIOGRAFIA

Barbosa IB. Perfil de contaminação microbiológica de especiarias. Anais SEMIC. Bahia: XXI Seminário de Iniciação Científica. n.21; 2017.

Brasil. Agência Nacional de Vigilância Sanitária (Anvisa). Resolução n. 331, de 23 de dezembro de 2019 e na Instrução Normativa n. 60, de 23 de dezembro de 2019. Brasília: Diário Oficial da União; 2019.

Faure P. Parfums e aromates de l'antiquité. Paris: Fayard; 1987.

Feo F, Martinez J, Martinez A, Galindo PA, Cruz A, Garcia R, et al. Occupational allergy in saffron workers. Allergy. 1997;52(6):633-41.

Fraje J, Lezaun A, Colás C, Duce F, Domínguez MA, Alonso MD. Occupational asthma induced by aniseed. Allergy. 1996;51(5):337-9.

Hoffmann FL, Garcia-Cruz CH, Vinturim TM. Qualidade higienicossanitária de condimentos e especiarias produzidas por uma indústria da cidade de São José do Rio Preto. Bol Centro Pesqui Process Aliment. 1994;12(2):81-8.

Jackson SG, Goodbrand RB, Ahmed R, Kasatiya S. Bacillus cereus and Bacillus thuringiensis isolated in a gastroenteritis outbreak investigation. Lett Appl Microbiol. 1995;21(2):103-5.

Kanerva L, Estlander T, JolankiI R. Occupational allergic contact dermatitis from spices. Contact Dermatitis. 1996;35(3):157-62.

Prado SPT, Rodrigues ML, Aquino Cide, Okada IA, Iha ML. Verificação de adulteração em curcúma, gengibre, noz-moscada, páprica, pimenta-do-reino, colorífico, comercializados no estado de São Paulo, Brasil (Parte II) Rev Inst Adolfo Lutz. 2021;8(80):1-10,e37287.

Qualfood – Base de Dados de Qualidade e Segurança Alimentar, Ambiental e HST. Ervas aromáticas e especiarias contaminadas com bactérias. [citado em 10 mar. 2017]. Disponível em: http://aqualfood.com/index.php?option=noticia&task=show&id=11941

Rodrigues ML, Aquino CI, Iha MH, Prado STP. Pesquisa de matérias estranhas e adulteração em curcúma e noz-moscada comercializadas no estado de São Paulo. In: 7° Simpósio de Segurança Alimentar - Inovação com Sustentabilidade. 2020;27-29.

Silva LP, Alves AR, Borba CM, Mobin M. Contaminação fúngica em condimentos de feiras livres e supermercados. Rev Inst Adolfo Lutz. 2012;71(1).

Sinclair CG.International Dictionaty of food and cooking. Cambridge Road, Teddington, Middlesex: Peter Collin Publishing Ltd; 1998.

Wutrhich B, Schmid-Grendelmeyer P, Lundberg M. Anaphylaxis to saffron. Allergy. 1997;52(4):476-7.

8

Produção orgânica de alimentos: desafios e tendências

Tarcila Neves Lange

INTRODUÇÃO

A sociedade contemporânea enfrenta, de forma cada mais frequente e imperativa, as dificuldades e desafios que envolvem a viabilização e a manutenção da produção de alimentos. Torna-se iminente considerar que, para sustentar uma população estimada em nove bilhões de pessoas em 2050, será necessário reduzir os impactos ambientais e minimizar a emissão de gases de efeito estufa. Segundo Souza, é por essa razão que a agricultura orgânica cresce de forma constante em todo o mundo, e a agricultura convencional evolui para a "produção integrada", utilizando cada vez mais produtos de menores impactos ambientais e técnicas de controle biológico.

Produtos orgânicos (Brasil e Estados Unidos), biológicos (Europa), biodinâmicos ou ecológicos são termos empregados em diversas partes do mundo para qualificar a produção orgânica. De acordo com Johann, Dalmoro e Maciel, uma das formas de entender um alimento como orgânico engloba todo o universo de produção, comercialização e consumo de alimentos que devem ser livres de agrotóxicos, pesticidas, fertilizantes sintéticos e químicos, transgênicos, e que, no âmbito de suas práticas e significados, visem respeitar o meio ambiente e manter a qualidade do alimento.

Para um produto ser considerado orgânico, ele deve ser produzido, armazenado, beneficiado, processado e comercializado seguindo normas específicas. Do ponto de vista legal, produto orgânico é aquele que está certificado por uma certificadora acreditada ou por organismo participativo credenciado (Sistema Participativo de Garantia – SPG).

Segundo a International Federation of Organic Movements (IFOAM), a agricultura orgânica deve proporcionar saúde aos consumidores, solos e ecossistemas. Tomando como referência processos ecológicos, biodiversidade e ciclos adaptados às condições locais, busca-se outra possibilidade ao uso de insumos potencialmente tóxicos. A agricultura orgânica deve combinar tradição, inovação e ciência, de modo a mostrar-se continuamente na direção do equilíbrio entre o meio ambiente e o homem. Spinosa et al. acreditam que ações justas e que evitem qualquer tipo de exploração também estão no escopo das relações orgânicas.

A PRODUÇÃO ORGÂNICA

As terras agrícolas com cultivo orgânico atingiram 75 milhões de hectares, representando 1,6% do total de terras cultivadas mundialmente, sendo essas gerenciadas por mais de 3 milhões de produtores. Os maiores aumentos absolutos foram observados na América Latina (aumento de 1,7 milhão de hectares, 19,9%), seguida pela Europa (aumento de 0,60 milhão de hectares, 3,7%) e Ásia (aumento de 0,43 milhões de hectares, 7,6%).

O Brasil possui área agricultável superior a 351 milhões de hectares, porém somente 1,3 milhão de hectares são destinados ao cultivo de produtos orgânicos, representando menos de 0,5% da área total agricultável. Em 10 anos, houve um aumento de 632.414 hectares, representando 92% de crescimento.

Ainda na última década, segundo dados do Ministério do Desenvolvimento Agrário (MDA), a produção orgânica nacional cresceu mais de 20% ao ano, passando de 5,9 mil propriedades certificadas em termos de produtos orgânicos e em processo de transição para 17,7 mil, das quais 75% pertencem a agricultores familiares. No mesmo período, também cresceu o número de unidades de produção orgânica no país: de 5,4 mil unidades registradas para mais de 22 mil, variação de mais de 300%.

Há mais de 180 países envolvidos na produção orgânica, enquanto o consumo de quase 90% de alimentos e bebidas orgânicos se localiza na América do Norte e na Europa, apesar de essas duas regiões deterem apenas um quarto da área agrícola de orgânicos do mundo. Em muitas regiões, como África, América Latina e Ásia, a produção orgânica se destina exclusivamente à exportação.

A demanda de consumo nacional, por sua vez, é considerada superior ao crescimento do setor, sendo 70% da produção exportada para a Europa. Essa procura internacional por produtos orgânicos tende a se expandir continuamente no futuro, visto que esses produtos têm sido sucessivamente associados com maiores níveis de segurança e saúde aos consumidores e menores impactos sociais e ambientais.

Para que o avanço esperado na produção ocorra, são necessárias iniciativas e ações de estímulo:

- À organização dos produtores.
- À integração consciente dos produtores aos movimentos agroecológicos. e da agricultura orgânica.
- Ao reconhecimento do saber-fazer dos produtores.
- À facilitação de parcerias eficazes e efetivas entre os agentes das redes de produção, comercialização e consumo.
- À participação e qualificação dos consumidores nos processos de verificação da conformidade orgânica nos SPG e nas Organizações de Controle Social (OCS).
- Ao estabelecimento de relações comerciais dignas, transparentes, justas e éticas.

Alguns desafios devem ser citados e precisam ser superados, como: dificuldades técnicas no cultivo, falta de políticas públicas incentivadoras e problemas na gestão da produção (planejamento e formas de distribuição no mercado). Dentre as principais dificuldades técnicas, apontam-se a disponibilidade de sementes orgânicas, o controle de pragas que assolam as produções, a falta de informação em relação ao tipo de produtos permitidos e não permitidos para uso na agricultura orgânica e a falta de mão de obra qualificada.

Em linhas gerais, a falta de políticas que forneçam subsídios e incentivo à produção orgânica constitui um grande empecilho para o desenvolvimento do setor. Associa-se às dificuldades mercadológicas e logísticas pela distância entre os produtores e os principais centros de distribuição e mercados consumidores. Além dos aspectos mencionados, é possível observar as principais barreiras e dificuldades para a produção orgânica na Figura 1.

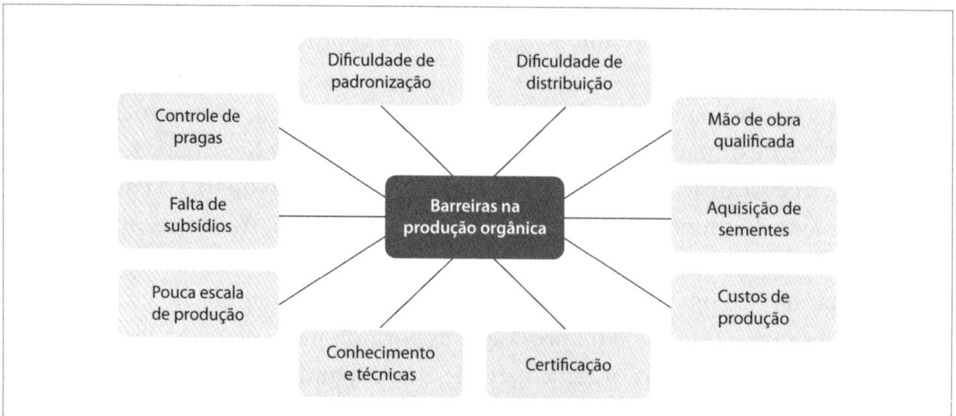
Dificuldade de padronização
Dificuldade de distribuição
Controle de pragas
Mão de obra qualificada
Falta de subsídios
Barreiras na produção orgânica
Aquisição de sementes
Pouca escala de produção
Custos de produção
Conhecimento e técnicas
Certificação

Figura 1 Síntese das barreiras e dificuldades para a produção orgânica.
Fonte: Johann et al., 2019.

COMERCIALIZAÇÃO DE ORGÂNICOS

Estimulada pela demanda mundial, a venda de produtos orgânicos atingiu o patamar de 120 bilhões de euros em 2020. O crescimento médio anual das vendas no varejo de produtos orgânicos no mundo foi superior a 11%, indicador que expressa o dinamismo desse setor, principalmente quando se compara tal resultado aos dados sobre vendas de produtos agrícolas básicos não orgânicos.

Em 2023, foi divulgado o Panorama do Consumo de Orgânicos no Brasil, pela Organis – Associação de Promoção dos Orgânicos. No levantamento foi possível observar que 36% dos entrevistados alegaram ter consumido algum tipo de produto orgânico nos últimos 30 dias, variando as taxas de consumo de 20 a 40%, entre as classes sociais A e E. O valor pago pelos produtos orgânicos foi considerado mais caro por 83% dos consumidores, porém 43% julgaram justa a diferença nos preços pelo fato de a produção ser isenta de agrotóxicos; pela qualidade do produto; em razão do cuidado no cultivo; pelo custo da produção, entre outros fatores.

Os produtos orgânicos mais consumidos foram verduras, frutas e legumes. A alface foi apontada por 67% dos entrevistados, seguida por banana (64%), maçã (62%), batata (36%), cenoura (32%) e tomate (24%). A Figura 2 mostra a frequência de compra de alguns produtos orgânicos.

Enquanto no Brasil o consumo de orgânicos se mantém relativamente estável entre as diferentes faixas etárias, nos Estados Unidos, os *millennials* (pessoas de 25 a 40 anos – nascidas entre meados de 1980 e final dos anos 1990) são os maiores compradores de orgânicos. Entretanto, independentemente da nacionalidade, a escolha do comprador de orgânicos está invariavelmente associada à busca por escolhas saudáveis e nutritivas.

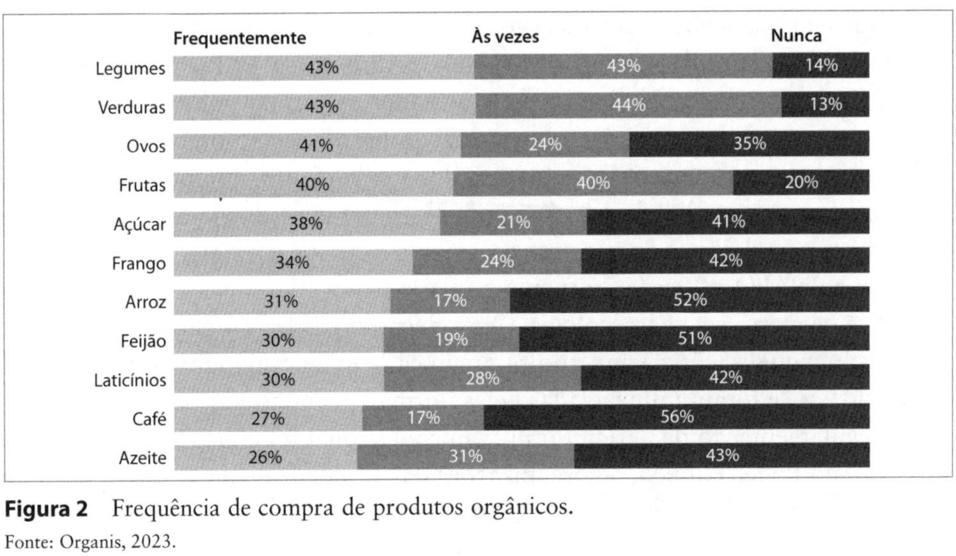

Figura 2 Frequência de compra de produtos orgânicos.

Fonte: Organis, 2023.

Os supermercados e as feiras são os locais preferidos por cerca de 50% dos consumidores de orgânicos. E seguindo uma tendência mundial, o próprio setor varejista tem investido em marcas próprias de produtos orgânicos e criado seções especiais nas unidades para sua venda, como os Grupos Pão de Açúcar (GPA) e Carrefour, os maiores varejistas no Brasil.

As feiras livres constituem locais importantes de comercialização, uma vez que, nelas, os preços dos produtos *in natura* orgânicos são geralmente mais acessíveis. Não se pode deixar de mencionar as lojas especializadas, as comunidades que sustentam a agricultura (CSA), os clubes de compra e a venda *on-line*, que também representam uma parcela importante do comércio nacional de orgânicos.

As compras institucionais para a alimentação escolar e os serviços de alimentação de alguns órgãos governamentais possibilitam a valorização da produção orgânica, especialmente da agricultura familiar. Nessa temática, merecem destaque o Programa de Aquisição de Alimentos (PAA) e o Programa Nacional de Alimentação Escolar (PNAE). Esses canais contribuem para que os alimentos orgânicos possam estar mais acessíveis aos consumidores, uma vez que os preços elevados e a falta de lugares próximos para a compra são os dois principais motivos que impedem as pessoas de consumir mais orgânicos.

LEGISLAÇÃO E CERTIFICAÇÃO

Com a crescente circulação de produtos orgânicos em canais de comercialização diversos, um dos desafios para os agricultores se constitui no cumprimento de um conjunto de especificações – escala de produção, diversificação dos produtos, regularidade de entrega e padrões de qualidade, além dos custos e procedimentos envolvidos na obtenção da certificação.

Em 2012 foi lançada a Política Nacional de Agroecologia e Produção Orgânica (PNAPO), que tem por objetivo integrar, articular e adequar políticas, programas e ações indutores da transição agroecológica, da produção orgânica e de base agroecológica, como contribuição para o desenvolvimento sustentável, possibilitando melhoria de qualidade de vida à população por meio da oferta e do consumo de alimentos saudáveis e do uso sustentável dos recursos naturais.

Com a PNAPO, o Brasil se tornou o primeiro país a criar uma política de Estado específica de incentivo à agroecologia e à produção orgânica. Porém, as articulações para institucionalização da agricultura orgânica se iniciaram muito antes, no final do século XX, e foram influenciadas pelas normativas internacionais.

A regulamentação da agricultura orgânica nacional foi construída com a participação do Poder Público, de organizações da sociedade civil e dos movimentos da agroecologia e da agricultura orgânica.

A partir da publicação da Lei n. 10.831/2003, que dispõe sobre a agricultura orgânica, os produtos orgânicos passaram a ser certificados para sua comercialização por organismos oficialmente reconhecidos, e os produtores têm a obrigatoriedade de se inscrever no Cadastro Nacional de Produtores Orgânicos (CPNO) do Ministério da Agricultura e Pecuária (Mapa).

Os produtores orgânicos estão registrados no CNPO por mecanismos de garantia e por escopo produtivo, dentre eles:

- A produção primária animal (PPA).
- A produção primária vegetal (PPV).
- O processamento de origem animal (POA).
- O processamento de origem vegetal (POV).
- O extrativismo sustentável orgânico (EXO).
- A produção de insumos permitidos na produção orgânica (PI).

O CNPO é atualizado mensalmente, e a lista de produtores orgânicos está disponível no portal do Mapa para consulta pelo público, servindo como uma ferramenta de verificação da origem dos produtos orgânicos por gestores públicos, indústrias, comércio e consumidores.

A regulamentação orgânica destaca que "a responsabilidade pela qualidade relativa às características regulamentadas para produtos orgânicos cabe aos produtores, distribuidores, comerciantes e entidades certificadoras, segundo o nível de participação de cada um".

A certificação de produtos orgânicos é o procedimento pelo qual uma certificadora, devidamente credenciada pelo Mapa e "acreditada" (credenciada) pelo Instituto Nacional de Metrologia, Normalização e Qualidade Industrial (Inmetro), assegura, por escrito, que determinado produto, processo ou serviço respeita as normas e práticas da produção orgânica.

É de responsabilidade do Mapa o credenciamento, acompanhamento e fiscalização dos organismos de certificação que, mediante prévia habilitação, farão a certificação da produção orgânica e deverão atualizar as informações dos produtores para alimentar o CNPO. Esses órgãos, antes de receberem a habilitação do Mapa, passarão por processo de acreditação do Inmetro.

Em âmbito internacional, o órgão que credencia as certificadoras é a IFOAM. Até o início da década, havia mais de 100 certificadoras de produtos orgânicos no planeta, várias delas articuladas. O Brasil dispõe de quatro certificadoras (Instituto Biodinâmico de Desenvolvimento Rural – IBD; Instituto de Mercado Ecológico – IMO; Ecocert, a maior certificadora mundial de produtos orgânicos; e Business and Consumer Surveys – BCS) inseridas em programas internacionais.

A certificação pode ocorrer por meio de três mecanismos:

1. Certificação por auditoria: a concessão do selo do Sistema Brasileiro de Avaliação da Conformidade Orgânica (SisOrg) é feita por uma certificadora pública ou privada credenciada no Mapa. O organismo de avaliação da conformidade obedece a procedimentos e critérios reconhecidos internacionalmente, além dos requisitos técnicos estabelecidos pela legislação brasileira.
2. Sistema Participativo de Garantia (SPG): caracteriza-se pela responsabilidade coletiva dos membros do sistema, que podem ser produtores, consumidores, técnicos e demais interessados. Para estar dentro da lei, um SPG tem que possuir um Organismo Participativo de Avaliação da Conformidade (Opac) legalmente constituído, que responderá pela emissão do SisOrg.
3. Controle social na venda direta: a legislação brasileira abriu uma exceção na obrigatoriedade de certificação dos produtos orgânicos para a agricultura familiar. Exige-se, porém, o credenciamento em uma organização de controle social (OCS) cadastrada em órgão fiscalizador oficial. Com isso, os agricultores familiares passam a fazer parte do CNPO.

Tanto os SPG quanto a certificação por auditoria podem usar o selo do SisOrg (Figura 3).

Conforme mencionado anteriormente, os agricultores familiares que fazem parte de organizações de controle social cadastradas no Mapa, ou que vendem exclusivamente de forma direta aos consumidores, são dispensados da certificação. Nesse caso, não é permitida a venda para terceiros, somente em feiras ou para serviços do governo (merenda e Companhia Nacional de Abastecimento – Conab). Os produtores devem possuir uma declaração de cadastro junto ao Mapa que ateste sua participação em um grupo que se responsabiliza pela produção.

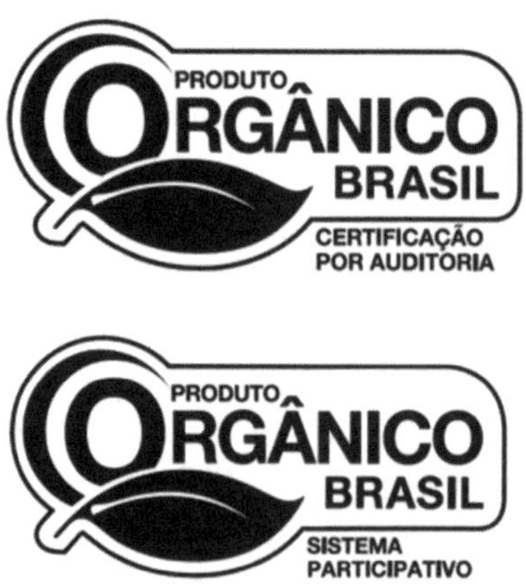

Figura 3 Modelo do selo oficial do SisOrg.
Fonte: Mapa, 2009.

Por outro lado, a comercialização dos produtos orgânicos em supermercados, lojas, restaurantes, hotéis, indústrias e outros locais depende de certificação junto aos Organismos de Avaliação da Conformidade Orgânica (OAC) credenciados no Mapa. Os produtos orgânicos nacionais ou estrangeiros devem apresentar o selo federal do SisOrg nos rótulos. E os restaurantes e lanchonetes que servem pratos ou ingredientes orgânicos devem colocar à disposição dos consumidores a lista dos produtos utilizados e seus fornecedores.

Em linhas gerais, a obtenção do selo orgânico propicia um ganho de credibilidade ao produto, maior valor agregado e sua consequente inserção em novos mercados.

CONCLUSÕES

A expansão da produção orgânica depende do enfrentamento de alguns desafios, dentre eles a necessidade de aumentar progressivamente as áreas cultiváveis convertidas em orgânicas para atender à demanda mundial que se concentra em alguns países específicos.

A publicação da "lei dos orgânicos", associada à criação do PNAPO e à regulamentação do uso do selo nacional de produtos orgânicos e outros instrumentos normativos do Mapa, possibilitará um salto significativo ao setor. Destaca-se aqui a relevância da padronização dos critérios e processos de certificação orgânica.

É preciso pensar em iniciativas que estimulem a organização dos produtores e sua integração aos movimentos agroecológicos e da agricultura orgânica. O estabelecimento de parcerias entre os diferentes agentes das redes de produção, comercialização e consumo seria extremamente positivo para o setor e precisa ser estimulado.

A falta de dados oficiais sistemáticos sobre o setor é um fator complicador ao desenvolvimento e à amplificação da produção orgânica, pois dificulta a elaboração de planos estratégicos e a definição da demanda por produtos orgânicos. Portanto, o crescimento da participação do Brasil no mercado internacional de produtos orgânicos e do acesso desses produtos à população brasileira depende da mobilização dos setores público e privado, dos consumidores e da sociedade civil organizada.

BIBLIOGRAFIA

Brasil. Ministério da Agricultura e Pecuária (Mapa). Instrução Normativa n. 50, de 5 de novembro de 2009 – Selo único oficial do Sistema Brasileiro de Avaliação da Conformidade Orgânica. Brasília: Ministério da Agricultura e Pecuária; 2009.

_____. Ministério da Agricultura e Pecuária (Mapa). Lei n. 10.831, de 23 de dezembro de 2003. Brasília: Ministério da Agricultura e Pecuária; 2003.

Fonseca MFA, Silva TTC, Oliveira AGM. Boas práticas de fabricação de alimentos orgânicos: manual para produtores e técnicos. Curitiba: CRV; 2023.

Johann L, Dalmoro M, Maciel MJ. Alimentos orgânicos: dinâmicas na produção e comercialização. Lajeado: Editora Univates; 2019.

Jordan R. Millenials x comportamento: o futuro das relações. Ensayos. Ciudad Autónoma de Buenos Aires: Cuad. Cent. Estud. Diseñ. Comun. 2023;118:106-20. Disponível em: http://www.scielo.org.ar/scielo.php?script=sci_arttext&pid=S1853-35232023000500106&lng=es&nrm=iso (acesso mar 2024).

Lima SK, Galiza M, Valadares A, Alves F. Produção e consumo de produtos orgânicos no mundo e no Brasil. Brasília: Instituto de Pesquisa Econômica Aplicada; 2019.

Organic World. The world of organic agriculture statistics and emerging trends 2022. FiBL & IFOAM – Organics international. 2022. [citado em 21 nov. 2023]. Disponível em: http://www.organic-world.net/yearbook/yearbook-2022.html

Organis. Panorama do consumo de orgânicos no Brasil – 2023. [citado em 21 nov. 2023]. Disponível em: https://ciorganicos.com.br/wp-content/uploads/2017/10/ciorganicos-20230616-141015.pdf

Souza JL. Agricultura orgânica: tecnologias para a produção de alimentos saudáveis. Vitória: Incaper; 2015.

Spinosa W, Rocha TS, Yamashita GB. Cadeia produtiva de alimentos e produtos orgânicos (livro eletrônico). Londrina: UEL; 2018.

9

Agentes bacterianos de toxinfecções

Pedro Manuel Leal Germano
Maria Izabel Simões Germano
Silvia Müller Gentil

INTRODUÇÃO

A biodiversidade é uma expressão significativa das características dos seres vivos que contribui para a diferenciação e seleção das espécies. No meio ambiente, estabelecem-se diferentes tipos de relações, geralmente entre duas espécies distintas, como descrito a seguir:

- Simbiose ou comensalismo, em que cada partícipe é capaz de proliferar, de modo independente, sem prejuízo para nenhum deles, mesmo que tenha havido algum tipo de proveito recíproco.
- Mutualismo, quando ambas as espécies interagem, resultando em benefício comum, caso da vitamina K2 ou menaquinona, obtida por meio da síntese que ocorre no organismo humano a partir de bactérias intestinais, sobretudo a *Escherichia coli,* ou seja, nem o homem nem a bactéria podem viver isoladamente.
- Parasitismo, cujo significado se resume à exploração de um ser pelo outro, também denominado dependência unilateral, sendo os responsáveis mais comuns e frequentes reconhecidos como microparasitas (bactérias, protozoários, espiroquetas, vírus, micoplasmas, clamídias e fungos) e macroparasitas (helmintos e ácaros).
- Citofilismo, representado pela preferência de hábitat que certos agentes exigem para sua sobrevivência, como os vírus, as clamídias e as riquétsias, que são obrigatoriamente intracelulares, a *Salmonella typhi*, que é facultativa, podendo ou não desenvolver-se dentro das células ou, ao contrário, o *Streptococcus* spp., que não sobrevive no interior das células.

BACTÉRIAS SIMBIÓTICAS

Os microrganismos que melhor se adaptam ao homem são os simbióticos, uma vez que protegem seus hospedeiros da invasão por agentes patogênicos, pela competição pelos mesmos nutrientes (interferência) e receptores das células do hospedeiro (tropismo), produção de bactericinas ou substâncias antimicrobianas (interferência) e fatores imunológicos (anticorpos naturais).

AGRAVOS BACTERIANOS

As bactérias patogênicas, por sua vez, utilizam vários mecanismos para atingir seu hábitat natural, aproveitar as reservas metabólicas de seu hospedeiro, se reproduzirem, se disseminarem pelos organismos parasitados e serem eliminadas para atingir novos hospedeiros, de modo a garantir sua perpetuação no ambiente. Nessa luta, a bactéria pode destruir o hospedeiro ou ser destruída pela ação das barreiras imunológicas. Mas ainda pode conviver em latência (sem se manifestar) ou ser depurada (eliminada), podendo, em sua evolução, ser responsável por sequelas de intensidade variável, com reflexos anatomofuncionais, como a síndrome de Guillain-Barré, provocada pelo *Campylobacter jejuni*.

As diarreias de natureza infecciosa, principalmente aquelas provocadas por agentes bacterianos, constituem um dos mais importantes problemas de saúde pública de repercussão mundial e continuam a representar a principal causa de óbito entre crianças que habitam países em desenvolvimento. Essas condições fazem parte das denominadas doenças transmitidas por alimentos (DTA) que, ao lado das doenças de veiculação hídrica, são responsáveis pelas elevadas taxas de mortalidade populacional, sobretudo nas regiões com condições precárias de saúde, educação e saneamento.

ABRANGÊNCIA ALIMENTAR

Todos os alimentos destinados ao consumo humano – dos vegetais às mais refinadas iguarias de origem animal, como o caviar e os queijos – raramente são obtidos em estado estéril ou descontaminado.

As DTA são indistintamente referidas como envenenamentos alimentares, sejam causadas por agentes biológicos ou químicos. Entre as causas de origem química, podem ser apontadas principalmente as plantas tóxicas, os metais pesados presentes ou lançados no ambiente e os resíduos de pesticidas utilizados nas práticas agropecuárias, além dos antibióticos e substâncias hormonais utilizados largamente nas criações animais.

Os envenenamentos alimentares de origem biológica podem ser divididos em:

- Intoxicação: doença produzida pela ingestão de alimentos que contêm toxinas formadas naturalmente em tecidos de plantas ou animais ou produtos metabólicos de microrganismos ou por substâncias contaminantes químicas ou físicas que se incorporam a ele de modo acidental ou intencional em qualquer momento, desde sua origem e produção até o consumo.
- Infecção: doença produzida pela ingestão de alimentos contaminados por agente infeccioso, como vírus, fungos, bactérias e parasitas que, na luz intestinal, podem se multiplicar, lisar, esporular e produzir toxinas, aderir ou invadir a parede intestinal, podendo alcançar órgãos e sistemas.

TOXINFECÇÕES COMUNS

No caso das intoxicações alimentares, as toxinas absorvidas atingem diretamente um alvo particular; por exemplo, o intestino (enterotoxina) ou o sistema nervoso (neurotoxina). Os sintomas das intoxicações variam desde acessos de vômitos e diarreia (intoxicação estafilocócica) até o comprometimento grave da função muscular (botulismo).

Nas infecções de origem alimentar, os microrganismos podem infectar a superfície intestinal ou invadir o intestino e outras estruturas do organismo dos hospedeiros. A maioria das infecções alimentares manifesta-se por diarreia de grau variável e desconforto abdominal. É importante considerar que esses sintomas podem ocorrer às expensas de toxinas microbianas liberadas no intestino do hospedeiro durante a fase de seu desenvolvimento nos tecidos invadidos.

ASPECTOS CIENTÍFICOS

Com base nesses aspectos teóricos, eminentemente científicos, na prática da clínica médica, bem como na de outras atividades relacionadas com a epidemiologia dessas doenças, utiliza-se a denominação única de toxinfecção alimentar para a doença produzida pela ingestão de bactéria patogênica capaz de produzir toxinas na luz intestinal com capacidade de causar dano ao organismo, caracterizada por um quadro gastroentérico causado por microrganismos patogênicos veiculados por um determinado tipo de alimento.

Isso é importante, pois no início de uma manifestação clínica dessa natureza é difícil, apenas apoiado no quadro clínico, diferenciar uma infecção de uma intoxicação. Quase sempre, após uma investigação mais precisa das circunstâncias que envolveram o episódio, ou a partir dos resultados laboratoriais dos exames nos doentes ou em amostras de restos de alimentos suspeitos, é possível concluir definitivamente o diagnóstico: infecção ou intoxicação alimentar.

CARACTERIZAÇÃO DAS TOXINFECÇÕES

No contexto da vigilância sanitária de alimentos, as toxinfecções ocupam lugar de destaque por causa do grande número de microrganismos envolvidos, da diversidade de períodos de incubação, da variabilidade dos quadros clínicos e, principalmente, da elevada quantidade de produtos de origem animal ou vegetal que esses agentes podem veicular.

PRINCIPAIS MICRORGANISMOS ENVOLVIDOS EM TOXINFECÇÕES

No contexto da vigilância sanitária de alimentos, podem ser referidos de imediato 11 agentes bacterianos, os quais podem causar diferentes casos clínicos, desde moderados, graves e fatais, na dependência do estado de saúde prévio das potenciais vítimas de envenenamento. A Tabela 1 apresenta os períodos de incubação e remissão dos quadros clínicos ocasionados por esses agentes.

Tabela 1 Aspectos epidemiológicos concernentes aos períodos de incubação e remissão de quadros clínicos provocados por agentes bacterianos patogênicos causadores de doenças transmitidas por alimentos

Agente bacteriano	Período de incubação	Remissão do quadro
Bacillus cereus		
■ Síndrome entérica	8 a 16 horas	12 a 24 horas
■ Síndrome emética	30 minutos a 6 horas	24 horas
Clostridium perfringens	8 a 24 horas (média de 12 horas)	1 a 2 dias
Clostridium botulinum	6 horas a 2 dias	Depende da evolução da infecção
Campylobacter jejuni	2 a 5 dias (até 10 dias)	6 dias a 2 semanas
Escherichia coli		
■ Enteropatogênica	17 a 72 horas (média de 36 horas)	6 horas a 3 dias (média de 24 horas)
■ Enterotoxigênica	8 a 44 horas (média de 24 horas)	3 a 19 dias
■ Enterohemorrágica	3 a 9 dias	Depende da evolução da infecção
■ Enteroinvasiva	8 a 24 horas	Lenta, até por algumas semanas
Listeria monocytogenes	1 dia a 3 semanas (ou até meses)	Depende da evolução da infecção
Salmonella enteretidis	12 a 36 horas (média de 18 horas)	3 dias
Shigella dysenteriae	12 horas a 4 dias	4 a 7 dias

(continua)

Tabela 1 Aspectos epidemiológicos concernentes aos períodos de incubação e remissão de quadros clínicos provocados por agentes bacterianos patogênicos causadores de doenças transmitidas por alimentos *(continuação)*

Agente bacteriano	Período de incubação	Remissão do quadro
Staphylococcus aureus	30 minutos a 8 horas (média de 2 a 4 horas)	24 a 48 horas
Vibrio cholerae	48 horas	7 dias ou mais
Vibrio parahaemolitycus	24 horas	1 a 3 dias
Vibrio vulnificus	12 horas a vários dias (média de 38 horas)	Rápida, mas de difícil tratamento
Yersinia enterocolitica	1 a 11 dias (média de 24 a 48 horas)	5 a 14 dias

Além desses agentes patogênicos, passíveis de serem encontrados nos alimentos, as seguintes bactérias ainda podem ser consideradas, não sendo conclusivamente provadas como patogênicas para pessoas hígidas/sadias: *Aeromonas hydrophila* e espécies relacionadas, *Enterococcus* spp., *Plesiomonas shigelloides*, *Pseudomonas aeruginosa* e *Streptococcus pyogenes*.

Aeromonas hydrophila e espécies relacionadas

O gênero *Aeromonas* compreende várias espécies de bastonetes gram-negativos, com 0,3 a 1,0 µm por 1,0 a 3,5 µm, embora formas cocobacilares e filamentosas também ocorram, as quais são aerofacultativas e móveis por causa do flagelo polar. Estão presentes no ambiente, em especial na água, sendo frequentemente encontrados no intestino do homem, tanto em condições normais quanto em quadros diarreicos. Relatados como causa de diarreia em seres humanos, particularmente em crianças nos primeiros anos de vida, frequentemente ocorrem durante os meses de verão, quando são descritos diversos tipos de patogenia. Vários surtos têm sido apontados em inúmeros países; todavia, seus registros documentais carecem de consistência, uma vez que a causa da diarreia tem sido questionada por não preencher os postulados de Koch.

Enterococcus spp.

As bactérias do gênero *Enterococcus* são gram-positivas, comuns no intestino do homem e usadas como indicadores de contaminação da água. Constituem aeróbios facultativos e algumas espécies são móveis. Resistem ao pH 9,6 e a 6,5% de cloreto de sódio. Têm sido associadas com infecções do trato urinário, infecções de ferimentos e bacteremia em pessoas severamente debilitadas, sobretudo em instalações nosocomiais. Além disso, têm sido frequentemente apontadas como causadoras de diarreia em seres humanos, embora não tenham conseguido provocar o mesmo quadro nos testes com pessoas voluntárias. A transmissão por meio dos alimentos e da água é possível, mas ainda não foi suficientemente comprovada.

Plesiomonas shigelloides

Bactéria em forma de bastonete retilíneo, gram-negativa, com 0,8 a 1,0 µm por 3,0 µm, ocorrendo isoladamente, em pares ou em cadeias curtas e móveis à custa do flagelo polar. Pertencente à família Enterobacteriaceae, mundialmente comum no ambiente aquático, como em águas não tratadas utilizadas para beber ou lavar alimentos, ou mesmo em águas recreacionais. Encontrada em seres humanos com diarreia aquosa ou com septicemia, muitas vezes acompanhada por meningite. Apesar de sua participação como agente determinante de diarreia não ter sido provada, seu envolvimento foi constatado em dois surtos no Japão como doença de veiculação hídrica.

Pseudomonas aeruginosa

Bactéria gram-negativa aeróbica, que se apresenta sob a forma de bastonetes isolados ou aos pares, movidos por flagelos polares. É comum no solo, na água e nos vegetais, integrando parte da microbiota normal dos seres humanos: pele, orofaringe e fezes de indivíduos sadios. Como bactéria oportunista, está associada a uma ampla variedade de infecções como bacteremias, infecções dos tratos urinário e respiratório, além de infecções de ouvido e oculares, muitas vezes resultando em septicemia fatal. Pode acometer principalmente indivíduos imunocomprometidos e complicar severamente procedimentos invasivos, como queimaduras e feridas operatórias. Supõe-se que possa causar gastroenterite no homem, se ingerida em doses infectantes elevadas, embora sua transmissão via alimentos e ingestão de água contaminada não esteja suficientemente comprovada.

Como agente microbiano, raramente transmitido através de alimentos, merece destaque especial a bactéria *Streptococcus pyogenes*, descrita a seguir.

Streptococcus pyogenes

Bactéria gram-positiva, com morfologia de cocos esféricos ou ovoides, com crescimento em cadeias e pertencente ao gênero *Streptococcus*, do grupo A de Lancefield. Não apresenta motilidade nem forma esporos. Encontra-se distribuída mundialmente e a via de transmissão mais comum tem sido o leite de vaca não pasteurizado, embora qualquer alimento possa ser contaminado por manipuladores infectados. As infecções humanas podem ser traduzidas por dores de garganta severas, algumas vezes por escarlatina ou febre reumática.

Dentro do contexto analisado, é importante mencionar ainda as cepas enterotoxigênicas de *Bacillus fragilis*, da família Bacillaceae; e *Edwarsiella tarda* e *Klebsiella pneumoniae*, ambas da família Enterobacteriaceae, também identificadas como causadoras de diarreia em seres humanos, embora sua patogênese precise ser mais bem definida.

BACTÉRIAS RESISTENTES A ANTIBIÓTICOS

Em 2017, a Organização Mundial da Saúde (OMS) publicou, pela primeira vez em sua história, uma lista de bactérias que são resistentes a antibióticos e que devem ter prioridade nas pesquisas por novos medicamentos contra microrganismos.

As bactérias envolvidas com DTA, segundo seu grau de periculosidade, são:

- Crítico:
  - *Pseudomonas aeruginosa*, resistente a carbapenema.
  - Enterobacteriaceae, resistente a carbapenema, produtoras de betalactamase de espectro estendido (ESBL).
- Alta:
  - *Enterococcus faecium*, resistente à vancomicina.
  - *Staphylococcus aureus*, resistente à meticilina, com sensibilidade intermediária e resistência à vancomicina.
  - *Campylobacter* spp., resistente às fluoroquinolonas.
  - *Salmonellae*, resistentes às fluoroquinolonas.
- Média:
  - *Shigella* spp., resistente às fluoroquinolonas.

CONCLUSÕES

Os agentes bacterianos apresentados ao longo deste capítulo constituem os principais e mais importantes responsáveis pelas DTA em todo o globo e, em particular, no Brasil.

A seguir, destacam-se aqueles com maior frequência de ocorrência:

- *Salmonella* spp., veiculada sobretudo pela carne de frango.
- *Staphylococcus aureus*, carregado pelas mãos dos manipuladores e causador da intoxicação estafilocócica.
- Diferentes tipos de *Escherichia coli*, eliminados nas fezes do homem, podem determinar desde quadros benignos de infecção gastrintestinal até quadro mórbido, extremamente grave, que pode conduzir a vítima ao óbito.

- Diferentes espécies de *Vibrio*, presentes como contaminantes dos esgotos, que podem causar desde pandemias – como o V. *cholerae* – até graves septicemias fulminantes, como as causadas pelo V. *vulnificus*, ou surtos de gastroenterite em populações consumidoras de frutos do mar.
- *Clostridium botulinum*, contaminante sobretudo de conservas de má qualidade industrial/artesanal, de incidência não muito elevada, mas cuja gravidade dos sintomas pode conduzir ao óbito.
- *Bacillus cereus*, presente nos cereais, em especial no arroz.
- *Clostridium perfringens*, contaminante frequente nos serviços de alimentação coletiva, causador de surtos de toxinfecção alimentar.

Embora envolvidos em surtos populacionais de menor intensidade, uma vez que podem acarretar sérias consequências às suas vítimas, ainda devem ser considerados:

- *Listeria monocytogenes*, veiculada principalmente por produtos lácteos e carnes frescas, de consumo contraindicado para gestantes.
- *Campylobacter jejuni*, também relacionado à carne de frangos e causador de sequelas preocupantes nos convalescentes.
- *Shigella* spp., contaminante fecal, veiculada sobretudo em razão da não observância das boas práticas de fabricação.
- *Yersinia enterocolitica*, contaminante de produtos de origem suína.

Finalmente, cabe destacar procedimentos que podem auxiliar na prevenção de toxinfecções alimentares:

- Qualidade da água utilizada para higienização de mãos, superfícies/utensílios e para lavar produtos hortifrutícolas; para estes últimos, caso a procedência da água seja duvidosa, deve-se fervê-la e utilizar cloro.
- Saneamento ambiental, mediante tratamento de efluentes e de dejetos de origem animal, além da destinação correta de excretas humanas.
- Controle integrado de pragas nos estabelecimentos produtores e comercializadores de alimentos, inclusive dos veículos utilizados para transporte.
- Higiene do abate e da ordenha de animais.
- Pasteurização de produtos lácteos e sucos de frutas.
- Cuidados especiais com produtos artesanais: autoclavagem de enlatados, cocção prolongada de conservas, cura de alimentos com sal, acidificantes e temperaturas inferiores a 4 °C, assim como descarte de latas estufadas, com tampa abaulada e com odor de manteiga rançosa.
- Tratamento térmico dos alimentos cocção em temperaturas adequadas, particularmente em relação ao centro geométrico de grandes blocos de alimentos

que devem atingir 70 °C (inclusive no reaquecimento); os cuidados devem abranger o preparo, o resfriamento e o reaquecimento do alimento. Salienta-se a importância do pronto consumo de alimentos, enquanto ainda quentes.

- Contaminação cruzada entre alimentos crus e prontos para servir, assim como pelo uso de superfícies e utensílios que não foram corretamente higienizados.
- Na medida do possível, evitar o consumo de alimentos crus ou encruados: carne, pescado, ovos, leite e derivados.
- Nos mercados e feiras livres, evitar misturar o pescado de águas costeiras com aquele de águas profundas, cuja contaminação é, provavelmente, menor.
- Higiene dos manipuladores de alimentos, tanto no que concerne à lavagem das mãos quanto ao uso do sanitário. Para tanto, os manipuladores devem dispor de sabão, toalhas descartáveis, papel higiênico e desinfectante, além da higiene dos uniformes e do uso adequado de luvas, quando for o caso.
- Treinamento dos manipuladores da indústria de alimentos, do comércio, dos matadouros e da produção e transporte de alimentos em Boas Práticas de Manipulação/Fabricação, sistema de Análise de Perigos e Pontos Críticos de Controle (APPCC), quando for o caso.
- Atentar-se ao prazo de validade dos produtos armazenados, utilizando-os do mais antigo para o mais recente.

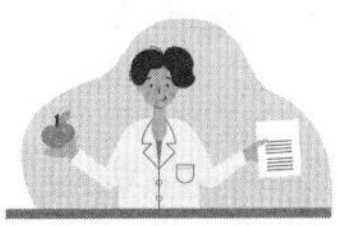

BIBLIOGRAFIA

Acha PN, Szyfres B. Zoonosis y enfermedades transmisibles comunes al hombre y a los animales. 3. ed. v. 1. Washington DC: Organización Panamericana de la Salud; 2003. (Publicación Científica y Técnica n. 580).

Arruda GA. Listéria e listeriose: perigo para as gestantes. 2. ed. São Paulo: Ponto Crítico; 2006.

Baldassi L, Piatti RM, Rojas MVR, Calil EMB, Castro AGM. Prevalência de Listeria spp. em amostras de carne de frango obtidas em abatedouros do Estado de São Paulo. Hig Aliment. 2005;19(130):81-4.

Brasil. Ministério da Saúde. Agência Nacional de Vigilância em Saúde. RDC n. 352, de 23 de dezembro de 2002. Brasília: Ministério da Saúde; 2002. [citado em 21 nov. 2023]. Disponível em: https://bvsms.saude.gov.br/bvs/saudelegis/anvisa/2002/rdc0352_23_12_2002.html

Center for Disease Control and Prevention (CDC). Disease information. Foodborne infections. [citado em out. 2002]. Disponível em: http://www.cdc.gov/ncidod/dbmd/diseaseinfo/foodbornein-fections_g.htm

Falcão JP, Falcão DP. Importância de Yersinia enterocolitica em microbiologia médica. Rev Ciênc Farm Básica Apl. 2006;27(1):9-19.

______, Gibotti AA, Souza RA, Campioni F, Falcão DP. Plesiomonas shigelloides: um enteropatógeno emergente? Rev Ciênc Farm Básica Apl. 2007;28(2):141-51.

Fereira MS. Diarreias infecciosas. In: Rocha MOC, Pedroso ERP. Fundamentos em infectologia. Rio de Janeiro: Rubio; 2009.

Franco BDGM, Landgraf M. Microbiologia dos alimentos. São Paulo: Atheneu; 2003.

Freitas MFL, Leão AEDS, Stamford TLM, Mota RA. Ocorrência de Staphylococcus aureus em carcaças de frango. Bol Centro Pesqui Process Aliment. 2004;22(2):271-82.

Fueyo JM, Mendoza MC, Cruz Martin M. Enterotoxins and toxic shock syndrome toxin in Staphylococcus aureus recovered from human nasal carriers and manually handled foods: epidemiological and genetics findings. Microbes Infect. 2005;7(2):187-94.

Mata PTG, Abegg MA. Descrição de caso de resistência a antibióticos por Pseudomonas aeruginosa. ArqMudi. 2007;11(2):20-5.

Mendes PP, Assis A. Sazonalidade dos microorganismos em ostras consumidas na grande Recife, PE; Sazonalidade of the microrganisms in oysters consumed in the Recife, PE. Hig Aliment. 2004;18(116/117):79-87.

Nações Unidas Brasil. OMS publica lista inédita de bactérias resistentes a antibióticos. 2017. [citado em jun. 2017]. Disponível em: https://nacoesunidas.org/oms--publica-lista-inedita-de-bacterias--resistentes-a-antibioticos/

Nero LA. Listeria monocytogenes e Salmonella spp. em leite cru produzido em quatro regiões leiteiras no Brasil: ocorrência e fatores que interferem na sua detecção. [Tese]. São Paulo: Faculdade de Saúde Pública da Universidade de São Paulo; 2005.

Pedroso ERP. Relação hospedeiro-parasita. In: Rocha MOC, Pedroso ERP. Fundamentos em infectologia. Rio de Janeiro: Rubio; 2009.

Porter RS, Kaplan JL. The Merck manual of diagnosis and therapy. 19. ed. White House Station: Merck Sharp & Dohme; 2011.

Riemann HP, Clive, DO. Foodborne infections and intoxications. Amsterdã: Academic Press; 2006.

Rocourt J, BenEmbarek P, Toyofuku H, Schlundt J. Quantitative risk assessment of Listeria monocytogenes in ready-to-eat foods: the FAO/WHO approach. FEMS Immunol Med Microbiol. 2003;35:-263-7.

Sakate RI, Aragon LC, Raghiante F, Landgraf M, Franco BDGM, Destro MT. Quantificação de Listeria monocytogenes em salames fatiados embalados a vácuo. Arch Latinoam Nutr. 2003;53(2):184-7.

Santos HS, Muratori MCS, Lopes JB. Condições higienicossanitárias de cenoura minimamente processada comercializada em supermercados de Teresina, PI. Hig Aliment. 2005;19(131):86-90.

Scarcelli E, Miyashiro S, Campos FR. Detecção de Campylobacter jejuni em carcaças e cortes de frangos, pela reação da polimerase em cadeia. Hig Aliment. 2005;19(129):71-5.

Serra CLM, Cavalcante PR, Coelho LMA, Nascimento AR, Coutinho MFO. Ocorrência de Vibrio parahaemolyticus em sarnambi (Anomalocardia brasiliana) e sururu (Mytella falcata) capturados no estuário do rio Anil, São Luís, MA. Hig Aliment. 2004;18(116/117):73-8.

Silva Jr EA. Manual de controle higienicossanitário em serviços de alimentção. 8. ed. São Paulo: Varela; 2020.

Silva WP, Lima AS, Gandra EA, Araújo MR, Macedo MRP, Duval EH. Listeria spp. no processamento de linguiça frescal em frigoríficos de Pelotas, RS, Brasil. Ciênc Rural. 2004;34(3):911-16.

Soares CM. Bacillus cereus produtores de toxinas diarreicas em serviços de alimentação: análise da contaminação ambiental e detecção na linha de processamento de produtos cárneos. [Tese]. Campinas: Faculdade de Engenharia de Alimentos da Unicamp; 2005.

Sousa OV Vieira RH, de Menezes FG, dos Reis CM, Hofer E. Detection of Vibrio parahaemolyticus and Vibrio cholerae in oyster, Crassostrea rhizophorae, collected from a natural nursery in the Cocó river estuary, Fortaleza, Ceará, Brazil. Rev Inst Med Trop. 2004;46(2):59-62.

Tack DM, Ray L, Griffin PM, Cieslak PR, Dunn J, Rissman T, et al. Preliminary incidence and trends of infections with pathogens transmitted commonly through food – Foodborne Diseases Active Surveillance Network, 10 US Sites, 2016-2019. MMWR Morb Mortal Wkly Rep. 2020;69(17):509-14.

Tanaka K, Motoi H, Hara-Kudo Y. [Heat treatment for the control of Bacillus cereus spores in foods]. Shokuhin Eiseigaku Zasshi. 2005;46(1):1-7.

Vieira RHSF, Lima EA, Sousa DBR, Reis EF, Costa RG, Rodrigues DP. Vibrio spp and Salmonella spp., presence and susceptibility in crabs Ucides cordatus. Rev Inst Med Trop. 2004;46(4)179-82.

10

Brucelose

Pedro Manuel Leal Germano
Maria Izabel Simões Germano

INTRODUÇÃO

A brucelose é provocada por bactérias do gênero *Brucella*. Do ponto de vista da saúde pública, as mais importantes são: *B. melitensis*, *B. abortus*, *B. suis* e *B. ovis*. Além dessas, também podem ser mencionadas *B. canis* e *B. neotomae*.

De acordo com características bioquímicas e/ou comportamento após a utilização de soros monoespecíficos, *B. melitensis*, *B. abortus* e *B. suis*, consideradas brucelas clássicas, foram subdivididas em diferentes biotipos.

Os bovinos são os hospedeiros preferenciais da *B. abortus* (Figura 1), assim como outros mamíferos, destacando-se entre eles os búfalos (*Bos bubalis*), os iaques (*Bos grunniens*), os camelídeos e os equídeos. Os caprinos são acometidos pela *B. melitensis*, o mesmo ocorrendo com os ovinos, embora com menor frequência (Figura 2). A *B. suis* é o agente principal da brucelose entre os suínos e também entre os equinos. Os cães podem se infectar com as brucelas clássicas e são os reservatórios da *B. canis*, enquanto os gatos são resistentes a todas as espécies do agente.

O homem é suscetível à infecção pelas brucelas clássicas, além da *B. canis*. A espécie mais patogênica e invasora para o homem é a *B. melitensis*, seguindo-se, em ordem decrescente de patogenicidade, *B. suis*, *B. abortus* e *B. canis*.

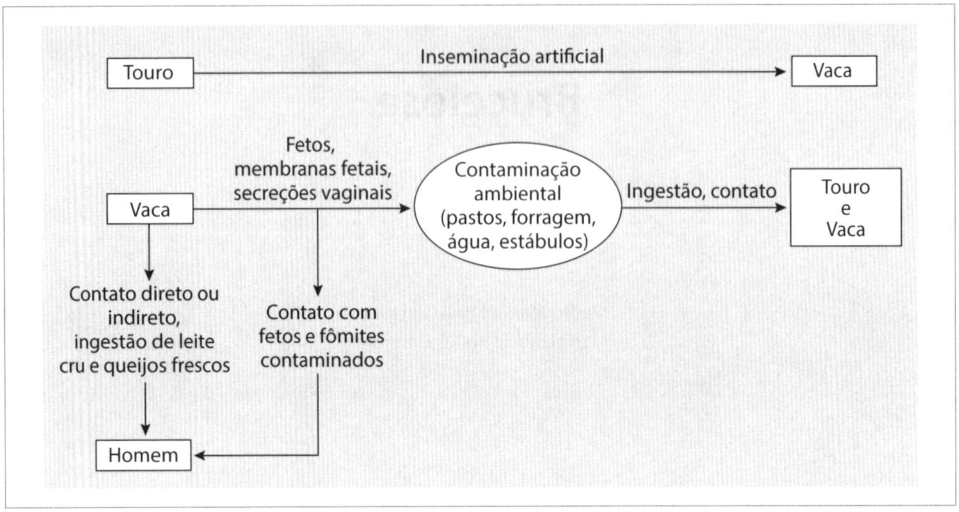

Figura 1 Modo de transmissão da brucelose bovina transmitida por *B. abortus*.
Fonte: adaptada de Acha e Szyfres, 2003.

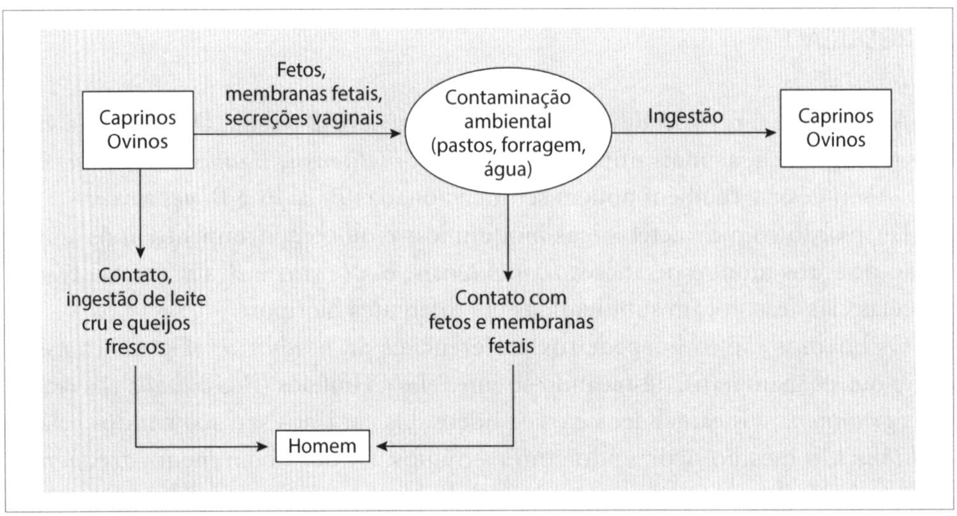

Figura 2 Modo de transmissão da brucelose caprina e ovina transmitida por *B. melitensis*.
Fonte: adaptada de Acha e Szyfres, 2003.

DISTRIBUIÇÃO

A brucelose tem distribuição mundial, embora cada espécie apresente suas próprias características de difusão. A maioria dos países europeus está livre da brucelose bovina. Brasil, Argentina e México têm programas de controle de alcance limitado.

Assim, a *B. abortus* é mais amplamente distribuída, a *B. melitensis* e a *B. suis* têm distribuição irregular, a *B. ovis* está difundida pelo globo e sua prevalência é alta, sobretudo nas regiões onde as criações de ovinos são importantes, a *B. canis* é universal e a *B. neotomae* está restrita a focos naturais em roedores dos Estados Unidos.

Todavia, é na produção leiteira que se registra a maior prevalência de animais portadores da infecção, tanto bovinos quanto ovinos e caprinos. Considerada a importância do gado bovino como maior produtor de leite, matéria-prima essencial para todos os produtos lácteos, a brucelose é uma doença especialmente importante, seja para os países da América Latina, inclusive o Brasil, seja para aqueles de outras zonas de desenvolvimento pré-industrial. É certo que, quanto mais primitivas as condições de desenvolvimento das explorações zootécnicas dessas regiões, maior a oportunidade de permanência e difusão do agente na natureza.

OCORRÊNCIA NO HOMEM

A infecção no homem ocorre diretamente, mediante o contato com animais, ou indiretamente, por ingestão de produtos de origem animal, além da possibilidade de inalação de aerossóis em laboratórios ou nas dependências dos próprios abatedouros. O período de incubação varia de 1 a 3 semanas, podendo se prolongar por vários meses. A duração da doença é muito variável; em alguns casos, persiste por semanas, meses e até mesmo por vários anos.

É uma doença infecciosa septicêmica de início repentino ou insidioso, com febre contínua, intermitente ou irregular. Os tecidos do sistema reticuloendotelial, como linfonodos, medula óssea, baço e fígado, são o alvo preferencial da bactéria, localizando-se intracelularmente.

A sintomatologia da brucelose é variável, pois depende da resistência do hospedeiro e da espécie de brucela que o paciente alberga. De modo geral, a manifestação é aguda e consiste em calafrios, suores intensos e elevação da temperatura, a exemplo do que ocorre em outras enfermidades febris. Astenia, febre vespertina de 40 °C e suores noturnos constituem sintomas comuns da infecção. Podem ser observados ainda insônia, impotência sexual, constipação, anorexia, cefaleia, artralgia e dores generalizadas. Na evolução do quadro clínico, o paciente pode manifestar irritação, nervosismo e depressão em decorrência de seu próprio estado. Além do aumento dos linfonodos, muitos pacientes apresentam esplenomegalia e hepatomegalia. O quadro clínico pode se complicar seriamente em alguns pacientes, evoluindo para encefalite, meningite, neurite periférica, espondilite, artrite supurativa ou endocardite vegetativa.

MODO DE CONTÁGIO

Os queijos frescos e o leite cru, de cabra ou de ovelha, contaminados por *B. melitensis*, são as principais vias de transmissão do agente para o homem, e mesmo para outros animais. Às vezes um leite de vaca isento de brucela pode ser contaminado, na propriedade ou em estabelecimentos clandestinos, quando se mistura com leite de cabra que contenha *B. melitensis*. Do mesmo modo, podem acontecer surtos epidêmicos originados a partir de leite de vacas infectadas por *B. suis*.

O leite de vaca e os produtos lácteos contaminados por *B. abortus* podem ocasionar casos esporádicos de brucelose no homem. Nos produtos lácteos acidificados, leite, cremes e manteiga, bem como nos queijos fermentados e mantidos em repouso por três meses, é rara a sobrevivência das brucelas.

Verduras cruas e água contaminada com excretas de animais infectados também são mencionadas como possíveis vias de transmissão. A contaminação do ambiente ocorre às expensas de material fecal procedente de bezerros alimentados com leite contaminado, visto que nem todas as brucelas são destruídas no trato digestivo desses animais.

Nas áreas enzoóticas de brucelose bovina e suína, o contato com animais é a forma predominante de transmissão da doença. O homem adquire a infecção quando entra em contato com fômites contaminados, sobretudo quando é obrigado a intervir nos trabalhos de parto, ao manipular fetos e envoltórios fetais, ou ao entrar em contato com secreções vaginais e excreções de animais infectados. Nessas circunstâncias, a bactéria penetra por lesões na pele ou pode ser levada pelas mãos à conjuntiva.

A transmissão por aerossóis, observada particularmente em frigoríficos e matadouros, é considerada mais frequente do que pelo contato direto com tecidos contaminados. Por outro lado, como fator agravante, tudo leva a crer que a dose mínima infectante para o homem por via respiratória seja baixa.

A transmissão de brucelose entre humanos, embora esporádica, tem registro na literatura médica. Transfusões ou transplantes de medula óssea também podem ser responsáveis pela transmissão de brucelose entre seres humanos.

A BRUCELOSE NOS ANIMAIS

As taxas mundiais de infecção são muito variáveis de um país para o outro e mesmo em diferentes regiões de um mesmo país. Observa-se maior prevalência da brucelose bovina no gado leiteiro.

Na brucelose, as vacas infectadas, aparentemente sadias, eliminam a brucela no leite. A infecção transmite-se de um animal ao outro quando o suscetível entra em contato com os doentes, com fômites contaminados ou com o produto de um aborto brucélico (Figura 1).

A fêmea portadora pode propiciar a infecção do macho durante a monta, transformando-o em fonte de infecção para outras fêmeas. Nos touros e nos carneiros, as brucelas podem se localizar nos órgãos genitais. No caso dos touros, quando a doença se manifesta, um ou ambos os testículos aumentam de volume, provocando diminuição da libido e conduzindo à infertilidade.

A porta de entrada mais frequente é o trato gastrintestinal, por ingestão de pastos, forragens e água contaminada com brucelas. O hábito de lamber membranas fetais, fetos e bezerros recém-nascidos constitui importante fator de risco. Do mesmo modo, o hábito de lamber os órgãos genitais de outras vacas também favorece a transmissão da infecção.

Vale lembrar que todas as espécies de mamíferos, domésticos e silvestres, são suscetíveis às bactérias do gênero *Brucella* e padecem das mesmas consequências resultantes da infecção (Figura 2). Se, por um lado, essa diversidade de hospedeiros dificulta a erradicação da brucelose, por outro contribui para a disseminação e perpetuação do agente na natureza.

DIAGNÓSTICO

Nos seres humanos, ao lado das manifestações clínicas e das evidências epidemiológicas, deve-se submeter os pacientes a provas sorológicas de confirmação da infecção. O isolamento e a tipificação do agente constituem prova definitiva e podem dar indicação segura da fonte de infecção. Contudo, nem sempre é possível colher material do paciente na fase mais adequada da infecção, principalmente quando medicado previamente com antibióticos.

A soroaglutinação é a prova sorológica mais simples e a mais largamente empregada em todo o mundo. Outras provas podem ser utilizadas, destacando-se entre elas a fixação do complemento, o teste ELISA (do inglês *enzyme linked immuno sorbent assay*), 2-mercaptoetanol e rivanol.

O diagnóstico da infecção por *B. melitensis*, *B. suis* e *B. abortus* é realizado com antígeno padronizado de *B. abortus*. No entanto, para a infecção por *B. ovis* deve-se utilizar o antígeno ovino padronizado.

Para o diagnóstico da brucelose animal são recomendadas as mesmas provas sorológicas indicadas para os seres humanos, destacando-se a soroaglutinação como a mais prática de todas.

TRATAMENTO

Nas crises agudas de brucelose, o doente deve permanecer em repouso absoluto com bastante líquido à disposição, para facilitar a conveniente reidratação.

Para diminuir a possível recidiva da infecção, preconiza-se a aplicação de estreptomicina por via intramuscular: durante 14 dias para adultos, associada à doxiciclina por via oral; para crianças menores de 6 anos, associada a timetoprima/sulfametoxazol, por via oral, durante 3 a 6 semanas.

Em ambos os grupos, deve-se prolongar o tratamento por mais alguns dias, mesmo após o desaparecimento dos sintomas.

CONTROLE E PREVENÇÃO

O regulamento técnico do Programa Nacional de Controle e Erradicação da Brucelose e Tuberculose (PNCEBT), instituído em 2001, foi revisto pela Instrução Normativa SDA n. 19, de 10 de outubro de 2016. O programa tem por objetivo reduzir a prevalência e a incidência dessas doenças em bovinos e bubalinos, visando à erradicação.

A brucelose causada pela *B. abortus* vem sendo registrada em todo o território nacional, conforme verificado em estudos de caracterização epidemiológica realizados em diversos estados do país.

A estratégia de atuação do PNCEBT é baseada na classificação das unidades federativas quanto ao grau de risco para essas doenças e na definição e aplicação de procedimentos de defesa sanitária animal, de acordo com a classificação de risco.

A eficácia de um programa nacional de promoção de saúde animal, qualquer que seja a doença, depende em parte da qualidade e padronização dos meios de diagnósticos utilizados.

A vacinação constitui procedimento de grande valor, contribuindo para o controle da brucelose animal quando adequadamente utilizada pelos criadores ou pelos serviços de saúde animal.

Em relação à população humana, pode-se evitar a infecção mediante a obrigatoriedade de se colocar no comércio apenas produtos lácteos pasteurizados. Nos locais onde não há pasteurização, como nos produtores de queijos artesanais, confeccionados com leite cru, devem-se seguir as boas práticas sanitárias e agropecuárias para garantir a saúde dos consumidores.

O controle da brucelose como doença ocupacional é mais difícil e deve se basear sobretudo em educação sanitária. Nos estabelecimentos de abate, a utilização dos equipamentos de proteção individual deve ser rigorosamente supervisionada, de modo a diminuir o risco de infecção durante as diferentes operações com sangue, carcaças e vísceras.

É importante ressaltar que mesmo após a adoção de programas bem-sucedidos de erradicação da brucelose, há possibilidade de introdução de animais infectados nos rebanhos, pelo abrandamento das ações precedentes. Desse modo, faz-se necessária a contínua vigilância das zonas de produção animal, sobretudo nas bacias leiteiras.

CONCLUSÕES

O processo de pasteurização do leite, seja de vaca, seja de cabra ou ovelha e seus subprodutos, principalmente os diversos tipos de queijos oferecidos ao público consumidor, diminuiu de modo considerável os casos de brucelose em saúde pública.

É claro que a brucelose continuará a afetar os rebanhos leiteiros por todo o globo, mesmo diante das medidas de profilaxia hoje disponíveis. Contudo, para que essas medidas sejam bem-sucedidas e se tornem de fato efetivas, é necessário que os produtores assumam a responsabilidade pelo controle da infecção em seus rebanhos, principalmente impedindo o ingresso de animais de propriedades sem práticas de higiene e sanidade adequadas.

Por outro lado, os órgãos responsáveis pela saúde animal têm de manter em observação os rebanhos leiteiros e suas condições de saúde, ou seja, zelar pelo cumprimento dos calendários de vacinação e dispensando para o abate os animais com soroaglutinação positiva para brucelose.

O eventual envio de leite brucélico para as usinas, por sua vez, não trará nenhuma vantagem, pois o produto será considerado condenado e, portanto, não será aproveitado para nenhuma finalidade, além do que o produtor terá de descartar esse ou esses animais de seu rebanho.

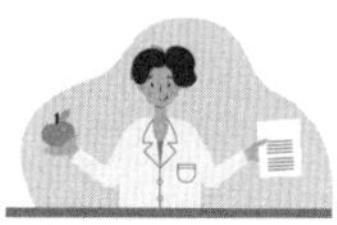

BIBLIOGRAFIA

Acha PN, Szyfres B. Zoonosis y enfermedades transmisibles comunes al hombre y a los animales. v. 3. 3. ed. Washington: Organización Panamericana de la Salud; 2003 (Publicación Científica y Técnica n. 580).

Almeida RFC, Soares CO, Araújo FR. Brucelose e tuberculose bovina: epidemiologia, controle e diagnóstico. Brasília: Embrapa Informação Tecnológica; 2004.

Baumgarten KD, Veloso FP, Grisi-Filho JHH, Ferreira F, Amaku M, Dias RA, et al. Prevalence and risk factors for bovine brucellosis in the State of Santa Catarina, Brazil. Semina. 2016;37.5(Supl2):3425-36.

Brasil. Ministério da Agricultura e Pecuária. Programa Nacional de Controle e Erradicação da Brucelose e da Tuberculose Animal (PNCEBT). Brasília: MAPA/SDA/DSA; 2006.

______. Ministério da Agricultura e Pecuária. Secretaria de Defesa Agropecuária. Instrução Normativa n. 19, de 10 de outubro de 2016. Brasília: Diário Oficial da União. 2016;211(Seção 1):7.

Cliver DO, Riemann HP. Foodborne diseases. 2. ed. Amsterdã: Academic Press; 2002.

Freitas FAD, Cavalcanti ML, Marques ASC, Mesquita FN, Amorim AS, Leite AI. Prevalência de brucelose em bovinos na região do Potengi, estado do Rio Grande do Norte. Acta Veterinaria Brasilica. 2008;2(4):118-22

Johnston AM. Foodborne illness. Veterinary sources of food illness. Lancet. 1990;336(856-8).

Martinho FS, Sousa Junior FG, Silva Junior DS, Santos MF, Gomes WM, Castillo LAC. Diagnóstico de brucelose de bovinos no abatedouro Municipal de Imperatriz-MA. Agroecossistemas. 2013;3.1:41-4.

Maturino MPM, Fernandes BP, Silva Junior LS, Azevedo DOS, Silva BP, Ramos CECO, Cerqueira RB. Levantamento sorológico de brucelose em bovinos monitorados no estado da Bahia. Rev Bras Ciênc Vet. 2020;29.3.

Poester F, Figueiredo VCF, Lôbo JR, Gonçalves VSP, Lage AP, Roxo E, et al. Estudos de prevalência da brucelose bovina no âmbito do Programa Nacional de Controle e Erradicação de Brucelose e Tuberculose: Introdução. Arq Bras Med Vet Zootec. 2009;61:01-5.

Souza LPA, Brasil AWL, Parentoni RN, Azevedo EO, Alves CJ, Azevedo SS. Brucelose bovina no Estado de Roraima: estudo retrospectivo. Arq Inst Biol. 2012;79:319-25.

Tenório TGS, Melo LEH, Mota RA, Fernandes CHC, Sá LM, Souto RJC, et al. Pesquisa de fatores de risco para a brucelose humana associados à presença de brucelose bovina no município de Correntes, Estado de Pernambuco, Brasil. Arq Inst Biol. 2022;75:415-21.

Todeschini B, Costa EF, Santiago-Neto W, Santos DV, Groff ACM, Borba MR, et al. Ocorrência de brucelose e tuberculose bovinas no Rio Grande do Sul com base em dados secundários. Pesq Vet Bras. 2018;38:15-22.

Tortora GJ Berdell RF, Case CL. Microbiologia. 8. ed. São Paulo: Artmed; 2005.

Viana L, Baptista F, Teles J, Ribeiro APC, Pigatto CP. Soropositividade e lesões sugestivas de brucelose em bovinos abatidos no estado de Tocantins, Brasil. Arq Inst Biol. 2020;77:517-20.

Xavier MN, Costa EA, Paixão TA, Santos RL. The genus Brucella and clinical manifestations of brucellosis. Ciênc Rural. 2009;39(7):2252-60.

11

Tuberculose

Pedro Manuel Leal Germano
Maria Izabel Simões Germano

INTRODUÇÃO

Há alguns anos, a tuberculose (TB) era apontada como uma doença do passado, restrita aos países mais pobres do globo. Entretanto, sobretudo a partir da expansão da epidemia da síndrome da imunodeficiência adquirida (Aids), causada pelo vírus da imunodeficiência humana (HIV), o número de casos de TB aumentou de modo significativo em todo o mundo, mesmo nos países industrializados, demonstrando que a doença não pode ser relegada a segundo plano na hierarquia dos problemas de saúde.

Na verdade, a Aids não foi a responsável pelo aumento de casos da doença, e sim a retomada de padrões culturais vigentes no passado, em particular aqueles relacionados com aglomerações e subnutrição. Por outro lado, nas grandes metrópoles, as migrações de pessoas em busca de melhores condições de vida permitiram a importação de casos e sua disseminação na população. As dificuldades enfrentadas por muitos países na prevenção de doenças e na assistência médica, complementarmente, contribuíram para agravar o quadro de moléstias endêmicas e, em especial, o da ocorrência da TB.

A TB tornou-se a principal causa de morte por doenças infecciosas no mundo em 2015, quando ultrapassou a infecção pelo HIV; no entanto, em 1º de abril de 2020, a Covid-19 superou a TB, em termos do número de óbitos por dia. Além disso, a pandemia de Covid-19 constituiu um impacto significativo no diagnóstico e tratamento da TB. No Brasil, assim como em outros países, os serviços de TB foram seriamente afetados durante a pandemia, o que comprometeu, além do acompanhamento das pessoas em tratamento, a continuidade das ações de busca ativa de casos na comunidade e de rastreamento de contatos.

Ao lado desses problemas de saúde humana, surge a questão da recrudescência da TB animal, em particular nos rebanhos bovinos, pela diminuição das ações de prevenção e diagnóstico.

Muitas vezes, movidos por pressões econômicas, os criadores consideram mais vantajoso manter os animais infectados nos plantéis do que enviá-los para o abate. Isso aumenta o risco de transmissão entre os animais e os tratadores e coloca em risco a saúde dos consumidores de produtos de origem animal, especialmente naqueles locais onde a pasteurização do leite e derivados não é praticada de modo adequado. Assim, as questões mais frequentes são:

- O ser humano pode contrair TB pela ingestão do leite de vacas infectadas?
- Os queijos fabricados a partir de leite cru também podem ser contagiosos?
- O diagnóstico e o controle da TB bovina são eficazes para a proteção do homem?
- O abate de animais positivos contribui para a erradicação da infecção nos rebanhos?

E a única resposta possível a essas dúvidas é sim.

A EPIDEMIA TEM DE SER DETIDA

Segundo dados divulgados pela Organização Mundial da Saúde (OMS), em 2021, 10,6 milhões de pessoas adoeceram por TB, das quais 6,4 milhões foram notificadas. O Brasil figura entre os 30 países com a maior carga da doença: 14 pessoas morrem por dia em decorrência dela. Em 2020, mais pessoas morreram com menos casos sendo diagnosticados em razão da pandemia de Covid-19. Para a OMS, 4,1 milhões de pessoas sofrem de TB, mas não foram diagnosticadas ou não houve notificação às autoridades.

A TB continua sendo uma doença da pobreza, intimamente ligada a superlotação, desnutrição, consumo de álcool e tabagismo. Conforme mencionado anteriormente, a pandemia de Covid-19 agravou a situação, em virtude do *lockdown*, mas também pela redistribuição de recursos na área da saúde em detrimento da TB, por exemplo.

O Brasil é o país com o maior número de casos notificados de TB nas Américas. Em 2022, cerca de 78 mil pessoas adoeceram por TB no país, com uma incidência de 34 por 100 mil habitantes. O número representa um aumento de 4,9% em relação a 2021, segundo informações da edição especial do Boletim Epidemiológico do Ministério da Saúde.

Nas últimas décadas, têm aparecido casos de TB por *Mycobacterium tuberculosis* resistentes à isoniazida e à rifampicina (TB-MDR). Estima-se que já existam 5 milhões de pessoas com TB-MDR, concentradas principalmente na Índia, China, Rússia e África do Sul.

No que concerne à população bovina, há carência de dados fidedignos, mas o Brasil possui rebanho de, aproximadamente, 235 milhões de cabeças. Entre 1999 e 2017, foram registrados 68.281 casos positivos e nada sugere uma tendência de diminuição. Esse fato ocasiona prejuízos econômicos elevados, sobretudo para a balança comercial do país.

ASPECTOS RELEVANTES PARA A SAÚDE PÚBLICA

O *M. bovis* pode causar as mesmas formas clínicas e lesões provocadas pelo *M. tuberculosis*; contudo, a forma pulmonar causada pelo bacilo bovino ocorre com menor frequência.

A TB no homem por *M. bovis* diminuiu acentuadamente após a adoção da rotina de pasteurização do leite e das campanhas de controle e erradicação da infecção bovina.

O homem é hospedeiro acidental do *M. bovis*. O bacilo responsável pela TB no homem, o *M. tuberculosis*, tem grande semelhança com o *M. bovis*, mas a infecção humana a partir dos bovinos não atinge proporções muito elevadas, pois pacientes com a forma pulmonar causada por *M. bovis* não eliminam grande número de bacilos no esputo, como ocorre na infecção por *M. tuberculosis*.

Historicamente, as formas mais prevalentes de TB de origem bovina são as extrapulmonares, sendo as crianças as mais afetadas, sobretudo em decorrência da ingestão de leite ou de produtos lácteos contaminados, provocando adenite cervical, infecções geniturinárias, manifestações ósseas e articulares e meningites. No momento, a forma de maior prevalência é a geniturinária, com consequências sérias para o gado, sobretudo através das mãos do ordenhador contaminadas pela própria urina ou pelo hábito de urinar nos estábulos sobre a palha.

A forma pulmonar, com origem na infecção bovina, está relacionada a grupos ocupacionais e resulta, com maior frequência, do contato com animais infectados nos estábulos ou suas carcaças nos abatedouros. A transmissão aerógena, outra via de transmissão importante, afeta sobretudo as crianças e os idosos.

Deve-se destacar que, uma vez contraída a infecção, o homem pode persistir como reservatório do bacilo bovino para outros animais do rebanho por muitos anos. Por outro lado, o indivíduo com TB por *M. tuberculosis*, nas formas pulmonar ou geniturinária, pode infectar e sensibilizar os bovinos, de maneira transitória, provocando confusão no momento da interpretação das provas de tuberculina, situação que pode perdurar por 6 a 8 meses.

Um aspecto de grande relevância diz respeito ao fato de que, em muitos países, a exposição direta ou indireta do homem à TB bovina é uma fonte importante de sensibilização à tuberculina, prática correntemente utilizada para diagnóstico da infecção no homem. Na Dinamarca, país industrializado com eficiente controle epidemiológico das doenças zoonóticas, constatou-se uma relação entre a prevalência da TB bovina e a taxa de reagentes à tuberculina na população humana. Dados estatísticos complementares revelaram que um terço da população entre 30 e 35 anos devia sua sensibilidade ao teste da tuberculina à infecção por *M. bovis*. Essa observação é relevante, pois demonstra que a TB bovina é mais frequente do que se acredita, mesmo em países industrializados, nos quais as práticas sanitárias dos rebanhos são obedecidas com rigor. A partir desse estudo, pode-se inferir que nas regiões endêmicas, em que práticas zootécnicas são deficientes, a prevalência de casos de TB bovina deve ser muito mais alta que a apontada nas estatísticas, também carentes de credibilidade.

O homem pode ainda transmitir o *M. tuberculosis* a várias espécies animais, especialmente aos macacos e cães, provocando TB evolutiva.

O bovino é muito resistente ao *M. tuberculosis*, o qual não é capaz de ocasionar TB evolutiva, mas pode persistir por longo tempo nos tecidos, principalmente linfonodos, o que propicia o estado de sensibilização. Raramente se constatou a eliminação do *M. tuberculosis* pelo leite.

A contaminação das pastagens não é uma via de transmissão importante para os animais, pois o agente não suporta por muito tempo as reais condições do ambiente; além disso, o número de microrganismos eliminados não é suficiente para provocar infecção por via digestiva. Contudo, onde existe estreita relação entre animais de criação e animais silvestres suscetíveis, é muito difícil erradicar a TB do gado bovino.

GRUPOS DE RISCO

Pessoas em contato íntimo com portadores da infecção tuberculosa constituem um dos principais grupos de risco da TB. A probabilidade de contrair o bacilo é maior nos nascidos em áreas em que a infecção é endêmica.

Grupos cujos integrantes encontram-se fisicamente debilitados, como os idosos, sobretudo acima dos 65 anos, ou submetidos a aglomeração e/ou estresse – como ocorre com pessoas que moram ou trabalham em casas de repouso, instalações correcionais, abrigos e centros de tratamento antidrogas – apresentam alto risco de contrair a infecção.

As pessoas de baixa renda constituem um grupo particular por causa do acesso limitado aos serviços de saúde. Por outro lado, usuários de drogas e portadores da infecção por HIV/Aids são os mais expostos à TB, talvez em razão dos padrões de comportamento particulares aos grupos em que convivem.

Os trabalhadores rurais que lidam com bovinos, principalmente rebanhos leiteiros, estão expostos ao risco de contrair o *M. bovis* por causa do confinamento maior com as reses e da inadequabilidade das instalações, onde as condições de higiene são precárias, tornando o ambiente insalubre. Do mesmo modo, todos os que trabalham em matadouros, em contato íntimo com as carcaças e órgãos de animais contaminados, sofrem essa exposição.

TUBERCULOSE E HIV/AIDS

Pessoas infectadas com *M. tuberculosis* e HIV têm um risco de desenvolver TB igual a 7 a 10% a cada ano. Para os infectados apenas pelo *M. tuberculosis*, o risco de desenvolver TB é de 10% por toda a vida.

Estudos epidemiológicos comprovam a conexão entre a epidemia de HIV e o aumento das taxas de TB. As áreas mais afetadas pelo HIV também relatam os maiores aumentos do número de casos de TB, normalmente entre pessoas na faixa dos 25 aos 44 anos, exatamente o grupo mais afetado pela Aids.

Deve-se destacar que a TB é comum entre os pacientes com Aids e que, em contrapartida, a infecção por HIV é comum entre os pacientes com TB, comprovando a íntima realção entre ambas as infecções. Aproximadamente 60% dos indivíduos com Aids desenvolveram TB, ratificando que essa última é a ameaça oportunística mais comum associada à infecção por HIV. No Brasil, em 2020, 10,2% das pessoas com TB tinham infecção pelo HIV, segundo o Boletim Epidemiológico, Coinfecção TB-HIV, 2022.

MANIPULADORES DE ALIMENTOS E TUBERCULOSE

Os responsáveis técnicos e os proprietários de estabelecimentos que produzem e servem refeições coletivas devem estar atentos aos manipuladores de alimentos no que concerne a serem ou não portadores da TB. De acordo com a legislação, os exames de admissão e periódicos não contemplam essa doença. Portanto, podem ocorrer casos positivos.

Sabe-se que a TB constitui uma doença emergente, sobretudo nos grandes centros urbanos. As aglomerações de pessoas favorecem a transmissão do bacilo e, muitas vezes, o indivíduo é portador assintomático.

Apesar de indivíduos de todos os estratos sociais poderem estar infectados, aqueles que têm piores condições de moradia e transporte podem ter maior probabilidade de contágio. A grande maioria dos manipuladores de alimentos que trabalham nos estabelecimentos, em razão dos salários reduzidos e da baixa escolaridade, são pessoas que preenchem os dois quesitos mencionados.

Deve-se, portanto, atentar aos funcionários com tosse constante ou que apresentam outros sintomas passíveis de estarem relacionados a essa condição, particularmente magreza excessiva, providenciando seu encaminhamento ao sistema de saúde e afastando-os da manipulação de alimentos, a fim de garantir a segurança dos consumidores.

TRATAMENTO

De acordo com o manual de recomendações para o controle da TB no Brasil, do Programa Nacional de Controle da TB (2010), a recomendação da apresentação farmacológica preconizada pela OMS e utilizada na maioria dos países para adultos e adolescentes passou a ser em comprimidos de doses fixas combinadas de quatro medicamentos: R (rifampicina), H (isoniazida), Z (pirazinamida) e E (etambutol), nas seguintes dosagens: R 150 mg, H 75 mg, Z 400 mg e E 250 mg. Para as crianças abaixo de 10 anos, permanece a recomendação do esquema RHZ. A partir do final de 2023, o Ministério da Saúde incluiu o pretomanida para os casos de TB resistente, o qual reduz em 70% o tempo de tratamento.

Na atualidade, reconhece-se que a TB humana é uma doença curável em praticamente 100% dos casos novos, sensíveis aos medicamentos anti-TB. A associação medicamentosa adequada, as doses corretas e o uso por tempo suficiente são os princípios básicos para o tratamento adequado, evitando a persistência bacteriana e o desenvolvimento de resistência aos fármacos, assegurando a cura do paciente. A esses princípios soma-se o tratamento diretamente observado (*direct observed therapy*) como estratégia fundamental para o sucesso.

Nessa estratégia, o paciente recebe a medicação e a ingere diante do profissional de saúde, no ambiente domiciliar ou ambulatorial, a fim de diminuir drasticamente o abandono do tratamento.

Contudo, os indicadores de TB, que atingem 78 mil pessoas por ano no país, foram retirados da listagem de atendimento monitorados pelo Sistema Único de Saúde (SUS) sem justificativa.

É por meio do acompanhamento desses dados que o SUS planeja suas ações. E, no Brasil, a TB é tratada apenas na rede pública de saúde. Além disso, o país registra casos multirressistentes de TB que não respondem aos tratamentos conhecidos.

CONCLUSÕES

A TB tem que ser controlada nos rebanhos, notadamente os leiteiros, para que o risco de transmissão do bacilo mediante a ingestão de leite seja o menor possível. Está comprovado que a pasteurização do leite é capaz de destruir o bacilo da TB.

Na realidade, o processo de pasteurização foi aplicado com o objetivo específico de destruir microrganismos, sobretudo os patogênicos, embora os formadores de esporos possam, em geral, sobreviver. A pasteurização do leite, por sua vez, foi idealizada originalmente para eliminar qualquer quantidade previsível de *M. bovis*, o agente responsável pela TB bovina. Assim, presume-se que nos locais em que a pasteurização é realizada com rigor técnico, o leite não oferece risco aos consumidores.

O maior problema reside no fato de que a falta de controle da reinfecção no rebanho propicia a entrada de animais portadores do bacilo e a consequente disseminação pelo plantel. Como a doença é de evolução crônica, muito antes do diagnóstico o animal já está eliminando o agente.

Nessas circunstâncias, os tratadores e até mesmo os proprietários estão correndo sério risco de contrair o bacilo da TB de origem animal. Mais grave ainda, se as técnicas de pasteurização forem empíricas, o agente poderá se disseminar.

O controle da TB animal passa obrigatoriamente pelo controle sanitário dos rebanhos e pela aplicação periódica da prova de tuberculina. Embora seja uma questão bastante polêmica, os animais positivos devem ser descartados (abatidos). O tratamento, além de caro, pode não ser tão eficiente como se espera, possibilitando que o animal tratado continue no rebanho albergando e disseminado o bacilo.

Essas medidas, embora altamente eficazes, não impedem a reintrodução de animais portadores do agente nas áreas consideradas erradicadas da TB bovina. Em geral, essa constatação ocorre de tempos em tempos e é por esse motivo que se faz necessária a contínua vigilância das propriedades rurais e de seus rebanhos, assim como jamais se deve descuidar da pasteurização do leite, qualquer que seja sua finalidade.

Em síntese, no homem, além da pasteurização do leite e do controle/erradicação da TB bovina, a prevenção da infecção por *M. bovis* consiste na vacinação com BCG (bacilo de Calmette-Guérin). Contudo, o quadro da enfermidade no país e o não monitoramento dos indicadores configuram um risco para a população.

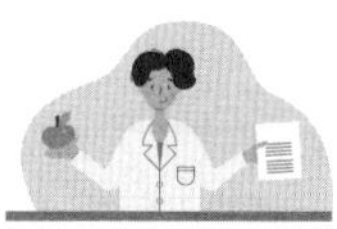

BIBLIOGRAFIA

Acha PN, Szyfrres B. Zoonosis y enfermedades transmisibles comunes al hombre y a los animales. v. 1. 3. ed. Washington: Organización Panamericana de la Salud; 2003 (Publicación Científica y Técnica n. 580).

Almeida CAS. Prevalência da tuberculose bovina no estado de São Paulo com base na inspeção sanitária de carcaças em abatedouros. [Tese]. Botucatu: Universidade Estadual Paulista; 2021.

Brasil. Instituto Brasileiro de Geografia e Estatística (IBGE). [citado em jul. 2023]. Disponível em: https://agenciadenoticias.ibge.gov.br/noticias/3498.

_____. Ministério da Saúde. Secretaria de Vigilância em Saúde. Departamento de Vigilância Epidemiológica. Programa Nacional de Controle da Tuberculose PNCT – Brasil. 2009. [citado em fev. 2010]. Disponível em: http://www.cve.saude.sp.gov.br/htm/tb/eventos/forum/04TB09_Brasil_DBarreira.pdf

______. Ministério da Saúde. Secretaria de Vigilância em Saúde. Departamento de Vigilância de Doenças Transmissiveis. Manual de Recomendações e Controle da Tuberculose no Brasil. Brasília: Ministério da Saúde; 2019.

______. Ministério da Saúde. Secretaria de Vigilância em Saúde e Ambiente. Boletim Epidemiológico. Coinfecção Tb-HIV 2022. n. especial/fev. 2023.

______. Ministério da Saúde. Fundação Oswaldo Cruz (Fiocruz). Tuberculose: SUS incorpora novo medicamento que reduz em 70% tempo de tratamento de casos resistentes. Disponível em: https://rondônia.fiocruz.br (acesso mar 2024).

______. Secretaria de Vigilância em Saúde. Manual de Recomendações para o Controle da Tuberculose no Brasil. Programa Nacional de Controle da Tuberculose, 2010. Brasília: Ministério da Saúde; 2010. [citado em dez. 2012]. Disponível em: http://portal.saude.gov.br/portal/arquivos/pdf/manual_de_recomendacoes_controle_tb_novo.pdf

Fráguas SA, Cunha-Abreu MS, Ferreira AMR, Marassi CD, Oelemann W, Fonseca LS, et al. Estudo comparativo de métodos complementares para o diagnóstico da tuberculose bovina em animais reagentes à tuberculinização. Rev Bras Ciênc Vet. 2008;15(3):117-21.

Garcia MS, Melo AF, Carvalho GF, Pomim GP, Neves PMS, Silva RAB, et al. Epidemiologia da tuberculose bovina na América do Sul. Res Soc Dev. 2021;10(9):e8610917936.

Gonçalves J. Ministério da Saúde ignora índices de tuberculose e ameaça tratamento – The Intercept, 01 fevereiro de 2017.

Johns Hopkins University of Medicine. COVID-19 Dashboard by the Center for Systems Science and Engineering (CSSE). 2021. [citado em 22 nov. 2023]. Disponível em: https://coronavirus.jhu.edu/map.html

Organização Pan-Americana da Saúde (OPAS). Mortes e doenças por tuberculose aumentaram durante a pandemia da COVID-19. 2022 [citado em 22 nov. 2023]. Disponível em: https://www.paho.org/pt/noticias/27-10-2022-mortes-e-doencas-por-tuberculose-aumentaram-durante-pandemia--da-covid-19#:~:text=Genebra%2C%2027%20de%20outubro%20de,da%20Sa%C3%BAde%20(OMS)%20de%202022

World Health Organization. Global tuberculosis report 2015. 2015. [citado em 22 nov. 2023]. Disponível em: https://apps.who.int/iris/bitstream/handle/10665/191102/9789241565059_eng.pdf?sequence=1&isAllowed=y

World Organisation for Animal Health (WOAH). Bovine tuberculosis. 2020. [citado em 22 nov. 2023]. Disponível em: https://www.woah.org/en/disease/bovine-tuberculosis/

12

Protozooses

Pedro Manuel Leal Germano
Maria Izabel Simões Germano

INTRODUÇÃO

Os protozoários ocupam lugar de destaque em saúde pública como causadores de quadros infecciosos, sobretudo nos indivíduos imunocomprometidos, embora todos os seres humanos sejam suscetíveis às infecções por eles determinadas.

A via de transmissão mais frequente das protozooses para o homem é a água, seja a das redes de abastecimento, submetida a tratamento, seja a de outras fontes de captação, por exemplo, poços e reservatórios. Os alimentos também constituem via de transmissão significativa, embora de menor impacto que a água.

A *Entamoeba histolytica*, agente etiológico da amebíase, é considerada patogênica para o homem desde o final de século XIX, enquanto outros protozoários só tiveram a patogenicidade reconhecida mais recentemente, como *Cryptosporidium parvum*, *Giardia lamblia* e *Cyclospora cayetanensis*, este último no final do século XX. Atualmente, todos esses protozoários apresentam distribuição mundial e são reconhecidos como agentes de diarreia.

Embora os métodos diagnósticos de laboratório utilizados nas investigações de protozooses de origem alimentar ainda careçam de sensibilidade e de meios de cultura ricos em nutrientes, capazes de proporcionar condições adequadas para o desenvolvimento dos organismos, eles continuam tendo grande valor para a avaliação dos níveis endêmicos de ocorrência do parasitismo no âmbito populacional.

AMEBÍASE OU DISENTERIA AMEBIANA

O protozoário responsável pela amebíase intestinal e extraintestinal é a *E. histolytica*, transmitido com frequência por via oral-fecal, embora também possa ocorrer pela água, por manipuladores de alimentos e pelos próprios alimentos contaminados.

Características do agente

Os estágios ativos (móveis) do parasita (trofozoítas) existem apenas nos hospedeiros e nas fezes frescas. Os cistos sobrevivem fora dos hospedeiros na água, no solo e nos alimentos, especialmente sob condições de umidade. Quando ingeridos, causam infecção depois do desencistamento no trato digestivo – estágio de trofozoítas. É um anaeróbio aerotolerante. A forma cística pode perdurar por três meses no lodo dos esgotos.

O parasita produz uma proteína enterotóxica. Em poucos casos, o protozoário invade os tecidos moles, mais comumente o fígado. Casos fatais são raros.

Em relação à dose infectante, do ponto de vista teórico, a ingestão de uma única célula viável pode determinar a infecção no homem; contudo, os imunocomprometidos são os mais vulneráveis.

Epidemiologia

A amebíase é a segunda causa de morte entre as doenças parasitárias no mundo. Vale destacar que a prevalência da infecção, nas últimas décadas do século XX, diminuiu acentuadamente nos países industrializados, todavia continua sendo causa de morbidade e mortalidade elevadas nos países em desenvolvimento.

Quadro clínico

O período de incubação varia de 2 a 4 semanas, mas os sintomas podem persistir por vários meses. Em muitos indivíduos, a infecção pode perdurar por anos, em contraste com a giardíase, cujos sintomas raramente excedem três meses. Sob condições especiais, a infecção pode resultar de uma relação sinérgica com certas bactérias intestinais.

Em resumo, as infecções por *E. histolytica* podem ser assintomáticas, um vago mal-estar intestinal ou até episódios de disenteria com sangue e muco. Como complicações podem-se observar dor, consequentes ulcerações e abcessos e, com menor frequência, obstrução intestinal.

O início dos sintomas está relacionado à cepa do protozoário, ao estado imune do hospedeiro e à associação com bactérias e até vírus.

Diagnóstico

O quadro clínico por si não é suficiente para diferenciar a disenteria amebiana de outras doenças entéricas. Assim, o diagnóstico é realizado mediante a identificação de trofozoítos e cistos nas fezes ou raspados de mucosa.

Controle

A manutenção de um programa permanente de educação sanitária, visando ao treinamento de manipuladores de alimentos nas boas práticas de higiene, assim como o controle de vetores mecânicos, sobretudo moscas, são medidas importantes para o controle da amebíase, seja nas unidades de refeições comerciais, seja na indústria.

A preservação ambiental, mediante a destinação adequada de fezes, lixo e de outros poluentes orgânicos, é fundamental para a prevenção da amebíase. O controle da água de abastecimento, como medida complementar, também é de extrema relevância, e sempre que houver suspeita de que os tratamentos utilizados não estão sendo eficazes, é necessário submeter amostras de água a exames laboratoriais específicos para identificação do protozoário.

Tratamento

Todos os pacientes com infecção por *E. histolytica* devem ser tratados – não importa se sintomáticos ou completamente assintomáticos, pois, além da cura daqueles do primeiro grupo, faz-se necessário eliminar os portadores crônicos, membros do segundo grupo, responsáveis pela disseminação do agente na natureza.

CICLOSPOROSE

O protozoário responsável pelo quadro clínico da ciclosporose é a *Cyclospora cayetanensis*, coccídio de transmissão oral-fecal ainda não suficientemente estudado.

Surtos esporádicos de ciclosporíase são causa comum de diarreia prolongada nas populações de países não industrializados, e frequentemente não são detectados ou diagnosticados nos industrializados.

Características do agente

O homem é infectado ao ingerir oocistos que contenham os estágios infectantes do protozoário. No intestino delgado do hospedeiro, preferencialmente no jejuno, ocorre a ruptura do oocisto e os esporozoítos penetram nas células intestinais, onde sofrem múltiplas fissões até a formação dos merozoítos.

Epidemiologia

A transmissão ocorre, preferencialmente, por meio dos alimentos ou da água contaminados por fezes com cistos do agente provenientes de pessoas infectadas. Pequenas frutas frescas, como morangos, e verduras, como a alface, podem ser as fontes mais prováveis de *C. cayetanensis*. A contaminação desses produtos vegetais ocorre durante as diferentes fases de cultivo, sobretudo em razão dos processos de irrigação com águas contaminadas ou de adubação com matéria orgânica, inclusive dejetos animais e humanos não tratados. Do mesmo modo, a manipulação desses materiais – do produtor até a distribuição em feiras e mercados, passando pela colheita, embalagem e transporte – possibilita inúmeras oportunidades de contaminação por pessoas portadoras dos cistos do protozoário.

Quadro clínico

O período de incubação médio é de uma semana e a manifestação clínica, consequência da infecção do intestino delgado pela ingestão das formas infectantes do parasita, caracteriza-se primordialmente por diarreia aquosa intensa e prolongada, a qual pode durar de dias a semanas. Os sintomas ainda podem incluir anorexia, edemaciação, perda de peso, cólicas gástricas, vômitos e febre.

Diagnóstico

Os exames parasitológicos de fezes, executados na rotina dos laboratórios, podem não identificar os oocistos, por causa da escassa quantidade de oocistos imaturos eliminados. Embora seja possível visualizá-los na microscopia convencional, com o auxílio da microscopia de fase, a utilização de corantes ácido-fixadores modificados ou a autofluorescência com microscopia epifluorescente de ultravioleta constituem técnicas que facilitam o diagnóstico laboratorial da infecção, esta última tão sensível quanto a técnica de reação em cadeia da polimerase (PCR, do inglês *polymerase chain reaction*), considerada a mais eficiente para detectar o agente.

Os médicos deverão considerar a possibilidade de *Cyclospora* quando diante de quadros diarreicos crônicos de longa duração, atentando para o fato de que é necessário alertar o laboratório para que proceda ao exame com meticulosidade ou utilize técnicas microscópicas mais sensíveis que a microscopia convencional.

Controle

Por se tratar de uma infecção veiculada por produtos vegetais, sobretudo frutas e hortaliças cruas, a higienização antes do preparo ou do consumo deve ser executada com todo o rigor, embora essa prática nem sempre seja suficiente para eliminar totalmente o risco de transmissão do agente.

Tratamento

Os pacientes acometidos por infecção provocada pela *C. cayetanensis* devem ser submetidos a tratamento com a utilização de trimetoprima/sulfametoxazol, na dose de dois comprimidos, com 80 e 400 mg, respectivamente, dos princípios ativos, a cada 12 horas, por até 14 dias.

CRIPTOSPORIDIOSE

A criptosporidiose é causada pelo *Cryptosporidium parvum*, protozoário patogênico para aproximadamente quarenta espécies de mamíferos, incluindo o homem, e uma ampla variedade de répteis e aves.

A criptosporidiose é uma doença considerada autolimitante nos indivíduos imunocompetentes, mas é um problema extremamente sério para os imunocomprometidos, principalmente os portadores do vírus da imunodeficiência adquirida (HIV) ou acometidos pela síndrome da imunodeficiência adquirida (Aids), os quais constituem um grupo de alto risco no que se refere à possibilidade de contrair infecções intestinais veiculadas por água e alimentos.

Características do agente

É um coccídio intracelular obrigatório que realiza o ciclo de vida completo em um único hospedeiro.

Cada oocisto esporulado contém quatro esporozoítos. Os oocistos são altamente resistentes ao ambiente natural e podem permanecer viáveis por vários meses quando mantidos em locais frios e úmidos. Temperaturas superiores a 60 °C ou inferiores a –20°C são letais para os oocistos.

Epidemiologia

A infecção apresenta distribuição mundial. A via oral-fecal é a mais importante, embora a transmissão indireta pelos alimentos e pelo leite seja suspeita. O protozoário é considerado um dos agentes da diarreia do viajante.

Com base nos diversos aspectos considerados, podem-se resumir os modos de transmissão mais comuns do *C. parvum* em saúde pública:

- De animais vertebrados ao homem – natureza zoonótica.
- De pessoa a pessoa.
- Por meio da água potável, inclusive de poços artesianos e da rede tratada, além das utilizadas em piscinas.
- Nosocomial, adquirida por pacientes de hospitais.
- Alimentar, talvez a condição menos frequente, pelo consumo de leite e suco de maçã não pasteurizados e produtos hortifrutigranjeiros contaminados.

Quadro clínico

A evolução clínica da infecção depende do estado imune do paciente. Nos imunocompetentes o protozoário primariamente parasita o epitélio intestinal e, após um período de incubação de 6 a 14 dias, provoca diarreia, às vezes acompanhada por muco, mas raramente com sangue. Os sintomas típicos perduram de 9 a 23 dias; a doença é autolimitante.

Nos imunocomprometidos a diarreia é profusa e aquosa, registrando-se até 71 evacuações diárias, o equivalente a mais de 17 litros de perda de líquido por dia. Os sintomas podem durar mais de 30 dias.

Diagnóstico

A eliminação dos oocistos geralmente persiste além do estágio diarreico. O diagnóstico da infecção requer a identificação dos oocistos nas fezes dos pacientes. Para tal, utilizam-se métodos de coloração que incluem procedimentos modificados de ácido-fixação, coloração negativa e flutuação em açúcar.

Controle

As boas práticas de higiene constituem a base fundamental para o controle da criptosporidiose, uma vez que em saúde pública a principal via de transmissão é a oral-fecal. Isso se aplica diretamente aos manipuladores de alimentos. Com relação à água, esse é um aspecto de difícil solução, uma vez que, mesmo tratada, ela ainda pode oferecer risco à população. A medida mais adequada, nessas circunstâncias, é manter a água de abastecimento sob permanente monitoração, com o objetivo de identificar a presença do protozoário. Deve-se evitar, sempre que possível, a ingestão de água proveniente de fontes naturais desconhecidas.

Nos hospitais, é fundamental que os padrões de higiene sejam seguidos com rigor e que haja permanente supervisão sobre as equipes em contato direto com os pacientes.

Tratamento

A nitazoxanida, comercializada no Brasil como Annita, é um antiparasitário de amplo espectro indicado para tratamento de todas as espécies de *Criptosporidium* de acometimento em humanos.

GIARDÍASE

A *Giardia lamblia*, agente etiológico da giardíase, é um protozoário flagelado encontrado principalmente na água, mas que também pode ser recuperado a partir de amostras de solo, alimentos e de superfícies.

A giardíase humana ocorre às expensas da ingestão de cistos do parasita, os quais correspondem às formas de resistência ao ambiente e aos estágios infectantes.

Características do agente

A giardíase é associada, com maior frequência, ao consumo de água contaminada. Todavia, há relatos de surtos comprovadamente relacionados com a ingestão de alimentos preparados por manipuladores infectados ou contaminados com as formas infectantes do protozoário. Alimentos vegetais ingeridos crus merecem atenção especial, sobretudo por poderem ser lavados com águas contaminadas ou manuseados por manipuladores sem asseio.

Os pacientes eliminam diariamente nas fezes mais de $9,0 \times 10^8$ cistos, os quais são capazes de sobreviver por até três meses, por exemplo, no lodo do esgoto. Condições de umidade e temperatura não elevada favorecem a sobrevivência do protozoário.

A dose infectante do parasita é muito pequena, pois a ingestão de uma única célula pode causar a manifestação clínica da infecção.

Epidemiologia

A doença é altamente contagiosa e agravada quando as condições higiênicas são precárias, particularmente nos locais de habitação coletiva.

A infecção é mais prevalente em crianças do que em adultos. Afeta mais os homens homossexuais, tanto HIV-positivos como HIV-negativos, em decorrência da transmissão sexual. A doença é comum em creches, especialmente naquelas em que há crianças que ainda usam fraldas.

No Brasil, a *Giardia* spp. oferece o mesmo risco para todas as camadas da população, sobretudo para os residentes em áreas com saneamento ambiental precário, por causa do consumo de água não tratada. No entanto, como esse protozoário pode ser transmitido pelo consumo de saladas preparadas com vegetais crus, que podem provir de plantações com práticas agrícolas deficientes, mesmo em áreas com saneamento adequado o homem está sujeito ao risco de contrair a infecção.

Quadro clínico

Após uma semana da ingestão dos cistos, a giardíase pode se manifestar por meio de diarreia, o sintoma mais característico da infecção. Outros sintomas frequentes, paralelos à diarreia, são cólicas abdominais e náuseas, as quais podem conduzir à perda de peso e à desidratação. Ocorrem, ainda, distensão abdominal, fadiga, febre e vômitos. Contudo, nem todos os infectados manifestam sintomas. O quadro clínico persiste por 1 a 2 semanas na maioria dos casos, podendo se prolongar por 4 a 6 semanas, mas nas pessoas com infecção crônica pode perdurar por meses ou anos. Os casos crônicos, mais comuns em adultos que em crianças, são de difícil tratamento tanto nos imunocompetentes como nos imunocomprometidos.

Diagnóstico

O prolongamento do quadro diarreico é um sinal de alerta importante para o médico, sobretudo nos imunocompetentes, devendo-se encaminhá-los para exames complementares, principalmente de fezes. A idade também é relevante, uma vez que a infecção é mais frequente em crianças.

A doença é diagnosticada classicamente a partir da identificação, por microscopia comum, do microrganismo em esfregaços corados de matéria fecal: os cistos aparecem nas fezes 3 a 4 semanas após a infecção.

Controle

As boas práticas de higiene e manipulação constituem medidas de extrema importância para a redução do risco de infecção por meio da ingestão de alimentos, em especial os destinados a saladas. Em relação à água utilizada para consumo ou preparo de alimentos, considerando que o agente pode ser encontrado mesmo em água tratada, ela deve ser fervida caso haja suspeita quanto à qualidade higienicosssanitária ou se for destinada a imunocomprometidos.

Tratamento

Os medicamentos considerados mais eficazes para o tratamento da giardíase são o metronidazol, na dose de 250 mg, 3 vezes ao dia, durante 5 dias; e a nitazoxanida, anti-helmíntico antiparasitário de amplo espectro, na dose de 7,5 mg por kg, a cada 12 horas, por 3 dias.

PROTOZOOSES RELATADAS COMO DE MENOR INCIDÊNCIA

Isospora belli e *Balantidium coli* também são protozoários que, embora de menor incidência nos seres humanos, podem causar quadros clínicos graves, a partir da transmissão oral-fecal, mediante seus cistos, como forma principal de contágio, os quais se localizam, respectivamente, no cólon e nas porções superiores do intestino delgado.

Os casos de isosporíase humana são geralmente assintomáticos, todavia alguns pacientes podem apresentar febre, diarreia e cólicas abdominais.

Quando a doença acomete pessoas com sistema imunológico comprometido, sobretudo portadores do HIV ou da Aids, essas manifestações tornam-se crônicas. O diagnóstico laboratorial é realizado mediante a pesquisa de oocistos do protozoário nas fezes. Os pacientes devem ser submetidos ao cotrimoxazol ou à associação de sulfametoxazol mais trimetoprima, durante 10 dias, sob esquema profilático mantido ao longo de 3 semanas.

Nos casos de balantidiose, a infecção caracteriza-se por anorexia, náuseas, vômitos, febre e diarreia ou disenteria, caracterizada pela presença de muco, pus e sangue nas fezes. Nos casos graves, as complicações maiores são desidratação e hemorragias intestinais. A doença pode assumir forma crônica. No exame coprológico dos pacientes podem ser vizualizados os trofozoítos e/ou cistos do protozoário. Para tratamento das infecções são recomendados de 30 a 50 mg/kg/dia de tetraciclina, durante 10 dias alternados, para adultos; ou 20 mg/kg/dia de metronidazol, por 7 dias, para crianças.

Desse modo, água e alimentos contaminados por matéria fecal são as principiais fontes de contaminação para os seres humanos em qualquer faixa etária. Nos estabelecimentos de refeições coletivas, caixas de água impropriamente higienizadas e manipuladores mal instruídos, que adotam más práticas de higiene pessoal, são os fatores preponderantes para a disseminação dos protozoários e sua persistência no ambiente, sobretudo pelas características de cronicidade dos quadros infecciosos. Assim, para esses patógenos, a prevenção também pode ser conseguida mediante a adoção dos princípios básicos de higiene e dos cuidados de ingestão de água e alimentos.

O hábito de lavar as mãos exerce papel fundamental, ao impedir a disseminação da infecção para outras pessoas e dificultar a contaminação de roupas, superfícies e utensílios compartilhados no mesmo ambiente de trabalho ou de lazer.

CONCLUSÕES

Como se pôde constatar ao longo do texto, apesar de os protozoários analisados não se multiplicarem nos alimentos, eles os alcançam por meio do contato com mãos ou águas contaminadas, em geral procedentes de locais com precário saneamento ou mesmo sua total inexistência, como sucede na maioria dos ambientes naturais.

Basicamente, o controle repousa, de um lado, na educação ambiental, na qual são traçadas normas visando à proteção dos mananciais aquíferos e, de outro, na educação sanitária de todos os envolvidos na esfera de alimentos, desde a produção de matérias-primas, armazenamento e distribuição, para depois serem processados nas diversas unidades de alimentação, domésticas ou profissionais. Nesse conjunto de medidas, não se deve minimizar a importância do ser humano como partícipe do processo, seja como manipulador, seja como consumidor.

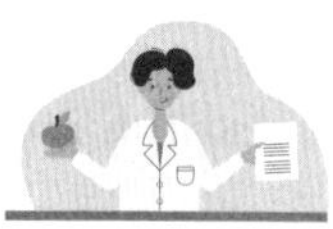

BIBLIOGRAFIA

Acha PN, Szyfries B. Zoonosis y enfermedades transmisibles comunes al hombre y a los animales. v. 3. 3. ed. Washington: Organización Panamericana de la Salud; 2003 (Publicación Científica y Técnica n. 580).

Britto LL. Fatores de risco para anemia por deficiência de ferro em crianças e adolescentes parasitados por helmintos intestinais. Rev Panam Salud Publica. 2003;14(6):422-31.

de Almeida BL, Silva DV, do Rosário MS, Gonçalves BSD, Nunes MG, Ney ALCM, et al. Biliary ascariasis and severe bacterial outcomes: report of three cases from a paediatric hospital in Brazil. Int J Infect Dis. 2020;5:115-7.

Denadai W. Aspectos da prevalência de enteroparasitoses em crianças do bairro Santo André, Vitória-ES. [Tese]. São Paulo: Universidade de São Paulo; 2005.

Gamboa MI, Kozubsky LE, Costas ME, Garraza M, Cardozo MI, Susevich ML, et al. Asociación entre geohelmintos y condiciones socioambientales en diferentes poblaciones humanas de Argentina. Rev Panam Salud Pública. 2009;26(1):1-8.

Leite LM, Waissmman W. Enteroparasitoses em pacientes ambulatoriais portadores de HIV/AIDS e abastecimento domiciliar de água. Rev Cienc Med. 2004;13(4):363-9.

Maldonado Espinosa MF, Gudiño Villarreal NA, Casañas Nuela CR, Yanez Guaita IC. Abdomen agudo obstructivo por Áscaris lumbricoides. A propósito de un caso. Recimundo. 2020;6(1):210-6.

Misra SP, Dewivedi M. Clinical features and management of biliary ascariasis in a non-endemic area. Postgrad Med J. 2000;76(891):29-32.

Mukhopadhya NN. Evaluation, diagnosis and treatment of ascariasis: an updated review. In: Dogan N. Roundworms-a survey from past to present. 2023.

Ogath H, Tsuji H, Hizawa K, Suzuki N, Fujishima M. Multilocular pyogenic hepatic abscess complicating ascaris lumbricoides infestation. Intern Med. 2000;39(3):228-30.

Portela EHR, Correia JPC. Ascaridíase biliar complicada: manifestações clínicas e intervenções cirúrgicas. [TCC]. Brasília: Centro Universitário do Planalto Central Apparecido dos Santos; 2021. 24f.

Scolari C, Torti C, Beltrame A, Matteelli A, Castelli F, Gulletta M, et al. Prevalence and distribution of soil-transmitted helminth (STH) infections in urban and indigenous schoolchildren in Ortigueira, State of Parana, Brasil: implications for control. Trop Med Int Health. 2000;5(4):302-7.

Silva PF, Cavalcanti IM, Irmão JI, Rocha FJ. Common beach sand contamination due to enteroparasites on the southern coast of Pernambuco State, Brazil. Rev Inst Med Trop São Paulo. 2009;51(4):217-8.

Uuchôa CMA, Lobo AGB, Bastos OMP, Matos AD. Parasitoses intestinais: prevalência em creches comunitárias da cidade de Niterói, Rio de Janeiro – Brasil. Rev Inst Adolfo Lutz. 2001;60(2):97-101.

Vitoria MAA, Moura VTL, De Oliveira MS. Parasitoses intestinais. In: Rocha, MOC, Pedroso ERP. Fundamentos em infectologia. Rio de Janeiro: Rubio; 2009.

Wu ML, Jones VA. Ascaris lumbricoides. Arch Pathol Lab Med. 2000;124(1):174-5.

13

Doença de Chagas transmissível por alimentos

Pedro Manuel Leal Germano
Maria Izabel Simões Germano

INTRODUÇÃO

A doença de Chagas (DC) ou tripanossomíase americana é uma zoonose clássica de transmissão vetorial, cujos aspectos da epidemiologia – agente etiológico, vetor, modo de transmissão e reservatórios na natureza – foram descritos por Carlos Chagas.

Limitada às Américas, a manifestação clínica, geralmente de evolução crônica, é provocada pelo *Trypanosoma cruzi*, protozoário flagelado da superclasse Mastigophora, transmitido por triatomíneos.

Entre os inúmeros meios de transmissão da DC – que incluem a picada pelo inseto infectado, as transfusões de sangue, as infecções acidentais em laboratórios, os transplantes de órgãos e a forma congênita –, a transmissível por alimentos, embora de incidência excepcional, é preocupante. As frutas podem ser contaminadas pelas fezes dos insetos infectados e consumidas sem prévia lavagem, em geral nas áreas endêmicas. Os caldos de cana obtidos por moagem dos caules não higienizados das gramíneas em equipamentos desgastados e sujos podem incorporar fragmentos ou partes do corpo dos insetos infectados, transformando-se em verdadeiros *pools* de tripanossomas. Dependendo do local de comercialização, esses produtos poderão atingir grande número de pessoas, inclusive crianças, com consequências nefastas.

Em saúde pública, a DC, qualquer que seja a modalidade de transmissão, apresenta grande importância, especialmente para populações rurais das áreas endêmicas, em decorrência da elevada prevalência e das altas taxas de morbidade e mortalidade. De fato, essa zoonose situa-se entre as entidades vinculadas ao subdesenvolvimento sociocultural e econômico, estando intimamente relacionada às más condições de habitação, ao subemprego, à falta de terra e à carência de bens de produção.

EPIDEMIOLOGIA

O *T. cruzi*, agente etiológico da doença, é encontrado nos mais diversos tipos de hospedeiros vertebrados – seres humanos, animais domésticos e silvestres – completando o ciclo biológico em hospedeiros invertebrados, os triatomíneos hematófagos.

A DC é endêmica em 21 países das Américas, e 75 milhões de pessoas estão em risco de contrair a doença. Nas Américas, 30 mil novos casos de DC e 10 mil mortes são relatados a cada ano. Salienta-se, ainda, que grande parcela dos casos devem-se à transmissão de mãe para filho.

A mais alta prevalência da infecção, veiculada por triatomíneos, ocorre nas populações das áreas rurais e periurbanas, embora sua distribuição não seja uniforme, pois depende da presença do vetor, que este seja domiciliado e que a habitação favoreça o contato íntimo do homem com o vetor.

Surtos provocados pela ingestão da forma infectante do *T. cruzi* em humanos por via oral foram registrados no Brasil, predominantemente na região amazônica e nos estados do Pará e Paraíba, e no sul do país, no Rio Grande do Sul e Santa Catarina.

As espécies semidomiciliadas, por outro lado, pressionadas por alterações do ambiente natural, em maior ou menor grau, invadiram e formaram colônias nos domicílios. São encontradas também nas propriedades rurais, no interior de palheiros, depósitos de frutas, cana-de-açúcar, cereais e sacarias. No Brasil constituem exemplos os *Triatoma sordida*, *T. brasiliensis* e *T. pseudomaculata*. As maiores ocorrências dos triatomíneos são:

- *Triatoma infestans*: Rio Grande do Sul, Paraná, São Paulo, Minas Gerais e Bahia.
- *Triatoma sordida*: São Paulo, Minas Gerais e Bahia.
- *Panstrongylus megistus*: regiões Nordeste, Centro-Oeste e Sul.
- *Triatoma brasiliensis*: região Nordeste.
- *Triatoma pseudomaculata*: região Nordeste.

RESERVATÓRIOS

Conhecem-se aproximadamente 150 espécies de mamíferos suscetíveis ao *T. cruzi*, desde marsupiais, como o gambá, até os primatas.

Outros animais que podem albergar naturalmente o *T. cruzi* são cães, gatos, roedores, morcegos, coelhos e lebres. Esses animais, na dependência da região considerada, podem apresentar níveis de prevalência elevados e, por isso, propiciam boas condições para a manutenção do vetor na natureza. As aves, por sua vez, embora refratárias à infecção, são importantes para a preservação dos triatomíneos que delas se aproveitam para fazer seus repastos de sangue.

MECANISMOS DE TRANSMISSÃO

O homem e os animais, em condições naturais, contraem a infecção pela penetração do *T. cruzi*, eliminado nas fezes de triatomíneos, junto à microferida provocada na pele pelo aparelho bucal do vetor imediatamente após o repasto sanguíneo. Algumas espécies de vetores, sobretudo o *T. infestans*, defecam enquanto sugam o sangue de suas vítimas. A inflamação que se segue acarreta prurido local e a reação do hospedeiro ao coçar a região afetada propicia a contaminação da microferida. Uma vez ultrapassada a barreira da pele, o parasita alcança a corrente circulatória, atingindo diversos órgãos do hospedeiro, sobretudo coração, esôfago e intestino, provocando, ao longo do tempo, lesões de intensidades variáveis.

A infecção pode ainda ser contraída por meio do aleitamento materno e das vias digestivas – alimentos contaminados com fezes de vetores – e transplacentária. Os acidentes laboratoriais constituem outro tipo menos frequente de mecanismo de transmissão, ao lado dos transplantes de rins.

Com a migração das populações rurais para as grandes cidades, contudo, a infecção passou a ser transmitida por transfusões de sangue, dentro do ambiente hospitalar, caracterizando a urbanização da doença e constituindo um sério problema de saúde pública. Outra forma de transmissão, esporádica, mas grave, é a provocada pela ingestão acidental de frutas contaminadas com fezes do vetor ou triatomíneos infectados triturados. Essa modalidade coloca a DC na lista de doenças transmissíveis por alimentos.

FORMAS CLÍNICAS

Qualquer que seja a via de transmissão do *T. cruzi* para o homem, a infecção pode ser sintomática ou assintomática, sendo possível, em ambos os casos, com procedimentos adequados, detectar o parasita e/ou os anticorpos específicos.

O período de incubação da DC transmitida pelo vetor é, em média, de 4 a 10 dias. Nos casos originados a partir de transfusões de sangue, porém, esse período é maior, variando de 20 a 40 dias. De modo geral, reconhecem-se três fases bem distintas da doença: a aguda (inicial, rápida); a indeterminada; e a crônica (tardia), admitindo-se diferentes formas do processo em cada fase.

No entanto, nos casos provocados pela ingestão de grande número de vetores, presentes em frutas ou cana-de-açúcar, moídos ou triturados, os casos são de natureza aguda, não importando a idade, e podem ter evolução fatal em poucos dias.

A DC subclínica ou indeterminada persiste em pelo menos 30% dos chagásicos por toda sua vida. Os indivíduos nessas circunstâncias apresentam sorologia positiva para o *T. cruzi*, mas não manifestam sintomas nem têm nenhum tipo de lesões viscerais, estando aptos para quase todas as tarefas profissionais. A fase aguda é observada com maior frequência nos indivíduos de 15 a 20 anos de idade, sendo mais grave em crianças de até 5 anos e pode ser causa de óbito.

Os "sinais de porta de entrada", ou chagomas, são lesões cutaneomucosas provocadas pelo vetor e são encontradas em 60 a 80% dos casos agudos. O sinal de Romaña, ou complexo oftalmoganglionar, é o mais típico e importante; compreende o edema indolor das pálpebras de um dos globos oculares, com reação conjuntival e linfonodular satélite. Os demais chagomas podem ser encontrados em qualquer região da pele.

A evolução da fase aguda geralmente é benigna, com remissão gradativa do quadro entre 30 e 90 dias. A letalidade oscila de 2 a 7%. O diagnóstico da infecção chagásica durante essa fase é de extrema importância, pois possibilita o tratamento específico do paciente no período em que as drogas tripanossomicidas são mais eficazes.

A cardiopatia crônica chagásica, em aproximadamente 60% dos pacientes, é a lesão mais grave e pode conduzir à insuficiência cardíaca congestiva, a arritmias e a distúrbios de condução, bem como a fenômenos tromboembólicos, de hipoatividade miocárdica e isquêmicos. Também são importantes as megavísceras, principalmente esôfago e cólon.

DIAGNÓSTICO

O exame clínico de indivíduos com sintomas, quer da forma aguda, quer da forma crônica da DC, expostos ao risco de infecção, em qualquer momento de sua vida, possibilita um diagnóstico preventivo, havendo, contudo, a necessidade de provas complementares para sua confirmação.

Nas formas agudas, o parasita pode ser encontrado no sangue dos pacientes por meio de diferentes técnicas: exame a fresco, gota espessa, método de Strout e esfregaço sanguíneo corado.

A biópsia de linfonodos e músculos não constitui procedimento de rotina, mas pode ser aconselhada quando ocorrerem adenopatias febris. A sensibilidade da prova depende do miotropismo periférico da cepa.

O xenodiagnóstico consiste na reprodução artificial do ciclo do parasita na natureza, mediante a utilização de triatomíneos, criados em cativeiro e livres do parasita, colocados em caixas especiais fixadas à pele dos antebraços e das panturrilhas do paciente suspeito por 30 minutos. A análise posterior dos insetos revela se existe infecção.

A hemocultura, nas formas crônicas, é superior ao xenodiagnóstico, obtendo-se níveis de 55% de sensibilidade.

A inoculação em animais suscetíveis é utilizada preferencialmente em casos agudos e, sobretudo, em trabalhos experimentais, visando ao isolamento de cepas de tripanossomo.

Os procedimentos imunológicos têm indicação maior nas formas crônicas. A prova de imunofluorescência indireta é a que possibilita resultados mais precoces, 3 a 4 semanas antes que haja a fixação de complemento (prova de Machado-Guerreiro), hemaglutinação indireta e aglutinação direta. Quaisquer dessas provas apresenta em torno de 96% de sensibilidade e 97% de especificidade. Contudo, a Organização Mundial da Saúde (OMS) adota como critério para definir o diagnóstico os resultados de duas provas sorológicas diferentes, praticadas sobre a mesma amostra de soro de um paciente.

O eletrocardiograma e a radiologia são métodos auxiliares na avaliação da extensão das alterações provocadas pela doença.

TRATAMENTO

A fase crônica da infecção não é passível de remissão, pois os danos provocados em órgãos viscerais, principalmente ao coração e ao sistema nervoso, são irremediáveis. Para as demais condições provocadas pelo parasita, a única alternativa é recorrer a tratamento paliativo, na tentativa de fornecer melhor qualidade de vida aos pacientes.

ASPECTOS SOCIAIS

A participação do homem na cadeia epidemiológica da DC inicia-se quando o protozoário invade e modifica o ambiente silvestre. Infelizmente, essa situação, que teve origem no Brasil colonial, perdura até hoje e é típica nas regiões de maior endemicidade da DC.

Os núcleos populacionais assim originados ainda vivem em condições econômicas miseráveis, caracterizando-se pelo baixo padrão sociocultural. São constituídos, na grande maioria, por meeiros, boias-frias ou empregados sem-terra. A precariedade da habitação, a cafua de pau a pique com suas paredes de barro cheias de frestas e cobertas de sapê ou capim, onde os triatomíneos podem encontrar abrigo, é comum nesse tipo de sociedade.

A mecanização da lavoura e a industrialização dos centros urbanos, em oposição às dificuldades do homem do campo, foram os responsáveis pelo êxodo rural em direção às grandes cidades a partir dos anos de 1970. O custo social desse êxodo, em relação à epidemiologia da DC, teve seu reflexo imediato na saúde pública a partir do momento em que imigrantes chagásicos passaram a doar sangue em troca de remuneração, sobretudo nas cidades mais progressistas do país.

SUCOS DE POLPA DE FRUTA E CALDO DE CANA COMO FONTES DE CONTAMINAÇÃO

Depois que a contaminação de alimentos se tornou a principal forma de transmissão da DC no Brasil, muitas pesquisas passaram a ter como alvo esse tipo de infecção. Tais estudos apontaram que 70% dos casos agudos dessa doença são resultado da transmissão por alimentos, principalmente açaí e caldo de cana. Com base nessas evidências, o protocolo mais usado nos estudos de infecção oral realizados com animais pode estar longe de reproduzir o que ocorre no corpo humano – pelo menos, mais do que os cientistas acreditavam até agora.

Nos últimos anos, o país passou a registrar surtos de quadros agudos de DC em diferentes estados, principalmente na região amazônica. A importância da transmissão oral da infecção foi constatada nessas situações.

O consumo de sucos batidos, como o de açaí, ou do caldo de cana, foi identificado em diversos casos como origem da doença, porque barbeiros (vetores ao agente) são triturados acidentalmente com as bebidas. Deve-se destacar que o mesmo sucede com diferentes frutos populares na Amazônia.

Quando essas matérias-primas atingem os centros comerciais, os cuidados de manejo são mais adequados, a fim de evitar a recusa dos consumidores diante de produtos deteriorados e/ou sujos. Contudo, nos quiosques improvisados, o armazenamento é grosseiro e, no momento de preparar um suco de frutas ou um caldo de cana, não há qualquer tipo de cuidado, por desconhecimento total de perigos à saúde pública e por não se dispor de condições mínimas de higiene. O alerta de possível surto de DC na Bahia, ocorrido em julho de 2023, provavelmente envolveu suco de frutas ou caldo de cana.

Vale considerar que o aprimoramento dos laboratórios regionais de vigilância sanitária da região Norte possibilitou o diagnóstico da infecção com maior confiabilidade, o que gerou como resultado o aumento significativo da notificação de casos de DC transmitida por alimentos. Por isso, a região amazônica continua sendo considerada a mais acometida pela doença, a partir do consumo de açaí *in natura* ou processado de modo artesanal em péssimas condições de higiene, apesar de todas as campanhas educativas promovidas pelas vigilâncias estaduais e pela própria Agência Nacional de Vigilância Sanitária (Anvisa).

CONCLUSÕES

A DC era uma enzootia silvestre, que se transmitia na natureza apenas entre animais silvestres e artrópodes triatomíneos. As modificações introduzidas pelo homem no ambiente silvático para a exploração do solo conferiram à tripanossomíase americana o caráter atual de antropozoonose.

A domiciliação dos triatomíneos deu-se, em princípio, como consequência da destruição dos ecótopos e da redução da fauna silvestre, provocada pelo desflorestamento irracional e predatório e, em seguida, pela existência de habitações que reuniam condições ideais para o abrigo desse artrópode. Os animais domésticos e o homem, em uma terceira etapa, passaram a constituir suas fontes de alimento, possibilitando ao *T. cruzi* a manutenção de seu ciclo biológico.

A DC transfusional, por outro lado, constitui o elemento final de toda uma problemática gerada para a zona tanto rural como urbana, por uma estrutura social em que a exploração do ser humano atingiu seu ponto mais elevado.

Em alguns estados do país, a DC está sob controle, sobretudo nas áreas consideradas endêmicas; porém, a modalidade urbana, apesar do controle dos bancos de sangue sobre os doadores, ainda representa um risco elevado para a população suscetível.

Com base nesses eventos, a Anvisa intensificou o controle da DC para garantir a segurança dos produtos oferecidos aos consumidores, especialmente sucos preparados com polpa de frutas e caldo de cana, disciplinado pela Resolução RDC n. 218, de 29 de julho de 2005, que dispõe sobre o Regulamento Técnico de Procedimentos Higiênicossanitários para Manipulação de Alimentos e Bebidas Preparados com Vegetais.

Preconizam-se as seguintes ações:

1. Medidas de vigilância sanitária para controle de monitoramento de alimentos.
2. Investigação entomológica em casos suspeitos ou positivos de contaminação oral.
3. Posicionamento da fonte de iluminação distante dos equipamentos de processamento de alimentos para evitar contaminação ambiental de vetores atraídos pela luz.
4. Educação e capacitação de todos os que manipulam alimentos.
5. Cozimento dos alimentos acima de 45 °C.

É importante que a população evite consumir qualquer tipo de produto alimentício de origem duvidosa e/ou bebidas não industrializadas, em pontos de venda não confiáveis. Deve-se atentar para a procedência dos alimentos, sobretudo os artesanais, sendo desejável informar-se sobre as condições de processamento, assim como sobre a existência de licença sanitária.

No entanto, o grande problema diz respeito àquelas regiões em que o consumo de polpas consideradas de alto risco – como o açaí, no qual o vetor encontra refúgio e pode se nutrir – apresentam importância econômica, seja para o mercado interno, seja para o externo. Destaca-se que, para as populações nativas, o valor nutritivo do açaí tem papel relevante em sua dieta, e o fato de o colherem na natureza, sem necessidade de sobrecarregar o insuficiente orçamento doméstico, não pode ser ignorado pelas autoridades sanitárias.

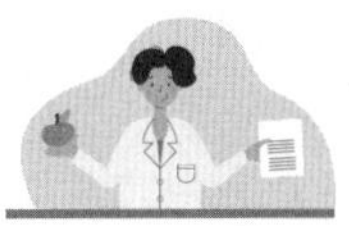

BIBLIOGRAFIA

Acha PN, Szyfries B. Zoonosis y enfermedades transmisibles comunes al hombre y a los animales. v. 3. 3. ed. Washington: Organización Panamericana de la Salud; 2003 (Publicación Científica y Técnica n. 580).

Agência Fiocruz de Notícias. 70% dos casos agudos da doença de Chagas no Brasil são resultado da transmissão por alimentos como açaí e caldo de cana. [citado em 23 nov. 2023]. Disponível em: http://www.ibes.med.br/70-dos-casos-agudos-de-doenca-de-chagas-no-brasil-sao-resultado-da-transmissao-por-alimentos-como-acai-e-caldo-de-cana/#

Albuquerque JB, Santos DS, Pérez AR, Berbert LR, van-Vliet LS, Oliveira DF, et al. Trypanosoma cruzi infection through the oral route promotes a severe infection in mice: new disease form from an old infection? PLoS Negl Trop Dis. 2015;9(6):e0003849.

Arcoverde CAC. Surtos de doença de Chagas de provável transmissão oral: uma análise de possibilidades. Sociedade Brasileira de Análises Clínicas. Portal QualiNews, 2005. [citado em set. 2005]. Disponível em: http://www.sbac.org.br/pdfs/surtos_doen%E7a_chagas.pdf

Centers for Disease Control and Prevention (CDC). American trypanosomiasis. [acesso em 23 nov. 2023]. Disponível em: https://www.cdc.gov/dpdx/trypanosomiasisamerican/index.html

Costa MMR, Costa ES, Vilaça DHV, Silva GO, Pires LP, Carvalho WSG, et al. Doença de chagas: tendência epidemiológica por regiões do Brasil. Braz J Health Rev. 2018;1(1):252-9.

Gonçalves Felix EB, de Moraes Ferreira CM, Santos LA, Teotonio SLG, Feitosa PWG, Porto AO. Doença de Chagas no Brasil: estudo transversal com base nos dados referentes ao período de 2017-2-18. Revista Interfaces: Saúde, Humanas e Tecnologia. 2020;8(2):561-70.

Lemos de Souza Macedo T, Marques dos Santos SC, Baptista dos Reis Rosa R, Moreira Vieira P, Teixeira dos Santos C, Picone Borges de Aragão I. Análise do perfil epidemiológico da Doença de Chagas no Brasil. Período entre 2001 e 2018. Rev Saúde. 2021;12(3):42-9.

Mendonça RM, Rocha AM, Andrade MS, Silva, ABS. Doença de Chagas: serviço de referência e epidemiologia. Revista Brasileira em Promoção Da Saúde. 2020;33.

Parente MF, Silva TR, Henriques RM, Siravenha L. Q. Cenário epidemiológico da Doença de Chagas no Estado do Pará, Brasil. Braz J Health Rev. 2020;3(1):1223-34.

Porfírio DM, Lobato ESD, Trindade GP, Filho GGA, Alves JV, Ladislau KP, et al. Prevalência de doença de Chagas em idosos no estado do Pará: uma análise retrospectiva. Braz J Health Rev. 2020;3(4):9142-52.

Rocha BC, Pureza DY, Trindade JF, Menezes RAO, Andrade RF. Doença de Chagas no Amapá: perfil dos casos confirmados no período de 2010 a 2020. REAS. 2023(3):1-14.

14

Toxoplasmose

Pedro Manuel Leal Germano
Maria Izabel Simões Germano

INTRODUÇÃO

A toxoplasmose é uma protozoose considerada uma infecção universal, de caráter zoonótico, cujo agente etiológico é o *Toxoplasma gondii*. Além do homem, acomete quase todas as espécies animais, incluindo tanto mamíferos domésticos e silvestres como as aves, os anfíbios, os répteis e os peixes.

Em saúde pública, a infecção assume relevante importância em razão da gravidade com que se manifesta na forma congênita de transmissão, bem como pelo fato de ser fatal para indivíduos imunocomprometidos.

A infecção humana tem origem no consumo de alimentos de origem animal, primordialmente carnes e leite crus. A real prevalência de casos de toxoplasmose provocados por alimentos é desconhecida; contudo, sabe-se que é elevada, uma vez que levantamentos epidemiológicos realizados com diversos tipos de populações, em diferentes regiões do globo, revelaram altos percentuais de indivíduos com anticorpos contra o *T. gondii*.

CARACTERÍSTICAS DO AGENTE

O *T. gondii* é um protozoário intracelular obrigatório, cujo ciclo biológico apresenta uma fase enteroepitelial, de ocorrência exclusiva nos felinos domésticos e silvestres, e outra extraintestinal, sistêmica ou generalizada, comum aos felinos e a todas as demais espécies animais, inclusive o homem.

Na fase enteroepitelial, ocorre na mucosa intestinal a reprodução sexuada do agente com a formação de oocistos, posteriormente eliminados nas fezes. Na dependência das condições ambientais de temperatura e umidade, os oocistos levam de 1 a 21 dias para se tornarem infectantes e podem sobreviver por mais de um ano. Cada oocisto maduro contém dois esporocistos com quatro esporozoítos cada.

Os felinos são os únicos hospedeiros definitivos do *T. gondii*, sendo os responsáveis por sua transmissão, enquanto as demais espécies animais, aí compreendida a humana, constituem-se apenas em hospedeiros acidentais ou terminais, as quais, uma vez infectadas, passam a albergar cistos do parasita na intimidade dos tecidos.

EPIDEMIOLOGIA

Na maioria dos países, a prevalência da infecção humana situa-se entre 40 e 50%. No Brasil, esse coeficiente atinge até 80%, dependendo da área estudada. O gato assume importância primordial na cadeia de transmissão, por ser o hospedeiro definitivo do protozoário, eliminando-o nas fezes durante a fase de infecção primária.

O homem pode contrair a infecção acidentalmente por meio da ingestão de oocistos infectantes presentes no solo ou na água, ou de alimentos, sobretudo de origem animal, crus ou mal cozidos, contaminados por diferentes formas do protozoário, cistos ou zoítos.

Todas as espécies animais domésticas, sobretudo as de produção econômica, mamíferos ou aves, infectam-se por rações e água contaminadas com oocistos do *T. gondii*, geralmente oriundos de gatos domésticos. Os gatos, por sua vez, por seu instinto predatório, também podem se infectar a partir da ingestão de roedores e pequenas aves infectados com cistos do parasita. A dose infectante capaz de produzir a manifestação clínica da infecção é estimada em um pouco menos de 100 oocistos.

ALIMENTOS ENVOLVIDOS

Entre os produtos de origem animal, as carnes suína e ovina insuficientemente cozidas (mal passadas), assim como a manipulação de matéria-prima crua, mediante contaminação cruzada, pelo contato com as mãos, superfícies de preparação, recipientes e outros utensílios, são as maiores responsáveis por casos de toxoplasmose de origem alimentar. O leite de cabra cru tem sido frequentemente apontado como responsável por casos de toxoplasmose, tanto em crianças como em adultos.

QUADRO CLÍNICO

A sintomatologia, a evolução e a gravidade da toxoplasmose são variáveis e altamente dependentes da idade, do estado imunológico prévio do paciente e, sobretudo nas mulheres, do estado fisiológico. A fase da vida em que a infecção foi contraída é outro aspecto que merece atenção, podendo ser congênita ou adquirida. Nos imunocompetentes, a infecção poderá ser subclínica, sem manifestação de sinais ou sintomas, enquanto nos imunocomprometidos poderá ser fatal.

TOXOPLASMOSE CONGÊNITA

A manifestação pode ocorrer como doença neonatal ou evidenciar-se nos primeiros meses de vida. Podem ser observadas sequelas ou mesmo haver reativação da infecção congênita não diagnosticada previamente na infância. As infecções subclínicas são frequentes. Estimativas indicam que 5 a 10% morrem, 8 a 10% têm lesões cerebrais ou oftálmicas, 10 a 13% têm danos na visão e muitos dos restantes, 58 a 72%, que não apresentam alterações ao nascimento, posteriormente desenvolvem infecções ativas.

PRIMOINFECÇÃO DURANTE A GESTAÇÃO

No primeiro terço da gestação, 17% dos fetos são atingidos, 80% deles gravemente. No segundo terço, são acometidos 25%, caindo para 30% a proporção de casos graves e, no terço final da gestação, as infecções fetais são inúmeras, porém sem sinais aparentes ao nascer.

Nos recém-nascidos com manifestações graves, destacam-se os sinais sistêmicos, caracterizados por esplenomegalia, icterícia, febre, anemia, hepatomegalia, linfadenopatia, pneumonia e erupções cutâneas. As sequelas adversas são: retardo mental, convulsões, paralisias, distúrbios visuais graves, hidrocefalia, microencefalia e surdez.

TOXOPLASMOSE ADQUIRIDA

A infecção primária caracteriza-se por febre e linfoadenopatia transitória de 2 a 4 semanas pós-infecção, sobretudo dos linfonodos da cadeia cervical posterior, com aumento bilateral, mas sem alteração da consistência e sem supuração. Ocasionalmente, constatam-se mal-estar, fadiga, mialgia, cefaleia e dor de garganta. A imunidade é permanente, coincidindo com o aparecimento de anticorpos com o término da parasitemia. A manutenção do título de anticorpos está aparentemente associada à presença continuada de organismos vivos no interior dos cistos teciduais.

TOXOPLASMOSE ADQUIRIDA POR IMUNODEFICIENTES

Todos os pacientes imunocomprometidos que passam a manifestar sinais de encefalopatias difusas ou de lesões cerebrais podem ser considerados suspeitos de toxoplasmose. Nos pacientes submetidos à quimioterapia, em razão de câncer ou de transplantes, pode-se desenvolver a forma generalizada.

É importante destacar que muitos pacientes são soropositivos antes da imunossupressão, havendo como consequência a recrudescência da infecção subclínica pregressa. Por outro lado, a forma generalizada pode ocorrer em receptores soronegativos, após transplante de órgãos que contenham cistos provenientes de doadores soropositivos.

DIAGNÓSTICO

Os métodos mais utilizados para o diagnóstico da infecção são os sorológicos, destacando-se entre eles a hemaglutinação indireta, a imunofluorescência indireta e a imunoeletroforese.

TRATAMENTO

Em geral, as pessoas imunocompetentes com infecção aguda passam despercebidas por causa da similaridade da sintomatologia com outras doenças de menor gravidade e nem chegam a ser tratadas. Contudo, aquelas com infecção aguda adquirida ou causada por reativação de infecção crônica devem ser medicadas com os fármacos resultantes da associação sulfadiazina-pirimetamina.

As gestantes, quando expostas à infecção aguda, qualquer que seja sua origem, sempre devem ser medicadas, principalmente com espiramicina, para diminuir a oportunidade de infecção fetal. Os imunocomprometidos também devem ser submetidos a tratamento, merecendo, todavia, especial atenção o grupo de portadores do vírus da imunodeficiência adquirida (HIV), para os quais há um protocolo especial considerando dose e tempo de medicação.

PREVENÇÃO

Mãos e superfícies de corte, pias de cozinha e utensílios devem ser muito bem lavados com água e sabão após contato com carne crua ou insuficientemente cozida, para evitar o risco de contaminação cruzada. Evitar ovos crus, bem como leite de cabra *in natura*. Frutas e vegetais devem ser lavados antes da ingestão.

A temperatura de cocção interna de produtos cárneos deve atingir 72 °C durante três minutos. Não se deve experimentar a carne ainda durante a fase de cocção (encruada). Deve-se ter atenção especial aos produtos de origem suína, sobretudo embutidos.

Os gatos de estimação devem ser alimentados exclusivamente com rações ou produtos enlatados especiais e impedidos de exercer a predação de roedores. As caixas sanitárias, utilizadas para destinação de excretas, devem ser limpas todos os dias e desinfetadas regularmente: as excretas devem ser dispostas de modo higiênico. É importante que pessoas dos grupos de risco evitem esse tipo de tarefa, sobretudo as gestantes. Após essas operações, deve-se lavar muito bem as mãos com água e sabão, de preferência antisséptico, e escovar as unhas. O mesmo se aplica para todos os que lidam com gatos, especialmente os de estimação, com os quais o convívio é íntimo.

Em atividades campestres, como acampamentos e piqueniques, entre outros, a água de rios e lagos destinada para o consumo deve ser fervida antes de ser consumida, do mesmo modo que a utilizada para lavar frutas e verduras.

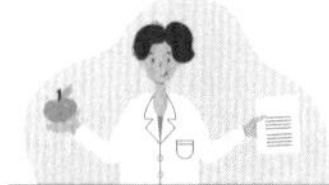

BIBLIOGRAFIA

Acha PN, Szyfres B. Zoonosis y enfermedades transmisibles comunes al hombre y a los animales. v. 3. 3. ed. Washington: Organización Panamericana de la Salud; 2003 (Publicación Científica y Técnica n. 580).

Brasil. Ministério da Saúde. Secretaria de Vigilância das Doenças Transmissíveis. Boletim Epidemiológico. Doenças tropicais negligenciadas. Brasília: Ministério da Saúde; 2021. [citado em 23 nov. 2023]. Disponível em: https://www.gov.br/saude/pt-br/centrais-de-conteudo/publicacoes/boletins/epidemiologicos/especiais/2021/boletim_especial_doencas_negligenciadas.pdf

______. Ministério da Saúde. Secretaria de Vigilância em Saúde. Departamento de Vigilância das Doenças Transmissíveis. Protocolo de Notificação e Investigação: Toxoplasmose gestacional e congênita. Brasília: Ministério da Saúde; 2018. [citado em 23 nov. 2023]. Disponível em https://bvsms.saude.gov.br/bvs/publicacoes/protocolo_notificacao_investigacao_toxoplasmose_gestacional_congenita.pdf

Carellos EV, Caiaffa W, Andrade GMQ, Abreu M, Januário JN. Congenital toxoplasmosis in the state of Minas Gerais, Brazil: a neglected infectious disease? Epidemiol Infect. 2014;142(3):644-55.

Chaves SOC, Diniz DB. Risco potencial da toxoplasmose veiculada por alimentos. Hig Aliment. 2004;18(121):38-41.

Contente APA, Domingues PF, Silva RC. Prevalence of Toxoplasma gondii antibodies in ostriches (Struthio camelus) from commercial breeding facilities in the state of São Paulo, Brazil. Braz J Vet Res Anim Sci. 2009;46(3):175-80.

Cortés LJ. Concordancia entre ELISA e IFI para la determinación de anticuerpos tipo IgG contra Toxoplasma gondii. Infectio. 2009;13(2):76-82.

Deorari AK, Broor S, Maitreyi RS, Agarwal D, Kumar H, Paul VK, Singh M. Incidence, clinical spectrum, and outcome of intrauterine infections in neonates. J Trop Pediatr. 2000;46(3):155-9.

Dias RA, Navarro IT, Ruffolo BB, Bugni FM, Castro MV, Freire RL. Toxoplasma gondii in fresh pork sausage and seroprevalence in butchers from factories in Londrina, Paraná State, Brazil. Rev Inst Med Trop. 2005;47(4):185-9.

Frazão F. Tratamento para toxoplasmose ocular. Tua Saúde › Doenças infecciosas [Internet]. 2016. [citado em mar. 2017]. Disponível em: https://www.tuasaude.com/tratamento-para-toxoplasmose/

Kompalic-Cristo A, Britto C, Fernandes O. Diagnóstico molecular da toxoplasmose: revisão. J Bras Patol Med Lab. 2005;41(4):229-35.

La Fuente Villar BB, Neves ES, Louro VC, Lessa JF, Rocha DN, Gomes LHF, et al.Toxoplasmosis in pregnancy: a clinical, diagnostic, and epidemiological study in a referral hospital in Rio de Janeiro, Brazil. Braz J Infect Dis. 2020;24(6):517-23.

Lopes CCH, Berto BP. Aspectos associados à toxoplasmose: uma referência aos principais surtos no Brasil. Rev Bras Saúde Mater Infant. 2012;7(2).

Marcondes-Machado J, Meira DA. Toxoplasmose. In: Rocha MO, Pedroso ERP. Fundamentos em Infectologia. Rio de Janeiro: Rubio; 2009.

Moura FL, Amendoeira MR, Bastos OM, Mattos DP, Fonseca AB, Nicolau JL, et al. Prevalence and risk factors for Toxoplasma gondii infection among pregnant and postpartum women attended at public healthcare facilities in the City of Niteroi, State of Rio de Janeiro, Brazil. Rev Soc Bras Med Trop. 2013;46(2):200-7.

Murata FH, Ferreira MN, Camargo NS, Santos GS, Spegiorin LC, Silveira-Carvalho AP et al. Frequency of anti-Toxoplasma gondii IgA, IgM, and IgG antibodies in high-risk pregnancies, in Brazil. Rev Soc Bras Med Trop. 2016;49(4):512-4.

Olariu TR, Blackburn BG, Press C, Talucod J, Remington JS, Montoya JG. Role of toxoplasma IgA as part of a reference panel for the diagnosis of acute toxoplasmosis during pregnancy. J Clin Microbiol. 2019;57(2):e01357-18.

Olariu TR, Press C, Talucod J, Olson K, Montoya JG. Congenital toxoplasmosis in the United States: clinical and serologic findings in infants born to mothers treated during pregnancy. Parasite. 2019;26:13.

Pérez Berrís J, Caro Cassali L. Toxoplasmosis cerebral como manifestación de síndrome de inmunodeficiencia adquirida (Sida). Neuroeje. 2004;18(3):52-5.

Soares JAS, Holzmann APF, Alves BBS. Perfil de gestantes e crianças acompanhadas por exposição ao Toxoplasma gondii num centro de referência: o que mudou 10 anos depois? Rev Bras Saúde Mat Infant. 2023;23:e20220225.

Soares JA, Carvalho SF, Caldeira AP. Profile of pregnant women and children treated at a reference center for congenital toxoplasmosis in the northern state of Minas Gerais, Brazil. Rev Soc Bras Med Trop. 2012;45(1):55-9.

Strang AGGF, Ferrari RG, Rosário DK, Nishi L, Evangelista FF, Santana PL, et al. The congenital toxoplasmosis burden in Brazil: systematic review and meta-analysis. Acta Trop. 2020;211:105608.

Thees W. Método Western Blotting é o mais indicado para diagnóstico de toxoplasmose congênita? [citado em 23 nov. 2023]. Disponível em: https://pebmed.com.br/metodo-western-blotting-e-o-mais-indicado-para-diagnostico-de-toxoplasmose-congenita/

Wallon M, Peyron F, Cornu C, Vinault S, Abrahamowicz M, Kopp CB, et al. Congenital toxoplasma infection: monthly prenatal screening decreases transmission rate and improves clinical outcome at age 3 years. Clin Infect Dis. 2013;56(9):1223-31.

______, Peyron F. Congenital toxoplasmosis: a plea for a neglected disease. Pathogens. 2018;7(1):25.

15

Ascaridíase e tricuríase

Pedro Manuel Leal Germano
Maria Izabel Simões Germano

INTRODUÇÃO

As doenças entéricas, resultantes do parasitismo provocado por helmintos, constituem problema de saúde pública de dimensões mundiais, agravando ainda mais os problemas sociais e econômicos, sobretudo em populações carentes dos países não industrializados.

De acordo com estimativas da Organização Mundial da Saúde (OMS), para todos os países, as helmintíases mais comuns e de maior prevalência em saúde pública são: a ascaridíase, provocada pelo *Ascaris lumbricoides*, responsável por 1 bilhão de vítimas; e a tricuríase, causada pelo *Trichuris trichiura*, que atinge outros 900 milhões de seres humanos, ambos parasitas pertencentes ao filo Nematoda.

Os ovos de *Ascaris* spp. e de *Trichuris* spp. são encontrados nas águas não tratadas, provenientes de esgotos, utilizadas na irrigação de culturas de produtos vegetais e no solo onde, após o processo de maturação, tornam-se infectantes.

Uma das características desses helmintos de máxima importância em saúde pública está associada ao fato de os ovos serem recobertos por uma substância viscosa, permitindo fácil aderência às mãos e partes do corpo, propiciando a contaminação de roupas, objetos e, sobretudo, de alimentos.

ASPECTOS EPIDEMIOLÓGICOS

A ascaridíase e a tricuríase estão amplamente distribuídas pelo globo e, no caso particular da ascaridíase, estima-se que 25% da população mundial esteja infectada.

No Brasil, pesquisas realizadas em vários estados comprovaram a relevância desses dois parasitas na população em diferentes condições.

O *A. lumbricoides* e o *A. suum* são os áscaris de maior importância epidemiológica, embora o homem não propicie condições de vida às formas adultas do áscaris de origem suína. Em relação à tricuríase, existem aproximadamente 60 espécies do parasita, mas em saúde pública o *T. trichiura* é o agente mais importante da infecção, embora o *T. vulpis*, específico do cão, também possa ser encontrado nas fezes de modo esporádico.

Em saúde pública, o homem é a principal fonte de infecção do *A. lumbricoides* e do *T. trichiura*, com transmissão pela via oral-fecal. Crianças são as principais vítimas dessas infecções, traduzidas por quadros diarreicos debilitantes, acompanhados de desidratação. Jovens e adultos igualmente podem ser infectados, de modo geral sob forma menos insidiosa; contudo, o grupo dos imunocomprometidos apresenta maior suscetibilidade à infecção. Esse fato alerta para a importância de aumentar a disponibilidade de informações, especialmente para portadores de doenças imunossupressoras ou submetidos a tratamentos imunossupressores, sobre os perigos oferecidos pela água de bebida e pelo consumo de vegetais crus não higienizados e desinfetados.

Especificamente na área de alimentos, os portadores da infecção, sobretudo os assintomáticos, são os grandes responsáveis pela contaminação dos produtos, qualquer que seja a etapa de processamento. Por outro lado, a contaminação cruzada, nas unidades de preparação de refeições coletivas, entre produtos vegetais e outras matérias-primas, constitui uma das vias de transmissão mais importantes na cadeia epidemiológica dessas parasitoses.

ALIMENTOS ENVOLVIDOS

Todas as plantações de produtos vegetais, sobretudo verduras, constituem áreas de risco para ambas as helmintíases. A irrigação das culturas com águas servidas não tratadas ou a adubação direta com matéria fecal de origem humana são práticas que favorecem a contaminação do solo e dos próprios vegetais, frutos, folhas e talos. O homem adquire a infecção a partir da ingestão desses produtos crus, sem prévia higienização. Do mesmo modo, a infecção pode ocorrer por meio da ingestão de alimentos crus ou cozidos, de origem animal ou vegetal, sem contaminação parasitária anterior, após manipulação por indivíduos parasitados por um desses helmintos.

ASCARIDÍASE

Ciclo biológico

As formas adultas do *A. lumbricoides*, machos e fêmeas, localizam-se no intestino delgado do homem, onde se reproduzem. Uma única fêmea é capaz de produzir 200 mil ovos por dia, os quais são eliminados pelas fezes do hospedeiro. Duas semanas após a eliminação, os ovos tornam-se infectantes, contendo as larvas de segundo estágio ou juvenis do parasita. Uma vez ingeridos, por alimentos ou pela água, os ovos eclodem no intestino delgado e as larvas juvenis atravessam a parede intestinal e penetram no sistema circulatório. Em seguida, algumas dessas larvas penetram nos pulmões, migrando para os bronquíolos e/ou alvéolos pulmonares. Nos pulmões, os estágios juvenis evoluem para larvas de terceiro estágio, migram para a faringe e são deglutidas pelo hospedeiro. Uma vez no intestino delgado, desenvolvem-se até a fase adulta (larvas de quinto estágio).

Quadro clínico

De modo geral, os indivíduos com ascaridíase podem apresentar discreto desconforto digestivo.

A migração de parasitas adultos no interior do intestino delgado, embora não muito frequente, pode determinar a obstrução dos ductos biliar e pancreático; do mesmo modo, eventualmente pode provocar a perfuração da parede intestinal e a consequente instalação de peritonite aguda. Esse fato pode ser consequência da ação irritante de drogas anti-helmínticas, provocando a tentativa de "fuga" do parasita.

As complicações da ascaridíase por pneumonia ou por peritonite são graves e podem ser fatais para os hospedeiros, sobretudo a provocada por perfuração intestinal. Quando larvas do parasita conseguem se instalar em tecidos de outros órgãos do hospedeiro, pode haver manifestação febril, além de outras possíveis complicações. A obstrução intestinal é mais comum em crianças de pouca idade, mesmo naquelas parasitadas com apenas alguns exemplares do áscaris, em razão do tamanho da forma adulta. Nesses casos, a infecção se manifesta com frequência pela eliminação espontânea do parasita pela boca, nariz ou ânus, acompanhada de distensão e dor abdominal, além de vômitos e desidratação.

Pacientes cirúrgicos com ascaridíase, durante a fase de recuperação anestésica, podem eliminar parasitas pela boca e pelo nariz, após migração do intestino delgado para o estômago e orofaringe, em virtude da sensibilidade dos áscaris em relação às drogas empregadas na anestesia.

O *A. suum*, parasita comum dos suínos, apresenta ciclo biológico idêntico ao do *A. lumbricoides*, e pode acometer o homem. As larvas do *A. suum* não conseguem sobreviver nos pulmões dos hospedeiros humanos, todavia podem determinar pneumonia de caráter mais grave do que a provocada pelo *A. lumbricoides*. Não existe desenvolvimento até a fase adulta no intestino delgado do homem.

TRICURÍASE

Ciclo biológico

As formas adultas, machos e fêmeas, de *T. trichiura*, são encontradas no intestino grosso dos hospedeiros humanos, fixadas no epitélio intestinal pela extremidade anterior – os adultos podem sobreviver por vários anos. Após a fase de reprodução, os ovos são eliminados com as fezes. Cada fêmea pode produzir até 10 mil ovos por dia.

A maturação dos ovos ocorre no ambiente em aproximadamente três semanas. Os ovos que contêm as larvas infectantes, após a ingestão, eclodem no intestino delgado do hospedeiro e as larvas juvenis migram para o intestino grosso, onde alcançam a maturidade sexual e iniciam o processo de reprodução.

Quadro clínico

A maioria das infecções por *T. trichiura* é assintomática, porém o hospedeiro pode manifestar discreta indisposição digestiva.

Quando o parasitismo é intenso, o indivíduo passa a apresentar emagrecimento acentuado, diarreia mucoide e anemia. Em crianças, essa mesma situação pode conduzir ao retardo físico e mental.

Nos casos graves, a tricuríase pode ser causa de prolapso retal, sobretudo em crianças, quando os parasitas poderão ser observados, a olho nu, fixados à parede do reto.

DIAGNÓSTICO

Em saúde pública, tanto a ascaridíase quanto a tricuríase são diagnosticadas por meio da pesquisa de ovos dos parasitas nas fezes dos pacientes. Larvas e mesmo formas adultas podem ser encontradas nas fezes, sobretudo nas infecções maciças. No caso particular do A. lumbricoides, as larvas do parasita também podem ser expelidas por meio da orofaringe, da boca e das narinas.

TRATAMENTO

Diante de um quadro clínico causado pela ascaridíase, deve-se instituir um tratamento à base de anti-helmínticos, sendo indicados produtos como a piperazina, o pamoato de pirantel ou o mebendazol. Nos casos de parasitismo intestinal provocado pela tricuríase, as drogas recomendadas podem ser o mebendazol ou o albendazol.

CONTROLE

O controle da ascaridíase e da própria tricuríase deve ser iniciado nas propriedades agrícolas, com a utilização de procedimentos básicos de higiene, evitando-se a utilização direta de água proveniente de despejos e adubos orgânicos de origem fecal, sem tratamento prévio.

Os produtos vegetais, sobretudo verduras e frutas rasteiras, em geral consumidos crus, necessitam de lavagem prévia com água corrente e posterior desinfecção com soluções cloradas.

Em relação a todos aqueles que manipulam alimentos, as boas práticas de higiene pessoal são de extrema importância para prevenir a contaminação dos produtos, dos utensílios e mesmo das superfícies das instalações. Assim, são indispensáveis a higienização das mãos, sobretudo após a utilização de instalações sanitárias, e os cuidados com as roupas ou uniformes.

Como forma de evitar a contaminação de alimentos, todos aqueles que os manipulam devem ser submetidos, periodicamente, a exames protoparasitológicos de fezes.

CONCLUSÕES

O controle de ambas as parasitoses deve se iniciar nas propriedades agrícolas, com a utilização de procedimentos básicos de higiene, evitando-se a utilização direta de água proveniente de despejos e adubos orgânicos de origem fecal sem tratamento prévio.

No âmbito das empresas de alimentação coletiva, os responsáveis devem se atentar para os fornecedores, evitando adquirir produtos de propriedades suspeitas ou que simplesmente ignoram as boas práticas agrícolas, privilegiando os procedimentos de auditoria de fornecedores, assim como as boas práticas de fabricação.

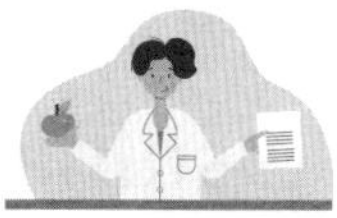

BIBLIOGRAFIA

Acha PN, Szyfries B. Zoonosis y enfermedades transmisibles comunes al hombre y a los animales. v. 3. 3. ed. Washington: Organización Panamericana de la Salud; 2003 (Publicación Científica y Técnica n. 580).

Britto LL, Barreto ML, Silva RCR, Assis AMO, Reis MG, Parraga I, Blanton RE. Fatores de risco para anemia por deficiência de ferro em crianças e adolescentes parasitados por helmintos intestinais. Rev Panam Salud Pública. 2003;14(6):422-31.

de Almeida BL, Silva DV, do Rosário MS, Gonçalves BSD, Nunes MG, Ney ALCM, et al. Biliary ascariasis and severe bacterial outcomes: report of three cases from a paediatric hospital in Brazil. Int J Infect Dis. 2020;5:115-7.

Denadai W. Aspectos da prevalência de enteroparasitoses em crianças do bairro Santo André, Vitória-ES. [Tese]. São Paulo: Universidade de São Paulo; 2005.

Gamboa MI, Kozubsky LE, Costas ME, Garraza M, Cardozo MI, Susevich ML, et al. Asociación entre geohelmintos y condiciones socioambientales en diferentes poblaciones humanas de Argentina. Rev Panam Salud Pública. 2009;26(1):1-8.

Leite LM, Waissmman W. Enteroparasitoses em pacientes ambulatoriais portadores de HIV/AIDS e abastecimento domiciliar de água. Rev Ciências Médicas. 2004;13(4):363-9.

Maldonado Espinosa MF, Gudiño Villarreal NA, Casañas Nuela CR, Yanez Guaita IC. Abdomen agudo obstructivo por Áscaris lumbricoides. A propósito de un caso. RECIMUNDO. 2020;6(1):210-6.

Misra SP, Dewivedi M. Clinical features and management of biliary ascariasis in a non-endemic area. Postgrad Med J. 2000;76(891):29-32.

Mukhopadhya NN. Evaluation, diagnosis and treatment of ascariasis: an updated review. In: Dogan N. Roundworms-a survey from past to present - 2023.

Ogata H, Tsuji H, Hizawa K, Suzuki N, Fujishima M. Multilocular pyogenic hepatic abscess complicating ascaris lumbricoides infestation. Intern Med. 2000;39(3):228-30.

Portela EHR, Correia JPC. Ascaridíase biliar complicada: manifestações clínicas e intervenções cirúrgicas. [TCC]. Brasília: Centro Universitário do Planalto Central Apparecido dos Santos; 2021. 24f.

Scolari C, Torti C, Beltrame A, Matteelli A, Castelli F, Gulletta M, et al. Prevalence and distribution of soil-transmitted helminth (STH) infections in urban and indigenous schoolchildren in Ortigueira, State of Parana, Brasil: implications for control. Trop Med Int Health. 2000;5(4):302-7.

Silva PF, Cavalcanti IM, Irmão JI, Rocha FJ. Common beach sand contamination due to enteroparasites on the southern coast of Pernambuco State, Brazil. Rev Inst Med Trop São Paulo. 2009;51(4):217-8.

Uchôa CMA, Lobo AGB, Bastos OMP, Matos AD. Parasitoses intestinais: prevalência em creches comunitárias da cidade de Niterói, Rio de Janeiro – Brasil. Rev Inst Adolfo Lutz. 2001;60(2):97-101.

Vitoria MAA, Moura VTL, De Oliveira MS. Parasitoses intestinais. In: Rocha, MOC, Pedroso ERP. Fundamentos em infectologia. Rio de Janeiro: Rubio; 2009.

Wu ML, Jones VA. Ascaris lumbricoides. Arch Pathol Lab Med. 2000;124(1):174:5.

16

Epidemiologia da cisticercose bovina e suína e seu impacto na saúde pública

Tarcila Neves Lange
Pedro Manuel Leal Germano
Maria Izabel Simões Germano

INTRODUÇÃO

A ocorrência da teníase no homem é diretamente influenciada por princípios de higiene. A cisticercose bovina, por sua vez, tem origem nas más condições de manejo e, sobretudo, na contaminação ambiental provocada pelo próprio homem, hospedeiro da forma adulta da *Taenia saginata*, endêmica em países subdesenvolvidos. No contexto epidemiológico, o complexo teníase-cisticercose, determinado pela *T. saginata*, apresenta vários elementos dignos de menção, sobretudo os pertinentes à relação hospedeiro/parasita.

O homem é o único hospedeiro definitivo da forma adulta da *T. saginata*. A forma larvar tem como principais hospedeiros os bovinos domésticos (*Bos taurus* e *Bos indicus*) e búfalos (*Bubalus bubalus*). O homem adquire teníase quando ingere carne bovina ou suína crua ou parcialmente cozida, contendo cisticercos viáveis.

O consumo de carne crua é característico de indivíduos e famílias e pode ser influenciado por profissão, idade, sexo e estado civil. O fator cultural também pode influir nesse hábito alimentar, visto que, em algumas regiões do mundo, há pratos típicos preparados com carne crua ou mal cozida, como bife tártaro (*steak tartare*), quibe cru e *carpaccio*. A degustação da carne crua, durante sua preparação e antes de estar totalmente cozida, constitui outro hábito que propicia a infecção.

A cisticercose suína é uma doença parasitária originada da ingestão de ovos de *Taenia solium*, cujas formas adultas têm o homem como hospedeiro final; normalmente, os suínos apresentam apenas a forma larvar (*Cysticercus cellulosae*). Os suínos adquirem cisticercose quando ingerem ovos de *T. solium*, presentes no ambiente contaminado por matéria fecal de seres humanos infectados.

Do mesmo modo que o suíno, o homem pode adquirir cisticercose a partir da ingestão de ovos de *T. solium*, presentes em alimentos contaminados com matéria fecal de origem humana, sobretudo verduras cruas, ou por autoinfecção, pelas mãos e roupas contaminadas com as próprias fezes.

A cisticercose suína é um problema de grande importância em saúde pública, pois, além de provocar a teníase, pode conduzir, como consequência de maior repercussão, à cisticercose humana, cuja localização cerebral é sua manifestação mais grave.

No âmbito da saúde animal, a cisticercose suína ocupa lugar de destaque entre as preocupações dos criadores, sobretudo os de médio e grande porte, pois sua ocorrência nos plantéis acarreta prejuízos de ordem econômica, no momento do abate dos animais em estabelecimentos com serviço de inspeção veterinária. Contudo, as pequenas propriedades são a causa de maior preocupação para as autoridades sanitárias, por causa do total desconhecimento das técnicas de manejo dos animais, da ausência de princípios mínimos de higiene, das precárias condições físicas dos criatórios e da inexistência de saneamento, responsáveis pela alta incidência de infecção nos suínos.

EPIDEMIOLOGIA

Complexo teníase-cisticercose

Ao ingerir carne bovina crua ou insuficientemente cozida que contenha cisticercos viáveis, ocorre sua ativação por sucos gástricos e sais biliares, ocorrendo a desinvaginação do escólex, que se fixa à mucosa do jejuno por meio de suas ventosas. Em algumas semanas, o parasita atinge o estágio adulto. Geralmente, há apenas um parasita na luz intestinal – comumente designado solitária – podendo aí permanecer por 25 a 35 anos. Apresenta de 4 a 12 metros de comprimento e de 5 a 7 milímetros de largura máxima nos últimos segmentos. O estróbilo (corpo da tênia) é formado por uma cadeia de mil a 2 mil segmentos ou proglótides, classificados em imaturos, maduros e grávidos ou ovígeros. Estes, que se encontram na porção terminal do parasita, possuem milhares de ovos ou embrióforos (50 mil a 100 mil), que contêm o embrião denominado oncosfera.

Diariamente, 10 a 15 proglótides grávidas destacam-se do estróbilo, podendo ser expelidas pela evacuação. No entanto, a *T. saginata* apresenta uma particularidade, pois as proglótides podem ser expulsas espontaneamente, por movimentos próprios, forçando o esfíncter anal. Nesse caso, frequentemente os segmentos se rompem, liberando os ovos. A cada dia, de 500 mil a 1 milhão de ovos (30 a 40 µm de diâmetro) são eliminados por um único hospedeiro, seja nas proglótides, seja livres nas fezes, contaminando o meio ambiente.

A Figura 1 detalha o ciclo das tênias bovina e suína nos humanos.

A maioria dos casos de teníase humana é assintomática. Quando há sintomatologia, ela é variável e não específica, podendo ocorrer alterações no apetite (anorexia ou apetite exagerado), náusea, vômitos, dor abdominal, diarreia ou constipação, prurido anal, perda de peso, debilidade geral, manifestações de alergia cutânea, cefaleia e tontura. Observa-se processo inflamatório discreto na mucosa, no ponto de fixação da tênia. O sinal patognomônico primário é a eliminação espontânea das proglótides.

A longevidade da *T. saginata* e sua grande produção de ovos são características importantes na epidemiologia da doença. Raramente ocorrem casos de cura espontânea, e a duração da infecção é regulada basicamente pela terapêutica instituída. Os ovos podem ser encontrados nas mãos do hospedeiro, nas regiões perianal e perineal, nas roupas, nos lençóis e até mesmo na mobília da residência.

Os principais fatores que favorecem a contaminação do meio ambiente com ovos abrangem a higiene pessoal deficiente e o saneamento público ou local precários, associados ao fácil deslocamento do homem, representado sobretudo pelas viagens em massa e migrações de trabalhadores.

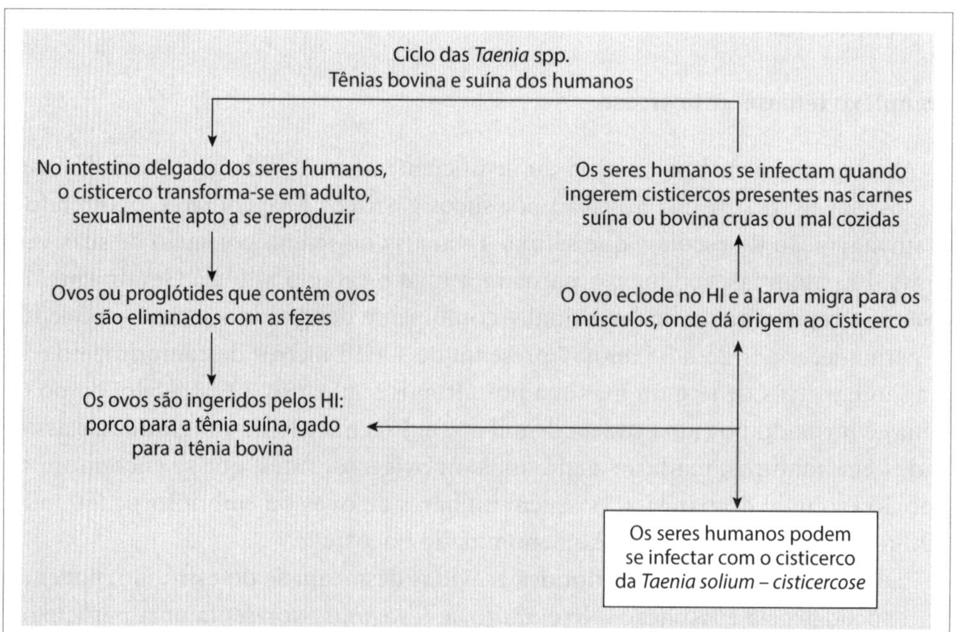

Figura 1 Ciclo das tênias bovina e suína.

HI: hospedeiro intermediário.

Fonte: Acha e Szyfres, 2003.

A longevidade dos ovos no ambiente é determinada, principalmente, pela umidade relativa do ar e pela temperatura. De uma forma geral, sob diversas condições ambientais, os ovos podem permanecer viáveis por um período de 4 a 12 meses.

Os bovinos se infectam ao ingerirem os ovos. A transmissão direta horizontal pode ocorrer quando um homem com teníase estimula bezerros para o aleitamento artificial, colocando seus dedos contaminados com ovos na boca dos animais. Essa forma de transmissão ocorre particularmente em confinamentos nos quais apenas uma fonte de infecção pode gerar um surto de cisticercose. Alguns autores citam a possibilidade da transmissão direta vertical ou transplacentária, porém sua importância epidemiológica em condições naturais ainda não foi confirmada.

A transmissão indireta é característica da doença e as vias de transmissão abrangem a água, o solo, o vento, os alimentos (silagem, feno, pastagem), os vetores mecânicos e os carreadores.

A água de esgoto não tratada é uma importante via de transmissão da cisticercose bovina, sobretudo em decorrência de sua utilização como fertilizante em pastagens ou, então, quando contamina a fonte de abastecimento de água dos animais, podendo causar surtos de cisticercose nas criações. Mesmo quando submetidos a tratamento, os efluentes permanecem como via de transmissão potencial, uma vez que os ovos não são totalmente eliminados pelos métodos convencionais.

Os vetores mecânicos e carreadores, apesar de não serem essenciais na transmissão da doença, favorecem a disseminação dos ovos. Entre os vetores mecânicos, têm-se como exemplos besouros coprófagos, moscas, minhocas, formigas, ácaros, pulgas e baratas; e, entre os carreadores, aves, como gaivotas, galinhas, pardais e corvos.

Uma vez ingeridos pelos hospedeiros intermediários, os ovos eclodem pela atuação de enzimas digestivas e bile, liberando os embriões. Estes penetram pela mucosa intestinal e, por meio da circulação sanguínea, estabelecem-se em vários órgãos, onde realizam o processo de encistamento, tornando-se infectantes em 10 a 11 semanas. O *C. bovis* é uma vesícula ovoide (6 a 8 mm por 3 a 5 mm), de parede delgada e translúcida, que contém líquido claro, de coloração rosada. Em seu interior, encontra-se o escólex com quatro ventosas e inerme, invaginado. Esses cistos localizam-se preferencialmente nas massas musculares, podendo ser encontrados na língua, no miocárdio, nos músculos masseteres, pterigóideos internos, intercostais, diafragma, músculos do ombro e adutores da perna e no esôfago. A longevidade do cisticerco em um mesmo hospedeiro varia de acordo com sua localização, apresentando média de um ano. Podem-se encontrar cistos vivos ou mortos (calcificados) em um mesmo hospedeiro, e os bezerros estão sempre mais parasitados que os adultos, e neles é frequente a infecção massiva.

CISTICERCOSE NO HOMEM

O quadro clínico da teníase no homem pode acarretar dor abdominal, anorexia e outras manifestações gastrintestinais, sem provocar consequências mais sérias. No entanto, a cisticercose no homem é uma doença grave, podendo levar o indivíduo à morte. Por essa razão, a importância médica da *T. solium* é maior que a infecção por *T. saginata*.

O homem pode adquirir a cisticercose de três modos:

- Por transferência direta dos ovos da *T. solium* das fezes de um indivíduo com teníase para sua própria boca ou a de outras pessoas.
- Por movimentos retroperistálticos do intestino, em que proglotes de uma tênia poderiam alcançar o estômago para, em seguida, retornar ao intestino delgado, liberando as oncosferas (autoinfecção).
- Indiretamente, pela ingestão de alimento (geralmente verduras) ou água contaminada com os ovos da *T. solium*.

Quando os ovos da tênia são ingeridos, sofrem a ação dos sucos digestivos, primeiro no estômago e depois no intestino, onde ocorrem a desintegração dos embrióforos e a resultante ativação dos embriões (oncosferas). Somente aqueles ovos cujas cascas resistiram à acidez gástrica é que, no meio alcalino intestinal, darão eclosão às oncosferas. Com o auxílio dos acúleos e da secreção de suas glândulas de penetração, as oncosferas penetram na parede intestinal e, posteriormente, alcançam a circulação sanguínea, distribuindo-se pelos diversos tecidos, nos quais se desenvolvem, provocando a cisticercose.

No tecido-alvo, o embrião perde os acúleos e desenvolve-se no interior de sua própria membrana vascularizada, com o escólice invaginado. Há, por parte do hospedeiro, uma resposta imune que conduz à proliferação de fibroblastos e formação de uma cápsula fibrosa. Entre 60 e 70 dias, formam-se os cisticercos, cujos tamanhos podem variar de 5 a 30 mm.

A larva, na realidade, é o estágio final de desenvolvimento, não podendo se reproduzir nos tecidos do hospedeiro; quando morre, naturalmente ou por resultado de tratamento, a cápsula se dissolve e, como consequência, tem-se uma reação imunológica intensa, dando origem aos sintomas. Quando a larva morre, pode haver calcificação do cisto no local de seu desenvolvimento ou sua total desintegração.

Do mesmo modo, como sucede com os suínos, os embriões tendem a se alojar nos músculos, olhos, cérebro, coração ou pulmões, sendo a cisticercose cerebral ou neurocisticercose a forma mais grave.

O período de incubação da cisticercose pode variar de 1 a 35 anos, mas geralmente o quadro clínico se manifesta entre 2 e 5 anos após a infecção. No entanto, a infecção pode permanecer assintomática durante muitos anos e nunca se manifestar. Nas formas cerebrais, a sintomatologia pode ter início por crises convulsivas em 50 a 70% dos pacientes; o quadro clínico tende a se agravar à medida que aumenta a hipertensão intracraniana ou na dependência das estruturas acometidas, evoluindo para meningoencefalite e distúrbios de comportamento.

Seu diagnóstico é feito por meio de exames de ressonância magnética, tomografia computadorizada, ou teste EITB (*enzyme-linked immunotransfer blot*); o paciente também pode ser submetido à oftalmoscopia e à análise do líquido cefalorraquidiano.

DISTRIBUIÇÃO GEOGRÁFICA

O complexo teníase-cisticercose apresenta distribuição cosmopolita, com regiões de alta endemicidade como América Latina, África, Oriente Médio e Ásia Central. Sua prevalência é moderada na Europa, no sul da Ásia, no Japão e nas Filipinas, e baixa na Austrália e na América do Norte.

No Peru, onde a doença é altamente endêmica, existe um grupo de trabalho especial sobre a cisticercose: de acordo com ele, aproximadamente 65% de toda a carne de porco consumida no país provém do abate clandestino; na cidade de Huancayo, região crítica, estimou-se que 23% dos suínos colocados à venda no comércio varejista e 48% da carne destinada às indústrias processadoras estivessem contaminados com a cisticercose.

Em anos recentes, a ocorrência de neurocisticercose (NCC) tem sido cada vez mais documentada em vários países não endêmicos. Por exemplo, os Estados Unidos da América, que eram um país não endêmico, vêm apresentando prevalência da doença, com mais de 5 mil pacientes confirmados. Tal fato se deve à migração em massa de pessoas do México e de outros países da América Latina, e cerca de 5% dos casos diagnosticados foram adquiridos localmente.

Evidências recentes também indicam um aumento da prevalência de NCC em outros países que aparentemente estavam livres da doença, incluindo Austrália, Canadá, Israel, Japão, países do oeste europeu e até países muçulmanos. Nesses locais, mais de mil pacientes com NCC foram diagnosticados nas duas últimas décadas.

Por outro lado, há indícios que sugerem uma prevalência decrescente de NCC em algumas áreas altamente endêmicas. Não só em alguns centros urbanos de países em desenvolvimento, mas também em nível rural, casos ativos e graves de NCC parecem ser menos frequentes do que eram há 10 anos.

No Brasil, apesar da importância econômica e de saúde pública dessa zoonose, sua verdadeira ocorrência não é conhecida, em razão da escassa divulgação dos dados obtidos em estabelecimentos de abate com serviço de inspeção federal e nos laboratórios de saúde pública, além do fato de não haver obrigatoriedade de notificação dos casos humanos. Os dados disponíveis referem-se a trabalhos realizados por pesquisadores em diferentes regiões e períodos.

A respeito da prevalência, a faixa aceitável para a porcentagem de casos existentes de cisticercose em uma determinada população, em países em desenvolvimento, é de 1 a 3%. Resultados de investigações de prevalência realizados a partir de dados oficiais de abate, disponíveis em algumas publicações, demonstraram que as prevalências de cisticercose nos diferentes territórios do Brasil variam conforme a região: Nordeste de 0,01 a 0,70%; Sul de 1,09 a 3,17%; Sudeste de 0,56 a 4,80%; Norte de 0,001% a 0,07%; e Centro-Oeste de 0,063 a 3,23%. Destaca-se que Goiás, Mato Grosso, Mato Grosso do Sul, São Paulo, Minas Gerais, Pará e Rondônia são responsáveis por 72% dos bovinos abatidos em todo o Brasil.

Áreas rurais do México e outras regiões da América Latina mostram uma alta prevalência de cisticercose humana, variando entre 3,7 a 12,2%. No Peru, a prevalência da cisticercose humana varia entre 5 e 24%. Outros países latino-americanos também apresentam altas taxas de cisticercose, como a Bolívia (22,6%), o Equador (10,4%) e a Guatemala (10-17%). Na Índia são encontrados resultados semelhantes para a prevalência da cisticercose.

No estudo realizado por Reis et al. sobre os aspectos sociais, clínicos e fisiopatológicos da neurocisticercose no Brasil, foi possível observar a relação entre a NCC e as condições sanitárias da população, conforme a Tabela 1.

Tabela 1 Número de óbitos e aspectos sociais relacionados com a cisticercose, incluindo a neurocisticercose, por região

Regiões	Número de óbitos	Instalações sanitárias inadequadas (% de domicílios)
Norte	1	84,13
Nordeste	17	54,79
Sudeste	23	13,49
Sul	9	28,54
Centro-Oeste	11	48,47

Fonte: adaptada de Reis et al.

Em uma revisão sistemática da literatura realizada por Laranjo-González et al., entre os anos de 1990 e 2014, a partir de dados da inspeção *post-mortem*, constatou-se uma prevalência menor que 6,2% de cisticercose bovina em países europeus. Entretanto, percebeu-se uma grande variabilidade nos dados obtidos entre os 23 países pesquisados, sendo majoritariamente encontrada a prevalência de cisticercose abaixo de 1%.

Vale ressaltar que os dados de prevalência de cisticercose tendem a ser subestimados, uma vez que se baseiam em registros da inspeção *post-mortem*, o qual é considerado um método de baixa sensibilidade, principalmente em infecções leves.

Estima-se que o complexo teníase-cisticercose (*T. saginata*) cause no Brasil perdas anuais de US$ 11,5 milhões, considerando os gastos com medidas de controle e prevenção, as perdas na produtividade de alimentos (por causa da condenação ou do aproveitamento condicional das carcaças) e os custos com o tratamento de casos humanos. Apesar de ser um problema de âmbito global, a maioria dessas perdas ocorre em países em desenvolvimento.

PREVENÇÃO

Os programas de prevenção e controle do complexo teníase/cisticercose abrangem medidas aplicáveis às populações humana, bovina, suína e ao ambiente. Para sua eficácia, os programas devem ser implantados respeitando a diversidade cultural, religiosa e educacional das populações, assim como suas condições socioeconômicas. Contudo, deve-se considerar que a experiência em relação à execução desses programas é mínima e o efeito da aplicação das medidas de prevenção no seu conjunto necessita de confirmação, seja pela redução dos casos de teníase e cisticercose humanas, seja pela diminuição do número de carcaças contaminadas por cisticercos nos abatedouros.

Prevenção em saúde pública

As medidas aplicáveis à população humana são basicamente três: educação sanitária, diagnóstico e tratamento quimioterápico.

A educação sanitária é imprescindível para que haja o esclarecimento da população a respeito do modo de transmissão e prevenção da doença. A orientação deve enfatizar a não ingestão de carne crua ou insuficientemente cozida, bem como daquela proveniente de abate clandestino, ou seja, sem a devida inspeção oficial. Durante sua preparação, as carnes devem ser submetidas a temperaturas acima de 60 °C, inclusive na porção interna de pedaços espessos.

Para aqueles que já contraíram a infecção, a orientação deve ser no sentido do autodiagnóstico – reconhecimento das proglótides eliminadas e da consequente procura da confirmação de infecção mediante a realização de exames coproparasitológicos para posterior tratamento. A pesquisa de ovos nas fezes, ou pela técnica da fita gomada na região perineal, não é suficiente para a realização de um diagnóstico específico, pois os ovos de *T. solium* e *T. saginata* são morfologicamente indistinguíveis. É necessário realizar a identificação da proglote, por meio de exame microscópico das ramificações uterinas. Atualmente, também tem sido utilizada a pesquisa de antígenos parasitários da *T. saginata* nas fezes (coproantígenos) pelo método Elisa (*enzyme-linked immuno sorbent assay*).

O diagnóstico e tratamento dos casos positivos são medidas aplicáveis às populações de áreas endêmicas; todavia, sua aplicação em âmbito massal não é indicada em razão da dificuldade de realização e dos custos econômicos.

Os quimioterápicos indicados para o tratamento da teníase humana são a niclosamida ou o praziquantel, em virtude da boa tolerância e da eficácia, correspondentes a 85-95 e 96%, respectivamente. Como são drogas cestocidas e não ovicidas, recomenda-se que durante o tratamento haja higiene pessoal cuidadosa para prevenir que o ambiente, principalmente domiciliar, seja contaminado por ovos.

De maneira geral, a erradicação das tênias, *T. solium* e *T. saginata*, é perfeitamente possível pelas seguintes razões:

- Os ciclos de vida necessitam do homem como hospedeiro definitivo.
- A única fonte de infecção para os hospedeiros intermediários é o homem portador de teníase.
- Os animais domésticos, como hospedeiros intermediários, podem ser controlados.
- Não existe reservatório selvagem significativo.
- Existem drogas seguras e eficazes para combater a teníase.

Prevenção em saúde ambiental

As medidas aplicáveis ao ambiente visam a evitar a dispersão de ovos e são baseadas, primordialmente, na educação sanitária. Esta tem como objetivo a orientação da população quanto ao destino adequado das excretas humanas, evitando-se a contaminação de água, solo e alimentos; evitar o uso de efluentes de esgotos para irrigação de pastagens; enfatizar a necessidade de saneamento rigoroso e higienização das instalações; promover mudanças de hábitos, como a lavagem das mãos após defecar e antes de comer.

TRATAMENTO

O tratamento dos seres humanos objetiva combater a teníase, que é a responsável pela manifestação clínica da infestação. Assim, preconiza-se um dos seguintes anti-helmínticos: albendazol, niclosamida, praziquantel ou mebendazol.

Pode-se ainda intervir cirurgicamente para aliviar o desconforto do paciente; hospitalizar e tratar com praziquantel ou albendazol os pacientes com cisticercose ativa no sistema nervoso central, controlando o edema cerebral causado pela morte do cisticerco, com uma série curta de corticosteroides. O uso de anticonvulsivantes às vezes se impõe, pois cerca de 62% dos pacientes são portadores de epilepsia associada.

CONTROLE

A inspeção de carnes, realizada em matadouros, possibilita o diagnóstico de cisticercose mediante o exame *post-mortem*. Neste exame, são realizadas incisões na musculatura esquelética e em órgãos nos quais os cistos são encontrados com maior frequência, e o diagnóstico é feito por meio da visualização macroscópica. Porém, o fato de a cisticercose apresentar-se, na maioria dos casos, sob forma de infecção moderada, e a impossibilidade de se realizar um grande número de incisões em carcaças e órgãos, determinam que muitos casos positivos deixem de ser diagnosticados. Apesar dessa limitação, em muitos países a inspeção de carnes é a única medida aplicada rotineiramente no controle e na prevenção do complexo teníase-cisticercose.

A destinação adequada de carcaças e órgãos contaminados depende do seu grau de infestação. O critério para classificação e os tipos de destinação previstos na legislação variam de acordo com cada país.

Segundo o Regulamento de Inspeção Industrial e Sanitária de Produtos de Origem Animal (RIISPOA), as carcaças com infecção intensa por *Cysticercus bovis* devem ser condenadas, entendendo-se por infecção intensa quando são encontrados pelo menos oito cistos, viáveis ou calcificados, assim distribuídos:

> I – Quatro ou mais cistos em locais de eleição examinados na linha de inspeção (músculos da mastigação, língua, coração, diafragma e seus pilares, esôfago e fígado).
> II – Quatro ou mais cistos localizados no quarto dianteiro (músculos do pescoço, do peito e da paleta) ou no quarto traseiro (músculos do coxão, da alcatra e do lombo), após pesquisa no Departamento de Inspeção Final, mediante incisões múltiplas e profundas.

O Decreto n. 10.468, de 18 de agosto de 2020, que atualizou o RIISPOA, alterou a destinação das carcaças com achados de cisticercose bovina. O objetivo primordial da publicação foi ampliar o controle do complexo teníase-cisticercose, reduzindo o risco para a saúde pública por meio da destruição do *C. bovis*. Com a mudança, ao se encontrar um único cisto de *C. bovis*, viável ou calcificado, considerando a pesquisa em todos os locais de eleição, a carcaça será destinada ao tratamento condicional pelo frio (temperatura de –10 °C por 10 a 14 dias) ou pelo calor (temperatura mínima de 60 °C até atingir o centro geométrico da peça) após a remoção e a condenação da área atingida.

A alteração foi resultado de novas publicações científicas que comprovaram o risco à saúde pública, além de equiparar a legislação nacional à internacional, como as dos Estados Unidos, do Reino Unido, do Canadá, do Chile, da Argentina e da União Europeia. Além disso, as novas recomendações estão alinhadas com o preconizado pela Organização Mundial da Saúde Animal (OIE) e pela Organização das Nações Unidas para Alimentação (FAO).

Para suínos, por sua vez, o RIISPOA preconiza que as carcaças com infecção intensa por *Cysticercus celullosae* devem ser condenadas. Entende-se por infecção intensa a presença de dois ou mais cistos, viáveis ou calcificados, localizados em locais de eleição examinados nas linhas de inspeção, adicionalmente à confirmação da presença de dois ou mais cistos nas massas musculares integrantes da carcaça, após a pesquisa mediante incisões múltiplas e profundas em sua musculatura (paleta, lombo e pernil).

Quando for encontrado mais de um cisto, viável ou calcificado, e menos do que o fixado para infecção intensa, considerando a pesquisa em todos os locais de eleição examinados rotineiramente e na carcaça correspondente, esta deve ser destinada ao aproveitamento condicional pelo uso do calor, depois de removidas e condenadas as áreas atingidas.

Quando for encontrado um único cisto viável, considerando a pesquisa em todos os locais de eleição examinados rotineiramente e na carcaça correspondente, esta deve ser destinada ao aproveitamento condicional pelo uso do frio ou da salga, depois de removida e condenada a área atingida. Quando for encontrado um único cisto calcificado, considerados todos os locais de eleição examinados rotineiramente na carcaça correspondente, esta pode ser liberada para consumo humano direto, depois de removida e condenada a área atingida.

A língua, o coração, o esôfago e os tecidos adiposos, bem como outras partes passíveis de infecção, devem receber o mesmo destino dado à carcaça.

CONCLUSÕES

A prevenção da teníase humana provocada pela ingestão de carnes bovina e suína contaminadas por cisticercos depende fundamentalmente de programas com ênfase em educação sanitária. Os matadouros e, mais particularmente, a inspeção veterinária, desempenham papel de relevante destaque na prevenção da teníase humana e no controle da própria cisticercose.

A ocorrência de cisticercose é um problema que, na atualidade, é considerado sinônimo de inadequação técnica e que tem como consequência prejuízos econômicos nos matadouros e frigoríficos responsáveis pelo abate, além de representar um fator de risco para a saúde pública. Portanto, dada a relevância dos fatos, é necessário analisar os diferentes elos da cadeia de transmissão da cisticercose bovina, determinar as medidas preventivas principais e estabelecer os aspectos primordiais para o controle da infecção, tanto no homem como nos bovinos.

A implementação de Boas Práticas Agropecuárias torna-se uma importante ferramenta para o controle dessa zoonose. A aplicação de medidas como a proibição do abate clandestino, a construção de instalações sanitárias adequadas, a utilização de fossas higiênicas, o tratamento de esgoto e a vermifugação de todos os envolvidos na criação animal podem prevenir a contaminação ambiental por ovos do parasita e sua consequente ingestão.

Em saúde pública, a cisticercose é um problema da máxima relevância, notadamente nas áreas onde há comercialização de carne de porco sem prévia aprovação pelos serviços públicos de inspeção sanitária. Nessas circunstâncias, a educação sanitária também constitui uma das mais importantes armas da luta contra a cisticercose, se não a única. O consumidor precisa ser alertado sobre os riscos de ingerir carne de porco de origem clandestina, sobretudo se mal cozida ou encruada, bem como conhecer o perigo que os vegetais apresentam quando lavados apenas superficialmente com água, sem qualquer produto desinfetante.

Enquanto não houver conscientização da sociedade como um todo, inclusive do Poder Público, sobre os riscos da infecção, será muito difícil controlar a cisticercose no Brasil.

BIBLIOGRAFIA

Acha PN, Szyfres B. Zoonosis y enfermedades transmisibles comunes al hombre y a los animales. V. 3. 3. ed. Washington: Organización Panamericana de la Salud; 2003. p.222-30 (Publicación Científica y Técnica n. 580).

Aquino FM. Prevalência e distribuição espacial da cisticercose e fasciolose bovina no Estado de Goiás. [Dissertação]. Goiânia: Universidade Federal de Goiás; 2017.

Borbón Garzón A, Pérez ÁJ, Pinto Schimidit V. Neurocisticercosis: hallazgos imagenológicos en tomografía computarizada. Revisión de la literatura y reporte de dos casos. Rev Colomb Radiol. 2008;19(4):2528-33.

Brasil. Ministério da Agricultura e Pecuária (Mapa). Decreto n. 9.013, de 29 de março de 2017. Regulamenta a Lei n. 1.283, de 18 de dezembro de 1950, e a Lei n. 7.889, de 23 de novembro de 1989. Brasília: Mapa; 2017.

______. Ministério da Agricultura e Pecuária (Mapa). Decreto n. 10.468, de 18 de agosto de 2020. Altera o Decreto n. 9.013, de 29 de março de 2017 que regulamenta a Lei n. 1.283, de 18 de dezembro de 1950, e a Lei n. 7.889, de 23 de novembro de 1989. Brasília: Mapa; 2020.

Cure GC, García Roldán N, Peña Quiñones G, Dau Acosta A, Bermúdez S, Hakim D F, Jiménez HE. Neurocysticercosis. Acta Neurol Colomb. 2009;25(1):42-53.

Del Brutto OH. Neurocysticercosis in Australia: still free of autochthonous cases. Med Journal Aust. 2012;196(385).

Elias FM, Martins MT, Foronda R, Jorge WA, Araújo NS de. Oral cysticercosis: case report and review of the literature. Rev Inst Med Trop São Paulo. 2005;47(2):95-8.

Giroto A, Pinto PSA, Dias JCO, Chaves LS, Ferreira HCC. Detecção de peptídeos importantes para o diagnóstico da cisticercose bovina no immunoblot. Cienc Rural. 2009;39(4):1147-51.

Laranjo-González M, Devleesschauwer B, Gabriël S, Dorny P, Allepuz A. Epidemiology, impact and control of bovine cysticercosis in Europe: a systematic review. Parasit Vectors. 2016;9(8).

Monteiro LL, Pinto PSA, Salcedo JHP, Araújo JV, Santos WLM, Cecon PR. Antígenos de larva de Taenia solium em ELISA para diagnóstico da cisticercose bovina. Arq Bras Med Vet Zootec. 2007;59(1):21-5.

Navarro IT. Manual de zoonoses. Programa de Zoonoses Região Sul. v. II. 2011.

Reis VV, e Silva ACB, de Carvalho EG, Barbosa GG, Pissolato IR, Okada KP, et al. Neurocisticercose: uma revisão dos aspectos sociais, clínicos e fisiopatológicos. Braz J Health Rev. 2023;6(11):7765-76.

Rossi GAM, Grisólio APR, Prata LF, Bürger KP, Hoppe EGL. Situação da cisticercose bovina no Brasil. Semina: Ciências Agrárias. 2014;35(2):927-38.

Silva FVF. Neurocisticercose: aspectos epidemiológicos, manifestações clínicas e resposta terapêutica dos pacientes atendidos em um hospital de referência do Ceará. [Dissertação]. Fortaleza: Universidade Federal do Ceará; 2017.

Valle ER. Boas práticas agropecuárias – bovinos de corte. Manual de orientações. Campo Grande: Embrapa Gado de Corte; 2011.

17

Complexo equinococose-hidatidose

Pedro Manuel Leal Germano
Maria Izabel Simões Germano
Silvia Müller Gentil

INTRODUÇÃO

O complexo equinococose-hidatidose é uma importante zoonose cuja história remonta à Antiguidade, tendo sido inicialmente descrito por Hipócrates. Em 1782, Johann Goeze chegou à conclusão de que os protoescólices observados nos tumores se tratavam de cestódeos. Em 1786, Batsch identificou a forma adulta do verme no intestino de um cachorro e denominou-o *granulosus*. Passados alguns anos, em 1805, o nome *Echinococcus* foi dado ao gênero. Somente em 1972, Rausch identificou a espécie *E. vogeli*, na América do Sul, e os primeiros casos humanos, originários de países amazônicos, foram diagnosticados em 1979, na Colômbia e no Equador. No Brasil, a primeira referência à hidatidose data de 1869, na Bahia, contudo, o primeiro registro oficial foi em um seringueiro da Amazônia, em 1986.

As espécies mais relevantes dos gêneros *E. granulosus* e *E. multilocularis* afetam o homem em sua fase cística e representam zoonoses de especial importância econômica e de saúde pública, seja por sua distribuição geográfica e espectro de hospedeiros intermediários, seja por sua patogenicidade.

ETIOLOGIA

A equinococose-hidatidose é uma zoonose parasitária causada pelos helmintos do filo Platyhelminthes, classe Cestoidea, subclasse Cestoda, ordem Cyclophyllidea, família Taeniidae, pertencentes ao gênero *Echinococcus* spp., cujo nome é de origem grega, das palavras εχίνος (*echinos*), que significa espinho – como o do ouriço – e *kókkoς* (*kokkos*), traduzido como grão ou partícula. A doença é considerada uma ciclozoonose, ou seja, seu ciclo de vida se dá por meio da relação predador-presa, contendo dois mamíferos. Nos humanos, a infecção ocorre acidentalmente.

A taxonomia desses cestoides está submetida a constante revisão. Até 2012, havia dez espécies aceitas para o gênero. A Organização Mundial da Saúde (OMS) reconhece as espécies a seguir: *E. granulosus*, *E. multilocularis*, *E. oligarthus* e *E. vogeli*. Anos depois de descobertas essas espécies, em virtude de ferramentas moleculares, foram caracterizadas as espécies *E. equinus* e *E. ortleppi*. Essas seis espécies são as mais importantes no que concerne à saúde humana. Recentemente, novas espécies vêm sendo descritas; contudo, pela pouca informação epidemiológica disponível, os estudos acabam sendo abandonados.

A maior parte dos trabalhos e estudos é dedicada às espécies *E. multilocularis*, causadora da equinococose alveolar, e *E. granulosus*, responsável pela equinococose cística. As informações sobre o *E. oligarthrus* (equinococose unicística) e *E. vogeli* (equinococose policística) são insuficientes, mesmo a última espécie citada sendo a mais patogênica do gênero.

EPIDEMIOLOGIA

A relação predador-presa entre hospedeiros definitivos e intermediários é a grande responsável pela manutenção dos ciclos doméstico e silvestre do complexo equinococose-hidatidose na natureza.

A existência e perpetuação do ciclo doméstico, estabelecido entre animais domésticos-parasita-homem, é consequência das práticas de manejo dos rebanhos e largamente influenciada por fatores socioculturais (*E. granulosus*). O ciclo silvestre, restrito aos mamíferos silvestres e parasitas, afeta o homem e/ou animais domésticos quando eles invadem as áreas naturais e entram em contato com ambientes contaminados ou se alimentam de órgãos acometidos (*E. multilocularis*, *E. oligarthrus* e *E. vogeli*).

Os termos equinococose e hidatidose são utilizados distintamente para descrever a doença no hospedeiro definitivo e intermediário, respectivamente. A equinococose ocorre em mamíferos carnívoros, pertencentes às famílias dos canídeos e felídeos domésticos e silvestres. A hidatidose se dá em diferentes órgãos e tecidos de diversos mamíferos herbívoros e onívoros, incluindo o homem (Tabela 1).

Tabela 1 Espécies de *Echinococcus* e respectivos hospedeiros

Parasita	Hospedeiro intermediário	Hospedeiro definitivo
E. granulosus	Ovinos, suínos, bovinos, bubalinos, caprinos, camelos, lhamas, cervídeos e homem	Canídeos (cachorro, raposa, dingo, hiena, lobo, coiote, chacal)
E. multilocularis	Roedores, suínos, canídeos, primatas e homem	Raposas, felídeos e canídeos silvestres, guaxinins, coiotes
E. oligarthus	Roedores silvestres (cutia) e homem	Felídeos silvestres (puma, jaguar, lince, jaguarundi e gato-dos-pampas)
E. vogeli	Roedores silvestres (paca) e homem	Canídeos silvestres
E. equinus	Equídeos	Canídeos
E. ortleppi	Bovinos e homem	Canídeos
E. shiquicus	Lagomorfos	Raposa tibetana

A endemicidade da zoonose é maior nas áreas rurais, onde os cães domésticos são utilizados para guardar rebanhos, principalmente de ovinos, alcançando taxas de infecção superiores a 30%. Como esses animais são frequentemente abatidos em ambiente domiciliar para consumo interno, as vísceras cruas contaminadas servem de alimento para os cães, constituindo-se nos maiores reservatórios da infecção para o homem e para os animais de criação.

Os cães, quando infectados, carreiam os ovos do parasita nos pelos ao redor do ânus, períneo, focinho e língua, pelo hábito de se deitar no chão e lamber superfícies. Dessa maneira, facilmente os transmitem para as mãos dos humanos, principalmente crianças, que costumam brincar com esses animais. O fato é agravado quando há falta de hábitos higiênicos, por exemplo, a assepsia constante das mãos.

Um cão pode liberar aproximadamente 400 ovos por semana se infectado por apenas um verme da espécie *E. granulosus*, e normalmente o animal pode estar infectado por milhares de parasitas. Os cestoides adultos podem permanecer no intestino delgado dos hospedeiros definitivos por quase um ano, o que favorece a disseminação do agente e a manutenção dos ciclos. O período de fertilidade é mantido por 6 a 10 meses.

CARACTERÍSTICAS MORFOLÓGICAS

Os helmintos do gênero *Echinococcus* spp. fazem parte da família das tênias e possuem três fases de vida: ovo, larva e adulto.

O ovo (ou embrióforo) possui tamanho microscópico (32-36 µm) e é formado por uma membrana externa que protege uma estrutura chamada de embrião hexacanto, composto por uma oncosfera com seis ganchos, que servem para perfurar a parede intestinal. Ao alcançar vários órgãos e tecidos, por meio da corrente sanguínea, há o desenvolvimento do estágio larval.

A forma larvária caracterizada como cisto hidático, também conhecida como hidátide, é uma vesícula aquosa ou bolha d'água, esbranquiçada, esférica, tensa e elástica, podendo alcançar até 10 cm. As hidátides variam muito sua forma e tamanho e um único órgão pode conter inúmeros cistos. A velocidade com que o cisto cresce depende de fatores físicos do hospedeiro, como seus mecanismos imunológicos e composição da bile, com interferência também da localização das hidátides. No fígado e nos pulmões, a hidátide pode ter diâmetro de até 20 cm; contudo, em locais mais raros, como a cavidade abdominal, onde é possível crescimento irrestrito, pode ser muito grande e conter litros de líquido em seu interior.

Possui membranas externas que atuam como protetoras dos componentes internos: **membrana adventícia**, formada por tecido conjuntivo, produzida pelo próprio hospedeiro em reação à presença da larva; **membrana anista**, denominada também laminada ou hialina, funciona como uma barreira defensiva contra o hospedeiro; e **membrana prolígera** ou **germinativa**, responsável por secretar o líquido hidático e de sua parede interna brotam as vesículas prolígeras com os protoescólices (cabeças da tênia). Essas vesículas podem aderir à membrana germinativa por curtos pedículos, desprender-se ou se romper, acumulando-se no fundo do cisto, como um depósito esbranquiçado, denominado areia hidática. O líquido hidático é transparente e cristalino e possui a função de banhar, alimentar e proteger as estruturas infectantes presentes na hidátide.

Os cistos hidáticos com protoescólices inviáveis ou ausentes são chamados de cistos inférteis ou estéreis. Já os cistos férteis são aqueles que possuem protoescólices viáveis que se evaginam no hospedeiro até alcançarem o estágio adulto. Um único cisto pode originar milhares de cestoides adultos pela grande quantidade de protoescólices em seu interior.

Por ser uma vesícula globulosa, com uma única cavidade, a fase larval do *E. granulosus* é tipicamente unilocular (Figuras 1 e 2). Em razão da morfologia da hidátide do *E. multilocularis* ser semelhante a uma esponja, o cisto é chamado de multilocular ou alveolar.

As hidátides de *E. oligarthrus* e *E. vogeli* formam vesículas prolígeras externas à vesícula original e apresentam, em seu interior, líquido e protoescólices abundantes. Contrariamente ao *E. multilocularis*, seu crescimento não possui característica invasora. Por sua morfologia, são comumente denominadas hidátides policísticas.

Os vermes adultos medem de 3 a 6 mm, podendo chegar a 9 mm (aproximadamente o tamanho de um grão de arroz), e têm seu corpo dividido em: escólex ou pedúnculo fixador, de formato piriforme, formado por quatro ventosas e um rostro com duas fileiras de 30 a 40 ganchos ou acúleos (esse número varia de acordo com a espécie), que têm função de fixação; colo delgado e curto (também chamado de região proglotogênica); e estróbilo formado por 3 a 5 proglótides, e na segunda é possível observar os órgãos reprodutores masculinos e femininos, caracterizando as tênias como hermafroditas. A última é gravídica, com contornos dilatados e

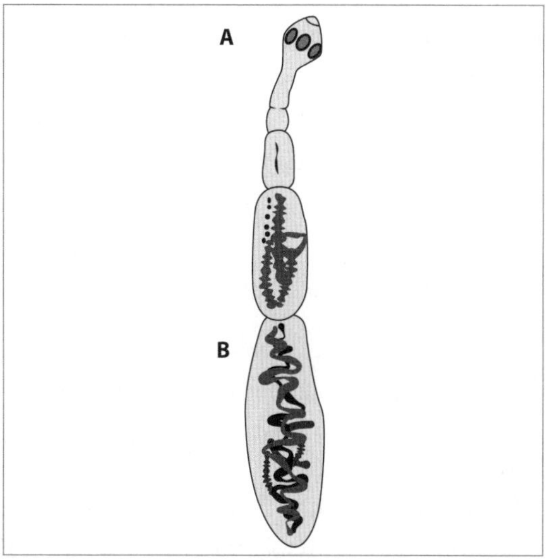

Figura 1 Representação do verme adulto *Echinococcus granulosus*. A: escólex; B: proglote gravídica.

Fonte: Mendes et al.,1999.

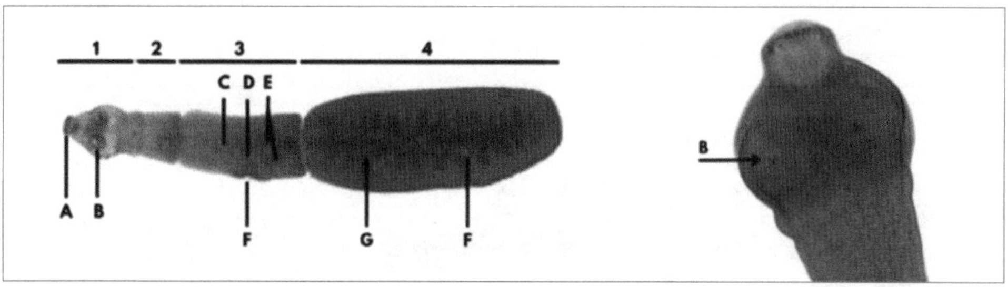

Figura 2 *Echinococcus granulosus* adulto, corado com carmim. Este espécime possui 4 segmentos (1: escólex; 2: proglótide imatura; 3: proglótide madura; 4: proglótide gravídica). As características destacadas são o rostelo (A) e as ventosas (B) do escólex e estruturas reprodutivas, incluindo os testículos (C), saco cirro (D), ovários (E), útero ramificado contendo óvulos (G) e poros genitais nas proglotes maduras e grávidas (F).

Fonte: CDC, 2019.

forma oval alongada, podendo conter em seu útero de 500 a 800 ovos. Estes podem ser eliminados através da ruptura da última proglote do restante do corpo do parasita e consequente desintegração do tegumento nas fezes ou por poros genitais localizados na margem da proglote.

Os embrióforos (ovos) no ambiente são consideravelmente resistentes às variações de temperatura, mantendo-se viáveis por até um ano, entre 4 e 15 °C. Sua viabilidade pode ser mantida por dois anos e meio, em temperaturas de 0 a 2 °C. Sobrevivem por 24 horas a –70 °C, mais de 200 dias a 6 °C, 21 dias em água a 30 °C, 10 minutos a 60 °C, 6 minutos a 70 °C e 1 minuto a 100 °C (temperatura de fervura da água). No entanto, são pouco resistentes à dessecação e a temperaturas extremas. Sua dispersão ocorre por meio de ventos, águas pluviais e fluviais, aves, artrópodes, moluscos, pelos e patas de animais. Como exemplo, é possível citar que dípteros e besouros coprófagos podem disseminar os ovos em áreas de até 30 mil hectares.

CICLO BIOLÓGICO

O ciclo biológico das espécies do gênero *Echinococcus* inicia-se com a eliminação de centenas de ovos nas fezes do hospedeiro definitivo, contaminando o meio ambiente (solo, pasto, água, hortaliças). Os ovos são ingeridos pelos hospedeiros intermediários e, pela ação de enzimas digestivas, como a pancreatina e a bile, o embrião hexacanto composto pela oncosfera eclode (Figura 3).

A oncosfera atravessa então a mucosa gastrintestinal com o auxílio dos acúleos, penetra nos vasos linfáticos e sanguíneos e pode se alojar em diversos tecidos do hospedeiro intermediário, iniciando o processo de formação do cisto hidático. Pode-se dizer que no intervalo de 6 a 12 meses da infecção se dá a maturação, ou seja, a conclusão da fase larval.

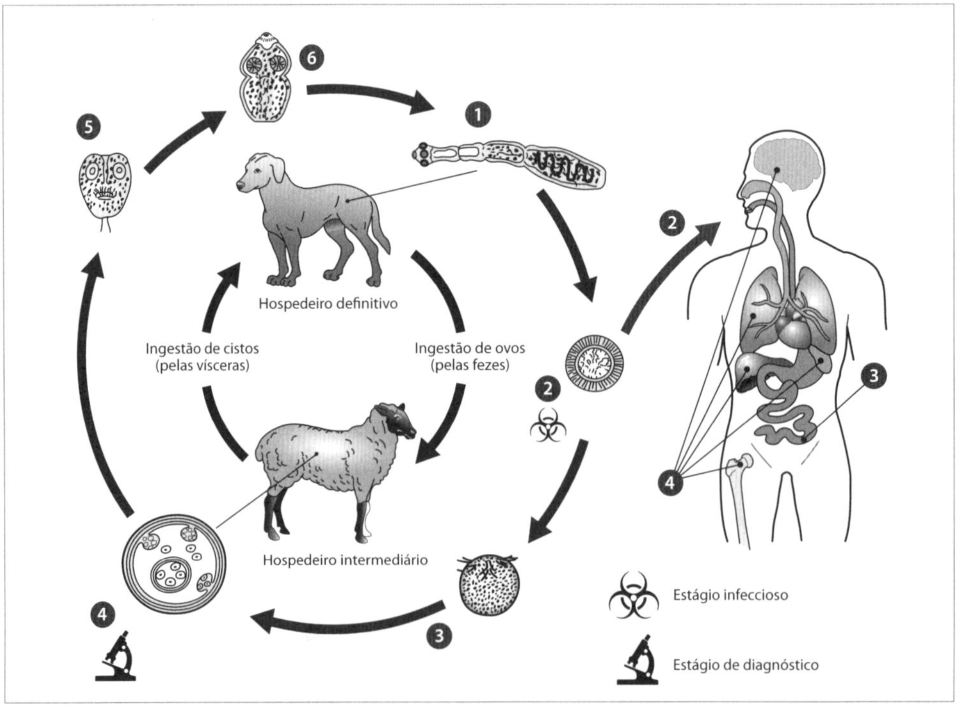

Figura 3 Ciclo de vida do *Echinococcus granulosus*. 1: verme adulto no intestino; 2: ovos embrionados nas fezes; 3: ganchos da oncosfera penetram no intestino; 4: cistos hidáticos presentes em vários órgãos; 5: protoescólice; 6: o escólex se fixa ao intestino.

Os hospedeiros definitivos infectam-se ao ingerir vísceras cruas que contenham cistos hidáticos férteis, geralmente com numerosas formas infectantes, e ao devorarem presas parasitadas. O homem se contamina a partir do contato com o ambiente ou em contato direto com os ovos. O período pré-patente, intervalo entre a infecção e a manifestação das formas jovens do parasita no hospedeiro, é de aproximadamente 40 a 50 dias.

Os protoescólices, contidos no interior dos cistos, evaginam-se no duodeno estimulados pela bile, fixando-se posteriormente entre as vilosidades da mucosa intestinal, onde ocorrem a autofecundação dos proglótides e a evolução do parasita até alcançar o estágio adulto, completando seu ciclo biológico. O processo de formação de vermes adultos dura aproximadamente dois meses e seu tempo de vida no hospedeiro é de 3 a 4 meses. A produção de ovos infectantes tem início de 47 a 61 dias após a infecção.

DISTRIBUIÇÃO GEOGRÁFICA E OCORRÊNCIA NO BRASIL

A hidatidose cística apresenta uma distribuição geográfica em escala mundial e as taxas de infecção variam muito de acordo com as regiões. As prevalências mais altas são observadas especialmente em países de exploração pecuária (sobretudo a criação ovina), no meio rural e na camada da população em que os habitantes vivem em condições sanitárias precárias, com escassos recursos econômicos e culturais.

A prevalência da hidatidose humana fundamenta-se basicamente em informes médicos como os registros das intervenções cirúrgicas dos hospitais, das investigações sorológicas e dos diagnósticos por ultrassonografia. Com relação aos hospedeiros intermediários animais, as taxas de infecção são calculadas a partir dos casos de hidatidose diagnosticados no exame *post-mortem* das carcaças, obtidos em estabelecimentos de abate com fiscalização veterinária.

Principalmente quando causada pelas espécies *E. granulosus*, *E. multilocularis*, *E. vogeli* e *E. oligarthrus*, a hidatidose é considerada altamente endêmica. A América do Sul é apontada como uma área hiperendêmica e apresenta prevalência de equinococose cística em 20 a 95% dos animais abatidos. A doença é encontrada principalmente em áreas com maior densidade de criação de gado, na Argentina, Chile, regiões andinas do Peru, Uruguai e sul do Brasil, com registros de prevalência de 5 a 10%.

O *E. granulosus* é a espécie que apresenta maior distribuição, ocorrendo praticamente no mundo todo. *E. multilocularis* ocorre ao longo da maior parte do Hemisfério Norte. *E. oligarthrus* e *E. vogeli* apresentam distribuição limitada às Américas do Sul e Central, restringindo-se às áreas silvestres onde há ocorrência de seus hospedeiros.

Em relação ao Brasil, de acordo com dados da Food and Agricultural Organization (FAO), a hidatidose apresenta ocorrência enzoótica, estendida por todo o país, nos bovinos, ovinos e caprinos, e ocorrência rara e esporádica, limitada a certas regiões, em suínos. Na região Sul, é comum a ocorrência de *E. granulosus* nos ovinos e bovinos e, nas regiões Norte, Centro-oeste e Sudeste do país, o *E. vogeli* está mais presente nos hospedeiros intermediários. O Rio Grande do Sul é o estado que apresenta a maior prevalência da doença, muito comum na região meridional, onde a criação de bovinos e ovinos representa a maior atividade econômica. A doença afeta pelo menos 15% dos ovinos.

SINAIS CLÍNICOS

No homem, a hidatidose pode se apresentar de duas formas: primária e secundária. A primária corresponde à hidátide formada a partir da ingestão do embrião hexacanto. A hidatidose secundária é caracterizada pela ruptura dos cistos primários, ocorrendo o extravasamento dos componentes internos, por via hemática ou contiguidade, e possível contaminação e desenvolvimento de larvas em outros órgãos, originando novos cistos.

Essa enfermidade consiste em uma parasitose cuja sintomatologia se manifesta tardiamente pelo crescimento lento dos cistos. Enquanto forem pequenos, a infecção é assintomática. Normalmente a doença se revela quando o tamanho dos cistos é considerável ou acidentalmente, por meio da realização de algum exame diagnóstico, de rotina ou para confirmar outra enfermidade. No entanto, muitos casos podem permanecer assintomáticos por toda a vida.

Dada sua evolução, a infecção pode se manifestar de diferentes formas em razão do tamanho e da localização dos cistos e das complicações clínicas subsequentes, como o rompimento do cisto hidático. Esta ocorrência facilita a liberação de material antigênico, causando uma reação de hipersensibilidade, severa e rápida, que pode terminar em choque anafilático e consequente óbito do paciente.

Outras possíveis complicações são decorrentes da ação mecânica de compressão do cisto em diferentes estruturas, deformações nas alterações nas funções dos órgãos acometidos, ruptura da cavidade abdominal e pleural e infecção da hidátide.

Cerca de 80% dos indivíduos apresentam hidatidose primária, com a seguinte frequência: fígado (50-70%), pulmão (20-30%), músculos (5%), ossos (3%), rins (2%), cérebro (1-2%), baço (1%) e outros órgãos (1%). Entre as hidatidoses secundárias, a mais frequente é a do peritônio, sendo menos frequente a pleural ou pericárdica.

A localização dos cistos hidáticos no homem é variável, sendo principalmente hepática, pulmonar e óssea. Quando a localização é hepática, pode variar de pequenos focos de poucos milímetros até áreas de infiltração de 15 a 20 cm de diâmetro. Ocorrem hepatomegalia e dor abdominal (à direita, junto às costelas) acompanhadas do aparecimento de massas palpáveis. A icterícia pode ocorrer se o ducto biliar estiver obstruído e a fraqueza e emaciação podem ocorrer como resultado de cistos crescidos. Os sintomas podem mimetizar os de câncer e cirrose hepáticos.

Se a ocorrência é pulmonar, os sintomas mais frequentes quando os cistos se rompem são tosse, dor torácica, hemoptise e dispneia. A hidatidose alveolar (por *E. multilocularis*) é uma doença muito grave, de crescimento lento e que se caracteriza por apresentar uma estrutura infiltrativa, semelhante a uma formação tumoral, com pequenas vesículas. Os casos de localização óssea produzem destruição das trabéculas, estrutura linear que reforça a estabilidade do osso, levando a necrose e consequente fratura espontânea.

O prognóstico se agrava quando a localização do cisto ocorre em órgãos vitais, como os do sistema nervoso, coração e rins.

DIAGNÓSTICO

O diagnóstico é difícil pelo quadro clínico pouco acentuado, em hospedeiros tanto definitivos como intermediários. Em humanos, os cistos podem se apresentar encobertos por tecidos orgânicos do doente ou podem estar profundamente localizados.

Na maior parte das vezes, baseia-se na sintomatologia do enfermo e em circunstâncias epidemiológicas e a confirmação é obtida por meio dos exames radiológicos (radiografia convencional, cintilografia, tomografia computadorizada, ultrassonografia, ecografia bidimensional e ressonância magnética); provas imunológicas (teste imunoenzimático, hemaglutinação indireta, imunoeletrotransferência, dupla difusão em gel); exame parasitológico (visualização de elementos parasitários, como escólices e acúleos, no sedimento urinário, nas fezes, no produto da expectoração brônquica e no líquido resultante de uma punção cirúrgica). A diferenciação entre espécies é realizada por meio da análise do DNA mitocondrial.

TRATAMENTO

Em humanos, a escolha do tratamento depende da quantidade e da localização dos cistos e do estado geral do paciente. A terapia medicamentosa, com mebendazol e albendazol, deve ser a primeira alternativa indicada em casos de cistos menores que 10 centímetros. Ainda assim, são necessários estudos comprobatórios de efetividade e especificação de efeitos colaterais no uso.

A extirpação do cisto intacto é a intervenção mais utilizada nos casos de cistos únicos hepáticos ou pulmonares (infecção por *E. granulosus*), com sintomatologia de compressão ou obstrução de vísceras e risco de ruptura de cistos. No tratamento cirúrgico radical é feita a ressecção de tecido sadio juntamente ao cisto, quando o órgão está difusamente comprometido.

Outra possibilidade é a adoção da técnica PAIR (do inglês *puncture-aspiration-injection-reaspiration*), que consiste em executar uma punção com agulha no cisto e aspirar seu conteúdo. A seguir, faz-se a instilação de escolicida e reaspira-se com irrigação final. O tratamento medicamentoso é indicado como complemento aos procedimentos cirúrgicos.

Nos casos de hidatidose policística (infecção por *E. vogeli*) com cistos em várias localizações e alcançando grandes extensões dos órgãos acometidos, além de sua disseminação pelo peritônio, não é indicada a remoção cirúrgica, apresentando-se como opção única o tratamento quimioterápico de longa duração, podendo chegar a dois anos.

Deve-se salientar que a hidatidose, em qualquer uma de suas manifestações, é considerada grave.

PROFILAXIA E CONTROLE

A hidatidose é uma zoonose cuja erradicação é relativamente fácil de conseguir. Entretanto, para que os resultados sejam evidenciados, é necessário que todas as medidas de controle sejam executadas rigorosa e concomitantemente. No ano de 2016, a Organização Pan-Americana da Saúde (Opas) elaborou o *Plano de ação para a eliminação de doenças infecciosas negligenciadas e ações pós-eliminação – 2016-2022*, visando alcançar e manter a eliminação de doenças infecciosas negligenciadas (DIN) até 2030.

O objetivo referente à equinococose/hidatidose cística é reduzir a incidência e a prevalência da doença para níveis próximos de zero em seis países endêmicos. O planejamento consiste em implementar o diagnóstico e o adequado manejo de casos de pacientes e fortalecer a coordenação fronteiriça para melhorar a vigilância e o controle.

No que concerne aos hospedeiros intermediários que sejam de importância econômica, as medidas atualmente eficazes e aplicáveis referem-se ao abate. A inspeção *post-mortem* nos matadouros permite o diagnóstico da hidatidose. No entanto, os órgãos condenados devem ser descartados de modo a não servir de alimento a carnívoros domésticos ou silvestres. Nesse contexto, deve-se ainda considerar como medidas de relevância a modernização dos abatedouros, o combate ao comércio de carne de abate clandestino de animais e a inspeção de carnes realizada por órgãos sanitários.

A atuação na inspeção e fiscalização das condições higienicossanitárias de locais que processam produtos de origem animal é exclusiva do médico veterinário, profissional de saúde pública que também possui importante função no Núcleo de Apoio à Saúde da Família (Nasf), realizando ações de educação em saúde e visita aos lares brasileiros elucidando às famílias como ocorre o ciclo evolutivo das espécies do gênero *Echinococcus* e quais são os riscos para a saúde.

Essa ação é indispensável, principalmente à população rural, uma vez que a manutenção e a propagação da infecção são resultantes de fatores socioculturais e do completo desconhecimento do homem em relação ao problema.

Várias pesquisas, em diferentes regiões, têm sido realizadas na investigação de vacinas para a proteção de ovinos, caprinos e bovinos. Os bons resultados alcançados, principalmente em ovinos, têm indicado que a vacinação pode contribuir significativamente para a redução da transmissão da doença. Sugere-se que, nas visitas às propriedades para administração de vermífugos aos cães, os veterinários poderiam aproveitar a oportunidade para vacinar os animais, diminuindo os custos do programa.

Para os cães, hospedeiros definitivos do parasita, resultados promissores têm sido obtidos em pesquisas de indução de imunidade também por meio da vacinação, ainda que não tenha sido desenvolvida uma vacina eficaz contra o estágio adulto do *E. granulosus*. Além disso, para esses animais, é essencial atuar no controle e tratamento quimioterápico sistemático, com vermífugo adequado, e prevenir sua reinfecção. O controle da população canina errante e de animais domesticados pela esterilização constitui uma medida complementar.

Os medicamentos utilizados no tratamento não são ovicidas. A destruição dos ovos, extraordinariamente resistentes aos fatores ambientais e à ação dos desinfetantes físicos e químicos, é uma questão importante para evitar a disseminação. Com eficácia, é possível destruir os ovos em temperaturas superiores a 60 °C ou inferiores a –20 °C e pela ação do hidróxido de potássio a 5% (24 horas), hipoclorito sódico (na concentração de 0,05%), cloreto de benzalcônio (1/1.000, 1 hora) e glicerina (20%).

Para que programas de controle tenham êxito, é necessário que haja a participação de órgãos federais envolvidos diretamente na zoonose, como saúde, agricultura e educação, contando com os apoios administrativo, legal, técnico e econômico adequados. Além disso, países continentais não podem trabalhar isoladamente dos países limítrofes; é necessário que haja cooperação entre os governos para que se alcancem bons resultados. Até o ano de 2023, conforme relatório final do progresso na implementação do plano de ação para a eliminação de doenças infecciosas negligenciadas da Opas, nenhum país participante eliminou a equinococose/hidatidose cística como problema de saúde pública.

Quanto à proteção humana individual, algumas medidas preventivas são recomendadas:

- Implantar o saneamento básico em áreas rurais.
- Higienizar as mãos com frequência, antes das refeições e após tocar em animais.
- Substituir cães de pastoreio por métodos mais modernos de manejo de rebanhos.
- Destruir vísceras parasitadas, impedindo que sejam utilizadas para alimentação de cães, ou realizar tratamento de cozimento durante 40 minutos ou congelamento a –18 °C a –20 °C durante um mínimo de 48 horas para a destruição dos cistos.
- Não colher nem ingerir frutas silvestres ou hortaliças diretamente do solo. Todas devem ser devidamente higienizadas ou cozidas antes da ingestão.
- Não ingerir água que possa ter sido contaminada por fezes de cães ou gatos, principalmente em propriedades em que há criação de ovinos.
- Não tocar em hospedeiros definitivos silvestres, vivos ou mortos. Caso seja necessário, utilizar luvas de proteção contra agentes infecciosos.
- Não manter animais silvestres, especialmente canídeos, como animais de estimação. Eles devem ser mantidos distantes das propriedades domésticas. Se necessário, construir cercas para impedir sua aproximação.
- Não permitir que gatos e cães de estimação circulem livremente nem capturem e se alimentem de roedores.
- Não abandonar nem enterrar animais mortos no campo.

CONSEQUÊNCIAS DA HIDATIDOSE HUMANA

Em razão do contato próximo entre crianças e cães infectados, a infecção por *E. granulosus* geralmente é adquirida na infância. Por causa do lento crescimento do cisto hidático, é provável que a maioria dos casos adquiridos precocemente só venha a ser diagnosticada na adolescência ou idade adulta.

Um dos principais reflexos da doença é a diminuição progressiva da capacidade de trabalho, mesmo após o diagnóstico e a instituição do tratamento. Para o paciente e seus familiares, a hidatidose gera problemas de ordem emocional e socioeconômica, principalmente se a doença tiver atingido o chefe da família.

Os casos de hidatidose constituem um ônus elevado para os serviços de saúde, pois os pacientes têm de ser submetidos a diferentes tipos de exames, clínicos e de laboratório, e o tratamento quase sempre exige a remoção cirúrgica dos cistos, com internação hospitalar obrigatória, a qual pode ser bastante prolongada e onerosa. Há também o perigo da ocorrência de cistos secundários disseminados, com frequência inoperáveis, podendo levar o paciente a óbito.

O coeficiente de letalidade varia de 2 a 4%, mas pode aumentar consideravelmente se os cuidados e o tratamento médico forem inadequados.

CONSEQUÊNCIAS DA HIDATIDOSE ANIMAL

A suscetibilidade à infecção e o consequente desenvolvimento dos cistos hidáticos variam de acordo com as espécies de hospedeiros intermediários. Nos animais de exploração zootécnica, de modo geral, não se tem descrição de quadros clínicos típicos da infecção. Esse fato é atribuído ao estabelecimento de uma relação hospedeiro-parasita estável e ao curto período de vida dos animais de corte, sobretudo os ovinos.

Todavia, a doença pode causar danos à produção animal, representados pelas reduções no ganho de peso, na produção de leite, na taxa de fertilidade e na qualidade da lã e de outros produtos. Embora algumas dessas perdas possam ser de difícil estimativa, sugere-se que elas sejam potencialmente significativas no cálculo dos efeitos econômicos decorrentes da doença. A condenação de carcaças de ovinos, bovinos e suínos apresentando caquexia e de órgãos contaminados com cistos, principalmente fígado e pulmão, é o maior problema da hidatidose animal e acarreta consideráveis prejuízos econômicos à indústria de alimentos em geral.

Países com hidatidose geralmente sofrem restrições à exportação, o que, indiretamente, conduz ao prejuízo do produtor. Os prejuízos econômicos advindos da condenação de vísceras são representativos, tendo sido objeto de levantamentos em diversos países. No Cone Sul, por exemplo, calcula-se que sejam descartadas, anualmente, as vísceras de 2 milhões de bovinos e de 3,5 milhões de ovinos.

CONCLUSÕES

O complexo equinococose-hidatidose ainda tem importância mundial por sua vasta distribuição geográfica e por suas implicações em saúde pública e animal. As regiões de elevada endemicidade são caracterizadas por áreas rurais onde o ciclo biológico se conclui facilmente, dada a extensa lista de animais hospedeiros intermediários e definitivos e os hábitos da população local. A contaminação acidental por humanos se dá principalmente pelas precárias condições de saneamento, hábitos de risco e pela falta de informação em relação à enfermidade.

No Brasil, reconhece-se que a doença apresenta elevada prevalência nos rebanhos do Rio Grande do Sul e que não há avanço nas políticas de controle da enfermidade no local. Contudo, desconhece-se a real situação do problema, nesse e em outros estados, por absoluta falta de pesquisas nas áreas endêmicas e pelas informações e estatísticas dos casos serem escassas, fragmentadas ou inexistentes.

O tratamento dessa zoonose é complexo e geralmente caro, pois envolve, na maioria dos casos, intervenção cirúrgica e terapêutica longa, o que torna a doença ainda mais preocupante. Do ponto de vista econômico, em razão das perdas em carcaças acometidas e órgãos afetados, o Brasil, conhecido como maior exportador de carnes do mundo, é largamente afetado. O complexo equinococose-hidatidose é mais fácil de ser controlado que tratado, portanto a educação sanitária é essencial. Desse modo, no Brasil, é necessário reexaminar a problemática à luz dos fatos e propor ações capazes de levantar dados estatísticos concisos em relação à ocorrência da hidatidose humana e animal, a fim de posteriormente estabelecer eficientes programas de prevenção e controle da zoonose.

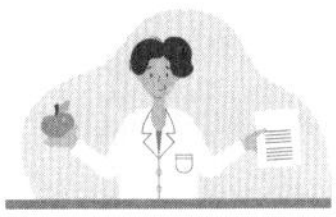

BIBLIOGRAFIA

Acha PN, Szyfres B. Zoonosis y enfermedades transmisibles comunes al hombre y a los animales. v. 3. 3. ed. Washington: Organización Panamericana de la Salud; 2003. p.195-210 (Publicación Científica y Técnica n. 580).

Almeida F, Spigolon Z, Negrão AJ, Neves MF. Echinococcus granulosus. Rev Cient Eletr Med Vet. 2008;VI(11).

Arend AC. Averiguação da localização sub-telomérica dos genes do antígeno B de Echinococcus. [Dissertação]. Rio Grande do Sul: Universidade Federal do Rio Grande do Sul; 2005.

Baruch WA. Hidatidose e equinococose. In: Barzoni CS, Mattos MJT, Marques SMT. Prevalência de hidatidose bovina na fronteira oeste do Rio Grande do Sul, extremo sul do Brasil (1999-2007). Revista da FZVA Uruguaiana. 2013;19(1):79-87.

Brasil. Ministério da Saúde. Hidatidose humana no Brasil: manual de procedimentos técnicos para diagnóstico parasitológico e imunológico. Brasília: Ministério da Saúde; 2011.

Centers for Disease Control and Prevention (CDC). Alveolar echinococcosis. 2019. [citado em 24 nov. 2023]. Disponível em: www.cdc.gov/ncidod/dpd/parasites/alveolarhydatid/default.htm

______. DPDx – Laboratory Identification of Parasites of Public Health Concern. Echinococcosis. 2019. [citado em 24 nov. 2023]. Disponível em: https://www.cdc.gov/dpdx/echinococcosis/index.html

Campos JMN. Hidatidose é doença complicada e desconhecida. Revista DBO. 2006.

Conselho Federal de Medicina Veterinária (CFMV). O médico veterinário é profissional de Saúde Pública. Brasília: CFMV; 2022. [citado em 24 nov. 2023]. Disponível em: https://www.cfmv.gov.br/o-medico-veterinario-e-profissional-de-saude-publica/comunicacao/noticias/2020/09/01/

Charro FD. Metacestodas em ovinos no estado do Mato Grosso do Sul. [Dissertação]. Campo Grande: Fundação Universidade Federal de Mato Grosso do Sul; 2013. 58p.

D'Alessandro A, Rauch RL. New aspects of neotropical polycystic (Echinococcus vogeli) and unicystic (Echinococcus oligarthrus) echinococcosis. Clin Microbiol Rev PMC. 2008;21(2):380-401.

De La Rue ML. Cystic echinococcosis in southern Brazil. Rev Inst Med Trop São Paulo. 2008;50(1):53-6.

Duarte RS. Prejuízos econômicos por condenações de vísceras de bovinos com hidatidose em matadouros-frigoríficos do município de Farroupilha/RS. Monografia (especialização em Produção, Tecnologia e Higiene de Alimentos de Origem Animal). Porto Alegre: Universidade Federal do Rio Grande do Sul; 2015.

Eckert J. Historical aspects of echinococcosis. Adv Parasitol. 2016;95(1-64).

______. Historical aspects of echinococcosis: an ancient but still relevant zoonosis. Schweiz Arch Tierheilkd. 2007;149(1):5-14.

Farias LN, Malgor R, Cassaravilla C, Bragança C, de la Rue ML. Echinococcosis in southern Brazil: efforts toward implementation of a control program in Santana do Livramento, Rio Grande do Sul. Rev Inst Med Trop São Paulo. 2004;46(3):153-6.

Irabedra P, Ferreira C, Sayes J, Elola S, Rodríguez M, Morel N, et al. Control programme for cystic echinococcosis in Uruguay. Mem Inst Oswaldo Cruz. 2016;111(6):372-7.

Mazzutti KC, Cereser ND, Cereser RD. Ocorrência de cisticercose, fasciolose e hidatidose em bovinos abatidos sob inspeção federal no Rio Grande do Sul, Brasil – 2005 a 2010. Trabalho apresentado no 38º Congresso Brasileiro de Medicina Veterinária – Conbravet. Florianópolis; 2011.

Mendes A, Caldeira FM, Bressan MC, Rabelo A, Faria P. Hidatidose: riscos à Saúde Pública e causa de prejuízo aos frigoríficos. Lavras: UFLA; 1999.

Muñoz JP, Sievers G. Estudio de la fertilidad y viabilidad de quistes hidatídicos bovinos en Chile. Parasitol Latinoam. 2005;60:69-73.

Murray PR, Rosenthal KS, Pfaller MA. Microbiologia médica. 7. ed. Rio de Janeiro: Elsevier; 2014.

Oku Y, Malgor R, Benavidez U, Carmona C, Kamiya H. Control program against hydatidosis and decreased prevalence in Uruguay. Int Congr Ser. 2004;1267:98-104.

Organização Pan-Americana da Saúde (Opas). Plano de ação para a eliminação de doenças infecciosas negligenciadas e ações pós-eliminação 2016-2022: relatório final. In: 60º Conselho Diretor – 75ª sessão do comitê regional da OMS para as Américas. Washington: Opas; 2023. [citado em 24 nov. 2023]. Disponível em: https://www.paho.org/pt/documentos/ce172inf5-plano-acao-para-elimina-cao-doencas-infecciosas-negligenciadas-e-acoes-pos

Panamerican Health Organization (PAHO). Neglected diseases in neglected populations, with emphasis on zoonoses. In: 14º Inter-American meeting, at ministerial level, on health and agriculture. Cidade do México. Washington: Paho; 2005 (Rimsa 14/18).

______. Plan of action for the pan American Foot-and-mouth Disease Center, 2006-2007. In: 14º Inter-American meeting, at ministerial level, on health and agriculture. Cidade do México. Washington: Paho, 2005 (Rimsa 14/4).

Prates DF, Würfel SFR, Lansini V, Rosa JV, Silva WP. Prevalência de hidatidose em matadouros-frigoríficos da região de Pelotas-RS no período de 2005 a 2007. XVIII CIC – XI ENPOS – I Mostra Científica – Universidade Federal de Pelotas; 2009.

Reis T, Vilares A, Ferreira I, Martins S, Furtado C, Gargaté MJ. Hidatidose quística humana: análise retrospectiva de casos diagnosticados e em monitorização entre 2008 e 2013. Boletim Epidemiológico. 2014;3:30-3.

Ribeiro WA, Santos JAO, Oliveira TS, TGB, Neves FGO, Nunes UDR, et al. Riscos da hidatidose para à saúde pública: contribuições para o processo de ensino-aprendizagem na medicina. RevistaFT. 2023. [citado em 24 nov. 2023];122. Disponível em: https://revistaft.com.br/riscos-da-hidatidose--para-a-saude-publica-contribuicoes-para-o-processo-de-ensino-aprendizagem-na-medicina/

Rodrigues DSA, Alencar DF, Medeiros BLN. Aspectos epidemiológicos, clínicos e patológicos da hidatidose. PUBVET. 2016;10(1):87-90.

Tappe D, August S, Matthias F. Emergence of polycystic neotropical echinococcosis. Emerg Infect Dis. PMC. 2008;14(2):292-7.

Tessele B, Brum JS, Barros CSL. Lesões parasitárias encontradas em bovinos abatidos para consumo humano. Pesq Vet Bras. 2013;33(7):873-89.

World Health Organization. Media Centre, Fact sheet. 2017. [citado em 24 nov. 2023]. Disponível em: http://www.who.int/mediacentre/factsheets/fs377/en/

18

Viroses

Pedro Manuel Leal Germano
Maria Izabel Simões Germano

INTRODUÇÃO

As viroses têm incidência pouco conhecida em alimentos, por várias razões. Por serem parasitas obrigatórios, não se desenvolvem em meios de cultura como as bactérias e os fungos. Os meios usuais para isolamento consistem em culturas de tecidos e técnicas com embriões de aves. Os vírus não se replicam nos alimentos; portanto, são necessários métodos para extração e concentração. É difícil recuperar mais de 50% de partículas virais, por exemplo, de carne moída.

Nem todos os vírus de potencial interesse para os microbiologistas de alimentos podem ser cultivados pelos métodos de rotina. É o caso do norovírus (cuja antiga denominação era vírus Norwalk). Por outro lado, as técnicas virológicas convencionais não são empregadas na rotina da maioria dos laboratórios de alimentos.

Qualquer patógeno bacteriano intestinal, sob condições sanitárias insatisfatórias, pode ser encontrado em produtos alimentícios. O mesmo se aplica para os vírus intestinais, embora não sejam capazes de proliferar nos alimentos. O vírus da hepatite A (HAV), por exemplo, é transmitido preferencialmente por via oral-fecal.

Em saúde pública, a água, de um modo geral, constitui uma das vias de transmissão mais importantes dos enterovírus para o homem.

ASPECTOS EPIDEMIOLÓGICOS

As gastroenterites virais são extremamente frequentes e ocupam o segundo lugar na incidência de viroses, perdendo apenas para o resfriado comum. Na atualidade, os vírus reconhecidos como patógenos de maior importância, no contexto das doenças transmitidas por alimentos (DTA), são o norovírus e o HAV, em razão das elevadas quantidades de surtos e pessoas afetadas no mundo ocidental.

As fontes mais comuns de gastroenterites virais são os produtos marinhos, sobretudo os moluscos, por serem organismos filtradores.

A associação de vírus é comum, principalmente em comunidades semifechadas, como hospitais, enfermarias, lares para idosos, hotéis, navios de cruzeiro e mesmo da marinha mercante.

CARACTERÍSTICAS DOS AGENTES

Os vírus são estáveis na faixa de pH de 2 a 9, toleram 65 graus por 30 minutos e, aparentemente, resistem a 1 mg/L de cloro livre. Em águas frias, podem manter a infectividade por mais de um ano. Apresentam também graus variáveis de resistência às radiações ionizantes.

Ainda em condições experimentais, vários tipos de enterovírus não conseguiram sobreviver na superfície de frutas, tampouco foi observada sua ocorrência em condições naturais.

Estudo realizado com ostras contaminadas com poliovírus revelou sobrevivência dos agentes mesmo após terem sido submetidos às temperaturas de cozimento, fritura, forno e vapor.

No que se refere à resistência de vírus em alimentos, observou-se que, em caranguejos fervidos, 99,9% das partículas de poliovírus foram inativadas, em oito minutos houve destruição de echovírus e rotavírus e, em 90 segundos, a 90 °C, houve inativação do HAV.

Em hambúrguer grelhado, malpassado (60 °C na massa interna), em 8 de 24 amostras foram encontrados enterovírus, quando colocados de imediato a 23 °C. Quando deixadas em temperatura ambiente por três minutos, todas as amostras foram negativas. Esse experimento demonstra, de um lado, que o consumo imediato pode propiciar a ingestão de partículas virais infectantes e, do outro, que os vírus não conseguem sobreviver em temperatura ambiente por muito tempo.

Os norovírus e o HAV são altamente infecciosos e apresentam níveis variáveis de resistência ao calor e aos desinfetantes, contudo, ambos são inativados a 100 °C.

Em relação ao pH dos substratos, deve-se destacar que o HAV é menos estável em ambientes ácidos que os demais enterovírus. De maneira geral, os vírus são sensíveis aos desinfetantes clorados.

A probabilidade de adquirir e consumir alimentos contaminados com vírus não é tão rara. Complementarmente, em saúde pública, os riscos decorrentes da presença de vírus em alimentos não são desprezíveis. Por esse motivo, é muito importante a monitoração periódica dos produtos alimentícios, sejam *in natura*, sejam industrializados.

HEPATITE A

A infecção pelo HVA é provocada por um vírus de RNA, pertencente à família Picornaviridae, do grupo dos enterovírus, e a transmissão ocorre pela via oral-fecal. Reconhece-se apenas um único sorotipo do vírus, isolado e identificado em diferentes partes do globo.

O período de incubação médio é de 30 dias, porém pode variar de 15 a 45 dias. Esse período depende da quantidade de partículas virais ingeridas, diminuindo à medida que aumenta a dose infectante. Embora essa dose não esteja bem determinada, acredita-se que de 10 a 100 partículas virais sejam suficientes para causar a doença.

No início da manifestação clínica da infecção, o paciente passa por um estágio prodrômico de mal-estar, seguido de fadiga, febre, perda de apetite e náuseas. Na evolução da doença, observam-se dor abdominal na área do fígado, vômitos e fezes de cor mais clara do que a habitual; em uma fase mais adiantada, icterícia e escurecimento da urina.

Os principais alimentos envolvidos em surtos são pratos à base de ostras, saladas, sanduíches, frutas e sucos de frutas, leite e produtos lácteos e doces confeitados. Entre os alimentos marinhos, os mariscos são os maiores responsáveis pelas infecções no homem, pois, na maioria das vezes, são oriundos de águas contaminadas. Em síntese, a água, os moluscos e as saladas são as vias de transmissão mais comuns para as populações humanas, e os manipuladores infectados são as maiores fontes de infecção.

A hepatite A apresenta distribuição mundial. Historicamente, é reconhecida como a mais importante das viroses transmitidas por alimentos. É uma doença primariamente dos países em desenvolvimento.

No Brasil, os casos se concentram nas regiões Norte e Nordeste, que juntas reunem 55,7% dos casos confirmados no período de 1999 a 2018.

A população mais suscetível é de baixa renda, residente nas áreas com maior deficiência de saneamento, onde a água nem sempre é tratada, a coleta de lixo é deficiente e não há rede de esgoto.

Até 2009, 97% dos municípios brasileiros dispunham de água tratada, em aproximadamente 70% dos domicílios, porém apenas um terço do esgoto era recolhido e somente 30% dele era tratado, de acordo com a coordenação do Programa de Despoluição das Bacias Hidrográficas (Prodes) da Agência Nacional de Águas (ANA). Segundo a mesma fonte, perto de 83% da população era composta por moradores de cidades; entretanto, apenas 56% eram atendidos por estações de tratamento de esgoto. Esses dados parecem indicar que 44% das habitações provavelmente despejam o esgoto *in natura* em córregos, rios ou praias.

Vale destacar que, apesar de todos os problemas apontados, o HAV geralmente confere imunidade para toda a vida nos imunocompetentes.

Embora não faça parte do Programa Nacional de Imunizações (PNI), da Secretaria de Vigilância em Saúde, do Ministério da Saúde, a vacina contra o HAV deve ser administrada a partir do primeiro ano de vida, porque sua eficácia é menor abaixo dessa faixa etária.

HEPATITE E

O vírus da hepatite E (HEV) é o principal agente etiológico das hepatites não A e não B, transmitidas pela via intestinal, de ocorrência mundial.

É uma doença muito importante nas áreas menos favorecidas do mundo e com saneamento de má qualidade. É mais transmitida pela água de bebida contaminada por esgoto que propriamente pelos alimentos, com exceção do consumo de moluscos crus. O agente etiológico, um vírus de RNA, apresenta certa semelhança com os calicivírus humanos e geralmente se assemelha ao HAV, principalmente no que concerne à sintomatologia.

O HEV, provavelmente a partir do trato gastrintestinal, penetra na corrente circulatória e atinge o parênquima hepático, onde se replica e é eliminado a partir dos hepatócitos na bile e, em seguida, excretado nas fezes. O período de incubação varia de 15 a 62 dias, com média compreendida entre 26 e 42 dias, conforme as circunstâncias, e a transmissão ocorre pela via oral-fecal. Assim como no HAV, sua evolução segue um curso benigno e é autolimitante, não provocando doença hepática crônica.

Os adultos jovens apresentam maior suscetibilidade que as crianças. A infecção pode ser letal para gestantes – mortalidade superior a 20% – quando infectadas nos últimos três meses de gestação; o óbito ocorre por insuficiência hepática fulminante. Como amostras de soro colhidas de vários animais domésticos provenientes de áreas endêmicas da infecção em seres humanos apresentam atividade anti-HEV, pressupõe-se que essa doença possa ser uma zoonose emergente.

As medidas de prevenção passam obrigatoriamente pela adoção das boas práticas de higiene e saneamento, sobretudo nas áreas afetadas.

ROTAVÍRUS

O quadro infeccioso é provocado por um vírus de RNA, pertencente à família Reovírus, sendo a via oral-fecal a principal forma de transmissão. A infecção está associada com a diarreia do viajante. O primeiro isolamento de rotavírus deu-se em 1973, na Austrália. Dos seis grupos sorológicos identificados, três infectam o homem: o A é responsável pela diarreia infantil endêmica, de distribuição mundial; B e C ocorrem preferencialmente em países asiáticos (China e Japão). A infecção é mais frequente no inverno, porém, nos trópicos, ocorre durante o ano todo.

Estima-se que um terço de todas as hospitalizações por diarreia em crianças com menos de cinco anos sejam causadas por rotavírus, sendo a faixa etária dos seis meses aos dois anos a de maior suscetibilidade.

A maioria das pessoas adquire imunidade após os cinco anos, mas formas brandas da infecção podem ser observadas acima dessa idade e mesmo em adultos, em geral, ocorrem por causa de elevados inóculos do vírus e/ou da queda de resistência por parte dos expostos. A dose infectante presumível varia de 10 a 100 partículas virais, mas, como a quantidade excretada pelos doentes atinge 10^8 a 10^{10} partículas/mL de fezes, a infecção pode ser disseminada com facilidade pelas mãos dos manipuladores, por contato com utensílios e superfícies contaminados.

O período de incubação é de apenas dois dias. Os sintomas incluem vômitos durante três dias, diarreia aquosa que pode persistir por 3 a 8 dias, dores abdominais e febre. Embora a remissão do quadro clínico na maioria das vezes seja completa, alguns casos graves, traduzidos por diarreia e alto grau de desidratação, podem levar as crianças ao óbito. A intercorrência do vírus com outros patógenos intestinais pode agravar o quadro clínico dos doentes.

Os surtos de rotavirose estão relacionados primordialmente à água; os alimentos não têm participação muito grande na transmissão.

No Brasil, a partir de 2006, foi incluída a vacina oral de rotavírus humano, destinada à população infantil com idade entre 45 dias e cinco meses e 15 dias de vida, para proteger antecipadamente as crianças da faixa etária de 6 a 24 meses, nas quais se observa que as complicações decorrentes da infecção pelo rotavírus são mais graves.

NOROVÍRUS

O vírus apresenta como particularidade o fato de não poder ser cultivado em condições de laboratório. É um vírus de RNA, de aspecto similar ao calicivírus, e integra um grupo de patógenos humanos, pertencentes aos Caliciviridae, entre os quais se destaca o HVE.

Esses vírus, apesar da presumível baixa dose infectante, provocam manifestações digestivas, 1 a 2 dias após a ingestão de alimentos ou água contaminada com fezes de pessoa infectada. A manifestação clínica caracteriza-se por náusea, vômito, diarreia e gastralgia. Os doentes recuperam-se, em geral, de 2 a 3 dias após o início dos sintomas, sem apresentar efeitos prolongados ou sequelas, porém podem excretar partículas virais por duas ou mais semanas, o que é de utilidade para a identificação do agente após o episódio. Adultos e crianças com mais de 12 anos são atingidos com maior frequência. De modo geral, casos graves ou hospitalizações são raros.

A doença está distribuída amplamente pelo globo e sua incidência é frequentemente relacionada a grandes aglomerações de pessoas, como acampamentos, escolas, instituições de desabrigados, comunidades e famílias. Todavia, a real prevalência é desconhecida.

Vale considerar que o diagnóstico de doenças virais não constitui rotina na maioria dos laboratórios de análises de alimentos, por isso a dificuldade de consolidar dados estatísticos sobre a infecção e avaliar a real incidência no país.

Deve-se destacar um aspecto importante na epidemiologia dessa infecção, que diz respeito à procura, cada vez maior, por cruzeiros marítimos, de curta ou longa duração. As companhias de navegação, por sua vez, aumentaram a capacidade de seus navios para atender ao fluxo de passageiros. A aglomeração de pessoas de todas as idades favorece a disseminação do norovírus, sendo a grande responsável pela ocorrência de casos da infecção entre pessoas presumivelmente sadias.

As autoridades portuárias integrantes das vigilâncias sanitárias estão alertas, mas a complexidade de cada excursão e, sobretudo, as etapas de cada percurso, distantes dos grandes centros, onde há comprometimento com a qualidade da água e dos alimentos oferecidos aos passageiros e à própria tripulação, torna quase impossível garantir que o navio não ofereça qualquer tipo de risco sanitário, excluídos os acidentes individuais ou coletivos que são fruto do acaso.

Não há tratamento específico; contudo, as pessoas atingidas podem ser submetidas a tratamento sintomático, principalmente de hidratação. Atenção particular deve ser dispensada aos idosos, sobretudo quando hospedados em casas de repouso ou asilos.

As principais medidas preventivas a serem adotadas são:

- Lavar as mãos com água quente e sabão após utilizar o banheiro e antes de preparar uma refeição ou comê-la.
- Cozinhar bem os frutos do mar antes de ingeri-los.
- Lavar generosamente os vegetais crus a serem usados como salada e colocá-los em solução clorada, de acordo com as especificações do fabricante do produto.
- Dispor todos os restos de maneira sanitária, não os lançando na água de rios, lagos ou do mar.
- Proibir os manipuladores com sintomas de infecção de preparar ou mesmo tocar os alimentos.

Deve-se também destacar os procedimentos a serem seguidos quando em contato com uma pessoa infectada ou compartilhando o mesmo espaço físico:

- Afastar-se quando o doente estiver vomitando.
- Não dividir comida, muito menos comer usando os mesmos talheres.
- Cuidar da pessoa doente obedecendo às regras mínimas de higiene e segurança.
- Não apertar as mãos de ninguém enquanto estiver cuidando do doente.
- Lavar as mãos depois de cuidar do doente ou ajudá-lo a se alimentar.

No caso específico de uma vacina contra o norovírus, os pesquisadores acreditam que somente em alguns anos será possível dispor de um imunógeno capaz de proteger os seres humanos contra essa infecção.

TRATAMENTO

As viroses gastrintestinais requerem tratamento sintomático, como analgésicos para aliviar as dores disseminadas por todo o corpo; antitérmicos, quando a infecção for campanhada por quadro febril; e antieméticos, nos casos de doentes com vômitos, de acordo com as prescrições usuais.

Para os pacientes que apresentam diarreia intensa, deve-se recomendar a ingestão de bastante líquido, por via oral, ou a administração de soro fisiológico, por via intravenosa, no próprio serviço hospitalar, para evitar o agravamento do quadro clínico por desidratação.

CONTROLE

A contaminação dos alimentos por vírus pode acontecer em qualquer lugar ou momento do processo de produção e também pode estar relacionada a pessoas infectadas que manipularam o alimento que não passou por tratamento térmico conveniente ou por qualquer outro procedimento que o torne inócuo.

Os alimentos, sobretudo a água, constituem as principais vias de transmissão da maioria das viroses. A via oral-fecal, todavia, é que possibilita a contaminação ambiental e favorece a disseminação do agente na natureza.

O controle das gastroenterites virais está relacionado basicamente à adoção das Boas Práticas Agrícolas (BPA), Boas Práticas de Fabricação (BPF) e do Sistema de Análise de Perigos e Pontos Críticos de Controle (APPCC), a fim de evitar a introdução de vírus nos alimentos crus e no ambiente da fábrica ou da cozinha (industrial ou comercial) e assegurar a adequada manipulação, durante as diversas etapas do processo. Deve-se destacar que, se partículas virais permanecerem nos alimentos após o processamento, elas continuarão infecciosas por vários dias ou semanas, dependendo do tipo de alimento, particularmente se mantido a 4 °C.

Em relação à água, deve-se estar atento para a possibilidade de contaminação dos reservatórios por efluentes de esgoto ou mesmo dejetos humanos e animais. Nos locais onde esses riscos são altos, deve-se proceder ao tratamento da água captada ou fornecida pela própria rede pública com substâncias cloradas antes de sua utilização.

Por todos esses motivos, no treinamento de manipuladores de alimentos, deve-se dar ênfase à necessidade de ser rigoroso no aspecto de higiene pessoal, especialmente das mãos. Deve-se, ainda, enfatizar a maneira como os vírus podem se disseminar a partir dos próprios manipuladores e alcançar os alimentos.

A prevenção das doenças virais, no âmbito das unidades de alimentação e nutrição e da indústria de alimentos, passa obrigatoriamente pelos controles de qualidade em segurança alimentar e pelos sistemas de manipulação, especialmente Procedimentos Operacionais Padronizados (POP) de BPF e APPCC. Qualidade da água, disposição adequada de lixo, águas residuais e esgoto são preceitos da maior relevância para o controle das viroses transmitidas pelos alimentos, qualquer que seja o tipo de população considerada, a atividade desenvolvida e o local de produção ou preparação de produtos alimentícios.

CONCLUSÕES

As viroses têm incidência pouco conhecida em alimentos, por vários motivos. O primeiro deles é explicado pelo fato de serem parasitas obrigatórios e não se desenvolverem, laboratorialmente, em meios de cultura como as bactérias e os fungos. Assim, os meios usuais para isolamento consistem em culturas de tecidos e técnicas com embriões de aves.

Em saúde pública, a água, de modo geral, constitui uma das vias de transmissão mais importantes dos enterovírus para o homem. As fontes mais comuns de gastroenterites virais são os produtos marinhos, sobretudo os moluscos, por serem organismos filtradores. O vírus da hepatite A, o rotavírus e o norovírus são os patógenos mais frequentes.

Em relação à água, deve-se estar atento para a possibilidade de contaminação dos reservatórios por efluentes de esgoto ou mesmo dejetos humanos e animais. Nos locais onde esses riscos são altos, deve-se proceder ao tratamento da água captada ou fornecida pela própria rede pública, com substâncias cloradas, antes de sua utilização. Nas Unidades de Alimentação e Nutrição, com ênfase em creches, escolas e asilos, deve-se dar especial atenção à higienização das caixas d'água e às análises de potabilidade da água para consumo.

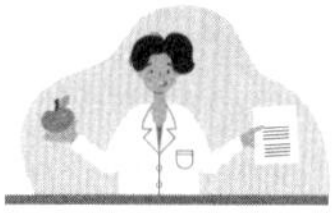

BIBLIOGRAFIA

Adams MR, Moss MO. Microbiología de los alimentos. Zaragoza: Acribia; 1997.

Brasil. Ministério da Saúde. Secretaria de Vigilância em Saúde. Departamento de Vigilância Epidemiológica. Doença diarreica por rotavírus: vigilância epidemiológica e prevenção pela Vacina Oral de Rotavírus Humano – VORH. Informe Técnico. Brasília Ministério da Saúde; 2006.

Calderon-Margalit R, Sheffer R, Halperin T, Orr N, Cohen D, Shohat T. A large-scale gastroenteritis outbreak associated with Norovirus in nursing homes. Epidemiol Infect. 2005;133:35-40.

Fagundes PRS. Qualidade das materias-primas: vegetal. In: Germano PML, Germano MIS. Sistema de gestão: qualidade e segurança de alimentos. Barueri: Manole; 2013. p.245-62.

Ford-Jones EL, Wang E, Petric M, Corey P, Moineddin R, Fearon M. Rotavirus-associated diarrhea in outpatient settings and child care centers. The Greater Toronto Area/Peel Region PRESI Study Group. Pediatric Rotavirus Epidemiology Study for Immunization. Arch Pediatr Adolesc Med. 2000;154(6):586-93.

Forsythe SJ. Microbiologia da segurança alimentar. Porto Alegre: Artmed; 2005.

Gallimore CI, Pipkin C, Shrimpton H, Green AD, Pickford Y, McCartney C, et al. Detection of multiple enteric virus strains within a foodborne outbreak of gastroenteritis: an indication of the source of contamination. Epidemiol Infect. 2005;133:41-7.

Hunter PR. Principles and components of surveillance systems. In: Hunter PR, Waite M, Ronchi E, editors. Drinking water and infectious disease: establishing the links. Boca Raton: CRC Press; 2002. p.3-11.

Koopmans M, Duizer E. Foodborne viruses: an emerging problem. Intern J Food Microbiol. 2004;90(1):23-4.

Lemos P. Surto de diarreia. Norovírus Salvador (BA). [citado em dez. 2006]. Disponível em: http://www.parasitologia.org.br/noticia.php?id=328

Moreira JG, Huziwara JCA, Pereira Reis KCD, Lâczynski LOO, Moreira MAC. Análise da propagação de viroses emergentes influenciada por fatores de comportamento humano e ações antrópicas. Boletim do Observatório Ambiental Alberto Ribeiro Lamego. 2022. [citado em 25 nov. 2023];16(1):112-37. Disponível em: https://editoraessentia.iff.edu.br/index.php/boletim/article/view/15941

Portal Ecodebate. Cidadania e Meio Ambiente. Surtos de hepatite e outras doenças por falta de saneamento ameaçam Marsilac, SP. 2009. [citado em 25 nov. 2023]. Disponível em: surtos-de-hepatite-e-outras-doencas-por-falta-de-saneamento-ameacam-marsilac-sp/

Riemann HP, Cliver DO. Foodborne infections and intoxications. Amsterdã: Academic Press; 2006.

Salvador D, Caeiro M, Aguilar J, Benoliel MJ, Neto C. Deteção de vírus entéricos em amostras de água natural superficial e de água. Águas & Resíduos. 2020;IV(7). [citado em nov. 2023]. Disponível em: http://hdl.handle.net/10451/43884

São Paulo. Secretaria de Estado da Saúde, Centro de Vigilância Epidemiológica, Divisão de Doenças de Transmissão Hídrica e Alimentar. Monitorização da Doença Diarreica Aguda (MDDA): dados gerais de 2000 a 2005. [citado em nov. 2023]. Disponível em: http://www.cve.saude.sp.gov.br/htm/hidrica/mdda/MDDA_IFNET05

Satin M. Food alert! The ultimate sourcebook for food safety. Nova York: Facts On File; 1999.

Silva LJ, Angerami RN. Viroses emergentes no Brasil. Rio de Janeiro: Editora Fiocruz; 2008. 132p. (Temas em Saúde).

Van Duynhoven YT, de Jager CM, Kortbeek LM, Vennema H, Koopmans MP, van Leusden F, et al. A one-year intensified study of gastroenteritis in the Netherlands. Epidemiol Infect. 2005;133(1):9-21.

19

Encefalopatia espongiforme bovina – "síndrome da vaca louca"

Pedro Manuel Leal Germano
Maria Izabel Simões Germano

INTRODUÇÃO

"Vaca louca" é o nome popular da encefalopatia espongiforme bovina (EEB), conhecida desde novembro de 1986, sobretudo na Grã-Bretanha, local onde foi descrita pela primeira vez. A doença recebeu essa denominação em razão da sintomatologia apresentada pelos animais afetados. Considerada de início como entidade nosológica restrita ao rebanho bovino, passou a integrar o elenco das zoonoses, ou seja, das doenças transmissíveis entre os animais e o homem, a partir de 1996, quando foram confirmados no território britânico os casos humanos de uma variante da doença de Creutzfeldt-Jakob (vDCJ), atribuída ao consumo de produtos cárneos contaminados com tecidos oriundos do sistema nervoso central (SNC).

Até o momento, os casos humanos da vDCJ não atingiram, em termos numéricos, nenhuma proporção alarmante. Contudo, por se tratar de uma doença das mais severas, uma vez que o quadro clínico neurológico é irreversível e conduz os doentes ao óbito, a doença é considerada uma das mais graves zoonoses existentes, sobretudo pela não disponibilidade de qualquer tipo de vacina ou tratamento capazes de deter a evolução do mal.

ASPECTOS GERAIS

A EEB constitui uma doença crônica degenerativa que afeta o SNC do gado vacum. Em conjunto com a doença de Creutzfeldt-Jakob clássica (DCJ) e a vDCJ, a EEB integra o quadro das doenças neurológicas degenerativas progressivas reconhecidas como encefalopatias espongiformes transmissíveis (EET), entre as quais se destacam, em diferentes espécies animais, a scrapie nos ovinos e caprinos.

A principal característica das EET é a longa duração do período de incubação: 3 a 8 anos para a EEB nos bovinos e aproximadamente 13 anos nos portadores humanos da DCJ. Durante esse período, não são observados indícios da doença, no entanto, a evolução do quadro clínico é relativamente curta e a mortalidade atinge 100% das vítimas.

Uma das grandes preocupações atuais da humanidade refere-se à produção de alimentos em quantidades suficientes, com o objetivo de minimizar a má distribuição, pois ao lado de regiões de abundância ainda persistem "bolsões" de fome, além de garantir a subsistência das próximas gerações. Esse fato, aliado à globalização, que propiciou a diminuição das barreiras e grande circulação de matérias-primas e produtos, torna-se relevante na medida em que novos hábitos, inclusive alimentares, são difundidos e adotados por muitos indivíduos – teoricamente, quanto maior a variedade de alimentos oferecidos e melhor o aproveitamento das matérias-primas, menos pessoas padecerão de fome.

Fora do continente europeu, casos esparsos de EEB foram registrados nas Américas. Vale destacar que grande parte dos casos registrados fora do Reino Unido teve origem em animais infectados, importados desses países.

A partir de 1990, a Food and Drug Administration (FDA) intensificou sua revisão microbiológica de aplicação de novas drogas para produtos humanos derivados de fontes bovinas. A partir de 1992, em especial após 1996, a FDA encaminhou uma série de cartas advertindo os fabricantes de produtos derivados de bovinos regulados pelo órgão que as fontes de material não deveriam proceder de gado que tivesse residido em países com EEB.

Pode-se lamentar que outros países, inclusive o Brasil, não tenham adotado tais ações, que viriam a poupar constrangimentos públicos, assim como, e principalmente, a ocorrência de casos.

Em 2014, a Organização Mundial de Saúde Animal, ainda conhecida pela sigla OIE (Organização Internacional de Epizootias), apresentou a lista dos países com risco insignificante de EEB, entre os quais se situava o Brasil, ao lado de outros países do Mercosul.

ETIOLOGIA

Os príons, por definição, são pequenas partículas infecciosas proteicas que resistem aos procedimentos de inativação que modificam os ácidos nucleicos, capazes de se multiplicar em uma progressão incrível, induzindo as moléculas normais a alterar sua forma, convertendo-as em moléculas perigosas para o organismo dos hospedeiros.

PATOGENIA

Os príons, ingeridos por meio de alimentos contaminados, são absorvidos no interior do tubo digestivo pela mucosa intestinal, nas placas de Peyer; a seguir, fagocitados pelas células linfáticas e, então, transportados pelos linfócitos para os nódulos linfáticos, baço e tonsilas. Acredita-se que essa seja a via mais provável de disseminação do agente no organismo do novo hospedeiro, do mesmo modo que se crê que a replicação dos príons aconteça nos tecidos linfáticos, especialmente no baço.

Uma vez que os linfócitos transportam os príons, é razoável deduzir que o sangue também possa favorecer a infecção cerebral. Aliás, essa hipótese tem provocado a proibição do uso de sangue humano e de produtos derivados a partir de doadores suspeitos de exposição ao agente infeccioso.

No gado infectado naturalmente com EEB, o agente foi encontrado no tecido cerebral, na medula espinal e no globo ocular, na retina.

PATOLOGIA CLÍNICA DA ENCEFALOPATIA ESPONGIFORME BOVINA NO GADO

O período de incubação varia de 2 a 8 anos, mas a evolução para o óbito, por falência dos órgãos, pode levar de 2 semanas a 6 meses. Muitos casos da EEB ocorreram em gado leiteiro, com animais na faixa etária compreendida entre 3 e 6 anos de idade.

As principais características clínicas dos bovinos acometidos pela infecção relacionam-se às alterações de temperamento, como irritabilidade ou agressividade; postura anormal; incoordenação e dificuldade para se levantar; emagrecimento apesar da manutenção do apetite; e diminuição da produção de leite.

EPIDEMIOLOGIA

Estudos epidemiológicos, realizados sobretudo na Grã-Bretanha, sugerem que os animais contraíram a doença mediante a ingestão de rações contaminadas, preparadas a partir de farinhas de carne e ossos utilizadas como suplementos proteicos. Todas as hipóteses levam a crer que essas rações continham carcaças e restos de vísceras provenientes de ovinos portadores de scrapie e bovinos com EET não identificados. Na atualidade, há indícios suficientes de que as alterações nos processos de fabricação de rações animais nesse país, nos anos 1980, potencializaram a sobrevivência do agente nas farinhas de carne e ossos.

De qualquer forma, o leite e os produtos lácteos não são considerados alimentos de risco para a transmissão do agente ao homem.

Vale considerar que os sistemas adotados, bem como as medidas de segurança para prevenir a doença na população animal, têm funcionado na maioria dos países que os colocaram em prática.

DOENÇA DE CREUTZFELDT-JAKOB EM SERES HUMANOS

A DCJ é uma doença degenerativa da espécie humana limitada ao SNC, caracterizando-se por disfunção nervosa evidente, perda do controle motor, demência progressiva e degeneração vacuolar cerebral. Os casos típicos de DCJ atingem pessoas, em média, aos 68 anos, manifestando-se geralmente 10 anos após o acometimento cerebral da infecção, por isso o quadro de demência é tão comum nos portadores e o tempo de sobrevivência atinge, em média, 4 a 5 meses.

No Brasil, o estado de São Paulo, por meio da Divisão de Doenças de Transmissão Hídrica e Alimentar, do Centro de Vigilância Epidemiológica da Secretaria de Estado da Saúde, informou que, no período de 1996 a 2005, foram registrados 36 casos da DCJ, dos quais 11 foram notificados em 2005. Esses resultados podem indicar que a infecção foi adquirida no exterior, provavelmente durante visita a algum país com incidência da doença no gado bovino, ao consumir, anos antes, alimentos de origem animal contaminados pelo agente etiológico da EEB, uma vez que o período de incubação pode ser superior a cinco anos, conforme referido anteriormente.

MEDIDAS PREVENTIVAS NO CAMPO DA SAÚDE ANIMAL

A partir do conhecimento da ocorrência da EEB, imediatamente aventaram-se hipóteses sobre possíveis riscos da infecção para o homem. Assim, à medida que a epidemia se propagava no território britânico, diversas providências foram tomadas com o objetivo de erradicar a EEB do gado vacum e de prevenir que tecidos animais potencialmente infecciosos pudessem adentrar a cadeia alimentar do homem.

A partir de 1994, ao confirmar-se que a EEB de fato atingia o homem por meio da cadeia alimentar, foram tomadas medidas complementares ainda mais rigorosas. Dessa maneira, em novembro desse mesmo ano, as proteínas de origem bovina foram proibidas de serem integradas às rações para mamíferos. À medida que se constatavam novos casos humanos, outras providências foram adotadas. Assim, a partir de 1996, as farinhas de carne e ossos de origem mamífera foram banidas de todas as rações e fertilizantes de origem animal, o gado abatido com mais de 30 meses de idade passou a ser considerado impróprio para uso animal, exceto o couro para curtimento, e foi realizado *recall* de todas as farinhas de carne e ossos produzidas até aquela data.

Tais medidas culminaram, em dezembro de 2000, na proibição do uso de proteínas animais, incluindo as farinhas de carne e ossos, nas rações para as espécies de criação (com efeito a partir de 1° de janeiro de 2001); foram excluídas dessa medida o leite e as farinhas de peixe para ruminantes.

DIFICULDADES PARA O CONTROLE DA ENCEFALOPATIA ESPONGIFORME BOVINA

Os acordos econômicos, no âmbito dos governos, constituem barreiras difíceis de serem transpostas, sobretudo com a rapidez que seria necessária, pois envolvem muitas organizações e setores produtivos da sociedade; porém, a não adoção imediata das recomendações favoreceu a disseminação do agente. Pior ainda, há fortes evidências de que os países europeus conviveram com fatores de alto risco para a disseminação da EEB por vários anos e não adotaram qualquer medida de segurança apropriada.

Outra preocupação refere-se à possibilidade do comércio além-fronteiras de animais vivos, órgãos, vísceras e alimentos processados.

Os testes para identificar a EEB nas carcaças dos bovinos nos estágios iniciais da infecção ainda não são de todo confiáveis, embora na atualidade apresentem maior grau de sensibilidade. Contudo, a remoção das partes dos animais consideradas de risco reduz o potencial de infecções humanas. É bem provável que o não cumprimento dessas medidas possa expor um grande número de consumidores a um risco desnecessário, sobretudo naqueles países em que a infecção pode ser considerada presumivelmente endêmica.

A SITUAÇÃO NO BRASIL

No país, não existe qualquer registro de casos de EEB no rebanho bovino, mesmo nos animais importados da Europa. De acordo com informações do Departamento de Defesa Animal, do Ministério da Agricultura, Pecuária e Abastecimento, e com base na Portaria Ministerial n. 516, de 09 de dezembro de 1997, "o Brasil declarou-se livre da EEB, de acordo com o que estabelece o Código Zoossanitário Internacional", tornando a doença de notificação obrigatória. Deve ser considerado que 2.900 animais com sintomatologia nervosa não apresentaram qualquer evidência da infecção ao exame histopatológico, entre janeiro de 1990 e outubro de 2000. Em razão da alta incidência de raiva no país, a maior parte dos bovinos com manifestações neurológicas é submetida a diagnóstico diferencial. Cabe ainda mencionar a Portaria n. 651, de 08 de setembro de 2022, sobre procedimentos de vigilância e mitigação do risco de EEB nos estabelecimentos de abate.

Considerando os riscos da EEB para a produção nacional, desde 1990 foram suspensas as importações de bovinos, caprinos e ruminantes silvestres a partir do Reino Unido; as importações de ovinos já estavam proibidas desde 1985. Essas medidas foram estendidas aos países que passaram a notificar casos da infecção em seus territórios.

No período de 1989-1990, o Brasil importou 179 bovinos do Reino Unido, época em que a situação epidemiológica da doença estava em progressão acentuada. Como resultado dessa situação, uma missão brasileira confirmou *in loco* que os rebanhos exportados não tinham registrado qualquer caso da doença até aquela época. Esses animais destinavam-se à reprodução, por causa do alto padrão genético. Por outro lado, nenhum dos animais apresentou a mais leve suspeita de ser portador da infecção e a possibilidade de manifestarem a doença era improvável, pois o período de incubação já havia se excedido em mais de sete anos.

Mais importante ainda, na alimentação dos bovinos, no Brasil, são utilizados suplementos de natureza vegetal e pastagens naturais ou cultivadas. Farinhas de carne e ossos, originárias de ruminantes, são produzidas exclusivamente no país e destinadas apenas a animais não ruminantes. Em 1996, foi proibido oficialmente seu uso para bovinos, ovinos e caprinos.

Apesar das medidas adotadas no Brasil e notadamente pelo tipo de criação zootécnica empregada, o Canadá intempestivamente embargou a carne bovina procedente do Brasil, atitude que causou sérios embaraços às autoridades sanitárias e a necessidade de intervenção do governo, para esclarecer os fatos e provocar o cancelamento imediato dessa proibição arbitrária. Depois de um período de alguns anos de aparente calma nas relações entre ambos os países, em 2005 o Canadá voltou a insistir nessa mesma política, demonstrando claramente que suas motivações são de pura retaliação aos negócios de outras esferas comerciais em que o Brasil tem sido mais bem-sucedido – é a guerra pela primazia das balanças comerciais.

A medida unilateral e discricionária do Canadá tem levado as autoridades brasileiras a manter regras severas em relação à importação de produtos cárneos e derivados, a partir da Europa. Assim, o Ministério da Saúde, por meio da RDC n. 251 de 09 de setembro de 2002, proibiu, em todo o território nacional, a importação, comercialização e exposição ao consumo de alimentos embalados e prontos para consumo produzidos em 19 países e regiões da Europa: Inglaterra, Escócia, País de Gales, Irlanda do Norte, Ilha de Man, Jersey, Guernsey, República da Irlanda, Alemanha, Bélgica, Dinamarca, Espanha, França, Itália, Liechtenstein, Luxemburgo, Holanda, Portugal e Suíça. Com base nessa recomendação, os importadores, distribuidores, comerciantes, varejistas e proprietários de quaisquer outros estabelecimentos que comercializem esses produtos tiveram de recolhê-los do ponto de venda imediatamente.

Assim, até que algo em contrário ou excepcional aconteça, a carne do gado vacum brasileiro é segura, e as medidas tomadas no âmbito do governo são corretas; contudo, espera-se que os pecuaristas não cometam imprudências e, na ânsia de melhorar o padrão genético de seus rebanhos, possibilitem a entrada ilegal de animais procedentes de áreas endêmicas de EEB.

O Ministério da Agricultura e Pecuária (Mapa), em 2021, divulgou que dois casos atípicos de EBB foram identificados em frigoríficos de Nova Canaã do Norte (MT) e de Belo Horizonte (MG); a confirmação foi feita pelo laboratório de referência em Alberta, Canadá.

A partir de outubro de 2011, o Brasil, após avaliação pelo grupo *ad hoc* EEB, obteve o reconhecimento como país com risco insignificante da doença, em conformidade com o Código Sanitário dos Animais Terrestres.

No início de 2023, foi confirmado um caso de EEB em um animal macho de 9 anos, em uma pequena propriedade do município de Marabá (PA). O animal, criado em pasto, sem ração, foi abatido e sua carcaça incinerada no local. O serviço veterinário oficial brasileiro está realizando a investigação epidemiológica que poderá ser continuada ou encerrada de acordo com o resultado.

Foi feito o comunicado à Organização Mundial de Saúde Animal (OMSA) e as amostras foram enviadas para o laboratório de referência. Seguindo o protocolo sanitário oficial, as exportações para a China foram temporariamente suspensas.

CONCLUSÕES

A EEB integra o conjunto das doenças emergentes transmissíveis por alimentos. Não se pode falar ainda de uma epidemia da "doença da vaca louca"; entretanto, a real dimensão do problema não pode ser estimada em razão do período de incubação. Como quando ocorreu o diagnóstico dos primeiros casos da síndrome da imunodeficiência adquirida (Aids), talvez se esteja diante da ponta de um *iceberg*. Cabe um alerta importante aos sistemas de registro e informação de doenças para mobilizar os profissionais de saúde para comunicar todo e qualquer caso fora dos padrões identificados, de maneira a favorecer a busca retroativa das fontes de contaminação. Essa preocupação também deve ser incluída no dia a dia dos profissionais de portos e fronteiras, ligados à vigilância sanitária, de maneira a evitar a disseminação dessa e de outras doenças.

A grande lição que se pode tirar de toda essa problemática relaciona-se ao predomínio dos interesses econômicos sobre a valorização da vida, pois não é possível mensurar até onde irão as consequências da venda de suplementos alimentares contaminados, provenientes da Grã-Bretanha, para países do continente europeu. Esse procedimento infringiu o princípio ético da não maleficência, pois houve sonegação de informação relevante. É verdade que o ônus para os pecuaristas de um país verem seu gado dizimado é extremamente elevado, todavia, no presente caso, a solução não poderia ter sido outra.

A importação de animais vivos a partir de países nos quais a EEB é epidêmica deve continuar proibida. Quanto ao gado importado, é necessário que os órgãos públicos façam o rastreamento dos animais, avaliem suas idades e as datas de chegada ao país, e não permitam seu aproveitamento para o consumo humano, quando forem descartados ao final do período de vida produtiva. Isso se prende ao fato de os dados epidemiológicos revelarem que os casos da variante de DCJ só ocorreram em países em que houve o registro de EEB no gado vacum.

Todos os produtos cárneos e subprodutos destinados à alimentação humana, bem como à indústria farmacêutica, além dos subprodutos indicados para a alimentação do gado, preparados a partir de matéria-prima originada de ruminantes, provenientes de países com registro de casos de EEB, devem ter sua importação proibida. O mesmo se aplica aos fertilizantes preparados a partir de restos animais, sobretudo ruminantes.

A inspeção *ante-mortem*, no âmbito dos matadouros, é de extrema relevância para identificar os animais que, no momento do abate, aparentem manifestações de ordem neurológica. Eles deverão ser abatidos à parte e submetidos a rigoroso exame anatomopatológico para constatar se estão presentes lesões compatíveis com EEB. As carcaças desses animais deverão ser totalmente destruídas. Exames de rotina, para detectar a possível presença da proteinase resistente nos bovinos abatidos, devem ser aplicados nos países em que a EEB foi ou está sendo registrada.

É imperativo que se faça a divulgação da EEB e suas implicações à saúde pública, para os médicos veterinários, bem como que se difunda no seio da classe médica a necessidade de redobrar a atenção sobre os pacientes com manifestações nervosas antes dos 50 anos de idade.

A erradicação da EEB em saúde animal e, consequentemente, em saúde pública, só é possível com a aplicação de medidas drásticas, antipáticas e de elevado custo financeiro, como as adotadas no Reino Unido e outros países europeus. No entanto, é necessário que os governos e a sociedade como um todo, sobretudo os setores pecuário e industrial dos países com a doença, aceitem levar essas medidas ao extremo e evitem subterfúgios para burlar a vigilância, impondo seus produtos a países menos favorecidos economicamente. O que se deseja são atitudes responsáveis que não firam os princípios da bioética, não envenenem as relações comerciais entre os povos, muito menos sejam prejudiciais à saúde pública e animal.

É importante destacar que mesmo na ausência de EEB nos rebanhos bovinos e sem registro de ocorrências de vDCJ no Brasil e nos países da América do Sul e Caribe, com exceção das Ilhas Malvinas, a infecção deve ser considerada uma doença emergente transmissível por alimentos, sobretudo pelo fato de o patógeno não ser destruído pelos métodos térmicos convencionais (congelamento e aquecimento).

Considerando o elevado consumo de carne bovina e seus derivados, particularmente no Brasil, enquanto a EEB não for erradicada, o perigo sempre estará presente, até porque há fortes evidências de que os países europeus conviveram com fatores de alto risco para a disseminação da doença por vários anos, na ausência de qualquer medida de segurança apropriada. Isso reforça a teoria de que o futuro modelo epidêmico, incluindo uma segunda onda de casos da vDCJ, vitimando subgrupos populacionais geneticamente mais suscetíveis, permanece incerto.

Ao longo dos últimos anos, o controle da EEB tem apresentado muitos bons resultados e países que haviam sido prejudicados intensamente no comércio mundial de carne bovina começam a sentir-se mais aliviados em relação à exportação de carne *in natura* e mesmo na importação de matrizes para integrar seus rebanhos.

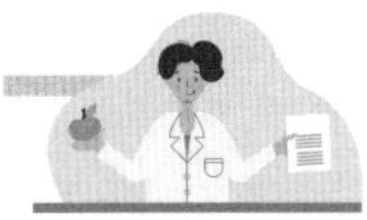

BIBLIOGRAFIA

Associação Brasileira das Indústrias Exportadoras de Carne (Abiec). Exportações brasileiras de carne bovina SECEX-MDIC. jan/2012-set/2012.

Beefpoint. Arquivo da Tag: eeb. [citado em 25 nov. 2023]. Disponível em: http://www.beefpoint.com.br/tag/eeb/page/4/

Belay ED, Sejvar JJ, Shieh WJ, Wiersma ST, Zou WQ, Gambetti P, et al. Variant Creutzfeldt-Jakob disease, United States. Emerg Infect Dis. 2005;11(9):7.

Centers for Disease Control and Prevention (CDC). Epidemiology of vCDJ and BSE. [citado em set. 2005]. Disponível em: http://www.cdc.gov/ncidod/dvdr/vcjd/epidemiology.htm

______. vCJD (variant Creutzfeldt-Jakob disease), questions and answers about vCJD and BSE (mad cow disease). [citado em set. 2005]. Disponível em: http://www.cdc.gov/ncidod/EID/vol10no6/03615.htm

Del Fava C, Pituco EM. Diagnóstico da encefalopatia espongiforme bovina (mal da vaca louca). São Paulo: Instituto Biológico; 2011. [citado em dez. 2012] (Comunicado técnico, 153). Disponível em: http://repositoriobiologico.com.br//jspui/handle/123456789/318

Moreira A. Europa tem 62 casos da doença da vaca louca. Valor Econômico, 2009. [citado em fev. 2010]. Disponível em: http://www.agron.com.br/v/97-europa-tem-62-casos-da-doenca-da-vaca-louca

Pinochett FF. Detectan encefalopatia espongiforme bovina atípica en USA. HACCP Assessorias. INTA Universidad de Chile. [citado em 25 de nov. 2023]. Disponível em: http://haccpconsultores.blogspot.com.br

Portal Brasil. Brasil conquista status de risco insignificante para doença da vaca louca. 23 de maio de 2012. Disponível em: http://www.brasil.gov.br

Ribeiro LF, Beretta LJ. Encefalopatia espongiforme bovina: transmissão da doença, os materiais de risco específico e envio de material ao laboratório em caso de suspeita de EEB. Revista GeTeC. 2023;12(37).

Silveira MO. Importações chinesas de carne bovina: a aplicação de barreiras sanitárias e o impacto sobre o mercado brasileiro e uruguaio. Repositório Institucional da UFSC; 2023. [citado em 25 nov. 2023]. Disponível em: https://repositorio.ufsc.br/handle/123456789/248163

Sordi C, Lewgoy B. O que pode um príon? O caso atípico de vaca louca no Brasil e seus desdobramentos. Anthropológicas. 2013;24(1):126-43.

Universidade Federal do Triângulo Mineiro (UFTM). Dicionário de biologia celular, biologia dos tecidos e processos patológicos gerais. "PRION". Disponível em: http://www.uftm.edu.br/instpub/fmtm/patge/index.htm (acesso mai 2007).

20

A importância dos laboratórios analíticos na segurança dos alimentos

Marcia Abrahão Silva Ferreira

INTRODUÇÃO

A Lei 8.080, de 19 de setembro de 1990, conhecida como Lei Orgânica da Saúde, em seu art. 6º, define a vigilância sanitária como "um conjunto de ações capaz de eliminar, diminuir, ou prevenir riscos à saúde e de intervir nos problemas sanitários decorrentes do meio ambiente, da produção e circulação de bens e da prestação de serviços de interesse da saúde".

Essa definição introduz o conceito de risco e confere um caráter completo ao conjunto das ações, inserindo o processo de produção, levando em conta aspectos econômicos, de mercado e do consumo.

No Brasil, as atividades de vigilância sanitária são de responsabilidade do Sistema Nacional de Vigilância Sanitária (SNVS), que é coordenado pela Agência Nacional de Vigilância Sanitária (Anvisa), órgão vinculado ao Ministério da Saúde. Integram esse sistema as vigilâncias do Distrito Federal, dos estados e dos municípios, além de outros órgãos de apoio técnico e os Conselhos de Saúde. O SNVS é parte do Sistema Único de Saúde (SUS) e atua de maneira integrada e descentralizada em todo o território nacional, tendo a responsabilidade compartilhada entre as três esferas de governo: União, estados e municípios. Vale ressaltar que não há relação de subordinação entre os entes federativos. O que existe é a definição de competências e de responsabilidades para cada instância. Estados e municípios são autônomos em sua atuação.

A atuação da vigilância sanitária é fundamental para a eliminação, diminuição e prevenção de ameaças à saúde. O monitoramento das condições sanitárias de produtos e serviços sujeitos à vigilância sanitária constitui ação estratégica para controle sanitário e gerenciamento do risco e deve ser desenvolvida de forma sistemática pelos entes federados.

A vigilância sanitária de alimentos, especificamente, desenvolve atividades que visam garantir a qualidade do alimento oferecido à população por meio de ações de controle nas etapas do processo da cadeia do alimento.

No entanto, vale ressaltar que a responsabilidade sobre a efetividade dessa garantia de qualidade envolve desde órgãos públicos até o setor regulado por meio do cumprimento das Boas Práticas de Fabricação (BPF).

Segurança de alimentos vem da expressão em inglês *food safety* e se refere à garantia da qualidade dos alimentos comercializados e consumidos pela população de modo a não causar efeitos adversos à saúde do consumidor.

Quando se fala da qualidade de um alimento, associa-se a ideia de que ele esteja isento de riscos de contaminação, que podem ser de origem química (resíduos de metais pesados, agrotóxicos, entre outros), origem física (corpos e matérias estranhas macro e microscópicas) e/ou origem biológica (fungos, bactérias, protozoários, vírus).

Hoje, com as novas exigências da sociedade, os hábitos alimentares se tornaram muito diversos, incluindo novas técnicas de produção, preparo, armazenamento e distribuição de alimentos. Esses fatores ampliaram os riscos a que o consumidor está submetido. Inclusive, com a pandemia de Covid-19, o número de empresas de fabricação e entrega de alimentos prontos para consumo teve uma expansão significativa no país, expondo a população a maiores riscos de surtos alimentares, por exemplo.

Os alimentos oferecidos à população devem ser seguros e adequados para consumo. As doenças transmitidas por alimentos (DTA) podem ser graves e até fatais, além de ter um impacto negativo na saúde humana a longo prazo, podendo ainda prejudicar o comércio e o turismo de uma determinada região. Outo fator a ser observado é a deterioração dos alimentos, que representa um desperdício de impacto econômico e social que ameaça a segurança alimentar e pode inclusive afetar adversamente o comércio e a confiança do consumidor.

A Codex Alimentarius Commission (CAC), criada pela Food and Agricultural Organization (FAO) e Organização Mundial da Saúde (OMS), tem como objetivo desenvolver padrões para alimentos, códigos de práticas higiênicas, diretrizes e outras recomendações, normas e textos para proteger a saúde dos consumidores e garantir práticas justas no comércio de alimentos.

O risco é definido pelo *Codex* como a probabilidade da ocorrência de um efeito adverso à saúde e da gravidade desse efeito, causado por um perigo ou perigos existentes no alimento. Já a definição de perigo é dada como a presença de agente biológico, químico ou físico, ou propriedade do alimento, com potencial de causar efeito adverso à saúde.

Entre os riscos associados a alimentos considerados contaminantes químicos estão substâncias como micotoxinas, agrotóxicos, aditivos, hormônios (sintéticos), antibióticos, detergentes, metais tóxicos como chumbo, cádmio e mercúrio e plastificantes, entre outros. A contaminação química do alimento pode ocorrer desde a produção até o consumo, como resultado da aplicação de inseticidas e herbicidas no campo, além de hormônios e outros agentes para regular o crescimento de animais.

Também associada como contaminante biológico em alimentos está a presença de microrganismos, que podem ser desde protozoários, fungos e bactérias até vírus detentores de patogenicidade. Dentre as bactérias mais comuns estão *Salmonella typhi*, *Bacillus cereus*, *Clostridium botulinum*, *Clostridium perfringens*, *Vibrio cholerae* e *Vibrio parahaemolyticus*, entre outras. Os fungos podem ocorrer em alimentos com baixo percentual de água ou elevado percentual de lipídeos, como amêndoas e castanhas, sendo os principais riscos biológicos associados ao consumo desses alimentos a produção, por algumas espécies, de micotoxinas que, ao serem ingeridas, acumulam-se no organismo, causando uma série de transtornos, desde danos ao fígado e até mesmo alguns tipos de câncer. Atualmente, também tem merecido atenção dos pesquisadores a presença de vírus (febre aftosa, gripe aviária etc.) e mesmo de príons (doença da vaca louca) em alguns tipos de alimentos.

Os contaminantes de origem física compreendem a presença de corpos estranhos, como pedaços de metal, borracha, madeira e plástico, areia, parafusos, cacos de vidro e pedras, que podem contaminar os alimentos durante seu processamento ou preparo. Entre esses corpos estranhos, estão terra e pedras.

Os fatores que mais contribuem para os riscos alimentares estão normalmente associados a falhas de Boas Práticas (BP) e procedimentos associados à produção do alimento, como os resíduos de pesticidas acima do permitido (Boas Práticas Agrícolas – BPA); temperaturas de armazenagem inadequadas (BP no produtor/fabricante/distribuidor); cozimento ou tratamento térmico insuficientes; contaminação cruzada de alimentos crus e cozidos, entre outros fatores. Cada etapa da cadeia de produção do alimento apresenta perigos específicos que podem ser identificados e controlados.

O método internacionalmente reconhecido e recomendado pela OMS como o mais eficaz na identificação, análise e controle dos perigos é a Análise de Perigos em Pontos Críticos de Controle (APPCC ou HACCP, *Hazard Analyses and Critical Control Points*), que está prevista em legislação sanitária no Brasil, conforme Portaria n. 1.428, de 26 de novembro de 1993, para avaliar a eficácia e efetividade dos processos, meios e instalações, assim como dos controles utilizados na produção, armazenamento, transporte, distribuição, comercialização e consumo de alimentos, de forma a proteger a saúde do consumidor.

Atualmente, existem normas internacionais que visam gerenciar os riscos associados às etapas do processo de produção do alimento. A ISO 22000:2018 (Gestão de Segurança de Alimentos) orienta que determinadas etapas do processo de produção sejam controladas visando à eliminação de riscos que podem ocasionar danos à saúde do consumidor e eventual prejuízo à saúde pública. Essa norma está em consonância com os princípios da APPCC e expõe o ciclo PDCA (planejar, fazer, verificar, agir, do inglês *plan*, *do*, *check*, *act*) para que se possa assegurar que os processos estejam sendo adequadamente executados e gerenciados, e que as oportunidades de melhoria e aprimoramento estejam sendo aproveitadas.

Uma das ferramentas utilizadas para avaliação e análise do risco em alimentos é o laboratório analítico que, por meio das análises laboratoriais, pode fornecer informações de relevância na tomada de ação em uma avaliação de risco. O laboratório analítico, no contexto do controle de qualidade, é considerado fundamental na avaliação das características físicas, químicas, biológicas e toxicológicas de alimentos.

A escolha de um laboratório para a realização das análises é ponto de importância, uma vez que o resultado analítico (laudo de análise) é o documento que assegura que o ingrediente, insumo ou alimento está apto para uso em uma fabricação ou próprio para o consumo. As análises podem ser realizadas na fase de produção do alimento (pré-mercado), como parte do controle de qualidade na indústria e na chamada fase pós-mercado, após a comercialização do produto industrializado, pela análise de orientação, controle ou fiscal pelo setor público, em Laboratórios Oficiais de Saúde Pública, como ação resultante de programas, inspeções sanitárias ou fiscalização pela Vigilância Sanitária.

LABORATÓRIOS DE SAÚDE PÚBLICA

Os Laboratórios de Saúde Pública são unidades de prestação de serviços que têm como atividade a execução de exames laboratoriais para a identificação de agentes etiológicos de determinadas doenças, o monitoramento de ações de controle sanitário e a participação em inquéritos epidemiológicos, além de oferecerem suporte às ações de Vigilância Epidemiológica e Sanitária.

A Lei n. 8.080/1990, por meio da qual foi instituído o SUS, determinou que a coordenação da rede nacional de laboratórios está entre as quatro áreas principais de competência da direção nacional desse sistema. Conforme a Lei n. 9.782, de 26 de janeiro de 1999, ficou definido o Sistema Nacional de Vigilância Sanitária (SNVS), composto pela Anvisa, pelos órgãos de vigilância sanitária dos estados e dos municípios, pelos Laboratórios Centrais de Saúde Pública estaduais, por laboratórios municipais e pelo Instituto Nacional de Controle de Qualidade em Saúde (INCQS).

Compete aos órgãos de vigilância sanitária – Visas e Anvisa – a realização de procedimentos de fiscalização e monitoramento dos produtos sujeitos ao regime de vigilância sanitária, neles incluídos a avaliação da qualidade. Quando a avaliação da qualidade demandar análises laboratoriais, estas deverão ser executadas por laboratórios oficiais, instituídos no âmbito da União, dos estados, do Distrito Federal ou dos municípios, ou por laboratórios públicos ou privados credenciados para tal fim. O credenciamento de laboratórios é realizado pela Anvisa e está previsto na RDC n. 390, de 26 de maio de 2020. No entanto, apenas laboratórios pertencentes ao Poder Público podem ser credenciados para o escopo de alimentos.

Fazem parte da Rede Nacional de Laboratórios de Vigilância Sanitária (RNLVISA) os 27 Laboratórios Centrais de Saúde Pública (Lacens), sendo um em cada estado da Federação e no Distrito Federal, o INCQS e cinco laboratórios municipais.

No âmbito do SNVS, os estados, os municípios e o Distrito Federal planejam e executam monitoramentos de alimentos locais, considerando seus produtos de interesse e suas prioridades de saúde. Esse monitoramento é realizado por meio dos Programas Nacionais de Monitoramento de Alimentos (Pronamas) da Anvisa, que fazem a avaliação da segurança e da qualidade dos produtos comercializados, constituindo uma importante ferramenta para o planejamento de ações de vigilância sanitária e saúde.

Para que os Pronamas reflitam temas de interesse nacional no controle pós-mercado de alimentos, a definição das categorias de alimentos e dos ensaios envolvidos em cada ciclo de monitoramento leva em consideração: a consulta a atores envolvidos; a aplicação de critérios de priorização (como risco à saúde, consumo, notificações de nutrivigilância, entre outros); e a avaliação da atual capacidade analítica dos laboratórios oficiais.

Atualmente estão em execução os seguintes Pronamas:

- Programa de Monitoramento da Iodação do Sal para Consumo Humano, que integra o Programa Nacional de Prevenção e Controle dos Distúrbios por Deficiência de Iodo – Pró-Iodo, coordenado pela Ministério da Saúde.
- Programa de Monitoramento da Fortificação das Farinhas de Trigo e Milho com Ferro e Ácido Fólico, que constitui uma das estratégias do Ministério da Saúde para reduzir a anemia ferropriva e problemas relacionados a malformações do tubo neural.
- Programas de Monitoramento dos Teores de Sódio e Açúcares em Alimentos Industrializados, em apoio aos Planos Nacionais de Redução de Sódio e Açúcares em Alimentos Industrializados, constituem estratégias de saúde pública voltadas para a diminuição da ingestão de sódio e açúcares pela população brasileira, pois sabe-se que o consumo excessivo desses nutrientes contribui para o desenvolvimento e o agravamento de doenças crônicas não transmissíveis.
- Programa de Monitoramento de Aditivos e Contaminantes em Alimentos (Promac), monitora o teor de aditivos e de contaminantes inorgânicos e orgânicos em categorias específicas de alimentos. O objetivo das análises é verificar se o uso dos aditivos nos alimentos ocorre de forma limitada a alimentos espe-

cíficos, em condições específicas e no menor nível necessário para alcançar o efeito desejado, de acordo com normas vigentes. Com relação aos contaminantes, é verificada se a presença de tais substâncias obedece aos limites estabelecidos em legislação para que os consumidores estejam protegidos de danos agudos e crônicos à saúde.

- Monitoramento da Lactose em Alimentos para Fins Especiais, em dietas com restrição de lactose, indicadas para indivíduos com doenças ou condições que requeiram a restrição de lactose, com o objetivo de verificar se os requisitos de composição e rotulagem de alimentos para fins especiais prioritários estão atendendo ao disposto em normas especificas.

Existe também, em nível federal, sob a coordenação da Anvisa em conjunto com órgãos estaduais e municipais de vigilância sanitária, Lacen e laboratório privado contratado, o Programa de Análise de Resíduos de Agrotóxicos em Alimentos (PARA), criado em 2001 com o objetivo de avaliar continuamente os níveis de resíduos de agrotóxicos nos alimentos de origem vegetal que chegam à mesa do consumidor. Desde a criação do PARA já foram analisadas mais de 35 mil amostras referentes a 36 tipos de alimentos de origem vegetal.

Os relatórios que apresentam os resultados do PARA estão entre os principais indicadores da qualidade dos alimentos adquiridos no mercado varejista e consumidos pela população. Os dados obtidos resultam em medidas educativas e coercitivas para a utilização de agrotóxicos segundo as BPA; avaliação do risco à saúde por exposição aos agrotóxicos e reavaliação de agrotóxicos para tomada de decisão sobre restrição e banimento de agrotóxicos perigosos para a saúde da população.

Portanto, o papel do laboratório analítico nas ações de vigilância sanitária, especialmente em programas de monitoramento, proporciona a obtenção de dados necessários para a tomada de decisões sobre produção, uso e controle de alimentos no Brasil. Esse conhecimento, associado ao perfil dos alimentos consumidos pela população e à identificação dos agentes causadores de DTA, permite que políticas públicas sejam delineadas.

TIPOS DE COLETA DE AMOSTRAS PELA AUTORIDADE SANITÁRIA

Para as ações de monitoramento e investigações envolvendo análises laboratoriais de produtos e serviços sujeitos à vigilância sanitária, a coleta de amostras é um procedimento de fundamental importância, aliada a procedimentos definidos para transporte, acondicionamento, recebimento e fracionamento das amostras, de modo a garantir a segurança e a confiabilidade dos resultados obtidos.

As análises laboratoriais previstas na legislação sanitária podem ser classificadas em diferentes tipos, de acordo com suas características e objetivos, sendo elas a análise de controle, análise fiscal e análise de orientação.

Análise fiscal

A análise fiscal é efetuada nos produtos sujeitos à vigilância sanitária, em caráter de rotina, para apuração de infração ou verificação de ocorrência de desvio quanto à qualidade, segurança e eficácia dos produtos ou matérias-primas e sua conformidade à legislação sanitária.

A coleta de amostras de alimentos para análise fiscal é realizada a fim de atender aos seguintes propósitos: programas de monitoramento dos produtos expostos ao consumo humano e que possam apresentar riscos à saúde pública; controle da qualidade de insumos e produtos; coleta de produtos durante inspeção na indústria para verificação do cumprimento de BPF; denúncia de consumidores com relação a produtos sujeitos à vigilância sanitária; alimentos suspeitos para DTA; e produtos encaminhados pelo Ministério Público, Poder Judiciário e Procon.

A coleta de amostra para fins de análise fiscal é realizada mediante a lavratura do termo de coleta de amostra (TCA) e pode ser colhida pela autoridade sanitária em duas modalidades:

- Amostra em triplicata: amostras idênticas, divididas em três partes iguais – prova (laboratório), contraprova (detentor) e testemunho (laboratório) – composta por produtos de mesmo lote ou data de fabricação ou data de validade, rótulo, apresentação, conteúdo líquido; ou
- Amostra única: amostra colhida em apenas um invólucro (amostra de prova), quando a quantidade ou natureza do produto não permitir a coleta em triplicata ou quando determinado pela autoridade superior.

Análise de orientação

A análise de orientação é aquela solicitada por órgãos oficiais e executada em produtos cuja natureza, forma de coleta ou finalidade da análise não permita a realização de análise fiscal. É também utilizada em programas oficiais de monitoramento ou implantação de novas metodologias com escopo predefinido para a realização da análise nessa modalidade.

A coleta de amostra para fins de análise de orientação é realizada mediante a lavratura do TCA e colhida em apenas um invólucro – amostra única (amostra de prova), sem análise de contraprova.

Análise de controle

A análise de controle é efetuada em produtos sob regime de vigilância sanitária imediatamente posterior ao registro (ou concessão de isenção), após sua entrega ao consumo, para comprovar a conformidade do produto com a fórmula que deu origem ao registro. Serve para avaliar as BPF e é realizada para a importação de alimentos, de aditivos para alimentos e de substâncias destinadas a serem empregadas na fabricação de artigos, utensílios e equipamentos destinados a entrar em contato com alimentos.

De acordo com o Decreto-lei n. 986/1969, "a análise de controle observará as normas estabelecidas para a análise fiscal", portanto, as amostras podem ser colhidas em triplicata ou amostra única.

Análise prévia

A análise prévia é efetuada em produtos sob regime de vigilância sanitária que serão objeto de registro. A autoridade avaliadora do pedido de registro (Anvisa) poderá solicitar essa modalidade de análise para tomar a decisão final, concedendo ou denegando a solicitação.

Essa modalidade de análise se justifica nos seguintes casos: quando, de acordo com o previsto em legislações específicas, o processo de registro deva ser acompanhado de laudo laboratorial "comprovando as condições sanitárias indispensáveis à sua utilização". Este requisito é aplicado a determinados aditivos, como embalagens; no entanto, entende-se que esses laudos possam ser emitidos por laboratórios da Rede Brasileira de Laboratórios Analíticos em Saúde (Reblas), habilitados pela autoridade sanitária competente. Também é utilizada nos seguintes casos: quando a metodologia analítica apresentada no processo de registro for diferente da metodologia oficial, a análise tem como objetivo verificar a pertinência (eficácia) da metodologia proposta; quando, de acordo com a avaliação do analista do processo de registro, houver razões científicas suficientes para solicitar "apresentação de amostra para análise ou experiência"; quando não existe produto de referência aplicável à análise do produto sujeito a registro, a amostra submetida ao laboratório oficial para análise prévia servirá de padrão de referência para os lotes a serem comercializados após aprovação do registro.

A coleta de amostra para fins de análise prévia é realizada mediante a lavratura do TCA e realizada conforme orientações da autoridade avaliadora do pedido de registro (Anvisa), em triplicata ou amostra única.

LABORATÓRIOS ANALÍTICOS NO CONTROLE DE QUALIDADE DE ALIMENTOS

Os requisitos para que um laboratório analítico seja opção em uma análise de alimentos são vários e devem observar as legislações pertinentes, além da execução das análises com qualidade, confiabilidade e segurança.

Um laboratório que tenha um sistema de gestão da qualidade baseado na RDC n. 512, de 27 de maio de 2021, ou acreditado pela NBR ISO 17025, se diferencia pela segurança e confiabilidade de seus resultados.

Qualidade, segundo a ISO (International Standardization Organization), é a adequação e conformidade dos requisitos que a própria norma estabelece. Já a acreditação é o reconhecimento formal da competência dos organismos de avaliação da conformidade (OAC) para atender a requisitos previamente definidos e realizar suas atividades com confiança. No Brasil, o Instituto Nacional de Metrologia, Qualidade e Tecnologia (Inmetro) possui acordo de reconhecimento multilateral com a Cooperação Internacional de Acreditação de Laboratórios (International Laboratory Accreditation Cooperation – ILAC) para acreditação de laboratórios de ensaios e calibração. Para isso, o Inmetro possui em sua estrutura organizacional a Coordenação Geral de Credenciamentos (CGCRE), com uma Divisão de Credenciamento de Laboratórios de Calibração e de Ensaio (Dicla).

A acreditação laboratorial é um processo voluntário de avaliação da qualidade dos serviços realizados em um laboratório.

Os requisitos necessários para a acreditação de um laboratório analítico estão descritos em norma ISO, conforme a ABNT NBR ISO/IEC 17025 (Requisitos gerais para competência de laboratórios de ensaios e calibração) e NIT-DICLA-035 (Princípios das Boas Práticas de Laboratório).

A NBR ISO/IEC 17025 tem como referência a NBR ISO/IEC 9001, à qual foram incorporados requisitos pertinentes às atividades de ensaio e calibração, abrangidos pelo Sistema de Gestão do Laboratório. Dessa forma, o laboratório que implementar a ISO/IEC 17025 operará também de acordo com NBR ISO/IEC 9001.

A RDC n. 512, de 2021, dispõe sobre as Boas Práticas para Laboratórios de Controle de Qualidade e tem como objetivo definir princípios e requisitos para a execução das análises com qualidade, confiabilidade e segurança, e se aplica a todos os laboratórios públicos ou privados que realizam análise de produtos sujeitos à vigilância sanitária.

O laboratório público ou privado, acreditado ou não, deve seguir a legislação vigente e ter um sistema de gestão da qualidade que incluam procedimentos para auditoria interna, implementação de ações corretivas e preventivas e tratamento de reclamações.

Com relação à parte documental, conforme a RDC n. 512, de 2021, o laboratório deve ter procedimentos para controle, elaboração, revisão e distribuição de documentos; procedimentos para ensaios, cálculos e demais registros de análises;

descrição de qualquer outra documentação relacionada a teste de produtos, como relatórios, registros, procedimentos para gerenciamento de resultados (incluindo sistemas de gerenciamento de informações laboratoriais) e procedimentos para liberação de laudos e relatórios de análise.

O laboratório analítico deve ter quantidade de funcionários suficiente para a atividade desenvolvida e suas instalações devem ser localizadas e mantidas de forma que sejam adequadas às atividades executadas. Outro requisito a ser atendido é com relação ao adequado descarte, descontaminação e lavagem de materiais, além de condições para realização de limpeza e desinfecção das áreas.

Um laboratório confiável deve utilizar procedimentos apropriados de amostragem, manuseio, transporte, armazenamento, preparação e descarte de amostras, assim como de análise, tratamento dos dados e emissão de resultados em todas as análises.

O método analítico empregado para a realização das análises é de suma importância e deve satisfazer pelo menos um dos seguintes critérios, conforme regulamentação específica: métodos prescritos ou validados conforme regulamento técnico oficial; métodos descritos em compêndios oficiais; métodos descritos em compêndios de aceitação nacional ou internacional; métodos validados por estudos colaborativos; e métodos desenvolvidos ou modificados pelo próprio laboratório, que devem ser validados para demonstrar a adequação ao seu propósito.

Os equipamentos e instrumentos do laboratório devem ter especificação adequada e quantidade suficiente para o correto desempenho das atividades, além de estarem identificados inequivocamente, verificados, calibrados e qualificados periodicamente, conforme programa preestabelecido.

Outro requisito importante é com relação aos relatórios analíticos que devem ser emitidos, encaminhados ou transmitidos, por meio físico e/ou eletrônico, de forma objetiva, segura e confidencial, além de serem emitidos em documento que inclua todas as informações exigidas em legislações específicas.

Na avaliação da qualidade de um laboratório, também se deve levar em conta a concordância entre seus resultados e os valores relatados para aqueles analitos em materiais certificados ou de referência, obtidos pela participação em ensaios interlaboratoriais e da aquisição de materiais de referência certificados.

CONCLUSÕES

Os processos de globalização e de competitividade que as empresas alimentícias enfrentam nos tempos atuais acarretaram uma crescente procura pela certificação de seus processos, serviços e sistemas no que diz respeito às normas de qualidade.

A segurança dos alimentos oferecidos ao consumidor está intimamente relacionada aos avanços das análises técnicas e do controle de qualidade do alimento produzido. Assim, a utilização de sistemas de gestão da segurança de alimentos, aliados a BPF/BP, Procedimentos Operacionais Padrão (POP) e APPCC, resultam em um alimento com menor risco ao consumidor.

Com o suporte das análises técnicas laboratoriais no controle e garantia da qualidade do alimento produzido, e o laboratório cumprindo as Boas Práticas de Laboratório (BPL), acreditações e legislações pertinentes, os laudos com resultados analíticos gerados são considerados confiáveis, o que dá segurança para seu consumo.

Por outro lado, cabe à vigilância sanitária verificar o cumprimento das legislações vigentes e, com o apoio dos Laboratórios de Saúde Pública, obter subsídios para ações de fiscalização para elucidar dúvidas quanto à segurança dos alimentos ofertados, visando garantir a saúde da população.

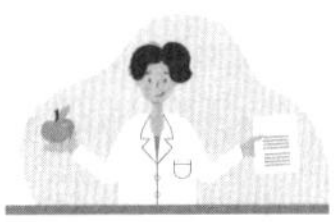

BIBLIOGRAFIA

Brasil. Lei n. 986, de 21 de outubro de 1969. Disponível em: www.planalto.gov.br/ccivil_03/decreto-lei/del0986.htm

______. Lei n. 6.360, de 23 de setembro de 1976. Disponível em: https://www.planalto.gov.br/ccivil_03/leis/l6360.htm

______. Lei n. 8.078, de 11 de setembro de 1990. Disponível em: https://www.planalto.gov.br/ccivil_03/leis/l8078compilado.htm

______. Lei n. 9.782, de 26 de janeiro de 1999. Disponível em: https://www.planalto.gov.br/ccivil_03/leis/l9782.htm

______. Lei n. 8.080, de 19 de setembro de 1990. Disponível em: https://www.planalto.gov.br/ccivil_03/leis/l8080.htm

______. Ministério da Economia. Inmetro. Acreditação. [citado em 25 nov. 2023]. Disponível em: www.gov.br/inmetro/pt-br/assuntos/acreditacao.

______. Ministério da Saúde. Agência Nacional de Vigilância Sanitária (Anvisa). Agrotóxicos. Programa de Análise de Resíduos de Agrotóxicos em Alimentos – PARA. 2020. [citado em 25 nov. 2023]. Disponível em: www.gov.br/anvisa/pt-br/assuntos/agrotoxicos/programa-de-analise-de-residuos-em-alimentos

______. Ministério da Saúde. Agência Nacional de Vigilância Sanitária (Anvisa). Coleta, acondicionamento, transporte, recepção e destinação de amostras para análises laboratoriais no âmbito do Sistema Nacional de Vigilância Sanitária. Guia n. 19/2019 – versão 3, de 06/01/2022 [citado em 25 nov. 2023]. Disponível em: http://antigo.anvisa.gov.br/documents/10181/2957432/Guia+n%C2%BA+19_2019_vers%C3%A3o+3.pdf/c78ae870-afa2-44e3-b65f-9ffeb0521003

______. Ministério da Saúde. Agência Nacional de Vigilância Sanitária (Anvisa). Guia para execução de análise fiscal de produtos sujeitos à vigilância sanitária. Guia n. 51, versão 2, de 27/09/2022. [citado em 25 nov. 2023]. Disponível em: https://www.gov.br/anvisa/pt-br/assuntos/regulamentacao/legislacao/bibliotecas-tematicas/arquivos/biblioteca-de-laboratorios-analiticos

______. Ministério da Saúde. Agência Nacional de Vigilância Sanitária (Anvisa). Laboratórios analíticos. Rede Nacional de Laboratórios de Vigilância Sanitária – RNLVISA. [citado em 25 nov. 2023]. Disponível em: www.gov.br/anvisa/pt-br/assuntos/laboratorios/rnlvisa

______. Ministério da Saúde. Agência Nacional de Vigilância Sanitária (Anvisa). Rede Brasileira de Laboratórios Analíticos em Saúde – Reblas. [citado em 25 nov. 2023]. Disponível em: www.gov.br/anvisa/pt-br/assuntos/laboratorios/reblas

______. Ministério da Saúde. Agência Nacional de Vigilância Sanitária (Anvisa). Resolução da Diretoria Colegiada – RDC n. 390, de 26 de maio de 2020. [citado em 25 nov. 2023]. Disponível em: http://

antigo.anvisa.gov.br/documents/10181/5391173/RDC_390_2020_COMP.pdf/b00d9646-b707-4120-9a30-783c3f0a8c15

______. Ministério da Saúde. Agência Nacional de Vigilância Sanitária (Anvisa). Resolução da Diretoria Colegiada – RDC n. 512, de 27 de maio de 2021. [citado em 25 nov. 2023]. Disponível em: http://antigo.anvisa.gov.br/documents/10181/6278771/RDC_512_2021_.pdf/5650229b-218e-467a-83dd-e292581c20fe

______. Ministério da Saúde. Fundação Instituto Oswaldo Cruz. Instituto Nacional de Controle de Qualidade em Saúde. Manual de Coleta de Amostras de Produtos Sujeitos a Vigilância Sanitária. [citado em 25 nov. 2023]. Disponível em: https://www.incqs.fiocruz.br/index.php?option=com_content&view=article&id=1095

______. Ministério da Saúde. Portaria n. 1.428, de 26 de novembro de 1993. Regulamento Técnico para Inspeção Sanitária de Alimentos. [citado em 25 nov. 2023]. Disponível em: https://bvsms.saude.gov.br/bvs/saudelegis/gm/1993/prt1428_26_11_1993.html

______. Portaria Conjunta CVS-IAL n. 9, de 12 de novembro de 2004 (publicada no D.O.E. de 17/03/2005, Seção I, pág. 25 a 31). [citado em 25 nov. 2023]. Disponível em: https://cvs.saude.sp.gov.br/zip/Portaria%20Conjunta%20CVS-IAL%209-2004.pdf

Dubugras MTB, Pérez-Gutiérrez E. Perspectiva sobre a análise de risco na segurança dos alimentos. Curso de sensibilização. Rio de Janeiro: Área de Vigilância Sanitária, Prevenção e Controle de Doenças – OPAS/OMS; 2008. [citado em 25 nov. 2023]. Disponível em https://iris.paho.org/bitstream/handle/10665.2/34152/perspectivaanalise-por.pdf?sequence=1

Food and Agriculture Organization of the United Nations (FAO). General principles of food hygiene. Codex Alimentarius Code of Pratice, N. CXC 1-1969. Codex Alimentarius Commission. Roma. [citado em 23 nov. 2023]. Disponível em: https://www.fao.org/documents/card/en/c/cc6125en

Marins BR, Tancredi RCP, Gemal AL. Segurança alimentar no contexto da vigilância sanitária: reflexões e práticas. Rio de Janeiro: EPSJV; 2014. [citado em 25 nov. 2023]. Disponível em: https://www.epsjv.fiocruz.br/sites/default/files/seguranca_alimentar_vigilancia_0.pdf

Santos AR. A rede laboratorial de Saúde Pública e o SUS. Informe Epidemiológico do SUS. 1997. [citado em 25 nov. 2023];6(2):7-14. Disponível em: http://scielo.iec.gov.br/scielo.php?script=sci_arttext&pid=S0104-16731997000200002

21

Perícia aduaneira na área de alimentos

Andréa Barbosa Boanova

INTRODUÇÃO

A perícia aduaneira é aquela realizada em mercadorias importadas ou a exportar, por solicitação do auditor fiscal da Receita Federal do Brasil (RFB), quando submetida a um processo de fiscalização.

Como informação introdutória, faz-se necessário entender o que é a atividade aduaneira, sua terminologia e sua regulamentação.

A administração aduaneira compreende a fiscalização e o controle sobre o comércio exterior, essenciais à defesa dos interesses fazendários nacionais, em todo o território aduaneiro, conforme o art. 237 da Constituição Federal do Brasil (CF).

O Decreto Federal n. 6.759, alterado pelo Decreto Federal n. 8.010, de 16 de maio de 2009, regulamenta a administração das atividades aduaneiras, a fiscalização, o controle e a tributação das operações de comércio exterior. Esse decreto prevê que a área de atuação aduaneira é exercida em todo o território nacional e abrange áreas denominadas "zona primária" (constituída pelas áreas terrestre ou aquática, nos portos, aeroportos e pontos de fronteira alfandegados) e a "zona secundária", que compreende as demais áreas, incluídas as águas territoriais e o espaço aéreo.

A entrada e a saída de mercadorias procedentes do exterior são autorizadas apenas nos portos, aeroportos e pontos de fronteira, que são alfandegados. Essa competência é atribuída por meio de ato declaratório da autoridade aduaneira competente. Nesses locais, sob controle aduaneiro, são autorizadas as operações de carga, descarga, armazenagem ou passagem de mercadorias procedentes do exterior ou a ele destinadas, entre outras atividades.

Entre os locais alfandegados destacam-se os portos secos, que são os recintos alfandegados de uso público, em regime de concessão (imóvel da União) ou permissão da Administração Pública, nos quais são executadas operações de movimentação, armazenagem e despacho aduaneiro de mercadorias e de bagagem, sob controle aduaneiro.

As operações de comércio exterior estão sujeitas à fiscalização e arrecadação de tributos e são supervisionadas e executadas pelo auditor fiscal da Receita Federal do Brasil, conforme a Lei Federal n. 5.172, de 25 de outubro de 1966.

A Lei Federal n. 10.593, de 06 de dezembro de 2002, que dispõe sobre a carreira do Auditor Fiscal da Receita Federal do Brasil, prevê que são atribuições desse profissional:

- Constituir o crédito tributário e contribuições.
- Elaborar e proferir decisões em processos administrativos relacionados a tributos e benefícios fiscais.
- Executar procedimentos de fiscalização e de controle aduaneiro.
- Examinar a contabilidade de sociedades empresariais, empresários, órgãos, entidades, fundos e demais contribuintes, entre outras.

A fiscalização aduaneira ocorre de maneira ininterrupta ou em horários determinados, ou pode ser eventual, nos portos, aeroportos, pontos de fronteira e recintos alfandegados, bem como em outras áreas nas quais se autorize carga e descarga de mercadorias, ou embarque e desembarque de viajantes, procedentes do exterior ou a ele destinados. A fiscalização da autoridade aduaneira tem precedência sobre as demais fiscalizações que exerçam suas atribuições nesses locais, como a exercida pela Agência Nacional de Vigilância Sanitária (Anvisa) e pelo Ministério da Agricultura e Pecuária (Mapa).

O importador, o exportador ou o adquirente de mercadoria importada têm a obrigação de manter, em boa guarda e ordem, os documentos relativos às transações que realizaram, pois podem ser requisitados para apresentação pela fiscalização aduaneira.

Na área de alimentos, a legislação aduaneira concede isenções ou reduções do imposto de importação para gêneros alimentícios de primeira necessidade e para matérias-primas para sua produção no país, quando não houver produção nacional, ou a produção nacional desses bens for insuficiente para atender ao consumo interno.

Segundo a empresa Logcomex, em seu relatório de exportação brasileira de janeiro a junho de 2023, houve um crescimento de 33% das exportações de produtos brasileiros. Dentre os cinco produtos mais exportados estão a soja (mesmo triturada, exceto para semeadura) e açúcares de cana.

De janeiro a dezembro de 2022, vigoraram entre os principais produtos exportados: a soja; o milho em grão; as carnes desossadas de bovino, congeladas; açúcares de cana; e café não torrado, não descafeinado.

O Brasil é líder de exportação de frangos para diversos países, com 35% do mercado global. As exportações nesse segmento tiveram um aumento de 7,6% no primeiro semestre de 2023 em relação a 2022, sendo o Paraná o principal estado exportador. Os principais países de destino foram a China, os Emirados Árabes e o Japão.

Em agosto de 2023, os dez principais produtos alimentícios exportados foram: soja em grãos (26,8%); milho (14,2%); açúcar de cana em bruto (9,6%); farelo de soja (7,6%); carne bovina *in natura* (5,3%); carne de frango *in natura* (5,0%); café verde (4,2%); e açúcar refinado (1,8%).

Nas importações, o Brasil adquiriu US$ 1,46 bilhão em produtos do agronegócio, sendo os alimentos mais importados: trigo; salmões, frescos ou refrigerados; leite em pó; malte; arroz; azeite de oliva; milho; e vinho.

O processo de importação e exportação de mercadorias deve seguir as normas determinadas pela RFB. Um dos procedimentos é denominado Despacho de Importação, em que é verificada a exatidão, à legislação específica, dos dados declarados pelo importador em relação à mercadoria importada. Toda mercadoria procedente do exterior, importada a título definitivo ou não, sujeita ou não ao pagamento do imposto de importação, deve ser submetida a despacho de importação na unidade aduaneira onde estiver a mercadoria.

O Imposto de Importação (II) incide sobre mercadoria estrangeira e tem como fato gerador sua entrada no Território Nacional. O fato gerador do II é a entrada de mercadoria estrangeira no território aduaneiro, sendo o contribuinte do imposto o importador, assim considerado qualquer pessoa que promova a entrada de mercadoria estrangeira no território aduaneiro.

O II não incide em mercadoria estrangeira que por algum motivo foi destruída no trânsito aduaneiro ou foi objeto de pena de perdimento. A pena de perdimento é aquela aplicada pela RFB em casos de irregularidades no trâmite de mercadorias, veículos e moeda, como contrabando, descaminho e falsificação de documentos. Também não incide II sobre mercadorias que forem devolvidas por motivo de defeito técnico ou para reparo ou substituição ou por motivo de guerra ou calamidade pública.

A Declaração de Importação (DI) é o documento-base do despacho de importação. A DI deverá conter a identificação do importador e a identificação, a classificação, o valor aduaneiro e a origem da mercadoria. A DI é obrigatoriamente instruída com a via original do conhecimento de carga (relativo ao transporte da mercadoria), além da via original da fatura comercial, assinada pelo exportador, e o comprovante de pagamento dos tributos, quando for exigível.

Chama-se de conferência aduaneira na exportação o ato de identificação do exportador, a verificação da mercadoria e a correção das informações relativas à sua natureza, classificação fiscal, quantificação e preço. É nesse procedimento que se confirma o cumprimento de todas as obrigações fiscais e de outras exigíveis, em razão da exportação.

Todas as mercadorias recebem uma classificação fiscal de acordo com a Nomenclatura Comum do Mercosul (NCM), um sistema ordenado que determina um único código numérico para uma dada mercadoria. A NCM é uma nomenclatura regional para categorização de mercadorias adotada por Brasil, Argentina, Paraguai e Uruguai desde 1995, utilizada em todas as operações de comércio exterior dos países do Mercosul, com vistas a melhorar e facilitar o comércio internacional e seu controle estatístico.

A NCM é fundamental para determinar os tributos envolvidos nas operações de comércio exterior e de saída de produtos industrializados. As mercadorias estão sistematicamente ordenadas na tabela de NCM, de forma progressiva, de acordo com seu grau de elaboração, iniciando pelas classificações de animais vivos e terminando com as obras de arte, passando por matérias-primas e produtos semiacabados. De modo geral, à medida que cresce a participação do homem na elaboração da mercadoria, mais elevado é o número do capítulo em que ela será classificada.[10]

De interesse na área de alimentos destacam-se as seguintes descrições e classificações de NCM:

- Animais vivos e produtos do reino animal. Exemplos: carnes e miudezas, peixes e crustáceos, leite e laticínios.
- Produtos do reino vegetal. Exemplos: produtos hortícolas, frutas e café.
- Gorduras e óleos animais ou vegetais. Exemplos: óleo de banha de porco, óleo de margarina.
- Produtos das indústrias alimentares, bebidas, líquidos alcoólicos e vinagres. Exemplos: cacau, produtos de pastelaria, açúcares.

No processo de conferência aduaneira ou em outra ocasião, a verificação da mercadoria é realizada por auditor fiscal da RFB, ou sob sua supervisão, por um analista tributário. A conferência é sempre realizada na presença do viajante, do exportador ou de seus representantes, que podem ser os despachantes. Quando a mercadoria se encontra em recinto alfandegado, a verificação pode ser realizada na presença do depositário ou de seus prepostos, dispensada a exigência da presença do exportador. O depositário e o transportador, ou seus prepostos, nesses casos, representam o viajante ou o exportador, para efeitos de identificação, quantificação e descrição da mercadoria verificada.

Denomina-se desembaraço aduaneiro na importação o ato pelo qual é registrada a conclusão da conferência aduaneira. As mercadorias que sejam consideradas, pelos órgãos competentes, nocivas à saúde, ao meio ambiente ou à segurança pública, ou que descumpram controles sanitários, fitossanitários ou zoossanitários, ainda que em decorrência de avaria, não poderão ser desembaraçadas, devendo ser obrigatoriamente devolvidas ao exterior ou, caso a legislação permita, destruídas, sob controle aduaneiro, às expensas do responsável por elas.

É importante ressaltar a preocupação com a importação proibida de resíduos sólidos perigosos e rejeitos, bem como de resíduos sólidos cujas características causem danos ao meio ambiente, à saúde pública e animal ou à sanidade vegetal, ainda que para tratamento, reforma, reutilização ou recuperação.

As penalidades da RFB em caso de infração poderão ser aplicadas separadas ou cumulativamente, vigorando entre elas perdimento da mercadoria, perdimento de moeda, multa e sanção administrativa.

Cabe pena de perdimentos em mercadorias estrangeiras, como exemplos: as que apresentem característica essencial falsificada ou adulterada, que impeça ou dificulte sua identificação, ainda que a falsificação ou a adulteração não influa no seu tratamento tributário ou cambial, ou com importação irregular ou acondicionada sob fundo falso, ou de qualquer modo oculta; que atente à moral e aos bons costumes, à saúde ou à ordem públicas.

Após o desembaraço aduaneiro, a entrega da mercadoria ao importador é autorizada, mediante a comprovação do pagamento de impostos, entre eles o Imposto sobre Circulação de Mercadorias (ICMS), salvo disposição em contrário.

REGULAMENTAÇÃO DA PERÍCIA ADUANEIRA

Durante a fiscalização aduaneira, pode haver a necessidade de quantificar ou identificar corretamente a mercadoria importada ou a exportar, ocasião em que a fiscalização poderá solicitar perícia, conforme disposto no art. 813 do Regulamento Aduaneiro, Decreto Federal n. 6.759, de 05 de fevereiro de 2009, que regulamenta a administração das atividades aduaneiras e a fiscalização, o controle e a tributação das operações de comércio exterior. O auditor fiscal da RFB pode solicitar a perícia após análise de conveniência administrativa ou da fiscalização. O órgão ou a entidade da Administração Pública, a entidade privada, ou perito por eles designado, será notificado de sua designação. São diretamente interessados na perícia o importador (mercadoria estrangeira), o exportador (mercadoria a exportar), o transportador (mercadorias a bordo na importação ou na exportação) ou o depositário (em casos de irregularidade na sua atuação).

Conforme o art. 813 do Regulamento Aduaneiro, a perícia é necessária ainda para a emissão de laudos periciais sobre o estado e o valor residual de bens. Essa perícia pode ser realizada pelos laboratórios da Secretaria da Receita Federal do Brasil, por órgãos ou entidades da Administração Pública ou por entidades privadas e técnicos especializados, previamente credenciados. As empresas envolvidas em perícias podem indicar assistente técnico para acompanhar a perícia, fazer questionamentos e impugnar o laudo do perito indicado pela RFB. Diferentemente do perito, que deve ser imparcial em sua análise, o assistente técnico pode ser parcial, uma vez que representa a empresa.

A Secretaria da RFB regula o processo de credenciamento de órgãos, entidades e técnicos por meio de ato normativo, estabelecendo as responsabilidades, o valor e a forma de retribuição pelos serviços prestados de perícia.

Na área de alimentos, os processos seletivos de 2023 disponibilizaram vagas para as áreas de Engenharia de Alimentos, Engenharia de Tecnologia de Alimentos, Engenharia Agroindustrial, Engenharia de Produção Sucroalcooleira, Laticínios, Processamento de Carnes, Produção de Cacau e Chocolate, Produção de Cachaça, Química de Alimentos, Viticultura e Enologia e Equipamentos, Produtos e Materiais para a Produção de Alimentos.

O processo seletivo é público e organizado por uma comissão de seleção designada pela unidade da RFB que disponibiliza as vagas para credenciamento. Anualmente são divulgados os processos seletivos em diversas unidades da RFB, em várias cidades do país, portos e aeroportos.

O processo seletivo inicia-se com a publicação de um edital de seleção no *Diário Oficial da União* (DOU) e no site da RFB. O edital indica as áreas de atuação e o número de vagas disponíveis, além de toda a documentação exigida, as datas de inscrição no processo seletivo e a data e a forma de divulgação dos resultados do processo. Todo processo seletivo tem a previsão, em indicação expressa, de que o credenciamento de peritos é sempre em caráter precário e sem vínculo empregatício com a RFB.

Para fins de classificação no processo seletivo, é considerado o tempo de atuação do perito como credenciado por unidade da RFB, o tempo de experiência como empregado ou autônomo na área de atuação escolhida e a capacitação em cursos de pós-graduação.

O credenciamento é concedido a título precário, ou seja, tem prazo determinado, que é de dois anos, contados da data da publicação de um Ato Declaratório Executivo (ADE), no *Diário Oficial da União*. O credenciamento pode ser prorrogável uma única vez, por igual período, a critério da autoridade credenciadora.

Os profissionais que concorrerem no processo seletivo não podem, durante o prazo de validade do credenciamento, manter vínculo societário, empregatício ou contratual com empresa importadora ou exportadora, despachante aduaneiro, transportador ou depositário de mercadoria sujeita a controle aduaneiro. Também não podem ter vínculo empregatício com entidade representativa de classe empresarial cujos interesses possam conflitar com o objeto da perícia a efetuar, nem atuar em perícia, de qualquer natureza, como assistente técnico, nas situações anteriormente citadas.

A norma que rege a regulamentação do trabalho pericial aduaneiro é a Instrução Normativa (IN) RFB n. 2.086/2022, vigente desde 01 de julho de 2022. Ela dispõe sobre as tabelas de remuneração pelos serviços prestados e, principalmente, sobre o processo de credenciamento de entidades periciais e peritos. Essa IN tem a finalidade de uniformizar os procedimentos e terminologias aplicadas no processo seletivo nas unidades da RFB, além de permitir as melhores práticas aduaneiras.

A referida norma dispõe, ainda, sobre a função do perito de identificar e quantificar as mercadorias importadas e a exportar. O serviço de perícia inclui avaliação e emissão de laudo pericial sobre o estado e o valor residual de mercadorias.

SOLICITAÇÃO DE PERÍCIA ADUANEIRA

Cabe ao auditor fiscal da RFB que solicitar a perícia formular os quesitos que deverão ser respondidos pelo perito. O requerimento para perícia denomina-se Solicitação de Assistência Técnica (SAT), podendo essa nomenclatura mudar conforme a unidade da RFB solicitante.

Os quesitos nada mais são do que perguntas que o perito deverá responder após a realização da perícia. A empresa envolvida na perícia poderá, também, formular quesitos adicionais.

Apenas o perito responsável pela realização da perícia e um eventual auxiliar podem ter acesso aos locais onde se encontram armazenadas mercadorias importadas ou a exportar. Normalmente essas mercadorias se encontram em recintos aduaneiros em porto seco e recintos alfandegados de portos e aeroportos.

A perícia envolve a convocação por meio da SAT, a conferência da mercadoria conforme a DI, a fotografação da mercadoria e da coleta de amostras, quando necessário. Todo trabalho do perito é acompanhado pelos representantes do responsável pela mercadoria inspecionada, além da supervisão da RFB, por meio dos auditores, presencial ou remotamente.

Nos laudos periciais, o perito deve explicitar e fundamentar tecnicamente suas verificações e indicar quais análises laboratoriais foram empregadas na identificação da mercadoria, além de todas as referências e certificações dos laboratórios que realizaram a análise. Também deve indicar fontes, referências bibliográficas e normas nacionais e internacionais empregadas na elaboração do laudo, que tenham relação direta com a mercadoria objeto de verificação; teste, ensaio ou análise laboratorial. Os laudos emitidos pelo laboratório devem ser anexados ao laudo pericial.

Os peritos não podem mencionar no laudo quaisquer indicações sobre posições, subposições, itens ou códigos da NCM. Essa é uma competência do auditor fiscal.

Os laudos periciais que não atenderem aos requisitos impostos pela RFB não serão aceitos e as falhas ou omissões neles apontadas deverão ser sanadas pelo perito. Esses laudos não podem ser tornados públicos ou divulgados. Apenas as partes interessadas terão acesso ao laudo do perito, sempre com prioridade de apresentação para o auditor fiscal.

A empresa envolvida no processo de fiscalização pode contestar o procedimento da perícia, realizando uma notificação para a fiscalização, quando julgar estar presente qualquer irregularidade durante sua realização. Poderá, ainda, impugnar o resultado do laudo pericial, por escrito, no prazo de cinco dias, contados da data da ciência do interessado.

Os serviços e as despesas relativos à perícia serão pagos pela empresa fiscalizada aos executores da perícia, com base em valores predeterminados pela RFB.

PERÍCIA ADUANEIRA EM ALIMENTOS

As perícias realizadas em alimentos, em algumas situações, demandam coleta de amostras e análises laboratoriais.

Como exemplo, pode-se citar a perícia realizada sobre produtos para atletas, na modalidade de suplementos. Os quesitos do auditor questionavam a correlação do produto com a DI. O auditor solicitou a indicação da classificação e designação do produto e a necessidade de registro na Anvisa, bem como a informação sobre regulamentação específica para o produto, incluindo rotulagem e composição. O auditor questionou, adicionalmente, se a empresa possuía regularidade e registro junto à Anvisa ou à vigilância sanitária e, em caso negativo, o perito deveria responder se as irregularidades poderiam impedir a comercialização do produto em território nacional. Nesse caso específico, a importação era totalmente irregular e o produto possuía erros graves na rotulagem, além de não possuir cadastro na Anvisa. As mercadorias foram inutilizadas.

Em outro laudo, envolvendo alimentos, a mercadoria periciada foi alho granulado importado da China, que estava acondicionado em *bags* metalizadas, na modalidade desidratada. O auditor solicitou a descrição da mercadoria para sua perfeita caracterização. Por se tratar de produto desidratado e descaracterizado pelo processo de fragmentação, foi necessária a coleta de amostra para que fosse possível identificar a composição do produto.

A análise solicitada foi análise qualitativa microscópica, que revelou a presença de elementos histológicos de alho (*Allium sativa*) e presença de amido modificado de milho (*Zea mays*), o que demonstrou a adição de elementos diversos do declarado, tratando-se de uma mistura e não produto puro, em prejuízo de sua caracterização na NCM, que havia sido informada pelo importador. Essas alterações podem ter impacto no processo de importação e no valor do imposto cobrado. Daí a importância da perícia aduaneira.

Alguns alimentos importados na forma de pós são visualmente semelhantes. Além das características organoléticas, é preciso comprovar a identificação dos elementos histológicos para a diferenciação de espécies, como no caso de tomate e pimentão em pó. Essas análises são feitas em laboratórios especializados em análises de alimentos, que podem ser indicados pelo auditor ou escolhidos pelo perito, conforme sua necessidade e especificidade.

Uma perícia em açaí em pó, por meio de análises laboratoriais, confirmou a presença de elementos histológicos de *Euterpe oleracea*, nome científico do açaí, não havendo dúvidas sobre a idoneidade do produto indicado como tal. Nessa perícia, o auditor questionou a NCM do produto, para saber se estava de acordo com o descrito na DI.

Nesses casos, o perito deve recorrer a consultas em sites especializados para fazer a verificação, como o site da RFB e o Portal Único Siscomex.

Em perícia realizada em alcaparras importadas, o auditor solicitou informações sobre a salinidade do produto e questionou se a concentração do sal poderia tornar o produto impróprio para consumo. Ocorre que a alcaparra importada para fins de industrialização possui um teor muito elevado de sal para evitar sua deterioração durante o transporte de outros países. Nesse caso, a amostra do produto foi encaminhada para um laboratório especializado nesse tipo de análise e o resultado demonstrou que o produto continha uma concentração de sal 89% superior à recomendada para consumo humano. Tal fato indicou que as alcaparras eram para fins industriais e não para a consumidor final, o que também afeta o processo de importação e classificação do produto, bem como o recolhimento de impostos. Entre os quesitos, o auditor questionou se a mercadoria poderia ser "imediatamente consumível" e os laudos demonstraram que não.

Uma carga de grande valor comercial de bacalhau importado foi perdida por um defeito no contêiner que não manteve a refrigeração por uma falha técnica, levando à deterioração do produto. Um perito foi convocado para emitir o laudo de destruição e sugerir a correta destinação do produto.

Mercadorias abandonadas ou condenadas pelos órgãos de fiscalização sanitária, como o Mapa e a Anvisa, são também alvo de ação de destruição. Atualmente, há indicação do acompanhamento desse processo pelos peritos aduaneiros. Recentemente houve a recomendação de destruição, com descaracterização e destinação final correta, de sucos de frutas importados e condenados pelo Mapa e de biscoitos condenados pela Anvisa, com as devidas autorizações ambientais e sanitárias.

Há uma grande preocupação com as questões ambientais e de saúde por esses órgãos, que em colaboração com a RFB regulamentam esses processos. São exigidos certificados das Companhias Ambientais estaduais e de destinação adequada de resíduos, entre outros comprovantes, das empresas que são responsáveis pela destruição e destinação final das mercadorias, além de garantir que essas mercadorias não sejam reaproveitadas para consumo humano.

Os exemplos apresentados evidenciam a importância da perícia aduaneira em todas as áreas de atuação, especialmente na área de alimentos, cuja finalidade é de qualificação e quantificação de mercadorias importadas ou a exportar, auxiliando o auditor fiscal em sua tarefa de fiscalização das mercadorias, proteção do mercado nacional, proteção do meio ambiente e da saúde pública, além da correta arrecadação de impostos.

Deve-se salientar que o ingresso na perícia aduaneira é realizado por meio de processo seletivo e não por concurso, fato que proporciona maior oportunidade de mercado de trabalho aos profissionais de diversas áreas, incluindo áreas de humanas, exatas e biológicas.

Os peritos aduaneiros são os profissionais especializados em suas áreas de atuação e contribuem com seu conhecimento científico nos casos em que o auditor não se sente apto para decidir sozinho o destino da mercadoria fiscalizada. Eles também exercem importante papel na proteção da saúde pública e do meio ambiente e contribuem de maneira decisiva com a RFB e com a economia do país.

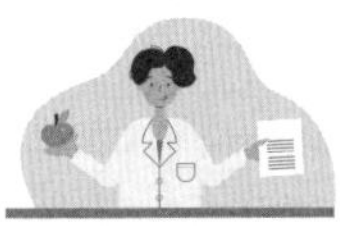

BIBLIOGRAFIA

Brasil. Presidência da República. Casa Civil. Subchefia para Assuntos Jurídicos. Constituição da República Federativa do Brasil de 1988. [citado em 27 nov. 2023]. Disponível em: https://www.planalto.gov.br/ccivil_03/constituicao/constituicao.htm

______. Presidência da República. Casa Civil. Subchefia para Assuntos Jurídicos. Decreto Federal n. 6.759, de 05 de fevereiro de 2009. [citado em 27 nov. 2023]. Disponível em: https://www.planalto.gov.br/ccivil_03/_ato2007-2010/2009/decreto/d6759.htm

______. Presidência da República. Casa Civil. Subchefia para Assuntos Jurídicos. Decreto Federal n. 8.010, de 16 de maio de 2013. Altera o Decreto n. 6.759, de 05 de fevereiro de 2009. [citado em 27 nov. 2023]. Disponível em: https://www.planalto.gov.br/ccivil_03/_ato2011-2014/2013/decreto/d8010.htm

______. Presidência da República. Casa Civil. Subchefia para Assuntos Jurídicos. Lei Federal n. 5.172, de 25 de outubro de 1966. [citado em 27 nov. 2023]. Disponível em: https://www.planalto.gov.br/ccivil_03/leis/l5172compilado.htm#:~:text=%C3%89%20vedado%20aos%20Estados%2C%20ao,proced%C3%AAncia%20ou%20do%20seu%20destino

______. Presidência da República. Casa Civil. Subchefia para Assuntos Jurídicos. Lei Federal n. 10.593, de 06 de dezembro de 2002. [citado em 27 nov. 2023]. Disponível em: https://www.planalto.gov.br/ccivil_03/leis/2002/l10593.htm

______. Ministério da Agricultura e Pecuária (Mapa). Estatísticas de Comércio Exterior. [citado em 27 nov. 2023]. Disponível em: https://www.gov.br/agricultura/pt-br/assuntos/relacoes-internacionais/estatisticas-de-comercio-exterior

______. Receita Federal do Brasil. Disposições gerais. Pena de perdimento. [citado em 27 nov. 2023]. Disponível em: https://www.gov.br/receitafederal/pt-br/assuntos/aduana-e-comercio-exterior/manuais/despacho-de-importacao/topicos-1/infracoes-e-penalidades/pena-de-perdimento/disposicoes-gerais

______. Receita Federal. NCM. [citado em 27 nov. 2023]. Disponível em: https://www.gov.br/receitafederal/pt-br/assuntos/aduana-e-comercio-exterior/classificacao-fiscal-de-mercadorias/ncm

______. Receita Federal. Edital ALF/ITJ n. 1-2023. [citado em 27 nov. 2023]. Disponível em: https://www.gov.br/receitafederal/pt-br/acesso-a-informacao/processos-seletivos/2023/alfandega-de-itajai-sc/edital-alfandega-de-itajai-01-2023.pdf/view

______. Receita Federal. Edital ALF/SPO n. 1-2023. [citado em 27 nov. 2023]. Disponível em: https://www.gov.br/receitafederal/pt-br/acesso-a-informacao/processos-seletivos/2023/alfandega-de-sao-paulo-sp/2-edital-completo.pdf/view

______. Receita Federal. Normas. Instrução normativa RFB n. 2.086, de 08 de junho de 2022. [citado em 27 nov. 2023]. Disponível em: http://normas.receita.fazenda.gov.br/sijut2consulta/link.action?idAto=124407

______. Receita Federal. Portal Único. Siscomex. CLSF-51.0.0. [citado em 27 nov. 2023]. Disponível em: https://portalunico.siscomex.gov.br/classif/#/sumario?perfil=publico

GSGA. Receita Federal regulamenta perícia aduaneira e seu processo de credenciamento. [citado em 27 nov. 2023]. Disponível em: https://gsga.com.br/receita-federal-regulamenta-pericia-aduaneira-e-seu-processo-de-credenciamento/

Logcomex. Infográficos exportações. Relatório exportação brasileira – 1° semestre 2023. [citado em 27 nov. 2023]. Disponível em: https://www.logcomex.com/conteudos-gratuitos/infograficos-exportacoes

______. Exportação brasileira de frangos e aves 1° semestre 2022/2023. [citado em 27 nov. 2023]. Disponível em: https://conteudo.logcomex.com/estudo-de-exporta%C3%A7%C3%A3o-brasileira-de-frango-e-aves-1%C2%BA-semestre-2022-x-2023

22

Princípios gerais de higienização

Simone Aquino
Stela Scaglione Quarentei
Maria Izabel Simões Germano
Pedro Manuel Leal Germano

INTRODUÇÃO

O processamento higiênico de alimentos diz respeito a prevenção, redução e minimização de diversos perigos potenciais contaminantes de produtos alimentícios, obedecendo a regulamentação, métodos, projetos e gerenciamento de instalações de alimentos. Uma etapa do processo aborda os riscos microbianos nos alimentos e a regulamentação correspondente ao tema. Outra inclui o projeto da infraestrutura de uma planta de produção, englobando os materiais e equipamentos.

Entretanto, uma nova abordagem tem como foco as práticas de limpeza e desinfecção no processamento de alimentos, concentrando-se na preservação ambiental e seus possíveis impactos. Portanto, é essencial e útil, para os profissionais do setor alimentício, a manutenção da qualidade e segurança do produto por meio da ausência de perigos (físicos, químicos e biológicos) que possam ocasionar algum dano à saúde do consumidor, reforçando a importância da adoção de técnicas e produtos adequados nos procedimentos de higienização, tornando-os eficazes e viabilizando os custos de produção, além de satisfazer os consumidores (sem riscos à sua saúde), sem causar impactos ambientais no processo de fabricação.

PRINCÍPIOS BÁSICOS DA HIGIENIZAÇÃO

A higienização visa eliminar ou reduzir a contaminação microbiológica, diminuindo a probabilidade de transmissão de agentes causadores de doenças (microrganismos patogênicos), além dos deteriorantes de alimentos, como bactérias e fungos. A higienização divide-se em duas etapas distintas: limpeza e desinfecção. Na limpeza, visa-se à remoção de sujidades em geral, como resíduos orgânicos e minerais (proteínas, gorduras e sais minerais). Na desinfecção, procura-se eliminar microrganismos patogênicos e reduzir o número de deteriorantes a quantidades insignificantes até um nível aceitável para o consumo.

Para procedimentos de higienização eficiente (HE), é fundamental a escolha correta dos agentes de limpeza e desinfecção. Devem-se analisar o tipo e o grau dos resíduos aderidos na superfície, a qualidade da água empregada, a natureza da superfície a ser higienizada, o método de higienização aplicado e os tipos e níveis de contaminação microbiológica. Além disso, pode-se considerar a HE como resultado da inter-relação entre as energias química, mecânica e térmica, além do tempo de duração do procedimento, ou seja:

$$\text{HE} = \text{energia química} \times \text{energia mecânica} \times \text{energia térmica} \times \text{tempo}$$

A energia química se refere à ação de agentes alcalinos, ácidos ou mesmo agentes sanificantes ou de higienização, que eliminam substâncias orgânicas, minerais e microrganismos, respectivamente. A ação química é necessária para a remoção de resíduos aderidos às superfícies, particularmente aqueles insolúveis na água. A energia mecânica é responsável pelo contato eficiente entre os resíduos e os microrganismos com os agentes de higienização, o que pode ser obtido por fricção, esfregando-se os agentes contra as superfícies, como ocorre em limpezas manuais com esponjas ou imprimindo velocidade às soluções, como no processo chamado *cleaning in place* (CIP), aplicado em plantas industriais com equipamentos tubulares, como em indústrias de bebidas.

A energia térmica eleva a eficiência da higienização, à medida que aumenta a temperatura das soluções. Porém, a temperatura máxima utilizada é limitada por outros fatores, como o método de higienização e o resíduo a ser removido. Finalmente, quanto ao tempo, quanto maior a duração do procedimento, mais eficiente será a higienização; entretanto, na utilização de produtos químicos, as reações ocorrem com maior eficiência nos minutos iniciais da aplicação, pois, à medida que o tempo passa, as soluções tornam-se saturadas. A alteração de um dos fatores descritos implica a alteração do outro para manter o mesmo nível de eficiência. Por outro lado, etapas de higienização muito prolongadas aumentam o custo do procedimento. Em suma, a otimização desses fatores implicará uma maior eficiência da higienização e, de modo geral, a limpeza e a desinfecção estão baseadas em quatro operações:

Pré-lavagem → Limpeza com detergentes → Enxágue → Desinfecção

PRÉ-LAVAGEM

A pré-lavagem visa à redução da quantidade de resíduos presentes nas superfícies dos equipamentos e utensílios, usando apenas água. O processo geralmente remove aproximadamente 90% dos resíduos solúveis em água. A temperatura ideal para a utilização da água é de aproximadamente 40 °C, pois, quando excessivamente quente desnatura proteínas e, quando fria, provoca solidificação de gorduras. Recomenda-se que a temperatura mínima esteja 5 °C acima do ponto de liquefação das gorduras, já a máxima depende do ponto de desnaturação da proteína constituinte do alimento. A ação mecânica da água é responsável pela remoção de resíduos não solúveis e diminuição da carga microbiana das superfícies. Em certos casos, pode-se realizar a redução de resíduos mais grosseiros com uma simples raspagem a seco (ação mecânica) da superfície.

LIMPEZA COM DETERGENTES

O uso de detergente nas sujidades tem como objetivo separá-las das superfícies a serem higienizadas, dispersá-las no solvente e prevenir nova deposição sobre as superfícies. Para a eficácia desejada, é necessário conhecer as características dos detergentes, bem como suas condições de emprego, como tipo de sujidade, superfície em que a sujidade se encontra e forma de aplicação do detergente. Assim, um bom detergente deve ser:

- Emulsificador, para dispersar as gorduras.
- Solvente, para dissolver resíduos de alimentos, sobretudo proteínas.
- Emoliente, para umedecer os utensílios que serão limpos.
- Agente de dispersão, para lavar em água tanto branda como dura.
- Muito solúvel, para ser eliminado completamente na água de enxágue.
- Inofensivo para o homem, atóxico, não corrosivo e econômico.
- Não impactante ao meio ambiente.

Tipos de detergentes

Detergentes alcalinos

Promovem o deslocamento de resíduos por emulsificação, saponificação e peptização. Removem os resíduos proteicos e gordurosos das superfícies, além de ter propriedades germicidas. Sua aplicação é sempre efetuada na concentração de 1 a 2% em água a 80 °C.

O hidróxido de sódio (soda cáustica) é seu representante mais importante, sendo muito usado na lavagem de garrafas e em processos automáticos, como em máquinas de lavar pratos, sem contato com os manipuladores. Durante o preparo da solução, a elevação brusca da temperatura pode causar ebulição, e a consequente projeção de gotas pode atingir a pele e as mucosas dos manipuladores. Outros exemplos são hidróxido de potássio, metassilicato, ortossilicato e sesquissilicato de sódio. O carbonato e o bicarbonato de sódio são exemplos de álcalis fracos (fornecem ânions OH^-) e são usados para remover resíduos orgânicos.

Detergentes ácidos

Aplicados na formação de incrustações minerais como as de água dura, depósitos calcários ocasionados por álcalis, entre outros, os quais não são removidos por detergentes alcalinos. Os ácidos fortes, usados em superfícies muito incrustadas, são manipulados com precauções de manuseio. As soluções ácidas são produtos compostos de ácidos orgânicos e inorgânicos que podem ser usados individualmente ou em combinações. O íon hidrogênio (H+) confere atividade aos ácidos, no entanto é extremamente corrosivo para metais, particularmente ferro galvanizado e aço inoxidável.

Entre os ácidos fortes, incluem-se os inorgânicos e os orgânicos (mais caros). Entre os inorgânicos, destacam-se: clorídrico, sulfúrico, nítrico e fosfórico. São exemplos de ácidos orgânicos: lático, glucônico, cítrico, tartárico, levulínico e hidroxiacético.

Detergentes tensoativos

São aqueles que modificam a tensão superficial em interfaces líquido-líquido, líquido-gás e sólido-líquido. Apresentam em sua fórmula grupos polares hidrofílicos (afinidade pela água) e grupos não polares lipofílicos (com afinidade por óleos e gorduras), que os torna agentes capazes de reduzir a tensão superficial. Assim, os tensoativos também são conhecidos como detergentes sintéticos, umectantes, umedecedores, emulsificantes ou agentes de molhagem, entre outros. Os detergentes tensoativos (surfactantes) são classificados em aniônicos, catiônicos, não iônicos e anfóteros:

- Detergentes tensoativos aniônicos: dissociam-se em solução, sendo o íon negativo a forma ativa, como a maioria dos detergentes comerciais. Na indústria de alimentos são utilizados principalmente os derivados de ácido sulfônico (acil isotionatos, alquilaril sulfonados, alquil sulfonados e sulfosuccinatos) e ésteres de ácido sulfúrico. A parte hidrofóbica é constituída pelos grupos alquil, aril e alquil-aril, o que facilita a incorporação da gordura, enquanto a parte hidrofílica é constituída por sulfonato e sulfato.

- Detergentes tensoativos catiônicos: ao se dissociarem em solução, apresentam um íon positivo ativo, mais eficientes como germicidas que como detergentes. Os compostos de amônio quaternário são os principais representantes, devendo sua ação ao fato de o átomo de nitrogênio possuir um par de elétrons não emparelhados, permitindo assim um ataque eletrofílico.
- Detergentes tensoativos não iônicos: não se ionizam em soluções aquosas, sendo obtidos pela combinação de óxido de etileno com compostos hidrofóbicos, contêm grupamentos do tipo carboxila, hidroxila ou amino, originando, dessa forma, diferentes tipos de éteres, ésteres ou alcoóis. Entre eles, incluem-se alcoóis e ácidos carboxílicos etoxilados e amidas etoxiladas. Podem ser usados para melhorar a molhagem dos detergentes ácidos; são compatíveis com tensoativos aniônicos e catiônicos, participando de diversas formulações.
- Anfóteros: substâncias com características de liberar carga elétrica positiva ou negativa dependendo do pH do meio. Têm carga positiva em pH ácido e negativa em meio básico. Entre os anfóteros, incluem-se acil-dialquil-etileno, diaminas e derivados, e ácidos N-alquilaminos.
- Agentes sequestrantes e quelantes: formam complexos solúveis com cálcio e magnésio, evitando assim a precipitação de sais que poderiam interferir na operação de limpeza. Sua ação sequestrante em formulações detergentes é geralmente reversível. Compreendem uma série de complexos de fosfato de sódio, obtidos pelo aquecimento, isoladamente ou misturados com álcalis. São exemplos o polifosfato tetrassódico, o hexametafosfato de sódio (Calgon®) e o tetrafosfato de sódio (quadrofos). Alguns ácidos orgânicos (cítrico, glucônico e outros) também são sequestrantes, mas não de tanta importância quanto os polifosfatos. Quanto aos quelantes, o ácido etilenodiamino tetra-acético (EDTA), com seus sais de sódio e potássio, é o mais importante, sendo capaz de remover Ca^{++}, Mg^{++} e Fe^{++} de soluções com efeito similar aos polifosfatos. Os agentes quelantes são estáveis ao calor e compatíveis com compostos de amônio quaternário.

Os tensoativos, apesar de terem sido desenvolvidos para a remoção de sujidades, são capazes de destruir as proteínas da membrana citoplasmática da célula bacteriana, inibindo o metabolismo celular. Poucos detergentes aniônicos inibem tão eficazmente quanto os compostos catiônicos, mas inibem seletivamente o metabolismo de microrganismos gram-positivos. Os surfactantes aniônicos têm menor poder antibacteriano sobre bactérias gram-negativas, pela presença da camada lipopolissacarídea (LPS) ao redor da membrana celular. A ação inibitória de ambos os tipos de detergentes é influenciada pela concentração de íons hidrogênio (pH). Bactérias gram-positivas e gram-negativas são igualmente sensíveis à ação dos detergentes catiônicos, por exemplo, que são inibidores muito eficazes do metabolismo bacteriano, na concentração de 1:3.000 a 1:30.000. No caso dos tensoativos catiônicos, como sua ação sobre os microrganismos é mais relevante que a remoção de sujidades, são utilizados como desinfetantes, como é o caso dos compostos quaternários de amônio (CQA).

FORMULAÇÕES DE DETERGENTES NA INDÚSTRIA DE ALIMENTOS

Para o bom efeito de higienização, podem-se usar misturas de substâncias químicas; porém, mais complicada é a composição do produto a ser usado, nas diversas aplicações. A Tabela 1 apresenta sugestões de formulações para aplicações específicas na área de alimentos.

Tabela 1 Misturas de detergentes para diferentes aplicações

Detergente	Agente químico	Concentração (%)
Para higienização manual	Dodecilbenzeno sulfonado de sódio (LAS) 40%	10
	Tensoativo não iônico	4
	Tripolifosfato de sódio	25
	Metassilicato de sódio	10
	Bórax ou sulfato de sódio	51
Para higienização de garrafas	Hidróxido de sódio	68
	Fosfato trissódico	4
	Carbonato de sódio	14
	Pirofosfato tetrassódico	8
	Metassilicato de sódio	6
Para *cleaning in place*	Gluconato de sódio	5
	Soda cáustica	95
Para higienização de tubulações de aço inoxidável	Tensoativo não iônico	3
	Tripolifosfato de sódio	25
	Metassilicato de sódio	10
	Carbonato de sódio	30
	Sulfato de sódio	32
Para remoção de minerais	Tensoativo não iônico	0,3
	Ácido fosfórico	31,0
	Água	68,0
Para higienização de tanques de armazenamento de leite	Metassilicato de sódio	35
	Tripolifosfato de sódio	30
	Carbonato de sódio	35

Fonte: adaptada de Andrade e Macêdo, 1996.

ENXÁGUE

Após o uso de detergentes, os equipamentos, utensílios e outras superfícies, principalmente aquelas de contato direto com os alimentos, devem ser enxaguados abundantemente com água limpa para remover resíduos e traços, para não interferir na etapa de desinfecção. Após o uso de detergentes alcalinos, a remoção completa é verificada por meio de uma amostra da água de enxágue, adicionando gotas de fenoftaleína como indicador de pH (abaixo de 8,3), permanecendo incolor. A remoção de detergentes ácidos pode ser avaliada com o indicador metilorange: a cor da água de enxágue deve ficar amarela (pH próximo à neutralidade). Se possível, o enxágue deve ser efetuado com temperatura elevada (acima de 70 °C), o que favorece a eliminação de microrganismos e facilita a evaporação da água das superfícies.

DESINFECÇÃO

As etapas de limpeza do procedimento de higienização, de modo geral, reduzem a carga microbiana, por arraste ou pelo fato de os microrganismos estarem presentes nas sujidades, mas não são consideradas satisfatórias. A desinfecção é a última e indispensável etapa da higienização. Visa eliminar microrganismos patogênicos e deteriorantes até níveis considerados seguros, nas superfícies de equipamentos e utensílios.

Um equipamento que não tenha sido adequadamente limpo não poderá ser desinfetado com eficiência, pois resíduos remanescentes protegerão os microrganismos da ação do agente desinfetante, ou seja, *de per si*, não é capaz de corrigir falhas das etapas anteriores do processo de higienização. Resíduos orgânicos inativam a maioria dos princípios ativos utilizados nas formulações dos desinfetantes, reduzindo sua ação antimicrobiana, o que equivale a dizer que o resultado da desinfecção tem uma relação direta com a qualidade da limpeza.

Outros fatores influenciam a eficácia dos desinfetantes e devem ser considerados: concentração de uso, qualidade da água, tempo de contato, temperatura, pH, espécies de microrganismos, grau de contaminação, tolerância ou resistência do microrganismo ao desinfetante e tipo de superfície. Os melhores resultados de desinfecção são obtidos com o uso de mais de um tipo de desinfetante, cada um adequado para cada situação, ou com sua utilização alternada (rodízio). A desinfecção pode ser realizada por meios físicos e químicos (mais comum).

MEIOS FÍSICOS

Calor

- Vapor: jatos de vapor a 77 °C durante 15 minutos, a 93 °C durante cinco minutos ou ainda pelo uso do vapor direto durante um minuto.
- Água quente: é recomendada uma exposição de dois minutos a 77 °C no caso de xícaras e utensílios e de cinco minutos a 77 °C no caso de equipamentos de processamento de alimentos.
- Ar quente: exposição durante 20 minutos a 90 °C.

Radiação ultravioleta

Usada para a redução de microrganismos em áreas de processamento, laboratórios, câmaras e fluxos laminares para microbiologia e em plástico para embalagens de leite. Existem dois tipos de lâmpadas especiais, de argônio-mercúrio, indicadas para pequenas áreas, e de mercúrio-quartzo, recomendadas para instalações maiores e funcionamento sob pressão. Essas lâmpadas emitem radiação na faixa de comprimento de onda de 900 a 3.800 Å, sendo a zona mais letal em torno de 2.600 Å. As desvantagens são o custo elevado pelo consumo de energia elétrica e a queda na eficiência com o tempo de utilização, devendo ser substituídas a cada seis meses. Como vantagens, não conferem sabores indesejáveis, não apresentam efeito residual e atuam somente de modo superficial.

MEIOS QUÍMICOS

Usados principalmente por razões econômicas, destacando-se o uso dos compostos clorados, iodados e quaternários de amônio, como agentes químicos ativos, ou biocidas, presentes nos produtos desinfetantes.

Compostos clorados

O cloro é o desinfetante mais usado, devendo sua atividade germicida à combinação com radicais oxidáveis, principalmente -SH das enzimas. Nas Tabelas 2 e 3, são apresentados os principais compostos clorados e, na Tabela 4, a utilização do cloro na indústria.

Para minimizar a instabilidade dos compostos clorados, particularmente dos inorgânicos, devem-se armazenar os produtos comerciais em recipientes escuros, bem fechados, em locais bem ventilados e de temperaturas não elevadas, para que não haja diminuição do teor de cloro residual. O contato com a luz decompõe os produtos clorados e a temperatura elevada provoca sua volatilização. Tanto os compostos clorados inorgânicos quanto os orgânicos podem participar de formulações com substâncias detergentes, desde que haja compatibilidade entre eles (sem inativação ou redução da eficiência dos princípios ativos). Tais formulações originam os detergentes-desinfetantes à base de cloro.

Tabela 2 Relação dos principais compostos clorados inorgânicos

Compostos clorados	% de cloro residual total
Hipoclorito de sódio	1-10
Hipoclorito de cálcio	70-72
Hipoclorito de lítio	30-35
Cloro gás	100
Dióxido de cloro	17

Fonte: adaptada de Andrade e Macêdo, 1996.

Tabela 3 Relação dos principais compostos clorados orgânicos

Compostos clorados	% de cloro residual total
Cloramina T	24-26
Dicloramina T	56-60
Dicloro dimetil hidantoína	66
Ácido tricloroisocianúrico	89-90
Ácido dicloroisocianúrico	70

Fonte: adaptada de Andrade e Macêdo, 1996.

Tabela 4 Uso de cloro na indústria de alimentos

Aplicação	Concentração mg/L CRT	pH	Temperatura (°C)	Contato (min.)
Abastecimento público	0,1-1,0	6,8-7,0	20-25	15
Cloração industrial	5,0-7,0	6,8-7,0	20-25	15
Resfriamento de enlatados	5,0-7,0	6,8-7,0	20-25	5
Desinfecção de equipamentos				
Imersão/circulação	100	7,5-8,5	20-25	15-30
Aspersão/nebulização	200	7,5-8,5	20-25	1-2
Redução microbiana das superfícies de alimentos	50-200	7,5-8,5	20-25	30

Fonte: adaptada de Andrade e Macêdo, 1996.

A ação germicida do cloro e seus derivados, excetuando-se o dióxido de cloro, ocorre por meio do ácido hipocloroso, cuja tendência à dissociação acarreta a formação de íon H^+ e íon hipoclorito.

$$HClO \rightarrow H^+ + OCl^-$$

Essa reação é reversível e forma HOCl quando em presença de íons H^+. O íon hipoclorito pode sofrer hidrólise.

$$OCl^- + H_2O \rightarrow HOCl + OH^-$$

Em água clorada, o cloro molecular (Cl_2) está presente em uma faixa de pH igual ou inferior a 2. O ácido hipocloroso é considerado a forma ativa do cloro com ação antimicrobiana; verifica-se que a quantidade desse composto depende do pH da solução. O ácido hipocloroso predomina entre os valores de pH 4 e 7,5, enquanto na faixa de pH 7,5 e 9,5 predomina o íon hipoclorito. Os mecanismos de ação dos compostos clorados são:

- Destruição da síntese proteica.
- Descarboxilação oxidativa de aminoácidos a nitrilas e aldeídos.
- Reações com ácidos nucleicos, purinas e pirimidinas.
- Desequilíbrio metabólico após destruição de enzimas essenciais.
- Indução de lesões no DNA acompanhada de capacidade de autoduplicação.
- Inibição da absorção de oxigênio e fosforilação oxidativa conjugada à quebra de macromoléculas.
- Formação de derivados nitroclorados de citosina.

O dióxido de cloro não se hidrolisa em soluções aquosas, sendo a molécula intacta responsável pela atividade antimicrobiana, tendo atuação mais eficaz sob pH 8,5. Ainda dentro do grupo dos clorados, existem os clorados orgânicos ou as cloraminas, caracterizados por possuírem um ou mais átomos de hidrogênio substituídos pelo cloro em seu grupamento amino. O mais simples é a monocloramina (NH_2Cl) e os mais conhecidos são os derivados do ácido isocianúrico, o dicloroisocianurato e o tricloroisocianurato de sódio.

As cloraminas têm como vantagem serem mais estáveis que os hipocloritos em termos de liberação prolongada de cloro. Os clorados orgânicos podem atingir prazos de validade cerca de dez vezes maiores que os hipocloritos, de apenas de 4 a 6 meses. Na solução de uso, a liberação mais lenta do ácido hipocloroso garante um tempo maior de efetividade e, além disso, são menos reativos com matéria orgânica. O Quadro 1 refere-se à utilização dos hipocloritos como desinfetantes.

Quadro 1 Vantagens e desvantagens dos hipocloritos como desinfetantes

Vantagens	Desvantagens
Relativamente baratos	Instáveis ao armazenamento
Agem rapidamente	Inativados pela matéria orgânica
Não afetados pela dureza da água	Corrosivos quando não usados corretamente
Efetivos contra uma grande variedade de microrganismos	Irritantes à pele
Efetivos em baixas concentrações	Podem provocar odores indesejáveis
Relativamente não tóxicos nas condições de uso	Precipitam em água que contenha ferro
Fáceis de preparar e aplicar em equipamentos	Menor eficiência com aumento de pH da solução
Concentrações facilmente determinadas	Removem carbono da borracha
Podem ser usados em tratamento de água	
Concentrações de 50 mg/L geralmente são aprovadas no teste de suspensão	
Os equipamentos não precisam ser rinsados após a sanificação	

Fonte: adaptado de Andrade e Macêdo, 1996.

Outra grande vantagem desses compostos é o fato de não formarem tri-halometanos (THM), substâncias cancerígenas, como subproduto do processo de desinfecção, ao contrário dos clorados inorgânicos, que podem formá-los. O hipoclorito de sódio é o desinfetante de excelência em estações de tratamento de água para abastecimento público; esse fato é absolutamente relevante e vem sendo cada vez mais considerado e estudado em razão do impacto dos THM no meio ambiente e na saúde da população.

Compostos iodados

São aplicados como desinfetantes nas formas de tintura de iodo, solução de iodo alcoólico e soluções contendo iodo metálico mais iodeto. São ligeiramente solúveis em soluções alcoólicas e de iodeto de potássio. Por sua baixa solubilidade em água, é comum fazer-se a mistura do iodo com um agente tensoativo não iônico, o qual funciona como carreador e solvente desse elemento. Nessas soluções, o iodo é liberado de forma lenta e gradual a partir desses compostos, comumente chamados de iodóforos que, além de solúveis em água, mantêm a capacidade germicida e não apresentam as características indesejáveis dos outros iodados por serem inodoros e não irritantes à pele (Quadro 2).

Quadro 2 Vantagens e desvantagens dos iodóforos como desinfetantes

Vantagens	Desvantagens
Boa estabilidade	Eficiência diminui com o aumento do pH
Ação de molhagem	Menos eficientes que o cloro sobre esporos bacterianos e bacteriófagos
Eficientes contra todos os microrganismos, exceto sobre esporos bacterianos e bacteriófagos	Podem causar odores desagradáveis em alguns produtos
Não devem ser usados a temperaturas acima de 49 °C	Podem provocar descoloração
Eliminam células de leveduras mais rápido que o hipoclorito	Mais caros que o cloro
Não são afetados pela água dura	Causam coloração de alguns materiais como o plástico
Relativamente não tóxicos	Não devem ser empregados a temperaturas acima de 43°C, pois sublimam
Não corrosivos e não penetrantes na pele	Não devem ser empregados em plantas de amido
Boa penetração e propriedades de espalhamento	
Previnem formação de incrustações minerais por serem de natureza ácida	
Sua coloração é indicativa de níveis de concentração	
Facilmente preparados	
Menos sensíveis à matéria orgânica que o cloro	
Sua concentração é facilmente determinada	

Fonte: adaptado de Andrade e Macêdo, 1996.

A ação bactericida dos compostos iodados deve-se principalmente ao I_2 liberado pelas soluções aquosas e pelos complexos com agentes tensoativos. Em relação às células vegetativas, pressupõe-se que o I_2 penetre na parede celular, ocasionando a destruição da estrutura proteica. Além disso, haveria uma ação no protoplasma em que o I_2 inibiria sistemas enzimáticos chave por meio da oxidação do aminoácido tirosina, formando di-iodotirosina. Essa reação alteraria a estrutura da enzima, afetando sua atividade.

Verifica-se que o iodo age eficientemente sobre bactérias, sejam gram-positivas, sejam gram-negativas, e é moderadamente eficiente sobre fungos e vírus. O iodo é tão eficiente quanto o cloro sobre células vegetativas, mas apresenta uma ação muito menor quando se trata de esporos bacterianos. Uma parte do iodo livre equivale a 3-6 partes de cloro livre. O I_2 é menos ativo que o cloro, por isso tem maior dificuldade em reagir com matéria orgânica, além de não formar haloaminas como o cloro; portanto, deve ser aplicado às superfícies previamente limpas, nas quais a matéria orgânica já tenha sido removida. As soluções de iodo são principalmente empregadas na antissepsia da pele (uso por manipuladores), mas também são usadas no ambiente, sob a forma de nebulização.

Biguanida

As biguanidas são polímeros catiônicos, e uma das mais conhecidas é a clorexidina, que pode ser inativada por precipitação de sais minerais, inclusive aqueles que compõem a dureza da água. As soluções aquosas desse germicida não possuem cor nem odor, mas têm pouco efeito de molhagem, por isso podem ser utilizados tensoativos catiônicos e não iônicos para melhorar essa característica. Tem sido recomendada na indústria de alimentos, utilizada por manipuladores e em equipamentos, utensílios e, além disso, é recomendada para controle microbiológico de salmouras no processamento de queijos.

O derivado da bisbiguanida, a clorexidina, parece apresentar baixa toxicidade em animais, além de não provocar danos à pele, a membranas e mucosas de manipuladores nas concentrações que apresentam efeito germicida. O mecanismo de ação da clorexidina caracteriza-se pela rápida absorção pelas células bacterianas, resultando em diversas modificações citológicas que afetam a permeabilidade. A quantidade do agente químico absorvida é proporcional à sua concentração, à densidade da célula bacteriana, à composição e ao pH do meio.

A solução comercial de digluconato de clorexidina a 20%, com diluição de 1:2.000, é utilizada para a redução da microbiota de manipuladores de restaurantes industriais que atuam nas áreas de carnes, saladas e cocção. Tal desinfetante também é eficiente em tratamentos de salmoura, nas superfícies de queijos curados e é empregado, ainda, na desinfecção de equipamentos e utensílios, com diluição de 1:3.000 a 20%.

Uma das principais utilizações da clorexidina é como antisséptico de mãos, enquanto a biguanida polimérica, ou poli-hexametileno biguanida (PHMB), é mais utilizada em formulações de desinfetantes de superfícies (pisos, paredes, equipamentos e outros), sozinha ou em combinações com outros agentes antimicrobianos, geralmente contendo 20% de princípio ativo. Como características positivas desse polímero, o PHMB, é possível citar: efetiva ação contra bactérias gram-positivas e gram-negativas, baixas toxicidade e formação de espuma, baixo odor, atividade minimamente afetada na presença de água dura ou resíduos orgânicos, além de poder ser utilizado em procedimentos de higienização manuais e/ou automatizados. Seu mecanismo de ação também está relacionado com a alteração de permeabilidade da parede celular, perda de conteúdo citoplasmático e ruptura da membrana citoplasmática.

Ácido peracético

É o princípio ativo de diversos desinfetantes comerciais, produtos constituídos de uma mistura estabilizada de ácido peracético, peróxido de hidrogênio, ácido acético e um veículo estabilizante. O estado de equilíbrio em solução é representado pela seguinte mistura:

$$\underset{\text{Ácido acético}}{CH_3CO \cdot OH} + H_2O_2 \rightarrow \underset{\text{Ácido peracético}}{CH_3COOOH} + H_2O$$

A capacidade de oxidação dos componentes celulares torna o ácido peracético um excelente desinfetante, pois o oxigênio liberado pelo peróxido reage imediatamente com os sistemas enzimáticos, inativando-os. Esse agente não existe como uma entidade química única; precisa estar em equilíbrio na solução com o peróxido de hidrogênio e o ácido acético.

Embora as recomendações dos fabricantes sejam baseadas na concentração do ácido peracético, não há dúvida de que a ação sobre células vegetativas, esporos, fungos e vírus é, também, decorrente do teor de peróxido de hidrogênio presente nas formulações comerciais. Empregado no setor cervejeiro, laticínios, no tratamento de esgotos e na esterilização de materiais cirúrgicos, foi utilizado em abatedouros, sobre carcaças de frango, e substituído pelo cloro, com excelentes resultados. Efeitos semelhantes foram obtidos como esterilizador de embalagens. No Quadro 3 são apresentadas as vantagens e as desvantagens da utilização do ácido peracético.

No mercado encontram-se soluções comerciais que contêm concentrações de ácido peracético a 2 e 4% e de peróxido de hidrogênio a 7 e 20%, respectivamente. Contudo, para sua utilização, têm sido recomendadas soluções diluídas cuja concentração final de ácido peracético varie de 300 a 700 mg/L. Vale ressaltar que a maior eficiência do produto é atingida a temperaturas abaixo de 35 °C e em pH entre 2 e 4.

O ácido peracético é irritante para pele e mucosas, havendo necessidade de cuidados especiais no manuseio do produto concentrado, como uso de roupas protetoras, luvas de PVC, máscaras providas de filtro contra gases tóxicos e proteção ocular. Quando ocorrer a aplicação desse ácido, deve-se tomar precauções para evitar sua ação corrosiva, pois ataca ferro, cobre, níquel, titânio, cromo, prata, zinco, alumínio e suas respectivas ligas. Da mesma forma, como ataca a borracha tanto natural quanto sintética, deve-se evitar o uso em equipamentos que tenham gaxetas de borracha. Por outro lado, não ataca vidro, porcelana, PVC, polietileno, polipropileno, Teflon® e aço inoxidável AISI 316 e 316L.

Quadro 3 Vantagens e desvantagens do ácido peracético como desinfetante

Vantagens	Desvantagens
Excelente ação sanificante	Irritante à pele
Excelente atividade antimicrobiana e largo espectro de ação (células vegetativas, fungos, esporos e vírus)	Vapores são irritantes
Baixo efeito residual e toxicidade	Baixa estabilidade à estocagem
Concentração facilmente determinada	Requer cuidados no manuseio
Seguro para o uso em filtros de éster-celulose, usados nas cervejarias Age em baixas temperaturas	O composto concentrado tem odor pungente de vinagre, além de ser incompatível com ácidos e álcalis concentrados, borrachas naturais e sintéticas
Não corante e não afetado pela dureza da água	Incompatível com ferro, cobre e alumínio
Não corrosivo ao aço inox e alumínio, nas concentrações de uso recomendadas	
Não espumante dentro das concentrações recomendadas de uso	
Rápida decomposição após uso em ácido acético, oxigênio e água, dispensando um enxágue final	
Baixa concentração de uso e praticamente inodoro na forma diluída	

Fonte: adaptado de Andrade e Macêdo, 1996.

Compostos quaternários de amônio

São compostos tensoativos, catiônicos, que apresentam pouca atividade como detergentes, mas boa atividade germicida. Vários mecanismos de ação associados dão origem à atividade germicida nos CQA, como inibição enzimática, desnaturação proteica e lesão da membrana citoplasmática, com o consequente vazamento dos constituintes celulares. Os CQA formam um filme bacteriostático sobre as superfícies, mas atuam com menos eficiência sobre bactérias gram-negativas (coliformes e psicrotróficos) que sobre as gram-positivas (*Staphylococcus* spp. e *Streptococcus* spp.).

A atividade sobre bactérias gram-negativas pode ser aumentada com o uso do EDTA, pois este atua como quelante para algumas estruturas da parede celular, facilitando a penetração do composto pela membrana. São ativos tanto em meio ácido quanto alcalino, tendo evidências de melhores resultados neste último. O aumento da temperatura tem um resultado positivo sobre sua ação e alguns são menos reativos com resíduos orgânicos.

Esses desinfetantes não são eficientes contra bacteriófagos e não apresentam atividade esporicida, embora possam ser esporostáticos. Por outro lado, apresentam boa atividade sobre fungos. A fórmula geral desses compostos é:

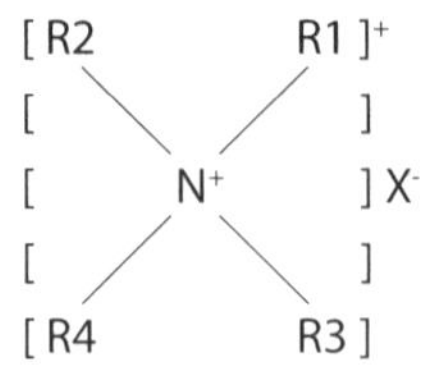

em que:

R1: grupamentos longos (C8 a C18).

R2, R3, R4: hidrogênio, grupos alquila, arila ou heterocíclicos X: cloreto ou brometo.

Os CQA, também chamados de *quats*, são muito usados na desinfecção de ambientes, equipamentos e utensílios (Quadro 4). As condições de uso mais comuns são na concentração de 200 a 400 mg/L, em pH entre 9,5 e 10,5, exigindo-se um contato mínimo por 10 a 15 minutos em temperatura ambiente. Por diminuir a tensão superficial da água, os CQA apresentam boas características de penetração, tornando-se eficientes mesmo em superfícies porosas. Como são incompatíveis com agentes tensoativos aniônicos, tornando-se inativos, não devem ser adicionados em soluções para a formulação de detergentes-desinfetantes com esse tipo de tensoativo. No entanto, com agentes tensoativos não iônicos apresentam boa eficiência, em condições alcalinas, em pH entre 9,5 e 10,5.

Quadro 4 Vantagens e desvantagens dos compostos quaternários de amônio como desinfetantes

Vantagens	Desvantagens
Pouco afetados por matéria orgânica	Incompatíveis com agentes tensoativos aniônicos
Inodores, incolores, não corrosivos e não irritantes	Caros
Efeito bacteriostático residual	Baixa atividade em água dura
Não irritante à pele quando em limpeza mecânica	Pouco efetivos contra esporos bacterianos, bacteriófagos, coliformes e psicrotróficos
Facilmente controlados	É necessário efetuar a rinsagem do equipamento
Estáveis ao armazenamento	Problemas com formação de espumas e sabores estranhos em laticínios
Vida de prateleira longa	Atividade reduzida na presença de Ca^{++}, Mg^{++} e Fe^{++}
Controlam odores desagradáveis	Mais caros que os compostos clorados
Não tóxicos	
Compatíveis com tensoativos não iônicos em formulações de detergentes	
Ativos em ampla faixa de pH (melhor acima de 6)	

(continua)

Quadro 4 Vantagens e desvantagens dos compostos quaternários de amônio como desinfetantes *(continuação)*

Vantagens	Desvantagens
Estáveis em temperatura ambiente e mesmo em temperaturas mais elevadas	
Eficazes contra bactérias gram-positivas	
Solúveis em água e boa penetração	
Efetivos contra microrganismos termodúricos	
Estáveis à mudança de temperatura	
Efetivos em condições alcalinas	

Fonte: adaptado de Andrade e Macêdo, 1996.

O cloreto de benzalcônio é o representante da primeira geração dos *quats*. Mudanças na estrutura molecular associadas a combinações desses princípios ativos já produziram sete gerações desses compostos, com maior atividade antimicrobiana, menor toxicidade e melhor desempenho em condições adversas de dureza de água e presença de resíduos orgânicos, porém com certo impacto no custo. Comercialmente, para o segmento alimentício, os CQA mais utilizados são os de quarta geração, porém também existem no mercado produtos à base de *quats* de quinta geração, em uma mistura balanceada de cloreto de n-alquil dimetil benzil amônio/cloreto didecil dimetil amônio na proporção 70/30, com boas propriedades bactericidas, fungicidas e algicidas.

Peróxido de hidrogênio

É um forte oxidante em razão da liberação do oxigênio, há décadas usado como agente bactericida e esporicida. Tem sido aplicado na esterilização de embalagens de produtos assepticamente embalados e na desinfecção de equipamentos e utensílios na indústria de alimentos (Quadro 5). Também é componente de algumas formulações de desinfetantes, particularmente em equilíbrio com ácido acético, dando origem ao ácido peracético.

Quadro 5 Vantagens e desvantagens do peróxido de hidrogênio como desinfetante

Vantagens	Desvantagens
Baixa toxicidade	Corrosivo para cobre, zinco e bronze
Baixo efeito residual	Sob baixas temperaturas, requer longo tempo de contato
Não requer enxágue	Requer controle do oxigênio ativo na utilização
	Requer precaução no manuseio e dosagem

Fonte: adaptado de Andrade e Macêdo, 1996.

Na indústria de alimentos, pode ser utilizado na concentração de 0,3 a 30%, em pH 4, desde que com temperatura ambiente até 80 °C, com contato de 5 a 20 minutos. Em concentrações baixas, tem ação oxidante nos componentes de células vegetativas. Em concentrações elevadas (30%), atua como esporicida, para esterilização de embalagens.

Foi observada ação sinérgica entre o peróxido de hidrogênio e a radiação ultravioleta (UV). Apesar de forte oxidante, esse desinfetante é capaz de gerar radicais hidroxilas sob radiação UV. Alguns sais inorgânicos, especialmente sais de cobre, também aumentam a atividade bactericida e esporicida desse desinfetante.

Ozônio

O gás ozônio (O_3) pode ser utilizado para a desinfecção hospitalar, em veículos de transporte, no tratamento da água e na desinfecção dos alimentos, principalmente frutas (ozônio é parcialmente dissolvido na água). Em 2009, o Ministério da Agricultura e Pecuária (Mapa) regulamentou o emprego do gás ozônio para desinfecção de alimentos orgânicos no Brasil, com a publicação da Instrução Normativa Conjunta n. 18, publicada em 28 de maio de 2009, sem qualquer limitação de uso.

O ozônio é semelhante ao peróxido de hidrogênio, como um forte agente oxidante ativo, e atua contra uma variedade de bactérias (gram-positivas e gram-negativas), vírus, fungos e protozoários. O ozônio causa a lise celular bacteriana pela oxidação de fosfolipídios e lipoproteínas de membrana, como na membrana de *Listeria monocytogenes* (bacilo gram-positivo).

A elevada capacidade de oxidação do ozônio lhe confere a potente ação de desinfecção e esterilização, permitindo que a sanitização ocorra em menor tempo de contato e concentração ao entrar em contato com alimentos e, devido a isso, o ozônio se destaca por ser o segundo sanitizante com elevado potencial de oxidação (2,07 mV), perdendo apenas para o flúor (3,06 mV). Porém, essa solubilidade em meio aquoso depende do conteúdo de matéria orgânica e, quanto menor a concentração de matéria orgânica, maior será o tempo de meia-vida do ozônio em água e maior a eficiência do tratamento. Como o ozônio pode se dissolver em solução ou ser aplicado na forma gasosa, é amplamente utilizado na indústria, especialmente para tratar águas residuais. O gás ozônio apresenta muitas vantagens: é fácil de produzir, tem uma meia-vida de 20 minutos e pode desinfetar locais de difícil acesso usando biocidas convencionais à base de solução. O ozônio pode ser tóxico em altas concentrações e a presença de matéria orgânica pode afetar a descontaminação, dependendo se o ozônio é gasoso ou aquoso. Na presença de soro, a eficácia da água ozonizada quando aplicada a *L. monocytogenes* foi reduzida.

DETERGENTES-DESINFETANTES

Existem alguns produtos utilizados para realizar a higienização em uma única etapa, ou seja, a limpeza e a desinfecção ocorrem ao mesmo tempo. Apesar de parecer vantajoso e mais econômico, o uso desses produtos possui limitações e condições que devem ser bem entendidas antes da escolha, mesmo havendo compatibilidade química entre os agentes, pois suas capacidades tanto de limpeza quanto de desinfecção ficam comprometidas porque são ainda mais afetadas pela presença de resíduos orgânicos. São produtos mais indicados para superfícies lisas e com teor de sujidade baixo, e o custo-benefício da operação deve ser dimensionado.

IMPACTOS NO MEIO AMBIENTE

A diversidade e a densidade de bactérias nos recursos hídricos podem ser afetadas pelo descarte de detergentes, que podem ter efeitos biológicos e econômicos inadequados. Dentre as várias classes descritas de contaminantes emergentes (CE), os surfactantes (componentes de detergentes) são considerados poluentes de ampla disseminação ao meio ambiente, como principais agentes deterioradores da qualidade da água e de diferentes fontes de corpos d'água. Outros estudos apontam que os CE têm efeitos significativos no comportamento microbiano no ambiente, pelo desenvolvimento e aumento de biofilmes, em que 95% dos microrganismos nas estações de tratamento de água estão fixados nas paredes dos tubos como biofilmes, o que constitui um problema significativo para a água potável.

Os surfactantes são componentes detergentes que fazem parte da vida humana para diferentes finalidades higiênicas. No entanto, esse componente detergente pode entrar no solo e corpos d'água de diferentes fontes e representa um importante poluente com sérios riscos aos ecossistemas naturais, sendo uma importante questão ecológica em todo o mundo. Até 60% dos surfactantes produzidos globalmente entram no meio ambiente e foram identificados como poluentes preocupantes pela espuma na superfície dos rios e, desde então, altas concentrações de surfactantes nas águas de descarga também têm sido associadas a outros impactos de ecotoxicidade.

A consequente contaminação no meio ambiente é o impacto da bioacumulação e biomagnificação, pois são capazes de se acumular em alguns microrganismos ou tecidos animais e, com isso, os efeitos no microbioma dos sistemas hídricos também podem exercer uma pressão seletiva (positiva ou negativa) sobre as populações de microrganismos. Os impactos ambientais dos surfactantes estão associados à presença de fosfatos e fósforo. Aproximadamente 50% da massa de fósforo transportada pelos esgotos sanitários provém do uso de produtos de higiene e limpeza. Os efeitos são prejudiciais às populações, assim como os efeitos de fluxo o são para ecossistemas inteiros. As exposições a surfactantes induzem efeitos crônicos em funções vitais de organismos aquáticos ou interferem em funções de espécies microbianas.

O fosfato não é considerado prejudicial ao homem, mas concentrações elevadas em ecossistemas aquáticos podem promover o crescimento microbiano e de algas, levando à eutrofização, sendo rotineiramente dosado para garantir a conformidade regulatória em sistemas de distribuição de água potável. Pouco se sabe sobre o impacto da dose de fosfato na ecologia microbiana desses sistemas e, em particular, dos biofilmes endêmicos. O crescimento do biofilme é afetado por diferentes parâmetros, incluindo carbono orgânico, nitrogênio e fósforo. Sistemas de distribuição de água potável são ecossistemas aquáticos com uma microbiota diversificada que coloniza paredes de tubos formando biofilmes. O desenvolvimento de biofilmes pode ser responsável por alterações nas características organolépticas da água liberada e constituir um reservatório de microrganismos e uma fonte potencial de patógenos e bactérias resistentes a antibióticos (BRA) e genes resistentes a antibióticos (ARG).

Outro exemplo são os etoxilatos de amônio quaternário (CQA) que, apesar de serem considerados aerobicamente biodegradáveis, têm sua degradação afetada por estruturas químicas, concentração de oxigênio dissolvido e complexação com surfactantes aniônicos. Os CQA são tóxicos para uma série de organismos aquáticos (peixes, dafnídeos e algas) e microrganismos empregados em sistemas de tratamento de águas residuais.

MÉTODOS DE HIGIENIZAÇÃO

No setor alimentício, para que um programa de higienização seja eficiente e alcance o sucesso, é necessário que os métodos adotados considerem múltiplos fatores, como custo, instalações, equipamentos, utensílios e manipuladores. Vários métodos são empregados na indústria de alimentos:

- Higienização manual: devem ser utilizados detergentes de média ou baixa alcalinidade, a temperaturas de no máximo 45 °C.
- Higienização por imersão: devem ser utilizados detergentes de baixa e de média alcalinidade em utensílios, partes desmontáveis de equipamentos e tubulações, permitindo usar detergentes-desinfetantes à base de cloro e iodo.
- Higienização por meio de máquinas lava-jato tipo túnel: são recomendados detergentes de elevada alcalinidade, como hidróxido de sódio, ou ácidos como o nítrico ou o fosfórico (não há contato manual). As máquinas podem utilizar água entre 70 e 80 °C, ou vapor direto, como agente desinfetante.

- Higienização por meio de equipamentos *spray*: pode ser efetuada a baixas ou altas pressões. O aparelho é dotado de uma pistola por meio da qual a água é aspergida para pré-lavagem e enxágue e, ainda, soluções detergentes e desinfetantes em superfícies externas de equipamentos, tanques, pisos e paredes, entre outros.
- Higienização por nebulização ou atomização: equipamentos produzem uma névoa da solução desinfetante, em baixa concentração, como amônio quaternário, que reduz a contaminação ambiental para padrões aceitáveis.
- Higienização por circulação (*cleaning in place* – CIP): sistema automático e permanente, sem desmontagem dos equipamentos e tubulações; podem ser empregados agentes alcalinos e ácidos mais fortes, além de temperaturas mais elevadas.
- Higienização por espuma e por gel: com adição de agente espumante ou um formador de gel às formulações, de tal forma que os produtos finais tenham maior tempo de contato com as sujidades e superfícies ou locais de difícil acesso a serem higienizados, aumentando a eficácia do processo.

UTENSÍLIOS DE HIGIENIZAÇÃO

Escovas, esfregões, esponjas e até mesmo equipamentos utilizados para a limpeza, quando negligenciados no seu estado de conservação e de higiene, ou até mesmo quando não são separados por finalidade, podem se transformar em fontes de contaminação e comprometer o resultado da higienização. Esses utensílios devem, portanto, ser separados por finalidade ou local de uso (utensílios para higienização ambiental distintos daqueles para higienização de superfícies de contato com alimentos), mantidos em boas condições, higienizados e guardados em local adequado. Recomenda-se que, ao final da limpeza, esses utensílios sejam adequadamente enxaguados e imersos em solução desinfetante.

QUALIDADE DA ÁGUA

O fornecimento de água de boa qualidade é essencial ao funcionamento das empresas alimentícias, sendo usada não só na operação de limpeza e desinfecção, mas também no processamento, na transferência de calor e produção de vapor, entre outros. A dureza da água utilizada para limpeza é muito importante. Na dependência dos sais dissolvidos, a dureza pode ser:

- Temporária: presença de carbonatos e bicarbonatos de cálcio e magnésio, a qual pode ser eliminada por aquecimento ou ebulição.

- Permanente: presença de cloretos, sulfatos e nitratos de cálcio e magnésio, que necessitam de tratamentos especiais para serem eliminados.

A dureza total da água é obtida pela soma dos dois tipos anteriores. Em relação à dureza, a água pode ser assim classificada:

- Água mole → 0 a 60 partes por milhão (ppm).
- Água moderadamente dura → 60 a 120 ppm.
- Água dura → 120 a 180 ppm.
- Água muito dura → mais que 180 ppm.

É recomendável que a indústria de alimentos, sempre que possível, tenha seu próprio tratamento de água, por causa dos possíveis problemas com a fonte fornecedora e, notadamente, pelo uso final da água.

NATUREZA DA SUPERFÍCIE

A natureza da superfície é fundamental para a eficiência do procedimento de higienização (Quadro 6).

Quadro 6 Tipos de superfícies, características e cuidados específicos

Superfície	Características	Cuidados
Madeira	Permeável à umidade, gordura e óleo; difícil manutenção; é destruída por alcalinos	Difícil de higienizar
Aço carbono	Detergentes ácidos e alcalinos clorados causam corrosão	Devem ser galvanizados ou estanhados; usar detergentes neutros
Estanho	Corroído por alcalinos e ácidos	Superfícies estanhadas não devem entrar em contato com alimentos
Concreto	Danificado por alimentos ácidos e agentes de limpeza	Deve ser denso e resistente a ácidos
Vidro	Liso e impermeável. Danificado por alcalinos fortes e outros agentes de limpeza	Deve ser limpo com detergente neutro ou de média alcalinidade
Tinta	Depende da técnica de aplicação; danificada por agentes alcalinos fortes	Algumas tintas são adequadas à indústria de alimentos
Borracha	Não deve ser porosa; não esponjosa. Não afetada por alcalinos fortes; não atacada por solventes orgânicos e ácidos fortes	Pode apresentar danos quando se usam soluções de ácido nítrico a temperaturas superiores a 70 °C
Aço inoxidável	Geralmente resistente à corrosão; superfície lisa e impermeável resistente à oxidação a altas temperaturas; facilmente higienizado	É caro. Certos tipos podem ser corroídos por halogênios

Fonte: adaptado de Andrade e Macêdo, 1996.

PROGRAMA DE HIGIENIZAÇÃO

A elaboração e a implementação de um bom programa de higienização garantem às empresas alimentícias o controle necessário sobre os contaminantes, principalmente microrganismos, dentro de um nível seguro à saúde do consumidor. Engloba a escolha dos produtos químicos adequados, da forma de aplicação e utilização compatíveis, e a determinação da frequência das operações de limpeza e desinfecção.

Deve-se destacar que todos os produtos utilizados, detergentes e desinfetantes, devem ser regularizados pelos órgãos competentes e seguir a legislação vigente para saneantes domissanitários. É preciso ter certeza da aprovação dos produtos químicos para as finalidades pretendidas e se são seguros e eficientes, quais as indicações de aplicação de enxágue com água potável após o uso de desinfetante e, ainda, conhecer as orientações sobre concentrações de uso; a frequência da limpeza e desinfecção deve levar em consideração paradas da produção, período de uso e não uso dos equipamentos e utensílios e a maior ou menor probabilidade de ocorrer contaminação do alimento, seja por ambiente, seja por equipamento ou utensílio.

A aplicação prática do que foi planejado na etapa de elaboração deve contemplar, em primeiro lugar, a devida capacitação dos executores dos procedimentos; em seguida, medidas de avaliação e monitoração da higienização devem ser adotadas para que a efetividade seja mensurada. Observação visual da superfície e análises microbiológicas dessa superfície ou até dos alimentos, realizadas com critério e por meio de metodologia adequada, podem fornecer dados para tal. As causas dos resultados insatisfatórios devem ser identificadas, e medidas corretivas precisam ser aplicadas.

A avaliação da eficácia do programa de higienização, ou "monitoramento ambiental", é um requisito das normas de certificação acreditada para sistemas de gestão de qualidade e segurança de alimentos, como as normas indicadas pela Global Food Safety Initiative (GFSI): FSSC 22000, IFS, BRCGS. Essas normas são aplicadas à cadeia de produção de alimentos e constituem a base para o desenvolvimento de relações comerciais e de negócios, além da gestão de fornecedores dentro da cadeia de produção de alimentos. No monitoramento ambiental, o que se pretende é monitorar o ambiente na busca para identificar condições "não higiênicas" que possam levar a problemas de segurança e/ou qualidade dos alimentos, ou seja, agir preventivamente nas situações de possíveis contaminações do ambiente de fabricação e manipulação de alimentos.

Na maioria das vezes, os problemas ocorrem por falhas humanas e deficiências de capacitação e conscientização, pessoal não treinado de forma adequada, falta de acompanhamento por parte de supervisores, equipe desmotivada e sem o devido reconhecimento da importância de seu trabalho. A seguir, estão os problemas com água, qualidade ou temperatura, equipamentos mal dimensionados e/ou mal posicionados, dificultando as operações de limpeza e desinfecção, com acessórios de limpeza inadequados e ainda a falta de tempo para realizar as operações de limpeza e desinfecção da forma estipulada. A capacitação sobre o programa deve ainda contemplar as questões sobre o uso adequado de equipamentos de proteção individual (EPI) e contaminação ambiental, otimizando o uso/preparação de detergentes e desinfetantes de forma adequada e buscando o controle na geração de sujidades.

Por fim, para o estabelecimento de um programa adequado de higienização, as possibilidades de formação de biofilmes e resistência de microrganismos aos princípios ativos desinfetantes devem fazer parte dos pontos considerados. Biofilmes são comunidades microbianas com alto grau de organização e complexidade, que se desenvolvem espontaneamente e se fixam em superfícies pela segregação de uma matriz extracelular adesiva e protetora, constituída de polímeros e polissacarídeos. Tais características conferem aos microrganismos envolvidos a capacidade de sobreviver em condições adversas e maior resistência, por exemplo, à ação de detergentes e desinfetantes. A escolha equivocada de produtos químicos, a baixa ação mecânica impressa durante a limpeza, a realização da higienização com intervalo muito amplo e a presença de resíduos alimentares permitem a aderência de alguns microrganismos deteriorantes e patogênicos às superfícies e a formação dos biofilmes. Uma vez instalado o biofilme, sua eliminação e o controle dos microrganismos é bastante difícil, sendo melhor realizar a prevenção, por meio da aplicação adequada de produtos químicos, métodos e frequência adequados.

Com relação à resistência microbiana aos desinfetantes, os pesquisadores identificarem que ela ocorre por uma condição específica ou intrínseca do microrganismo em questão, sendo, portanto, "tolerância" o termo mais aplicável a esses casos. Tolerância é definida como o desenvolvimento ou os efeitos protetores que possibilitam a sobrevivência de microrganismos em presença de um agente químico ativo. Assim, sugere-se o rodízio de produtos e/ou princípios ativos com a finalidade de evitar a possibilidade de os microrganismos se adaptarem a eles.

PADRONIZAÇÃO DO PROCEDIMENTO DE HIGIENIZAÇÃO

Os estabelecimentos de produtos de origem animal, fiscalizados pelo Mapa, são obrigados a adotar os programas de autocontrole, dentre os quais estão os Procedimentos Padrão de Higiene Operacional (PPHO), conforme o Regulamento da Inspeção Industrial e Sanitária de Produtos de Origem Animal (RIISPOA) n. 2017 (Decreto n. 9.013, de 29 de março de 2017). De maneira semelhante, as indústrias de alimentos, a partir da Resolução da Diretoria Colegiada (RDC) n. 275/2002, e o varejo de alimentos, mais especificamente os serviços de alimentação, depois da publicação da RDC n. 216/2004, ambas da Anvisa, são obrigados a adotar os Procedimentos Operacionais Padronizados (POP). Em todas essas legislações, a higienização do ambiente e dos equipamentos e utensílios utilizados na manipulação dos alimentos aparece como um procedimento a ser padronizado.

Os POP e os PPHO são definidos como a descrição clara e objetiva de procedimentos rotineiros, contendo as instruções sequenciais de uma operação, para que qualquer pessoa saiba realizá-la com perfeição. Esses procedimentos são ferramentas baseadas em princípios de sistema de gestão, em que a empresa padroniza, documenta e avalia constantemente seus procedimentos, implementa melhorias e, assim, garante que seus objetivos sejam atingidos de maneira eficaz. O POP de higienização e os PPHO têm como objetivo garantir o controle das contaminações microbiológicas do ambiente, equipamentos e utensílios, por meio da adoção e execução de procedimentos de higienização adequados e eficazes.

Considerando que esses procedimentos estão embasados nos conceitos de sistema de gestão, é ideal que, além da descrição detalhada de como a higienização é realizada (superfície, produto químico, concentração de produto, método utilizado, frequência, temperatura, executor etc.), eles também descrevam: como é efetuado e registrado o monitoramento da higienização; nos casos de desvios, quais são as ações corretivas adotadas para conduzir a higienização à normalidade; como é conduzida e registrada a verificação do que está estipulado no procedimento; de que forma a eficácia da higienização é avaliada; e, por fim, quando necessário, deve ser realizada uma revisão do procedimento. Para tanto, a devida capacitação dos funcionários deve ser comprovada. A adoção do POP de higienização e dos PPHO é a melhor forma de implementar um procedimento de higienização adequado e garantir alimentos seguros aos clientes e/ou consumidores.

ASPECTOS LEGAIS

A Anvisa prevê uma série de normas técnicas que englobam os mais variados assuntos referentes à vigilância em saúde e, dentre eles, estão as Boas Práticas de Fabricação (BPF) na produção de alimentos e o uso de saneantes. Como exemplo, as BPF são regulamentadas pela Portaria n. 326, de 30 de julho de 1997, os PPHO estão estabelecidos na RDC n. 275, de 21 de fevereiro de 2002 e os padrões microbiológicos sanitários de alimentos estão estabelecidos na RDC n. 724, de 1º de julho de 2022 e Instrução Normativa (IN) 161, de 1º de julho de 2022.

Detergentes e desinfetantes, também chamados de saneantes domissanitários – produtos para limpeza e higienização de ambientes domésticos e coletivos, públicos ou privados – são regulamentados pelas Resoluções RDC n. 694, de 13 de maio de 2022 e RDC n. 774, de 15 de fevereiro de 2023 da Anvisa, e a legislação referente a esses produtos foi harmonizada com as dos Estados Unidos, União Europeia e Mercosul. Além de normas, resoluções e legislações, o uso de saneantes também está regularizado por meio de informes técnicos, disponíveis para consulta no *site* da Anvisa (www.anvisa.gov.br).

Os desinfetantes e os detergentes-desinfetantes devem ter sua ação antimicrobiana comprovada e, obrigatoriamente, devem ser registrados, bem como os detergentes extremamente ácidos ou alcalinos. Os produtos antimicrobianos são registrados dentro de categorias, em razão de sua aplicação ou finalidade, como "desinfetantes para indústria de alimentos afins". Por outro lado, os detergentes que não estão dentro das condições citadas anteriormente, após a avaliação da Anvisa, são notificados e só podem ser comercializados após a publicação da notificação no site dessa agência. As informações referentes ao registro – "Registro no MS 3.XXX.XXX" – e à notificação – "Produto notificado na Anvisa/ MS" – devem constar nos rótulos, conforme a RDC n. 59, de 17 de dezembro de 2010.

Vale resssaltar que outras normas legais devem ser consideradas, como a Lei n. 6.437 de 20 de agosto de 1977, que estabelece como infração sanitária, passível de sanções, o ato de fabricar, vender, comprar ou, ainda, usar um produto químico saneante que esteja irregular por motivos relacionados ao produto em si – registro ou autorização de órgão sanitário ou, ainda, em relação à empresa produtora e/ou distribuidora – Autorização de Funcionamento de Empresas (AFE), RDC n. 16, de 1º de abril de 2014, ou seja, descumprindo a legislação sanitária pertinente.

CONCLUSÕES

Uma das consequências mais graves da má higienização nas indústrias de alimentos é a possível ocorrência de doenças de origem alimentar. Por outro lado, a busca pela qualidade e segurança dos alimentos nesse setor torna-se cada vez mais prioritária, o que tem levado os especialistas a pesquisar sobre novos produtos e aprimoramentos de técnicas dos sistemas de higienização, bem como ao alinhamento legal e normativo.

É importante destacar que os agentes ou técnicas de higienização utilizadas durante os diversos processos industriais nas instalações, nos equipamentos e utensílios possuem características próprias que devem ser conhecidas e compreendidas, ao lado de fatores relevantes como pH, temperatura, dureza da água e tempo de exposição, além dos tipos e espécies de microrganismos predominantes, tipos e grau de sujidades, superfície e material a ser higienizado. Todos esses fatores, *de per* si ou associados, podem influir na eficiência dos desinfetantes e na ação dos detergentes. A higienização, com o objetivo de obter os melhores resultados, deve ser orientada de acordo com a avaliação dos produtos disponíveis e suas limitações, bem como a combinação de todas as características físico-químicas de cada situação.

Finalmente, é preciso que haja gerenciamento da higienização. Estudos de custo-benefício precisam ser levados em conta e correções devem ser efetuadas quando o monitoramento ou a avaliação indicarem desvios nos padrões estabelecidos. Independentemente da exigência legal quanto à descrição e à gestão dos procedimentos de higienização, é responsabilidade dos estabelecimentos que manipulam alimentos adotar as melhores práticas de higiene e produzir alimentos seguros. Além disso, o papel da indústria na preservação do meio ambiente é a busca por produtos biodegradáveis e que não produzam subprodutos que possam facilitar a seleção de microrganismos resistentes aos detergentes e desinfetantes, ou até mesmo formadores de biofilmes e que podem voltar no ecossistema de produção de alimentos ou consumo de água.

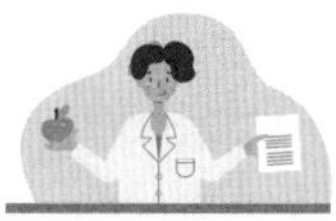

BIBLIOGRAFIA

Amariei G, Boltes K, Rosal R, Leton P. Enzyme response of activated sludge to a mixture of emerging contaminants in continuous exposure. PLoS One. 2020;15:e0227267.

Andrade NJ, Macêdo JAB. Higienização na indústria de alimentos. São Paulo: Varela; 1996.

Bock LJ. Bacterial biocide resistance: a new scourge of the infectious disease world? Arch Dis Child. 2019;104:1029-33.

Brasil. Ministério da Agricultura e Pecuária. Instrução Normativa Conjunta n. 18, de 28/05/2009. [citado em 28 nov. 2023]. Disponível em: https://www.gov.br/agricultura/pt-br/assuntos/sustentabilidade/organicos/legislacao/portugues/instrucao-normativa-no-18-de-28-de-maio-de-2009-alterada-pela-in-no-24-11-processamento.pdf/view

______. Ministério da Agricultura e Pecuária. Portaria n. 368, de 04 de setembro de 1997. Brasília: Mapa; 1997.

______. Ministério da Saúde. Agência Nacional de Vigilância Sanitária (Anvisa). Portaria n. 326, de 30 de julho de 1997. Brasília: Ministério da Saúde; 1997.

______. Ministério da Agricultura e Pecuária (Mapa). Secretaria de Defesa Agropecuária. Departamento de inspeção de produtos de origem animal. Circular n. 369/03, de 02 de junho de 2003. Brasília: Mapa; 2003.

______. Ministério da Saúde Agência Nacional de Vigilância Sanitária (Anvisa). Resolução RDC n. 59, de 17 de dezembro de 2010. Brasília: Diário Oficial da União; 2012.

______. Ministério da Saúde Agência Nacional de Vigilância Sanitária (Anvisa). Resolução RDC n. 275, de 21 de outubro de 2002. Brasília: Ministério da Saúde; 2002.

______. Ministério da Saúde Agência Nacional de Vigilância Sanitária (Anvisa). Resolução RDC n. 216, de 15 de setembro de 2004. Brasília: Ministério da Saúde; 2004.

______. Ministério da Saúde Agência Nacional de Vigilância Sanitária (Anvisa). Resolução RDC n. 14, de 28 de fevereiro de 2007. Brasília: Ministério da Saúde; 2007.

______. Ministério da Saúde Agência Nacional de Vigilância Sanitária (Anvisa). Resolução RDC n. 724 de 01 de julho de 2022. Brasília: Ministério da Saúde; 2022.

Codex Alimentarius Commission (CAC). General principles of food hygiene. 2. ed. 3. res. Rome: FAO/OMS; 1997. (CAC/RPP1-1969, Rev. 4-2003).

Chong J, Dominish E, Tjandraatmadja G, Prentice E, Retamal M, Mitrovic S. Ecosystem impacts of phosphorus and surfactants in consumer products. Report of the Institute for Sustainable Futures, University of Technology Sydney for Stewart Investors, 2019.

Coelho CCS, Freitas-Silva O, Campos R da S, Bezerra VS, Cabral LMC. Ozonização como tecnologia pós-colheita na conservação de frutas e hortaliças: uma revisão. R Bras Eng Agríc Ambiental. 2015;19(4):369–75.

Diab HM, Ahmed AS, Alkazmi LMMA, Batiha GES, El-Zamkan M. Antifungal disinfectants efficiency on aspergillus strains from camel's milk and drinking water: biological detoxification of aflatoxin-M1. Assiut Vet Med J. 2021;67(171):75-102.

Flach J, Karnopp C, Corção G. Biofilmes formados em matéria-prima em contato com leite: fatores de virulência envolvidos. Acta Sci Vet. 2018;33(3):291-6.

Food and Agriculture Organization of the United Nations (FAO). Good Hygiene Practices (GHP) and HACCP Toolbox for Food Safety, 2023. [citado em 28 nov. 2023]. Disponível em: https://www.fao.org/good-hygiene-practices-haccp-toolbox/en

Gava AJ. Princípios de tecnologia de alimentos. v. 3. São Paulo: Nobel; 2018. 410p.

Gomes IB, Maillard JY, Simões LC, Simões M. Emerging contaminants affect the microbiome of water systems—strategies for their mitigation. npj Clean Water. 2020;3(39):1-22.

Iñiguez-Moreno M, Avila-Novoa MG, Iñiguez-Moreno E, Guerrero-Medina PJ, Gutiérrez-Lomelí M. Antimicrobial activity of disinfectants commonly used in the food industry in Mexico. J Glob Antimicrob Resist. 2017;10:143-7.

Jiao Y, Niu LN, Ma S, Li J, Tay FR, Chen JH. Quaternary ammonium-based biomedical materials: State-of-the-art, toxicological aspects and antimicrobial resistance. Progr Polym Sci. 2017;71:53-90.

Jones IA, Josh T. Biocide use in the antimicrobial era: a review. Molecules. 2021;26(8):2276.

Lelieveld HLM, Holah JT, Napper D, editors. Hygiene in food processing: principles and practice. 2. ed. Oxford: Elsevier; 2014.

Moerman F, Mager K. Cleaning and disinfection in dry food processing facilities. In: Lelieveld HLM, Holah JT, Gabrić D, editors. Handbook of hygiene control in the food industry. 2. ed. Cambridge: Woodhead; 2016. p.521-54.

Noszticzius Z, Wittmann M, Kály-Kullai K, Beregvári Z, Kiss I, Rosivall L, Szegedi J. Chlorine dioxide is a size-selective antimicrobial agent. PLoS One. 2013;8(11):e79157.

Poger D, Mark AE. Effect of triclosan and chloroxylenol on bacterial membranes. J Phys Chem B. 2019;123(25):5291–301.

Quarentei SS. Avaliação dos procedimentos de limpeza e desinfecção de superfícies realizados em restaurantes comerciais self-service do município de São Paulo. [Dissertação]. São Paulo: Faculdade de Saúde Pública da Universidade de São Paulo; 2009.

Rebello S, Ashok A, Mundayoor S, Shanavas J. Surfactants: toxicity, remediation and green surfactants. Environ Chem Lett. 2014;12:275-87.

São Paulo. Centro de Vigilância Sanitária. Secretaria de Estado de Saúde de São Paulo. Portaria CVS-6, de 10 de março de 1999. São Paulo: Secretaria de Estado de Saúde; 1999.

______. Centro de Vigilância Sanitária. São Paulo: Secretaria de Estado de Saúde de São Paulo. Portaria CVS-18, de 09 de setembro de 2008. São Paulo: Secretaria de Estado de Saúde; 2008.

______. Secretaria Municipal de Saúde da cidade de São Paulo. Portaria n. 2.619 SMS, de 06 de dezembro de 2011. São Paulo:Secretaria de Estado de Saúde; 2011.

Wesgater R, Grasha P, Maillard JY. Use of a predictive protocol to measure the antimicrobial resistance risks associated with biocidal product usage. Am J Infect Control. 2016;44:458-64.

Zhang C, Cui F, Zeng GM, Jiang M, Yang ZZ, Yu ZG, et al. Quaternary ammonium compounds (QACs): a review on occurrence, fate and toxicity in the environment. Sci Total Environ. 2015;15:518-9:352-62.

23

Irradiação de alimentos

Simone Aquino

INTRODUÇÃO

Apesar das medidas de segurança na fabricação e preparação dos produtos alimentícios fornecidos para consumo, os perigos e riscos microbiológicos continuam a existir, resultando em números expressivos nas estatísticas de incidência de doenças transmitidas por alimentos (DTA). Existem aproximadamente 250 tipos de doenças alimentares e, entre elas, muitas são causadas por microrganismos patogênicos, as quais são responsáveis por sérios problemas de saúde pública em nível mundial.

A maioria dos surtos está relacionada à ingestão de alimentos com aparência, sabor e odor normais, sem qualquer alteração organoléptica visível. Isso ocorre porque a dose infectante de patógenos alimentares geralmente é menor que a quantidade de microrganismos necessária para degradar os alimentos. Não apenas as enfermidades causadas por patógenos são um problema; as perdas de alimentos em grandes quantidades, por causa da deterioração microbiana, também representam um importante problema e que atinge principalmente países em desenvolvimento. Estima-se que cerca de 50% dos produtos perecíveis, como carne, frango, pescado, frutas e vegetais, sejam perdidos antes de atingirem o consumidor final.

Segundo a Food and Agriculture Organization (FAO), a perda de alimentos é a redução não intencional de alimentos disponíveis para o consumo humano que resulta de ineficiências na cadeia de produção e abastecimento: infraestrutura e logística deficiente, falta de tecnologia, insuficiência nas competências, conhecimentos e capacidade de gerenciamento. Ainda de acordo com a FAO, 54% do desperdício alimentar no mundo ocorre na fase inicial da produção, manipulação pós-

-colheita e armazenagem. Os 46% restantes ocorrem nas etapas de processamento, distribuição e consumo.

Grande parte das perdas de alimentos ocorre em razão de infestações por insetos que, até recentemente, eram combatidos pela fumigação de compostos químicos como dibrometo de etileno, metilbrometo e óxido de etileno. Contudo, em decorrência dos efeitos deletérios de tais substâncias à saúde humana e ao ambiente, alguns desses compostos foram proibidos na década de 1980, e outros tendem a ser banidos. Outras perdas também ocorrem por deterioração, amadurecimento natural e alterações fisiológicas de certos alimentos, como o brotamento de tubérculos.

Portanto, os motivos que despertam o interesse da irradiação de alimentos estão relacionados com as grandes perdas de alimentos, que ocorrem constantemente em decorrência da infestação, contaminação microbiana e decomposição dos alimentos, além da preocupação com o meio ambiente, evitando técnicas de fumigação, controle e prevenção das DTA e do comércio internacional de produtos alimentícios, sujeito às normas fitossanitárias.

O processo de tratamento de alimentos por irradiação é um método mundialmente reconhecido como efetivo para o controle microbiano em alimentos, sejam eles frescos, na forma de grãos ou mesmo industrializados. O tratamento por radiação ionizante consiste em um processo físico (energia ionizante) que pode ser utilizado para o controle do desenvolvimento microbiano em alimentos, bem como para o controle fisiológico de vegetais, inibindo o brotamento e o amadurecimento desses produtos.

Cabe ressaltar que a irradiação não substitui a adoção das Boas Práticas de Fabricação (BPF), devendo ser utilizada em associação a essas normas, como qualquer outro processo de conservação de alimentos. Ante essa situação, esse processo constitui importante método, capaz de diminuir as perdas econômicas provenientes da deterioração e eliminação de patógenos, aumentando o nível de segurança dos alimentos e favorecendo a aceitação dos produtos exportados pelos países em desenvolvimento.

No Brasil, o uso da radiação em alimentos está respaldado em legislação específica, publicada pela Agência Nacional de Vigilância Sanitária (Anvisa), que adotou as normas internacionais propostas pelo *Codex Alimentarius* da Organização das Nações Unidas (ONU), pela World Health Organization (WHO), FAO e pela International Atomic Energy Agency (IAEA).

TRATAMENTO POR RADIAÇÃO IONIZANTE

O termo radiação refere-se aos processos físicos de emissão e propagação de energia, seja por ondas eletromagnéticas, seja por partículas dotadas de energia cinética. De uma forma mais simples, é a energia que se propaga de um ponto a outro no espaço, interagindo com o meio material. Há dois tipos de radiação: não ionizante, como a luz branca, luz ultravioleta e micro-ondas e; ionizante, a exemplo dos raios X, radiação gama e emissão de elétrons.

A característica da radiação de alta energia é causar ionização no meio em que é absorvida, ou seja, é capaz de remover elétrons das órbitas de átomos ou moléculas nas quais interage. Por essa razão é denominada radiação ionizante e cede sua energia ao meio no qual se difunde, mediante múltiplos processos de interação. A dose absorvida, ou simplesmente dose (D), é a quantidade de energia absorvida por unidade de massa do material irradiado. A unidade atualmente utilizada denomina-se Gray (Gy), em que 1 Gy é equivalente à energia de 1 joule absorvido por 1 kg de material. A dose de 1 Gy equivale, na antiga unidade de *radiation absorbed dose* ou rad, a 100 (1 Gy = 100 rad ou $100 \times D_{Gy} = D_{rad}$).

De acordo com Diehl, quando a radiação ionizante é absorvida por um material biológico, ela agirá diretamente nos alvos críticos na célula, como as moléculas de ácido desoxirribonucleico (DNA) que, ao serem ionizadas, sofrerão mudanças biológicas levando à morte celular, como quebra das pontes de hidrogênio, quebra da dupla fita, perda de açúcares, formação de pontes de timina etc. Esse é o efeito direto da radiação, o qual é o processo dominante quando esporos secos de microrganismos são irradiados. Alternativamente e de forma indireta, a radiação pode interagir com outros átomos ou moléculas na célula, como a água intracelular, produzindo o efeito da radiólise (quebra de moléculas de água), formando os chamados radicais livres, os quais são tóxicos e podem interferir nas funções celulares normais, como o transporte da membrana celular. Esse efeito indireto da radiação é importante em células vegetativas, nas quais o citoplasma contém cerca de 80% de água.

Segundo a FAO, IAEA e Organização Mundial da Saúde (OMS), as radiações utilizadas no processamento de alimentos não possuem energia suficiente para provocar qualquer reação nuclear na matéria e, portanto, não deixam nenhum resíduo radioativo no material após a irradiação. Por essa razão, o alimento ou qualquer outro material submetido a esse tipo de radiação não se torna radioativo. Além disso, as fontes de irradiação utilizadas no tratamento de alimentos são aquelas autorizadas pela Comissão Nacional de Energia Nuclear (CNEN) e IAEA.

O processamento de alimentos por radiação requer uma exposição controlada da radiação ionizante, para produzir um resultado desejado, como a eliminação de microrganismos ou parasitas, evitando ao mesmo tempo a degradação do alimento. O tipo de radiação utilizado no tratamento de alimentos se limita às radiações provenientes dos raios gama de alta energia, os raios X e os elétrons acelerados.

A radiação gama é a mais utilizada no processo de conservação de alimentos, emitida por fontes radioativas, seguida em menor escala pelos raios X e feixes de elétrons (estes gerados por meio de equipamentos emissores). Em resumo, as fontes de radiação utilizadas para a irradiação de alimentos são: os raios gama dos radionuclídeos cobalto 60 (^{60}Co) ou césio 137 (^{137}Cs); raios X gerados por máquinas com energia máxima de 5 MeV e feixes de elétrons com uma energia máxima de 10 MeV. Dos radionuclídeos, o ^{137}Cs praticamente não é mais utilizado, devido à sua baixa disponibilidade. Portanto, o ^{60}Co é a fonte de raios gama de interesse prático.

No estado de São Paulo existem duas companhias que irradiam produtos em escala industrial: a Empresa Brasileira de Radiações (Embrarad) e a Companhia Brasileira de Esterilização (CBE). A Embrarad foi a primeira planta instalada nos anos 1980 em Cotia, São Paulo, cuja receita é gerada em 58% na irradiação de material médico-cirúrgico, 12% de fitoterápicos e ervas e 10% em irradiação de cosméticos. A CBE foi fundada em 1999 e detém tecnologia 100% nacional, localizada em Jarinu, no interior paulista. Em 2004, o Centro de Tecnologia das Radiações (CTR), do Instituto de Pesquisas Energéticas e Nucleares (Ipen), inaugurou o terceiro irradiador, com dimensões menores sendo, por isso, considerado um equipamento multipropósito de caráter semi-industrial. O equipamento do Ipen com tecnologia 100% nacional utiliza como fonte o ^{60}Co.

Nas plantas de tratamento por radiação, os alimentos são dispostos em caixas de alumínio e, em seguida, conduzidos para o interior da câmara de irradiação por um monotrilho, sendo todo o processo automatizado. A radiação gama emitida do ^{60}Co penetra no alimento sem deixar resíduos, não convertendo o alimento nem sua embalagem em materiais radioativos. A vantagem do processo de tratamento por radiação é que não há grandes variações de temperatura, permitindo que o produto seja irradiado em sua embalagem final, a exemplo de embalagens plásticas ou de papel (Figura 1).

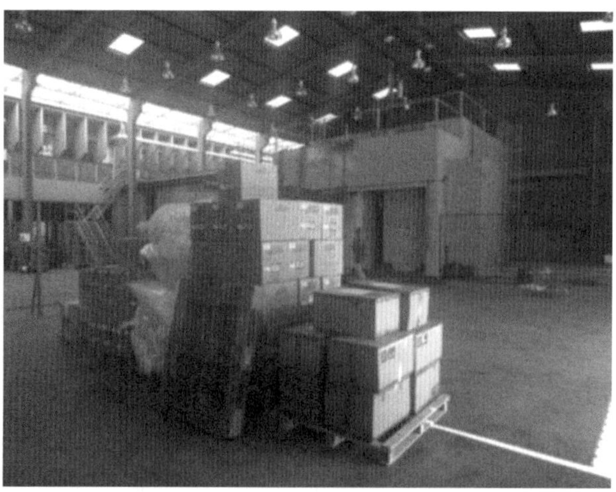

Figura 1 Irradiador multipropósito do Ipen/CNEN.

Fonte: acervo da autora.

A duração da exposição à energia gama, a densidade do alimento e a quantidade de energia emitida pelo irradiador determinam a quantidade ou dose de irradiação a que o alimento foi submetido, sendo um processo controlado por meio de dosímetros. O tratamento dos alimentos por irradiação deve ser realizado em instalações licenciadas pelas autoridades competentes após a autorização da Comissão Nacional de Energia Nuclear (CNEN).

Segundo o International Consultative Group on Food Irradiation, os custos líquidos da irradiação oscilam entre 10 e 15 dólares americanos por tonelada, no caso da aplicação de uma dose baixa (p. ex., para inibir germinações nas batatas e nas cebolas), e entre 100 e 250 dólares por tonelada, no caso da aplicação de uma dose alta (p. ex., para garantir a qualidade higiênica das especiarias). Em alguns casos, a irradiação pode ser muito menos custosa ou, como na maioria dos casos, o preço final do produto não aumenta somente pelo fato de um produto ter sido tratado pelo processo de radiação ionizante.

HISTÓRICO DA IRRADIAÇÃO DE ALIMENTOS

Desde a década de 1950, são realizadas pesquisas científicas sobre a irradiação de alimentos nos Estados Unidos. No Brasil, as primeiras pesquisas foram feitas na década de 1950, pelo Centro de Energia Nuclear na Agricultura (Cena), em Piracicaba (SP). Em 1955, o departamento médico do exército dos Estados Unidos avaliou a segurança de alimentos comumente irradiados na dieta americana. Em 1958, o congresso americano deu à Food and Drug Administration (FDA) autoridade sobre a regulamentação do processo de irradiação de alimentos, na emenda de aditivos alimentares, junto à lei de alimentos, medicamentos e cosméticos. Após diversas investigações, a FDA, em meados da década de 1960, autorizou pela primeira vez o emprego da irradiação em batatas e trigo. Em 1970, a National Aeronautics and Space Administration (Nasa) adotou o processo de esterilização de carnes para o consumo no espaço por astronautas, prática que se estende até os dias atuais.

No Brasil, foi publicado o Decreto-lei n. 986, de 21 de outubro de 1969, que estabelecia normas gerais sobre alimentos e incluía o tema irradiação de alimentos. O Decreto-lei n. 72.718, de 29 de agosto de 1973, estabelecia normas gerais sobre irradiação de alimentos no Brasil, como estocagem, transporte, importação e exportação, venda e consumo de alimentos irradiados. Estabeleceu o logo Radura no rótulo do produto irradiado.

Em 1980, seguiram-se as aprovações da irradiação de especiarias e temperos, frutas frescas, carne suína, substâncias secas e desidratadas. O propósito da aplicação e as doses de irradiação utilizadas em alimentos foram determinados com base em inúmeras pesquisas realizadas por diferentes e importantes instituições internacionais, entre elas a WHO e a FDA. Em 1980, a FAO, IAEA e WHO criaram um comitê de especialistas (Expert Committee on Wholesomeness of Irradiated Food) e concluíram que os alimentos irradiados até 10 kGy (quilo Gray) seriam considerados seguros, sem necessidade de estudos adicionais.

As aplicações e estudos sobre a irradiação de alimentos no Brasil, no ano de 1985, se restringiram quase que exclusivamente às instituições de pesquisas, uma vez que o país contava com um número restrito de especialistas, plantas autorizadas e fontes de emissão de radiação, mesmo com a permissão concedida naquele ano. Entre os anos de 1985 e 1989, no Brasil, os alimentos, os propósitos da irradiação e doses médias recomendadas eram determinadas de acordo com a Portaria Dinal/MS n. 09, publicada em 08 de março de 1985, e a Portaria Dinal/MS n. 30, de 25 de setembro de 1989, do Ministério da Saúde (Tabela 1).

Tabela 1 Alimentos e limites de doses autorizadas pelas Portarias Dinal/MS n. 09 e n. 30

Alimento	Propósito	Dose média
Abacate, abacaxi, banana, caqui, goiaba, laranja, limão, manga, melão, tomate, mamão	Controlar a infestação por insetos, melhorar a conservação pelo retardamento do amadurecimento e redução da carga microbiana	Até 1 kGy
Arroz, feijão, trigo, farinha de trigo	Controlar a infestação por insetos durante o armazenamento	1 kGy
Cebola, batata	Inibir a brotação durante o armazenamento	0,15 kGy
Milho	Controlar a infestação por insetos durante o armazenamento	0,5 kGy
Especiarias	Controlar a infestação por insetos e reduzir a carga microbiana, bem como o número de microrganismos patogênicos	10 kGy
Morango	Prolongar o período de armazenamento de morangos frescos, eliminação parcial de organismos deterioradores	3 kGy
Filé de peixe, peixes salgados, defumados, dessecados, secos e desidratados	Controlar a infestação por insetos em peixes salgados e dessecados, reduzir a carga microbiana e microrganismos patogênicos em filé de peixe e em peixes salgados, defumados e dessecados	Filé de peixe (1 kGy), peixes salgados e defumados (2,2 kGy)
Aves	Reduzir os microrganismos patogênicos em produtos armazenados abaixo de 10 °C e aumentar o período de armazenamento	7 kGy

Em 1990, a FDA aprovou o uso da irradiação em carne de frango e carne vermelha, bem como o United States Department of Agriculture (USDA), em 1992 e 1999, respectivamente. No Brasil, a partir do ano de 2001, passou a vigorar a Resolução da Diretoria Colegiada (RDC) n. 21, publicada pela Anvisa em 26 de janeiro. A RDC 21 revogou as Portarias n. 09/1985 e Dinal/MS n. 30/1989, não havendo mais limite de dose para cada tipo de produto. Além disso, a resolução instituiu o Regulamento Técnico para Irradiação de Alimentos e estabeleceu (de acordo com o item 4.3) que qualquer alimento poderá ser tratado por radiação desde que sejam observadas as seguintes condições:

a) A dose mínima absorvida deve ser suficiente para alcançar a finalidade pretendida.
b) A dose máxima absorvida deve ser inferior àquela que comprometeria as propriedades funcionais e/ou os atributos sensoriais do alimento.

Atualmente, 50 países possuem legislação que permite o uso da irradiação na conservação de alimentos, o que corresponde a mais de 28 bilhões de libras (61,7 milhões de toneladas) de produtos irradiados anualmente na Europa. Cerca de 27 países usam tal tecnologia para fins comerciais, incluindo África do Sul, Argélia, Argentina, Bangladesh, Bélgica, Brasil, Canadá, Croácia, Coreia, Chile, Cuba, Dinamarca, Estados Unidos, Filipinas, França, Finlândia, Holanda, Hungria, Índia, Indonésia, Irã, Israel, Iugoslávia, Japão, México, Polônia, Reino Unido e Tailândia. Temperos vegetais secos e especiarias constituem os alimentos mais comumente tratados com a irradiação. Segundo o relatório da Comissão Europeia, até 2015 havia 25 instalações de irradiação aprovadas na União Europeia, situadas em 13 Estados-membros. A Tabela 2 apresenta as doses indicadas para diferentes proposições de tratamento para alimentos, de acordo com o documento CFR n. 21 (Code of Federal Regulations Title 21) da FDA.

Tabela 2 Finalidade e doses de irradiação em alimentos do CFR n. 21

Finalidade	Dose-limite
Para o controle de *Trichinella spiralis* em carcaças de suínos ou cortes frescos, não processados termicamente	Dose mínima de 0.3 kGy; dose máxima de 1 kGy
Para inibição de crescimento e maturação de alimentos frescos	Dose máxima de 1 kGy
Para a desinfecção microbiana de preparações enzimáticas secas ou desidratadas	Dose máxima de 1 kGy
Para a desinfecção microbiana de vegetais aromáticos secos ou desidratados: ervas culinárias, sementes, especiarias, temperos vegetais que são utilizados para conferir sabor. A cúrcuma e a páprica, quando usadas como aditivos de cor. As misturas podem conter cloreto de sódio e pequenas quantidades de ingredientes alimentares secos, normalmente utilizados nessas misturas	Dose máxima de 30 kGy
Para o controle de patógenos transmitidos em carne de frango fresca (refrigerada ou não) ou congelados crus, que sejam: (1) carcaças inteiras ou porções "prontas para cozinhar"; (2) produtos separados mecanicamente de carcaças	Dose máxima de 4,5 kGy para produtos não congelados; máximo de 7 kGy para produtos congelados
Para a esterilização de carnes congeladas e embaladas utilizadas exclusivamente nos programas de voo espacial da Nasa	Dose mínima de 44 kGy

(continua)

Tabela 2 Finalidade e doses de irradiação em alimentos do CFR n. 21 *(continuação)*

Finalidade	Dose-limite
Para o controle de agentes patogênicos transmitidos pelos alimentos e prolongamento da vida útil de produtos refrigerados ou congelados, não cozidos de carne e subprodutos de carne, com ou sem temperos não fluidos que, de outra forma, sejam exclusivamente compostos por carne íntegra ou moída	Máximo de 4,5 kGy para produto refrigerado; máximo de 7 kGy para produtos congelados
Controle de *Salmonella* em cascas de ovos frescos	Máximo de 3 kGy
Para o controle de agentes patogênicos nas sementes para germinação	Máximo de 8 kGy
Para o controle de *Vibrio* e outros microrganismos alimentares em moluscos frescos ou congelados	Máximo de 5,5 kGy
Para o controle de agentes patogênicos e aumento da vida de prateleira em alface e espinafres frescos	Máximo de 4 kGy
Para o controle de agentes patogênicos e aumento da vida de prateleira em carne não cozida (e refrigerada) e subprodutos de carne não cozida	Máximo de 4,5 kGy
Para o controle de agentes patogênicos e prolongamento da duração de conservação dos crustáceos crus, cozidos ou congelados ou crustáceos secos, refrigerados ou congelados (atividade de água inferior a 0,85), com ou sem especiarias, sais minerais, sais inorgânicos, citratos, ácido cítrico e/ou EDTA de cálcio dissódico	Máximo de 6 kGy

Fonte: FDA, 2016.

Nem todos os alimentos podem ser irradiados e a lista dos que podem ser tratados por radiação ionizante é regulamentada por leis específicas de cada país, ou seja, as categorias variam globalmente. A União Europeia (UE), por exemplo, permite apenas uma categoria de produtos alimentares, como ervas aromáticas secas, especiarias e temperos vegetais. Regulamentos poloneses permitem adicionalmente batatas, cebolas, alho, cogumelos frescos e secos e vegetais secos. A FDA aprovou a irradiação de carne bovina, suína, mariscos, moluscos (ostras, amêijoas e vieiras), frutas, vegetais frescos (alface e espinafre), aves, brotos, ovos com casca e especiarias.

Quanto à quantidade comercializada no mercado de alimentos irradiados, na Europa menos de 4 mil toneladas de alimentos irradiados foram comercializados em 2019, representando uma queda de 57% em relação ao melhor ano, de 2010. Por outro lado, países como os Estados Unidos e asiáticos empregam cada vez mais a irradiação para o transporte internacional e para cumprir normas fitossanitárias. Segundo Eustice, em 2015 foram comercializados 23 milhões de toneladas de alimentos irradiados nos Estados Unidos, 600 mil toneladas na China e 24 mil toneladas na África do Sul, em comparação com o mercado da UE no mesmo ano, com apenas 5.700 toneladas.

APLICAÇÕES DO TRATAMENTO POR IRRADIAÇÃO

No tratamento dos alimentos pela irradiação, as doses aplicadas não devem comprometer as características sensoriais dos produtos. A dosagem de radiação está ligada à quantidade de energia absorvida durante a exposição. Essa dosagem de alimentos irradiados é caracterizada por baixas (menores de 1 kGy), médias (1-10 kGy) e altas doses (maiores que 10 kGy). Ainda de acordo com as doses empregadas, os termos radurização, radicidação e radapertização também são empregados, podendo estar associados a outros métodos de conservação de alimentos, como demonstrado na Tabela 3.

Tabela 3 Definições e dose de radurização, radicidação e radapertização

Processo	Definição e finalidade
Radurização	Tratamentos de baixa intensidade, com a aplicação de doses que variam entre 1 e 2 kGy. Tratamentos combinados como refrigeração. Inibir brotamentos, retardar a maturação e deterioração de vegetais, além de controlar a infestação por insetos e ácaros
Radicidação ou radiopasteurização	Tratamento com doses intermediárias entre 2,5 e 6 kGy (alguns autores citam até 10 kGy). Tratamentos combinados como refrigeração, salga, cura e aquecimento. Controlar ou eliminar determinados patógenos nos alimentos. Similar à pasteurização
Radapertização	Tratamento com doses elevadas de irradiação acima de 10 kGy. Tratamentos combinados como congelamento a –30ºC e ausência de O_2 (embalagens a vácuo). Esterilidade comercial dos alimentos. Aplicada em produtos cárneos e em pescados enlatados

IRRADIAÇÃO DE PRODUTOS VEGETAIS

A aplicação da irradiação em produtos vegetais frescos limita-se, de modo geral, a doses baixas, evitando-se o surgimento de alterações indesejáveis. Produtos vegetais secos ou desidratados requerem doses mais elevadas, pelo fato da baixa atividade de água do substrato, dependendo mais do efeito direto da radiação ionizante. Além disso, os efeitos do tratamento dependem de fatores como o tipo e a variedade do produto, o grau de amadurecimento, a contaminação microbiana inicial e o tratamento aplicado após a colheita.

Ervas aromáticas, plantas medicinais e chás

Mesmo sendo utilizadas em pequenas quantidades como ingredientes de produtos alimentícios industrializados, as especiarias e ervas aromáticas apresentam elevada contaminação microbiológica, acarretando a contaminação dos alimentos aos quais serão adicionadas. Especiarias, chás e ervas aromáticas estão entre os produtos mais irradiados, em razão da elevada contaminação microbiana presente na produção, muitas vezes de forma artesanal e logo após a secagem no pós-colheita. Tal preocupação com a qualidade das especiarias ou temperos vegetais se dá pelo fato de que as indústrias as utilizam como ingredientes primários no processamento de alimentos. Isso ocorre porque as especiarias são originárias e importadas principalmente da Índia, China e Egito, onde a colheita e a armazenagem não são devidamente monitoradas e até mesmo realizadas em condições sanitárias precárias. As plantas medicinais têm seu consumo aumentado no mercado brasileiro e, assim como as ervas aromáticas, especiarias e chás, também são importadas e apresentam o mesmo tipo de contaminação microbiana, principalmente por fungos do ambiente.

Estudos já indicaram a elevada contaminação de especiarias e chás por fungos, bactérias mesófilas, coliformes fecais e esporos bacterianos, dentre eles os de grande preocupação em saúde pública, como *Salmonella* spp., *Escherichia coli*, *Clostridium perfringens*, *Bacillus cereus* e fungos como leveduras e os fungos filamentosos produtores de micotoxinas como *Aspergillus flavus*. Contagens de 10^7 a 10^8 unidades formadoras de colônias por grama (UFC/g) de produto comumente são encontrados. O ideal é que chás e especiarias não excedam a contagem de 10^3 UFC/g de bactérias e fungos.

De acordo com a WHO (1998), as BPF de processamento durante a colheita poderiam melhorar a qualidade higiênica das especiarias, mas não seria o suficiente para obter um grau aceitável de pureza microbiológica. Especiarias, ervas e vegetais secos para infusão são atualmente tratados com radiação ionizante para eliminação da contaminação microbiana, a qual é eficaz para produtos desidratados por ser um processo físico que não causa elevação de temperatura, ao contrário do calor úmido. Normalmente as especiarias são tratadas com dose de radiação variando de 5 a 17 kGy. Ademais, são usualmente irradiadas na embalagem final para prevenir contaminação posterior e, segundo o Relatório da Comissão ao Parlamento Europeu e ao Conselho sobre Alimentos e Ingredientes Alimentares Tratados por Radiação Ionizante, os produtos mais irradiados no ano de 2013 foram especiarias, chás e ervas aromáticas, nas doses entre 2 e 10 kGy.

Em um estudo realizado por Aquino et al., foi demonstrado que, em 100 amostras coletadas do comércio varejista de plantas medicinais como boldo, espinheira-santa, sene e chá-verde, 93,7% estavam contaminadas com diversos gêneros fúngicos e 75% com valores acima do limite de 10^3 UFC/g preconizado pela WHO, para fungos em plantas destinadas ao preparo de chás e infusões. As contagens variaram entre 10^2 e 10^6 UFC/g, porém o tratamento por radiação gama, com a dose de 10 kGy, foi eficiente na completa eliminação dos fungos contaminantes, dentre eles *Aspergillus flavus*, fungo toxigênico produtor de aflatoxinas. Após serem embaladas e irradiadas, as amostras mantiveram a esterilidade após 30 dias e não houve alterações nas propriedades fitoquímicas das plantas medicinais.

Legumes, hortaliças e frutas

O tratamento de legumes, frutas e hortaliças com radiações ionizantes tem como principal objetivo o aumento do tempo de conservação e comercialização do alimento por meio da destruição de microrganismos, inibição da maturação e desinfestação. A aplicação de doses elevadas pode promover o aparecimento de efeitos indesejáveis, entre eles o enegrecimento, a diminuição do teor de vitaminas, a rancidez ou a decomposição acelerada durante o armazenamento.

A dose de 0,15 kGy permite controlar satisfatoriamente a germinação de tubérculos como batatas, cebolas e alho, pela inibição da divisão celular. As batatas tratadas desse modo, por exemplo, podem ser conservadas por até um ano a temperaturas em torno de 15 °C, sem que haja diminuição significativa da qualidade. A inibição da germinação é máxima quando as batatas são irradiadas logo após a colheita, quando os tubérculos estão ainda latentes; à medida que o tempo passa, são necessárias doses mais altas para obter o mesmo grau de inibição.

Em doses superiores a 0,25 kGy, a maioria das frutas e hortaliças não sofre danos aparentes. O tratamento com radiação gama de bananas, com doses de até 0,5 kGy, ajudou a atrasar o amadurecimento por 20 dias. As alfaces, alcachofras e outras hortaliças sem frutos são mais sensíveis às irradiações que determinadas frutas e hortaliças com frutos. As frutas e hortaliças com frutos foram classificadas em três grupos, de acordo com a sensibilidade à irradiação:

- Pequena: maçã, cereja, melão, nectarina, mamão, pêssego, framboesa, morango e tomate.
- Variável: banana, figo, laranja, pera, abacaxi, ameixa e pomelo (*grapefruit*).
- Considerável: abacate, pepino, uva, vagem, limão, azeitona e pimentão.

As frutas irradiadas ficam mais doces que as frutas não irradiadas, o que favorece a aceitabilidade do consumidor, visto que os açúcares complexos são quebrados em açúcares simples com o tratamento por radiação. Tal fenômeno também foi observado em estudos com saladas de frutas irradiadas. Outras pesquisas demonstraram a melhoria na qualidade de maçãs minimamente processadas irradiadas com a dose de 2 kGy, bem como de beterraba, kiwi, frutas tropicais, bananas, manga e mamão. Em cenouras minimamente processadas e irradiadas houve melhoria na cor e sabor e um estudo com alface minimamente processada demonstrou que a dose de 0,5 kGy não afetou a qualidade do produto.

Alguns pesquisadores relatam os efeitos promissores da combinação entre os processos de irradiação, tratamento térmico e refrigeração para frutas, sucos de frutas e vegetais. Melões irradiados com as doses de 0,7 a 1,4 kGy embalados em atmosfera modificada apresentaram resultados positivos no aumento da vida de prateleira, cor e textura. Essas associações permitem o aproveitamento de efeitos sinérgicos dos diferentes tratamentos, sem a promoção de alterações sensoriais importantes ao longo do armazenamento dos alimentos.

Cereais

A infestação por insetos é o principal problema dos cereais. O método de controle mais utilizado consiste na fumigação de praguicidas, apesar da proibição em vários países. Além disso, após a fumigação os grãos não podem ser manipulados por vários dias e certos praguicidas não penetram uniformemente no produto, possibilitando a sobrevivência de algumas pragas, bem como o desenvolvimento de resistência.

Pelas razões apontadas, a irradiação é uma opção importante, que deve ser considerada no controle de pragas em cereais. Para irradiar grãos são necessárias técnicas especiais, uma vez que são armazenados somente em grandes quantidades. Quando são utilizados os aceleradores de elétrons, os grãos devem passar por um túnel em alta velocidade. Os raios X e os raios gama têm um poder de penetração mais elevado que os elétrons acelerados, evitando que o produto seja disposto em finas camadas. Como os cereais são descarregados dos veículos através de túneis, os três tipos de irradiação podem ser utilizados nessa fase. Deve-se destacar que o tratamento com elétrons acelerados é o mais econômico, principalmente quando são manipulados grandes volumes de cereais. A dose requerida para controlar insetos é baixa, geralmente menor que 1 kGy.

IRRADIAÇÃO DE PRODUTOS DE ORIGEM ANIMAL

Carne de aves

O tempo de conservação da carne de aves refrigerada é de 8 a 17 dias, dependendo das condições higiênicas durante o processamento. O trato digestivo das aves pode albergar um variado número de microrganismos patogênicos para o homem. Apesar de a evisceração reduzir os riscos de contaminação, as superfícies externa e interna das carcaças podem apresentar níveis relativamente elevados de bactérias. Estima-se que 60 a 80% da carne de aves vendida no Reino Unido possa estar contaminada por *Salmonella* spp. e até 100% por *Campylobacter* spp. É muito difícil prevenir a infecção subclínica das aves por *Salmonella* spp., porém a enfermidade no homem poderia ser evitada, na maioria dos casos, pela irradiação do produto final.

Várias pesquisas comprovaram a eficácia da irradiação com a finalidade de eliminar, além das mencionadas bactérias, outros microrganismos patogênicos, presentes nos alimentos de origem animal, como *Staphylococcus aureus*, *C. perfringens*, *Yersinia enterocolitica* e *Listeria monocytogenes*.

Como mencionado, a FDA aprovou em 1990 a dose de 3 kGy para o controle de bactérias patogênicas em carne de aves. Além do efeito sobre os patógenos, essa dose reduz a contaminação por alguns microrganismos deterioradores, propiciando o aumento do tempo de conservação desses produtos em 1 a 2 semanas. Em 1981, no Canadá, comprovou-se que era possível prevenir eficazmente as salmoneloses usando doses de 3 kGy. Em 1987, uma empresa francesa iniciou a irradiação comercial de frangos desossados congelados mediante um acelerador de elétrons, processando 7 mil toneladas anuais com doses de 3 kGy. Desde setembro de 1993, um pequeno número de supermercados nos Estados Unidos tem vendido carne de aves irradiada. Deve-se destacar que as propriedades nutritivas e sensoriais dessas carnes não são afetadas pela irradiação.

Carnes de mamíferos domésticos

As carnes bovina, suína e ovina geralmente são transportadas em grandes peças mantidas sob refrigeração. O tempo de conservação da maioria desses produtos é breve, aproximadamente 72 horas, e a deterioração deve-se sobretudo à ação de microrganismos ou à ocorrência de processos químicos e enzimáticos.

A contaminação microbiana das carnes pode ocorrer ao longo das diversas fases de obtenção e processamento desses alimentos. A maioria dos microrganismos deterioradores, assim como as bactérias patogênicas, é eliminada com doses subesterilizantes de radiações ionizantes (mecanismo semelhante ao da pasteurização), o que prolonga o tempo de conservação dos produtos. Entretanto, a irradiação não é capaz de evitar alterações sensoriais, como a mudança de cor e as observadas em decorrência da rancidez oxidativa. Algumas precauções devem ser adotadas para minimizar as possíveis alterações sensoriais causadas pela exposição de carnes a doses mais elevadas de irradiação, aplicadas na esterilização dos produtos. Assim, antes da aplicação da irradiação, deve-se inativar as enzimas autolíticas, por meio de tratamento térmico, além de eliminar o oxigênio, mediante o envase a vácuo em latas ou embalagens plásticas, evitando, assim, o surgimento de sabores e odores desagradáveis.

Nos países em que a *Trichinella spiralis* é endêmica na população suína, a carne fresca de porco deve ser bem cozida; mesmo assim, continuam sendo notificados, na população humana, casos de triquinelose, enfermidade que pode levar os doentes ao óbito. Contudo, as larvas desse parasita perdem sua capacidade infectante quando se irradia a carne com uma dose de 0,3 kGy. A teníase humana provocada pela *Taenia saginata*, parasitose transmitida pela ingestão de carne de vaca malcozida contendo cistos de *Cysticercus bovis*, pode ser prevenida mediante a aplicação de energia ionizante em uma dose de 0,4 kGy. Existem outros protozoários e helmintos, de grande repercussão sanitária, nas regiões tropicais, que são destruídos por doses baixas de irradiação, não superiores a 1 kGy, sem afetar o sabor do alimento.

Ovos frescos e em pó

Aves infectadas por *Salmonella* spp. podem produzir ovos contaminados, sendo frequente, em vários países, a associação entre o consumo desses alimentos e a ocorrência de surtos de salmonelose humana. Alguns pesquisadores relatam que doses de 2 kGy são capazes de reduzir em até 1.000 vezes o número de salmonelas em ovos em pó e nas gemas dos ovos sólidos, sem alterar as propriedades sensoriais e o valor nutricional desses alimentos. A irradiação de ovos com casca, a fim de controlar a contaminação por *Salmonella* spp., pode produzir alguns efeitos indesejáveis, visto que a dose requerida (entre 2 e 4 kGy) pode afetar várias características do produto, como a viscosidade da clara ou a integridade da membrana da gema, bem como aumentar a fragilidade da casca.

A qualidade dos produtos derivados de ovos frescos depende da qualidade da matéria-prima e da produção, sujeita à contaminação por fungos e bactérias. Aquino et al. avaliaram a atividade de água, pH e qualidade microbiológica de amostras de ovo em pó e os efeitos da radiação gama nas doses de 5 e 10 kGy, na descontaminação de produtos coletados no mercado varejista. Observou-se diminuição nos valores da atividade de água das amostras de ovo integral em pó irradiado, sem alteração significativa no pH das amostras irradiadas. A eliminação microbiana total dos produtos ocorreu na dose de 10 kGy.

Al-Bachir estudou o efeito da radiação gama nas características funcionais do ovo integral em pó, ao tratar amostras com doses de 0,5, 10 e 15 kGy. As amostras não irradiadas exibiram alta propriedade funcional, mas em comparação com o ovo em pó irradiado, o produto irradiado apresentou propriedades funcionais mais elevadas, incluindo solubilidade, capacidade de retenção de óleo, capacidade de formação de espuma e propriedades emulsificantes. Essas alterações são devidas a modificações na estrutura proteica durante a irradiação, o que pode tornar o ovo em pó um ingrediente promissor para a preparação de produtos de panificação e confeitaria, como sobremesas, pudins e alguns produtos cárneos modificados.

Produtos lácteos

Muitos produtos lácteos apresentam alterações desfavoráveis de sabor, odor e cor ao serem irradiados, mesmo que com doses de 0,5 kGy, pela oxidação da gordura do leite, que também pode ocorrer por mecanismos fotoxidativos. A análise sensorial de leite *in natura* irradiado com doses de 1, 2 e 3 kGy demonstrou que o ranço foi detectado pelos provadores em todas as doses e, por isso, não houve aprovação do leite. O queijo camembert, elaborado com leite cru, entretanto, pode ser irradiado eficazmente com uma dose de até 2,5 kGy para controlar a contagem de *L. monocytogenes*.

Pescado

O pescado representa um grupo de alimentos perecíveis que rapidamente sofre processo de deterioração. Além dos microrganismos deterioradores, inúmeros patógenos são detectados nesse alimento, entre os quais se destacam algumas bactérias (*Clostridium botulinum* do tipo E, *Vibrio parahaemolyticus* e o *Vibrio vulnificus* em pescado marinho, *Salmonella* spp., *S. aureus*, *C. perfringens* e cepas patogênicas de *E. coli*); vírus (como o vírus da hepatite A) e alguns parasitas (como o *Anisakis* spp. e espécies do gênero *Diphyllobothrium*). A contaminação do alimento pode ocorrer em seu ambiente de origem ou durante seu processamento, por meio de manipulação e armazenamento inadequados.

De modo geral, a aplicação de baixas doses de irradiação em pescado elimina tanto os deterioradores como a maioria dos patógenos, aumentando o tempo de comercialização e diminuindo os riscos associados ao seu consumo. É recomendado que o pescado seja submetido ao tratamento com radiações ionizantes logo após sua captura, podendo-se duplicar ou triplicar o tempo de estocagem. Em países como Bélgica, França e Holanda, pode-se observar a irradiação de camarões congelados para fins comerciais.

BENEFÍCIOS RESULTANTES DA IRRADIAÇÃO

A irradiação pode controlar o desenvolvimento microbiano em alimentos sem acarretar alterações sensoriais sensíveis. O efeito térmico durante o tratamento é desprezível, viabilizando sua aplicação em diversos produtos, inclusive em congelados. Além do efeito letal sobre os microrganismos, a irradiação inibe o brotamento de raízes e tubérculos, elimina a infestação de grãos, frutas e vegetais e retarda a decomposição dos alimentos. O tratamento pode aumentar o tempo de estocagem dos produtos sem ocorrer a formação de resíduos, representando uma importante alternativa ao uso de substâncias químicas e fumigantes, que geralmente originam resíduos indesejáveis.

Essas características favorecem a produção e comercialização dos produtos irradiados, inclusive para mercados internacionais. Isso ocorre pois, além da garantia de segurança dos alimentos, a qualidade nutricional não é afetada, uma vez que o uso de produtos químicos prejudiciais à saúde humana e responsáveis por alterações sensoriais é desprezível, em especial quando comparado com os métodos tradicionais de controle biológico. Como resultado da melhor qualidade higienicossanitária, constata-se a redução dos custos médico-hospitalares, decorrentes da queda de produtividade devida ao absenteísmo por enfermidade transmitida por alimentos. Do ponto de vista econômico, há redução dos custos com refrigeração.

Como visto, os efeitos benéficos reconhecidos da irradiação de alimentos envolvem a descontaminação microbiana, a melhoria ou preservação do valor nutricional de alimentos e a redução de substâncias nocivas de produtos alimentícios. Nos últimos anos, com o aumento da incidência de casos de alergia alimentar, essa condição de uma parcela da população representa um problema de saúde pública e de preocupação mundial. Produzir alimentos hipoalergênicos com alta qualidade, baixo custo e ecologicamente corretos é um novo desafio para a indústria alimentícia nas próximas décadas.

A alergia alimentar é uma resposta anormal do sistema imunológico após a exposição a certos alimentos e é um importante problema de saúde pública, que acomete aproximadamente 10% da população mundial, afetando 5% dos adultos e 8% das crianças, e as incidências continuam a aumentar. As reações alérgicas podem causar angioedema, hipotensão, asma, choque e morte. Cerca de 90% dos casos envolvem oito alimentos principais, nomeadamente: marisco, soja, amendoim, leite, castanha, ovo, trigo e peixe. Segundo Villa et al., o amendoim é responsável por 59% das mortes por alergia, representando a primeira causa comum de alergias alimentares, seguido por castanha e leite. Em relação às crianças, a alergia ao leite é a primeira causa comum de alergias alimentares, seguido por ovos e trigo. Várias técnicas são aplicadas para reduzir a alergenicidade dos alimentos, incluindo tecnologias térmicas tradicionais, como torrefação, autoclavagem, fervura e cocção, e tecnologias não térmicas, como irradiação, ultrassom, plasma frio e alta pressão.

Tecnologias térmicas tradicionais podem reduzir eficazmente a alergenicidade dos alimentos, no entanto produzem mudanças na qualidade dos alimentos, causadas pela alta temperatura, acompanhadas por perda de valor nutricional e geração de subprodutos indesejáveis. Já os tratamentos não térmicos mantêm adequadamente a qualidade sensorial e nutricional dos produtos alimentícios, com redução significativa da alergenicidade. Como uma tecnologia de processamento não térmico, a irradiação de alimentos reduz a alergenicidade dos alimentos pela indução de alteração, agregação ou degradação de proteínas, além da destruição de epítopos.

A irradiação de alimentos é, portanto, uma ferramenta poderosa para reduzir a alergenicidade de alimentos, incluindo mariscos, soja, amendoim, leite, castanha, ovo, trigo e peixe; além disso, contribui para a prevenção de reações alérgicas de forma eficaz em determinados grupos de alimentos, garantindo o alto valor nutricional e longa vida de prateleira. Isso torna o processo por radiação ionizante uma tecnologia alternativa competitiva em relação às técnicas tradicionais, como tratamentos térmicos. É importante ressaltar que é possível uma combinação da irradiação com outros processamentos adicionais para alimentos alergênicos, como uma alternativa adicional na aplicação da tecnologia de irradiação.

LIMITAÇÕES

É importante destacar que a irradiação dos alimentos não substitui a manipulação adequada dos produtos, pois não é capaz de melhorar a qualidade de matéria-prima ou um produto que não é fresco. Assim, não devolve suas propriedades sensoriais normais, ou seja, não elimina odores e sabores desagradáveis, bem como o mau aspecto dos alimentos decompostos. Também não é capaz de prevenir a contaminação que pode ocorrer durante a estocagem ou preparação do alimento irradiado.

Assim como outras técnicas de processamento de alimentos, a irradiação pode provocar alterações sensoriais e nutricionais. Eventualmente, podem ser observadas formação de odores e sabores estranhos, oxidação lipídica e perda de alguns nutrientes (principalmente de vitaminas). A intensidade e natureza dessas alterações estão relacionadas ao tipo, à variedade e à composição dos alimentos, à dose de radiação aplicada e às condições de armazenamento após o tratamento.

Outro aspecto que deve ser considerado no processo de irradiação é a necessidade da aplicação de medidas rigorosas de segurança durante o tratamento dos alimentos. Sabe-se que as doses capazes de destruir os microrganismos são muito maiores que as que afetam o homem.

SEGURANÇA DOS ALIMENTOS IRRADIADOS

Segurança do consumidor

Pequenos compostos são formados durante a irradiação, assim como o que ocorre nos alimentos expostos ao calor. Esses compostos foram descritos recentemente como "produtos radiolíticos", por serem identificados após a irradiação. Investigações subsequentes determinaram que os radicais livres e outros compostos produzidos são idênticos aos formados durante o cozimento, a pasteurização, o congelamento e outras formas de preparo e processamento. Entretanto, não existem evidências de que tais radicais sejam tóxicos, carcinogênicos, mutagênicos ou teratogênicos. Além disso, voluntários humanos consumiram dietas 100% irradiadas, não sendo constatados efeitos deletérios.

Com relação ao valor nutritivo dos alimentos irradiados, as perdas de nutrientes são pequenas e, com frequência, menores que aquelas associadas a outros métodos de preservação, como o enlatamento, a desidratação, a pasteurização pelo calor e a esterilização. Isso se deve ao fato de a irradiação não elevar substancialmente a temperatura do alimento. As alterações nutricionais caracterizam-se quase que por uma relação de linearidade com a dose utilizada. Em baixas doses (até 1 kGy), a perda de nutrientes é insignificante. Em doses intermediárias (1 a 10 kGy), não existem perdas significativas até 3 kGy; acima desse nível, recomenda-se que a irradiação seja realizada a baixas temperaturas (–20 a –40 °C) e/ou com exclusão de ar. Em altas doses (> 10 kGy), é necessário irradiar os alimentos umedecidos e a baixas temperaturas com exclusão de ar para manter a qualidade nutricional e sensorial do produto. Proteínas, gorduras e carboidratos não são notavelmente alterados.

O valor nutricional das proteínas não é significativamente afetado mesmo para altas doses, assim como os aminoácidos essenciais e não essenciais, o valor biológico e a digestibilidade. O mesmo se aplica para as gorduras, não havendo registro de alterações relativas à digestão e à absorção. Os principais efeitos sobre os carboidratos são a degradação oxidativa e a hidrólise, sendo os carboidratos complexos convertidos em compostos simples, sem comprometimento nutricional significativo. Alguns alimentos com altos teores de sacarina podem se tornar não palatáveis e com menor qualidade nutricional.

As vitaminas são menos vulneráveis à irradiação em alimentos do que em soluções puras, por causa do efeito de proteção de seus constituintes. Riboflavina, niacina e vitamina D são estáveis, enquanto as vitaminas A, E, K e tiamina são mais facilmente destruídas e precisam ser protegidas de médias e altas doses, pelo uso de baixas temperaturas e por exclusão de oxigênio. Com relação à vitamina C em particular, os resultados são conflitantes por causa da conversão para ácido deidroascórbico, pois essa vitamina é a soma das atividades dos ácidos ascórbico e deidroascórbico. Não há dúvida de que a irradiação pode dar lugar a um aumento do ácido deidroascórbico e, paralelamente, a uma redução do ascórbico, porém é irrelevante sob o ponto de vista nutricional, pois essas substâncias têm idêntica atividade biológica.

Em 1992, a OMS e a American Medical Association afirmaram que o alimento irradiado, produzido sob BPF, deve ser considerado seguro e nutricionalmente adequado, pois:

- Não induz alterações na composição do alimento que, do ponto de vista toxicológico, poderiam levar a efeitos adversos à saúde humana.
- Não introduz alterações na microflora do alimento que poderiam aumentar o risco microbiológico para o consumidor.
- Não leva a perdas nutritivas que poderiam impor efeitos adversos ao estado nutricional individual ou populacional.

ROTULAGEM

Conforme a RDC n. 21, na rotulagem dos alimentos irradiados deve ser apresentada a seguinte informação: "Alimento tratado por processo de irradiação". No caso de utilização de produto irradiado como ingrediente de outro alimento, a declaração dessa circunstância deve constar na lista de ingredientes, entre parênteses, após o nome do elemento irradiado. Com relação aos produtos irradiados vendidos a granel, avisos em cartazes ou placas devem ser afixados no local, informando que se trata de "Alimento tratado por processo de irradiação". Essas informações, além de estarem de acordo com a legislação nacional, são valorizadas positivamente pelo consumidor.

Alimentos destinados à exportação devem estar devidamente identificados por meio de informações como o lote e a dose utilizada no tratamento. Os termos "irradiado" ou "tratado por radiação ionizante" devem constar na embalagem do produto ou possuir impresso na embalagem o símbolo internacional para alimentos irradiados, a Radura (Figura 2).

Boa parte das matérias-primas tratadas por radiação ionizante no Brasil é composta por drogas vegetais (indústria farmacêutica), chás importados, ervas aromáticas ou especiarias, irradiadas antes de serem fracionadas para a venda no varejo ou adicionadas a outros produtos industrializados. Algumas indústrias de alimentos no país declaram irradiar ingredientes, com informação nos dizeres dos rótulos (tratado por radiação ionizante) em produtos encontrados no mercado, como salgadinhos de milho, batata frita e biscoito salgado.

ACEITABILIDADE E SEGURANÇA PARA O CONSUMIDOR

A indústria de alimentos e as próprias organizações governamentais acreditavam que existiria uma tendência por parte dos consumidores em rejeitar a compra de

Figura 2 Símbolo internacional para alimentos irradiados – Radura.
Fonte: FDA, 2016.

produtos irradiados; algumas pesquisas de consumo, realizadas em meados da década de 1980, confirmaram esse fato. Entretanto, sabe-se que esses consumidores foram expostos a informações desvirtuadas por grupos contrários ao uso da irradiação, veiculadas inclusive por meios de comunicação de maneira sensacionalista. Além disso, no ano de 1986, ocorreu o acidente nuclear de Chernobyl, gerando ainda mais dúvidas entre a contaminação radioativa de alimentos e o uso da irradiação como processo de preservação.

A campanha informativa sobre a segurança e os benefícios trazidos por tal tecnologia felizmente foi bem-sucedida, pelo menos em países desenvolvidos, resultando na boa aceitabilidade dos produtos irradiados. Em alguns casos, os consumidores não só estão dispostos a comprar alimentos irradiados, mas também preferem esses produtos, influenciados principalmente pelos fatores qualidade e segurança.

Estudos realizados em mercados de comércio de alimentos irradiados em mais de 20 países revelaram que, em 58% dos casos, os consumidores são indiferentes à irradiação, estando muito mais interessados na qualidade dos produtos que no processo a que foram submetidos. Em 42% dos casos, os consumidores realmente preferem o alimento irradiado em virtude da qualidade do produto.

A percepção de 609 consumidores poloneses em relação à irradiação como um método de conservação de alimentos foi estudada por Buczkowska et al. Um dos pontos levantados foi o baixo nível de conhecimento dos entrevistados sobre irradiação de alimentos (90, 31%), ou seja, a maioria nunca tinha ouvido falar desse método de conservação. O percentual de entrevistados com atitude positiva em relação aos produtos preservados por radiação aumentou significativamente após o fornecimento de material informativo, de 6,20% para 67,16%.

A mudança de atitude ou percepção final dos entrevistados em relação aos alimentos irradiados variou de acordo com idade, escolaridade e local de residência, e as atitudes positivas em relação à irradiação predominaram entre os jovens (idade inferior a 30 anos), pessoas com ensino superior e aqueles que moravam em cidades com mais de 100 mil habitantes.

Os materiais educativos também tiveram impacto significativo no interesse dos consumidores em adquirir alimentos irradiados, uma vez que o percentual de pessoas que declararam disposição para adquirir esse tipo de produto aumentou de 19,20% para 59,30%. As mulheres, em média, foram mais propensas em comprar alimentos irradiados em comparação aos homens. A pesquisa, portanto, apontou a viabilidade do comércio de alimentos irradiados na Polônia, mas com a condição de que um programa educacional específico esteja associado.

A possível toxicidade das substâncias formadas após a irradiação dos alimentos (substâncias radiolíticas) também tem suscitado preocupações, embora a probabilidade de formação dessas substâncias seja realmente baixa. A maioria dos produtos detectados nos alimentos irradiados é encontrada em alimentos não irradiados.

A composição de macronutrientes de um determinado alimento é crucial para determinar que tipo de composto químico se formou no final; contudo, seria impossível realizar uma análise e avaliar a evolução toxicológica de cada componente em separado.

Com os anos, tem-se desenvolvido um programa de análises baseado em química analítica e toxicologia experimental. Os estudos realizados em animais com produtos alimentícios e macronutrientes irradiados e os estudos de mutagenicidade *in vitro*, efetuados com misturas e determinados produtos químicos irradiados, aliados aos conhecimentos disponíveis sobre as estruturas químicas, sua presença e reatividade, comprovam a inocuidade do método.

É válida a observação da FAO/IAEA/WHO Expert Committee on Wholesomeness of Irradiated Food de que a irradiação de qualquer alimento a uma dose média de até 10 kGy é irrelevante do ponto de vista toxicológico e que, portanto, não é necessário submeter tal alimento a novas análises. O Comitê também examinou os estudos que envolviam colônias de animais criados com dietas irradiadas, incluindo alguns estudos de comparação de dietas esterilizadas mediante autoclave ou irradiação (25-44 kGy), ou tratadas a 15 kGy para destruir organismos patogênicos. Do mesmo modo, considerou estudos realizados por institutos da Áustria, Dinamarca, França, Hungria, Holanda e Reino Unido. O Comitê concluiu que não havia diferença clara entre as dietas irradiadas e as não irradiadas nesses estudos em que haviam sido empregados entre 5 mil e 500 mil animais.

A maioria das investigações toxicológicas sobre alimentos irradiados centra seus interesses em doses de irradiação inferiores a 10 kGy, sobretudo na margem de 0,1 a 2 kGy. Isso se deve ao fato de que muitos alimentos, como frutas e pescado, não toleram doses superiores, mesmo porque, segundo os estudos, não existe necessidade de utilizar doses tão altas para conservar os alimentos. Os resultados obtidos em pesquisas mostram, com segurança, que a irradiação adequada dos alimentos não produz substâncias nocivas à saúde, sendo praticamente inexistentes os riscos toxicológicos associados ao consumo de produtos irradiados.

AÇÃO SOBRE OS MICRORGANISMOS

Alguns estudos científicos sugeriram que os microrganismos resistentes poderiam ser produtos de seleção ou mutação quando submetidos a tratamentos que reduzem a carga microbiana dos alimentos. Porém, quando expostos à irradiação, seriam menos resistentes que os microrganismos naturais. Por outro lado, não há razão para supor que os microrganismos resistentes possam ser um obstáculo para a irradiação de alimentos.

A principal ação direta da radiação ionizante sobre os microrganismos ocorre por meio de alterações de seu material genético. Alterações de outras estruturas, como ruptura da membrana celular e desnaturação de enzimas, também são decorrentes da ação indireta da radiólise, efeito químico dos radicais livres gerados pela radiação na água disponível no meio intracelular.

O comportamento microbiano ante a radiação é variável, dependendo principalmente da intensidade do tratamento e do tipo de microrganismo. Sabe-se que as bactérias gram-positivas, os esporos bacterianos, os vírus e as leveduras são, de modo geral, mais tolerantes à irradiação que as bactérias gram-negativas e os fungos filamentosos (bolores). Estima-se que os microrganismos mais sensíveis sejam destruídos com doses de aproximadamente 2 kGy, enquanto os mais resistentes, como os vírus, necessitem de exposição a doses bem superiores (cerca de 50 kGy) para serem inativados.

Alguns fatores podem influenciar a resistência ou sensibilidade microbiana ante a irradiação, protegendo ou favorecendo a destruição dos microrganismos. A formação de esporos bacterianos, a presença de metabólitos, proteínas, lipídeos, pigmentos, polissacarídeos na estrutura celular de fungos e bactérias e as baixas temperaturas protegem os microrganismos das radiações ionizantes, enquanto a presença de oxigênio e água potencializa os efeitos das radiações, sendo evidente a inativação de microrganismos em determinadas condições.

EFEITOS SENSORIAIS

Questiona-se a hipótese de que a irradiação provoca efeitos sensoriais indesejáveis aos alimentos, com alterações de sabor, odor e textura. Não há dúvidas quanto ao fato de que, se aplicada de forma inadequada, a irradiação pode afetar as características sensoriais do produto, ou mesmo não ser indicada pelos efeitos já conhecidos em determinados alimentos com elevado teor de gorduras e óleos, a exemplo do amendoim e do leite *in natura*, já discutido, ou mesmo pela alteração sensorial do suco de laranja.

O tratamento dos alimentos por irradiação é considerado um processo “a frio”, visto que a temperatura da irradiação é baixa. Assim, as alterações sensoriais para alguns alimentos são mínimas. A irradiação pode inclusive ser aplicada em alimentos congelados sem acarretar alterações sensoriais significativas, mas, para cada tipo de alimento, as análises sensoriais devem ser aplicadas, a fim de se certificar de que em diferentes doses não haverá mudanças, inclusive na viscosidade de gelatinas e mel, por exemplo.

REIRRADIAÇÃO

A Norma Geral do *Codex* para Alimentos Irradiados permite a reirradiação dos alimentos com baixa atividade de água, como cereais, legumes e alimentos desidratados, com o objetivo de controlar as infestações por insetos. A reirradiação desses produtos seria comparável à fumigação, método frequentemente utilizado com a mesma finalidade pela indústria e pelo comércio alimentício.

Conforme a legislação federal vigente, determinada pela RDC n. 21 da Anvisa, exceto para os alimentos de baixo conteúdo hídrico, irradiados com a finalidade de combater a reinfestação por insetos, os alimentos irradiados não devem ser submetidos à reirradiação. Algumas situações que envolvem os alimentos não são consideradas reirradiação, entre elas: a irradiação, com outra finalidade tecnológica, de alimentos preparados a partir de materiais que foram irradiados; a irradiação de alimentos que contêm ingredientes previamente irradiados (desde que em quantidade inferior a 5% do conteúdo total em massa); e quando a dose total de radiação ionizante é aplicada de modo fracionado, como parte de um processo tecnológico específico.

CONCLUSÕES

O processo de irradiação de alimentos surgiu como resposta à necessidade de produtos alimentares seguros, em razão da crescente demanda da população mundial, reduzindo as perdas por deterioração e prevenindo as DTA. Além disso, com o envelhecimento da população e a presença de indivíduos imunodeprimidos, a segurança alimentar, sem afetar as propriedades nutricionais, é uma questão ainda mais relevante, principalmente em nutrições especiais para grupos específicos, como as dietas hospitalares.

No entanto, para garantir a inocuidade dos alimentos, é necessária a interação entre o tratamento por radiação ionizante e as BPF, ressaltando a importância principalmente da manipulação higiênica e adequada dos produtos, visto que a irradiação deve ser aplicada a produtos de boa qualidade e nunca empregada para "maquiar" um produto deteriorado. Para os casos em que a produção de alimentos ocorra em condições inadequadas, como as especiarias, o processo garante um produto com carga microbiana em níveis aceitáveis para o consumo.

É possível garantir o armazenamento prolongado dos alimentos, mantendo as embalagens íntegras, visto que a técnica permite a irradiação de produtos embalados e dispensa o uso de conservantes químicos. Com isso, a irradiação de alimentos também atende às medidas de preservação do meio ambiente, com redução de gastos energéticos e dos riscos sanitários.

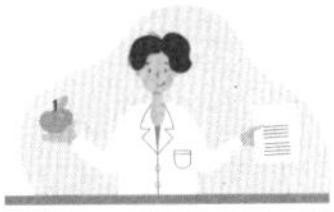

BIBLIOGRAFIA

Al-Bachir M. Functional properties of egg powder: effect of gamma irradiation. J Agroaliment Processes Technol. 2021;27(2):113-21.

Aquino S, Gonçalez E, Rossi MH, Nogueira JH, Reis TA, Corrêa B. Evaluation of fungal burden and aflatoxin presence in packed medicinal plants treated by gamma radiation. J Food Prot. 2010;73(5):932-7.

_____, Lui CC, Corrêa B. Gamma radiation treatment applied to microbial decontamination of products derived from eggs collected from the retail market in São Paulo. Arq Bras Med Vet Zootec. 2017;69(6):1683-92.

Bianchessi S, Braccini VP, Rüchel F, Arbello DDR, Erhardt MM, Jiménez MSE. Using the irradiation method for food preservation. Braz J Dev. 2021;7(8):80247-54.

Bisht B, Bhatnagar P, Gururani P, Kumar V, Tomar MS, Sinhmar R, et al. Food irradiation: effect of ionizing and non-ionizing radiations on preservation of fruits and vegetables – a review. Trends Food Sci Technol. 2021;114:372-85.

Brasil. Agência Nacional de Vigilância Sanitária – Anvisa. Resolução n. 21, de 26 janeiro de 2001. [citado em 29 nov. 2023]. Disponível em: https://antigo.anvisa.gov.br/documents/33880/2568070/RDC_21_2001.pdf/e029ab48-f60e-45f9-a1f4-aa296f769524?version=1.0

_____. Ministério da Saúde. Secretaria de Vigilância em Saúde. Boletim Epidemiológico. 2020;51(32). [citado em 29 nov. 2023]. Disponível em: https://www.gov.br/saude/pt-br/centrais-de-conteudo/publicacoes/boletins/epidemiologicos/edicoes/2020/boletim-epidemiologico-svs-32.pdf/view

Buczkowska M, Dudczak A, Szajnoga D, Górski M, Malinowska-Borowska J, Kulik A, Szczyrba A. The attitude of Polish consumers toward food irradiation as one of the methods of food preservation. Front Public Health. 2022;10. [citado em 29 nov. 2023]. Disponível em: https://www.frontiersin.org/articles/10.3389/fpubh.2022.1047127/full.

Codex Alimentarius Commission (CAC). Revised Codex general standard for irradiated foods. Codex Stan 106=1983. 2003. [citado em 29 nov. 2023]. Disponível em: https://www.piwet.pulawy.pl/irradiacja/codexalimentarius1.pdf

Comissão Europeia (CE). Relatório da comissão ao parlamento europeu e ao conselho sobre alimentos e ingredientes alimentares tratados por radiação ionizante relativo a 2013. Bruxelas: COM. 2015;69.

Cornell University. College of Agriculture and Life Sciences. Food safety begins on the farm. [citado em out. 2023]. Disponível em: http://www.hort.cornell.edu/

Diehl, 1995.

Eustice RF. Global status and commercial applications of food irradiation. In: Lu X, Patel AR, Ferreira ICFR, Antonio AL, Cabo Verde S, Saura-Calixto F, et al. Food chemistry, function and analysis. London: Royal Society of Chemistry; 2018. p.397-424.

Fabbri ADT. Avaliação microbiológica físico-química e sensorial de salada de frutas irradiada pronta para o consumo de imunocomprometidos. [Tese]. São Paulo: Instituto de Pesquisas Energéticas e Nucleares; 2014. [citado em 29 nov. 2023]. Disponível em: https://www.teses.usp.br/teses/disponiveis/85/85131/tde-06102014-101743/pt-br.php

Farkas J. Irradiation for better foods. Trends Food Sci Technol. 2006;17:148-54. [citado em 29 nov. 2023]. Disponível em: https://www.sciencedirect.com/science/article/abs/pii/S0924224405003511

Food and Agriculture Organization (FAO). Norma general del Codex para alimentos irradiados. Roma: Organización de las Naciones Unidas para la Agricultura y la Alimentación (Codex Alimentarius, v. XV).

_____. O desperdício alimentar tem consequências ao nível do clima, da água, da terra e da biodiversidade – novo estudo da FAO. Roma: FAO; 2013. [citado em 29 nov. 2023]. Disponível em: http://www.fao.org/news/story/pt/item/204029/icode/.

International Atomic Energy Agency (IAEA). Dosimetry for food irradiation. Vienna: International Atomic Energy Agency; 2002. [citado em 29 nov. 2023]. 168p. Technical report series. Disponível em: https://www-pub.iaea.org/MTCD/Publications/PDF/TRS409_scr.pdf

Much P, Pichler J, Allerberger F. Lebensmittelbedingte infektiöse Krankheitsausbrüche, Osterreich 2005 [Food borne infectious outbreaks, Austria 2005]. Wien Klin Wochenschr. 2007;119(5-6):150-7.
Nunes P, Carla E, Kelly G, Lopes M, Frqassinetti P. Os mitos e as verdades da irradiação de alimentos. Ciênc Biol Saúde. 2014;1(3):103-10.
Organización Mundial de la Salud (OMS). Inocuidad e idoneidad nutricional de los alimentos irradiados. Ginebra: Ediciones de la OMS; 1995. 172p.
Pi X, Yang Y, Sun Y, Wang X, Wan Y, Fu G, et al. Food irradiation: a promising technology to produce hypoallergenic food with high quality. Crit Rev Food Sci Nutr. 2022;62(24):6698-713.
Roberts PB. Food irradiation is safe: half a century of studies. Radiat Phys Chem. 2014;105:78-82. [citado em 29 nov. 2023]. Disponível em: https://www.sciencedirect.com/science/article/abs/pii/S0969806X14001911
Silva ACO. Efeito da radiação gama sobre lipídios, microbiota contaminante e validade comercial do leite cru integral refrigerado e sobre características sensoriais do leite pasteurizado integral refrigerado. [Tese]. Niterói: Universidade Federal Fluminense; 2008. [citado em 29 nov. 2023]. Disponível em: https://www.yumpu.com/pt/document/view/13565655/efeito-da-radiacao-gama-sobre-lipidios-microbiota-uff/49
Silva KD, Braga V de O, Quintaes KD, Haj-Isa NMA, Nascimento ES. Conhecimento e atitudes sobre alimentos irradiados de nutricionistas que atuam na docência. Food Sci Technol. 2010;30(3):645-51.
U.S. Food and Drug Administration (FDA). What you need to know. 2022. [citado em 29 nov. 2023]. Disponível em: https://www.fda.gov/food/buy-store-serve-safe-food/food-irradiation-what-you-need-know
Wang J, Vanga SK, McCusker C, Raghavan V. A comprehensive review on kiwifruit allergy: pathogenesis, diagnosis, management, and potential modification of allergens through processing. Compr Rev Food Sci Food Saf. 2019;18(2):500-13.
World Health Organization (WHO). Safety and nutritional adequacy of irradiated food. Geneva: World Health Organization; 1994. p.1-17.
______. Food irradiation: a technique for preserving the safety of food. Geneva: WHO; 1988.
______. High-dose irradiation: wholesomeness of food irradiated with doses above 10 kGy: report of a Joint FAO/IAEA/WHO study group. WHO technical report series 890. Meeting report, 1997. [citado em 29 nov. 2023]. Disponível em: https://www.who.int/publications/i/item/9241208902

24

Forno de micro-ondas

Iolanda Aparecida Nunes
Felipe de Melo Feitosa
Maria Izabel Simões Germano
Pedro Manuel Leal Germano

INTRODUÇÃO

A utilização de micro-ondas na indústria de alimentos tem ganhado destaque nas últimas décadas por sua capacidade de proporcionar eficiência, qualidade e sustentabilidade nos procedimentos de produção e preparo de alimentos.

A adoção do processamento por micro-ondas tornou-se uma das principais escolhas no tratamento térmico na indústria de alimentos. Isso está alinhado com o êxito no desenvolvimento de equipamentos de micro-ondas mais confiáveis, abrangendo a criação de magnétrons eficientes, maior vida útil dos equipamentos e redução nos custos de investimento associados, o que contribuiu para otimizar a qualidade dos produtos alimentícios processados por micro-ondas e, recentemente, as pesquisas têm se concentrado de forma intensiva em seu uso em processos como cozimento, desidratação, descongelamento, pasteurização, esterilização, torrefação e branqueamento.

A aplicação de micro-ondas na indústria de alimentos desempenha um papel fundamental na promoção da produção sustentável e eficiente, ganhando destaque crescente como tecnologia limpa. Como exemplo, o cozimento por micro-ondas oferece a vantagem de reduzir a perda de umidade e economizar energia de forma significativa, ao mesmo tempo que preserva a qualidade nutricional. Inúmeros estudos têm sido conduzidos para investigar o impacto do cozimento por micro-ondas nos diversos componentes dos alimentos.

A indústria alimentícia tem direcionado sua produção para alimentos passíveis de serem submetidos à energia micro-ondas. Todavia, o grande sucesso comercial desses fornos reside em sua capacidade de aquecer rapidamente os alimentos. Essa particularidade, contudo, pode interferir na qualidade final do alimento, uma vez que os distintos métodos de processamento nada mais são do que sistemas físico-químicos complexos. Assim, requerem calor para iniciar e acelerar as reações, que devem ocorrer em sequência própria, exigindo condições adequadas de tempo e temperatura para que se obtenham o amaciamento necessário e o realce das características sensoriais inerentes a cada produto.

Do mesmo modo, o tempo e a temperatura de aquecimento são imprescindíveis para assegurar qualidade e segurança dos produtos processados, tanto no que concerne à microbiota deteriorante, quanto à patogênica.

Outro aspecto relevante sobre o uso do forno de micro-ondas no processamento de alimentos é a possibilidade de contaminação dos produtos pela migração de substâncias dos materiais plásticos utilizados em embalagens submetidas ao aquecimento, notando-se que muitos produtos comercializados nessas embalagens são destinados ao aquecimento direto.

PROPRIEDADES DAS MICRO-ONDAS

As micro-ondas consistem em ondas eletromagnéticas compreendidas entre o infravermelho e as ondas de rádio do espectro eletromagnético, cujas frequências específicas podem ser encontradas a 915 ou 2.450 MHz. São geradas por magnetrons, que convertem a energia elétrica a baixas frequências, 60 Hz, em campo eletromagnético com centros de cargas positivas e negativas, que mudam de direção bilhões de vezes por segundo.

O aquecimento provocado pelas micro-ondas resulta da interação entre o campo eletromagnético e os componentes do produto, gerando calor instantâneo por meio da fricção entre as moléculas. À medida que as micro-ondas penetram no produto, interagem com os dipolos elétricos das moléculas de água, principal fonte para as interações dessa natureza. Forças de atração e repulsão entre regiões opostamente carregadas promovem a rotação de solventes polares no campo elétrico. Íons positivos e negativos dos sais dissolvidos nos alimentos geram aquecimento adicional pela interação com o campo elétrico, pela migração entre as regiões carregadas.

No processamento térmico convencional, a energia é transferida para o material por meio de gradientes térmicos por convecção, condução ou radiação do calor a partir da superfície do alimento. No caso das micro-ondas, a energia é produzida a partir do produto e a transferência de calor e a esterilização de alimentos sofrem influência de fatores como a forma, o tamanho e a composição do produto, além da frequência da radiação utilizada.

APLICAÇÕES DAS MICRO-ONDAS NO PROCESSAMENTO DE ALIMENTOS

Recentemente, as pesquisas têm se concentrado de forma intensiva no uso de micro-ondas em processos como cozimento, desidratação, descongelamento, pasteurização, esterilização, torrefação e branqueamento (Figura 1). Em seguida, uma breve descrição dessas tecnologias.

a) **Pré-cozimento:** a prática de pré-cozinhar é recomendada para uma ampla gama de alimentos, incluindo farinhas de cereais e o arroz no processo de parboilização, bem como produtos como bacon e carnes secas, que são submetidos a um cozimento inicial a uma temperatura interna segura antes do processo de secagem. É relatado que a maioria do bacon utilizado em serviços de alimentação passa por um pré-cozimento em micro-ondas, sendo destacado que esse aquecimento resulta em uma estrutura aprimorada do bacon e reduz o encolhimento. O emprego de micro-ondas também encontra aplicação no pré-cozimento de diversos produtos feitos com cereais.
b) **Cozimento:** as micro-ondas adentram os alimentos, levando a um cozimento completo e homogêneo de maneira rápida, o que reduz o tempo e a energia necessários para o processamento. Essa rápida transferência de calor, por sua vez, contribui para preservação de nutrientes, teor de vitaminas, sabor, características sensoriais e coloração dos alimentos. Em virtude da eliminação das superfícies de transferência de calor quente, são encontradas deposições mínimas de sujeira.

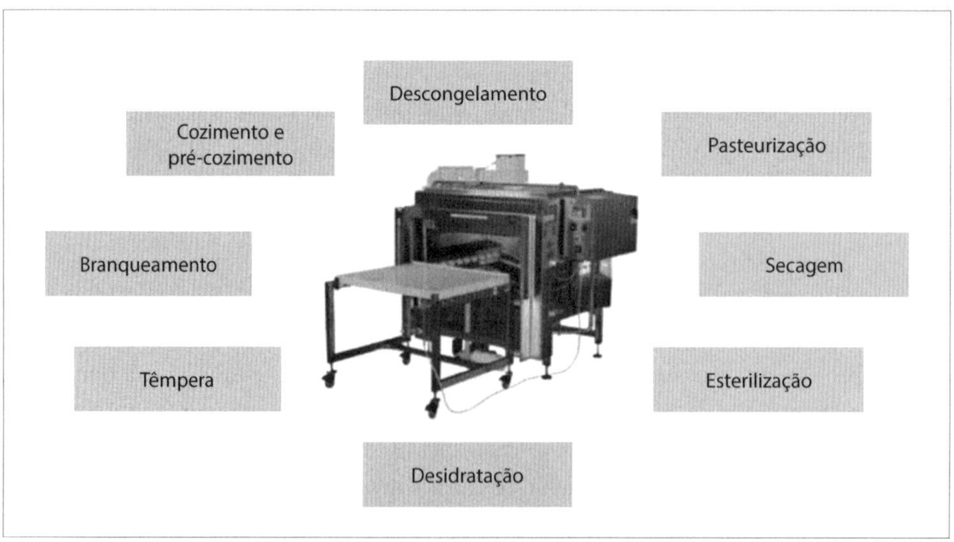

Figura 1 Aplicações das micro-ondas no processamento de alimentos.

c) **Descongelamento e têmpera:** as micro-ondas são amplamente empregadas para descongelar alimentos de maneira rápida e uniforme, proporcionando uma economia significativa de tempo nas cozinhas industriais. Estudos demonstraram que o processo de descongelamento tem início na superfície e avança gradualmente em direção à parte interior do produto, resultando em maior absorção de micro-ondas nas regiões próximas à superfície em carnes congeladas. A têmpera controlada por micro-ondas é amplamente adotada, especialmente para produtos cárneos e peixes. Esse processo envolve o aumento da temperatura dos alimentos de –20 para –3 °C, enquanto os alimentos ainda permanecem rígidos, a alguns graus abaixo do completo descongelamento. Isso permite que os produtos alimentícios sejam facilmente desossados ou triturados a uma temperatura ligeiramente abaixo do ponto de congelamento.
d) **Desidratação e secagem:** o processo é caracterizado pela baixa condutividade térmica, o que facilita a remoção da umidade durante a etapa de secagem, ao mesmo tempo que reduz o endurecimento da superfície do alimento. No entanto, é importante observar que esse método tende a ser mais caro em comparação às abordagens tradicionais de cozimento. As secagens a vácuo e por liofilização também têm ampla aplicação. A primeira seca o produto em temperaturas reduzidas, criando um vácuo em um tempo de secagem relativamente mais curto, o que permite manter a coloração, a textura e o sabor do produto durante o processo de secagem. As moléculas de água se difundem e evaporam em virtude da pressão reduzida, causada pela diminuição do ponto de ebulição da água. Já na secagem por liofilização assistida por micro-ondas o material é congelado e, em seguida, submetido ao processo de sublimação a vácuo. A máxima preservação da qualidade do produto é alcançada pela baixa temperatura durante a secagem.
e) **Esterilização:** a esterilização por micro-ondas resultou em produtos de maior qualidade quando comparada aos métodos tradicionais de enlatamento, que exigem uma temperatura de 120 °C a 45 minutos de processamento, bem como as embalagens de alumínio retortadas, que implicam 125 °C e 13 minutos de cozimento. O método segue um processo de alta temperatura e curto tempo (HTST, do inglês *high temperature short time*), que inativa os microrganismos responsáveis pela deterioração dos alimentos e minimiza a degradação dos produtos alimentícios.
f) **Pasteurização:** a energia proveniente de micro-ondas gera calor em materiais dielétricos, como os alimentos, pela fricção molecular decorrente da agitação das moléculas e íons provocados pelo campo elétrico alternado aplicado. A pasteurização por micro-ondas consegue eliminar microrganismos a temperaturas mais baixas que a pasteurização tradicional, graças a um aumento notável dos efeitos térmicos.

g) **Branqueamento:** vegetais cozidos a vapor tendem a manter mais nutrientes quando cozidos no micro-ondas que pelo método convencional. O *blanching* por micro-ondas é de 3 a 4 vezes mais eficaz que o branqueamento em água fervente na retenção das vitaminas solúveis em água, como ácido fólico, tiamina e riboflavina. As vantagens de sua realização, em comparação com os métodos de aquecimento convencionais, incluem velocidade de operação, economia de energia, controles precisos do processo e tempos de inicialização e desligamento mais rápidos.

Entre as vantagens da utilização dos fornos de micro-ondas, incluem-se os aspectos associados ao processamento contínuo, à ampliação da automação, à redução da mão de obra, ao aumento da vida de prateleira e aos menores custos de distribuição e de manutenção de equipamentos, bem como à economia de energia. Por outro lado, sabe-se que a aplicação das micro-ondas pode resultar em aquecimento desuniforme do produto, dependendo de suas propriedades elétricas e físicas.

Essas propriedades são representadas pela constante e pelo fator de perda dielétrica. Enquanto a primeira reflete a capacidade de um produto armazenar energia elétrica, o fator de perda dielétrica representa a capacidade de dissipá-la como calor. Outros fatores, como o calor específico e a densidade, também são relevantes para o aquecimento. O conjunto de propriedades determina a profundidade de penetração das micro-ondas, a transferência térmica convencional e a taxa global de aquecimento do produto.

O nível de força e a taxa de aquecimento necessários para promover o aquecimento uniforme dependem, em grande parte, de composição, temperatura inicial, forma, estrutura e tamanho do alimento, assim como da frequência do forno. A profundidade de penetração e a uniformidade do aquecimento são reguladas pelos conteúdos em umidade, sólidos e sais, determinantes das propriedades dielétricas do produto.

A absorção de energia pelos constituintes sólidos dos alimentos está condicionada ao teor de umidade. Em produtos com teores elevados ou intermediários não há absorção de energia micro-ondas; o contrário ocorre com produtos desidratados. Assim, os alimentos pobres em umidade, por possuírem baixa capacidade térmica, aquecem-se mais uniformemente. De forma equivalente, o grau de umidade e a temperatura afetam a condução interna e a convecção superficial, influenciando as taxas de transferência de calor no processo convencional, que são determinadas pela difusibilidade térmica.

A evaporação da água provoca o resfriamento superficial do alimento, levando-o a perder calor para o forno. A temperatura fria do ar no interior dos fornos, ao lado dos efeitos resfriantes da evaporação da umidade superficial do produto, é responsável pela incapacidade de as micro-ondas corarem alimentos cozidos ou assados, constituindo-se essa característica na principal diferença entre os fornos convencionais e os de micro-ondas.

As interações entre o alimento e a fonte de potência das micro-ondas são decisivas na absorção e transferência de energia nos produtos, afetando a uniformidade da distribuição do calor durante o aquecimento. Normalmente, há reflexão de energia a partir das superfícies do produto sem que ela seja absorvida, o que ocasiona oscilação nos níveis de força incidentes no interior do forno, resultando em distribuição irregular na superfície e originando pontos quentes e frios no interior do alimento. A energia não refletida é absorvida por interações com os constituintes ativos do produto, diminuindo em seu interior à medida que a penetração se acentua.

A frequência do forno constitui outro fator capaz de influenciar na penetração das micro-ondas. Naqueles com frequência de 915 MHz (uso industrial), a profundidade alcançada é de 2 a 3 vezes superior aos de 2.450 MHz (uso doméstico). Em geral, a espessura do alimento pode ser limitada em razão da força de penetração da energia, a fim de obter maior uniformidade no aquecimento por micro-ondas. Diferenças na espessura ocasionam falta de uniformidade no aquecimento, principalmente em produtos com formato irregular. Sabe-se que, quanto mais próximo da força da profundidade de penetração a espessura estiver, mais uniforme será a distribuição do calor. Assim, é possível observar o aquecimento desigual nas bordas da superfície, nos cantos e na região central dos alimentos.

No caso particular de carnes não desossadas, a presença de ossos contribui para o aquecimento irregular, uma vez que o cálcio e outros minerais refletem as micro-ondas à medida que penetram o produto, favorecendo o maior aquecimento da superfície óssea.

O superaquecimento superficial, típico da frequência de 2.450 MHz, tem origem na maior absorção de energia pela superfície, com o consequente aumento de temperatura nessa área; já o padrão de aquecimento observado no centro do produto depende da forma, do tamanho e do conteúdo salino, ocorrendo mais comumente com 915 MHz. Esses padrões são obtidos em produtos esféricos e cilíndricos, de diâmetro pequeno e pobres em cloreto de sódio. A falta de uniformidade no aquecimento ocorre em alimentos com regiões de atividade dielétrica diferentes, que absorvem energia em taxas distintas.

Produtos congelados podem apresentar problemas de aquecimento relacionados à penetração de energia e à capacidade diferenciada de absorção apresentada pela água, pelo gelo e pelo líquido resultante da mistura de água e componentes do alimento. Embora a penetração seja maior no gelo, as taxas de absorção são maiores na água, sendo seus efeitos mais pronunciados que os da penetração. Dessa forma, as áreas descongeladas absorverão mais energia, apresentando supercozimento, enquanto as outras não estarão suficientemente cozidas. No caso da formação de acúmulos de água misturada com componentes do alimento, decorrentes de maior concentração salina e capacidade de absorção de energia, pode-se constatar o superaquecimento ou o supercozimento das áreas vizinhas ou adjacentes, antes do total descongelamento.

Os efeitos das micro-ondas sobre certas propriedades do leite, como os teores de lactose, vitaminas, proteínas do soro, enzimas e a ocorrência da reação de Maillard, foram estudados por alguns pesquisadores. Os resultados relatados levam à conclusão de que a composição do leite, após a aplicação das micro-ondas, é similar à observada no produto aquecido por métodos convencionais. Essa semelhança também foi observada com relação aos compostos voláteis, embora diferenças quantitativas tenham sido apontadas.

Em pesquisa sobre os efeitos das micro-ondas e do cozimento sob pressão sobre a retenção de nutrientes de alguns tipos de legumes, pesquisadores concluíram que o cozimento por micro-ondas não exerceu efeito deteriorante sobre os nutrientes, excetuando-se os compostos termossensíveis, como a tiamina e o ácido ascórbico.

EFEITOS DA ENERGIA MICRO-ONDAS NA MICROBIOTA DOS ALIMENTOS

A inativação de microrganismos pela energia micro-ondas é atribuída à desnaturação de proteínas e ácidos nucleicos promovida pelos mecanismos térmicos convencionais, conforme comprovado por inúmeras pesquisas comparando a sobrevivência de células vegetativas e esporos expostos a tratamento térmico em fornos de micro-ondas e a processos convencionais de aquecimento. O envolvimento de efeitos não térmicos das micro-ondas nos sistemas biológicos também é mencionado em artigos especializados, embora haja divergências de resultados entre muitos autores. A literatura também ressalta a dependência das relações de tempo e temperatura, de forma equivalente à descrita no processamento térmico convencional.

A Tabela 1 contém os principais mecanismos de inativação sobre formas vegetativas e esporos bacterianos nos dois tipos de efeitos.

De acordo com trabalhos experimentais, os efeitos da irradiação de células de *Staphylococcus aureus* foram atribuídos à ação das micro-ondas sobre a atividade metabólica bacteriana, provavelmente por efeitos térmicos e não térmicos. Os autores compararam os efeitos da irradiação em níveis subletais àqueles provocados pelo aquecimento convencional sobre as células de *S. aureus*, verificando ações diferenciadas das micro-ondas sobre vários sistemas enzimáticos. Essas ações incluíram redução na capacidade metabólica, com acentuado efeito na atividade da termonuclease, e inibição da síntese de enterotoxina A.

Investigações sobre a natureza do estresse subletal induzido pelas micro-ondas sobre células de *S. aureus* demonstraram que as aquecidas em micro-ondas sofreram maior grau de injúria e aumento da sensibilidade ao cloreto de sódio, tendo sido esses efeitos atribuídos à capacidade de as micro-ondas distribuírem instantaneamente a energia térmica aos componentes subcelulares sensíveis ao calor. Complementarmente, os autores notaram o prolongamento da fase *lag* pelo dobro do tempo observado no aquecimento convencional, a perda da integridade da membrana citoplasmática, cujas lesões foram mais extensas com as micro-ondas, a diminuição da capacidade de retomar a síntese de enterotoxina, com produção mais lenta e em menor quantidade após a recuperação da injúria, observando-se necessidade de um período mais longo de reparo para o início da produção, o aumento significativo na quebra de lipídeos e a formação de ácidos graxos livres.

Tabela 1 Mecanismos de inativação de células vegetativas e esporos bacterianos por aquecimento dielétrico e efeitos térmicos

	Aquecimento dielétrico (radiofrequência e micro-ondas)	**Efeito térmico**
Mecanismos-chave de células vegetativas	**Aquecimento volumétrico**	**Aquecimento**
Danos à membrana celular	+++	+++
Inativação de enzimas-chave que modulam o crescimento das células	++	+++
Danos oxidativos aos constituintes da membrana celular (camadas de peptidoglicano)	+	+++
Dano ao DNA/ácido nucleico	–	+++
Esporos		
Dano à capa do esporo	++	+++
Modificação química no núcleo e córtex do esporo	–	+++

+++: mecanismo-chave de ação; ++: alguns efeitos sinérgicos; +: com base em informações científicas limitadas; –: não relatado.
Fonte: adaptada de Impe et al., 2018.

Outras pesquisas sugerem o rompimento da membrana e/ou estrutura subcelular, com liberação de lipídeos, transformando-se em substratos para reações oxidativas e enzimáticas, além da possibilidade de sofrerem superaquecimento, concorrendo, dessa forma, para aumentar o grau de injúria. As evidências demonstram que as micro-ondas participam como catalisadoras das reações oxidativas de lipídeos de membrana, cujos produtos afetam as células durante a fase de aquecimento subletal, uma vez que se obtém maior número de sobreviventes quando o tratamento térmico é realizado em condições de anaerobiose.

O envolvimento dos efeitos não térmicos na destruição de esporos de *Bacillus stearothermophilus* em meios de cultura já havia sido proposto por alguns autores, que enfatizaram as diferenças na atividade enzimática específica e na viabilidade celular após o tratamento térmico em micro-ondas, quando da utilização de temperaturas subletais. Tais efeitos resultariam da absorção seletiva da energia das micro-ondas pelos componentes intracelulares bacterianos, de elevada condutividade térmica, favorecendo sua absorção em meios de cultura de baixa condutividade.

A redução microbiana, pela utilização de micro-ondas, tem sido constatada em diferentes produtos de origens animal e vegetal: carnes e derivados; aves, ovos e derivados; peixes e frutos do mar; frutas em conserva e sucos de frutas; cereais, amido e leite de soja; leite e derivados; pães, bolos e pudins; concentrados proteicos; alimentos congelados e uma infinidade de alimentos prontos para o consumo.

Ao longo dos anos, pesquisas têm sido realizadas para avaliar os efeitos das micro-ondas sobre patógenos inoculados em alimentos. Os resultados são conflitantes e evidenciam importantes variações na destruição microbiana, conforme a composição do alimento, o micro-organismo avaliado e sua fase de crescimento. Alguns autores afirmam que os efeitos das micro-ondas são equivalentes aos provocados por tratamentos térmicos convencionais; outros relatam diferenças nas taxas de morte celular entre os microrganismos expostos.

De acordo com alguns pesquisadores, a sobrevivência de patógenos em alimentos submetidos ao tratamento por micro-ondas é atribuída, principalmente, à não uniformidade de aquecimento do produto. No caso de certos patógenos, como *Salmonella* spp., *Escherichia coli* O157:H7 e *Listeria monocytogenes*, esses resultados devem ser considerados com cautela, visto que poucas células viáveis são suficientes para causar enfermidades pelo consumo de alimentos contaminados, tendo sido relatados surtos de salmonelose associados ao consumo de alimentos previamente aquecidos em fornos de micro-ondas.

Alguns autores avaliaram a sobrevivência de *E. coli* O157:H7 inoculada experimentalmente em carne e submetida a diferentes tempos de cocção em fornos de micro-ondas. Verificou-se que o número de bactérias sofreu redução à medida que aumentavam o tempo e a temperatura do processo. Os resultados evidenciaram que a efetividade das micro-ondas na destruição bacteriana foi inversamente proporcional à contagem inicial do microrganismo no alimento e que os efeitos deletérios do tratamento sobre a bactéria variaram segundo a dose de irradiação e a temperatura alcançada no interior do produto.

A termorresistência dos microrganismos parece não variar conforme o método de aquecimento, considerando-se os tratamentos convencionais e por micro-ondas. Em geral, bolores, leveduras e vírus são mais sensíveis às altas temperaturas que bactérias, sobretudo na forma esporulada. As micro-ondas são capazes de inativar esporos, desde que a temperatura e o tempo de aquecimento sejam suficientes. Entretanto, o reaquecimento de carnes pré-cozidas, em particular, é citado como responsável pela estimulação da germinação de esporos bacterianos e consequente aumento nas contagens de células vegetativas após o processamento.

Produtos industrializados, próprios para preparação em micro-ondas, também podem apresentar riscos à saúde humana, se não houver atenção ao método de preparo e à higiene na produção e estocagem.

EMBALAGENS DE ALIMENTOS PARA FORNOS DE MICRO-ONDAS

A utilização dos fornos de micro-ondas no processamento de alimentos contribuiu para o desenvolvimento de embalagens, sobretudo aquelas utilizadas para os alimentos semiprontos ou prontos para o consumo. Os atuais conceitos de praticidade e rapidez atrelados a esse mercado consumidor que, muitas vezes, busca produtos destinados ao aquecimento direto em fornos de micro-ondas, dão suporte à utilização de novas tecnologias em embalagens.

Quando considerada a forma como as micro-ondas agem no aquecimento do produto, observa-se que ela difere totalmente do processo tradicional. O princípio das micro-ondas, como já mencionado neste capítulo, baseia-se em um campo elétrico que interage com os constituintes do alimento. A questão é que, às vezes, esse campo elétrico também interage com a embalagem. Os materiais das embalagens agem não só no acondicionamento dos alimentos, mas também podem auxiliar na cocção ou no aquecimento do produto, podendo transmitir, refletir ou absorver a radiação e, portanto, entram nas classificações descritas a seguir.

De acordo com os pesquisadores, é imperativo que as embalagens utilizadas em alimentos para o aquecimento direto em fornos de micro-ondas não sofram alterações, evitando-se a formação de compostos adicionais e as possíveis interações com o alimento. Essas substâncias, se formadas, não devem ser voláteis ou passíveis de migração por contato com o alimento durante a aplicação das micro-ondas e consequente exposição ao calor.

Os materiais para embalagens para aquecimento em micro-ondas classificam-se em diferentes categorias, dependendo de como reagem a elas dentro dos fornos. Dois tipos mais comuns são os plásticos transparentes às micro-ondas e os *susceptors*. Os primeiros são referidos como embalagens passivas e não reagem às micro-ondas. Os plásticos mais comuns utilizados para embalar os alimentos são o polipropileno (PP) e o polietileno tereftalato (PET).

As embalagens transparentes ou passivas, geralmente representadas por plásticos, vidros e papel, permitem a passagem da radiação sem interferência, atingindo diretamente o alimento, que, a partir da interação com o campo elétrico, produzirá o calor de aquecimento. Ao utilizá-las, deve-se levar em conta o material e sua resistência ao calor e ao frio (armazenamento), assim como seu custo.

Já as de material refletivo consistem em materiais de estrutura metálica, que podem refletir as micro-ondas da mesma forma que as paredes do forno o fazem. Esse tipo é utilizado visando impedir o aquecimento do alimento, uma vez que as micro-ondas não são capazes de penetrar a parede metálica e atingir o produto. São exemplos a folha de alumínio e laminados em camadas como plástico/alumínio e plástico/papel/alumínio.

Essas embalagens geralmente são utilizadas quando se deseja proteger uma parte do produto do aquecimento, no caso de alimentos compostos por tipos diferentes, com tempos de cocção diferenciados, evitando supercozimento ou queimaduras.

O alumínio também é utilizado na modificação do campo eletromagnético, redirecionando as micro-ondas para uma otimização do aquecimento, agindo como intensificador de energia de modo localizado ou redirecionando-a para pontos da embalagem que normalmente não receberiam tamanha exposição. Um exemplo seriam as lasanhas congeladas, nas quais esse redirecionamento seria no sentido das laterais para o centro.

A utilização desse último tipo de material deve ser cautelosa, tomando precauções para prevenir a formação de arcos voltaicos, que ocorrem entre a embalagem e a parede do forno. Medidas como colocar o produto no centro do aparelho ou laminar a parte metálica com plástico ou cartão podem ser úteis. Sua utilização requer tempo de exposição mais prolongado, já que o tempo de aquecimento será demorado.

Também chamados de *susceptors*, os materiais absorventes são utilizados para provocar efeitos como crocância e/ou escurecimento desejável (*browning*), conferindo características de produtos aquecidos no método convencional. Esses materiais absorvem a energia das micro-ondas transformando-as em energia térmica, criando uma temperatura superficial no alimento que não seria atingida sem sua utilização.

Em geral são embalagens constituídas por uma camada extremamente fina de metal, como o alumínio, aplicada em um filme de poliéster ou em outros substratos que forneçam resistência térmica compatível. São utilizados em batatas fritas, *waffles*, tortas e pizzas, mas sua maior utilização é em pipocas.

Entre os materiais utilizados, destacam-se os plásticos, amplamente empregados em envases de alimentos. Entretanto, sabe-se que não são substâncias inertes e que seus monômeros residuais, componentes e aditivos, podem migrar para o alimento contactante, principalmente quando expostos a altas temperaturas.

Nos Estados Unidos, a Food and Drug Administration (FDA) regula os materiais de embalagens para contato com os alimentos e tanto a regulação norte-americana quanto a Comunidade Europeia (EC) possuem regras muito complexas para controle de substâncias migratórias potencialmente perigosas dos materiais das embalagens para o alimento. Apesar disso, não existem requerimentos específicos para esses envases em contato direto com os produtos.

Alguns estudos sobre a migração de substâncias de embalagens plásticas para alimentos aquecidos em fornos de micro-ondas têm sido desenvolvidos, no entanto, informações sobre a toxicidade desses compostos são relativamente escassas.

Resultados de pesquisas evidenciam que a migração é maior em temperaturas elevadas, favorecendo a possível contaminação e o surgimento de modificações organolépticas no produto, muitas vezes associadas à rejeição pelo consumidor. Além de provável toxicidade, a migração conduz à presença de substâncias indesejáveis nos alimentos, gerando perda de qualidade e prejuízos. O processo de migração é controlado por difusão dos componentes por meio da matriz polimérica até atingir a interface com o alimento. Como o processo é termodinâmico, a difusão é maior em altas temperaturas e, consequentemente, é maior o risco de contaminação dos alimentos.

É essencial que as embalagens utilizadas em alimentos para aquecimento direto em fornos de micro-ondas não sofram alterações, evitando-se a formação de compostos adicionais e as possíveis interações com o alimento. Essas substâncias, se formadas, não devem ser voláteis ou passíveis de migração por contato com o alimento durante a aplicação das micro-ondas e consequente exposição ao calor.

APLICAÇÃO DAS MICRO-ONDAS NO TRATAMENTO DE EFLUENTES DE INDÚSTRIAS DE ALIMENTOS

Algumas bactérias são capazes de sintetizar as substâncias poliméricas extracelulares (SPE), estruturas exteriores à própria parede celular, compreendidas por cápsula, camada mucosa e camada S. As substâncias poliméricas extracelulares têm a função de reservar água e nutrientes para a célula bacteriana, aumentar a capacidade invasiva, de aderência e resistência a biocidas. Os efluentes apresentam grande potencial para formação de biogás, mas essas SPE contidas no efluente, principalmente advindas das indústrias de leite e carne, possuem hidrólise lenta e incompleta, dificultando também a hidrólise de bactérias e sua biodegradação, além de outros componentes não biodegradáveis, que limitam a taxa e a quantidade de biogás produzido. Essa alta quantidade de SPE é vista facilmente nos efluentes de indústrias de carnes e de leite e derivados.

O pré-tratamento desses efluentes já foi descrito de diversas formas, utilizando métodos químicos, termoquímicos e oxidantes, visando aumentar a eficiência de solubilização e a degradação de macromoléculas e componentes de baixo peso molecular. Os tratamentos termais têm sua eficiência, principalmente aumentando a taxa de desidratabilidade do efluente, promovendo rompimentos da parede celular bacteriana e tornando as proteínas mais acessíveis à degradação biológica. Por outro lado, as radiações micro-ondas são amplamente estudadas, por exemplo, no tratamento de resíduos como método analítico, redução da carga microbiana em produtos cárneos, tratamento de solos e degradação da celulose para produção de biomassa (o valor calorífero do carbono obtido no processamento por micro-ondas é 10% maior que nos tratamentos térmicos convencionais).

Os efluentes são meios multifásicos, com grandes quantidades de água, logo, a absorção das micro-ondas é altamente eficaz. A temperatura ideal desejada para o tratamento desses efluentes é mais facilmente atingida com a utilização das micro-ondas, quando comparada ao método de aquecimento convencional, podendo, então, diminuir a energia demandada no processo, o que aumenta sua viabilidade econômica. A produção de biogás se mostra mais eficiente nos efluentes pré-tratados com micro-ondas que naqueles tratados com aquecimento convencional. A aplicação das micro-ondas no pré-tratamento dos efluentes pode diminuir a fase *lag* inicial da degradação anaeróbica.

Além dos efeitos térmicos, gerados pela interação das micro-ondas com o efluente, também são demonstrados os efeitos não térmicos, ou seja, efeitos que seriam provenientes da radiação micro-ondas em si. Campos eletromagnéticos de alta frequência podem se manifestar quando há mudança na orientação dipolo das moléculas, podendo gerar macromoléculas com cadeias laterais polarizadas e quebra de pontes de hidrogênio, que têm efeito sobre a biodegradabilidade, eficiência da degradação anaeróbica e habilidade de desinfecção. Os efeitos termais e não termais das micro-ondas foram observados em altas temperaturas.

Os efeitos da radiação micro-ondas no tratamento dos efluentes estão ligados à temperatura atingida no pré-tratamento, mas, além disso, relacionam-se com a intensidade da radiação e o tempo de exposição. Resultados obtidos com aquecimento convencional a 95 °C por 60 minutos e por micro-ondas nas intensidades de radiação de 0,5, 1,5, 2,5 e 5 W/g, durante 30 minutos, mostraram que, nos efluentes tratados com micro-ondas de maior intensidade, a produção de biogás chegou a ser cerca de 15% maior, quando comparada àquela obtida com efluente de indústria de leite tratado com aquecimento convencional.

CONCLUSÕES

Na sociedade moderna, o forno de micro-ondas é um utensílio doméstico indispensável na cozinha, capaz de agilizar e racionalizar o preparo, o descongelamento e o aquecimento de alimentos. Com a redução nos custos de fabricação e a elevada demanda, foi possível a colocação de fornos de micro-ondas no comércio varejista a preços acessíveis. Quanto às indústrias de alimentos e cozinhas industriais, esses fornos ocupam lugar de destaque, substituindo com vantagem os sistemas convencionais de aquecimento em muitas operações. Mesmo assim, alguns aspectos importantes mencionados na literatura e que comprovam sua eficiência no processamento de alimentos, se utilizados com critério e dentro de sua verdadeira finalidade, devem ser destacados:

- O processamento industrial de alimentos por energia micro-ondas permite a obtenção de produtos de qualidades nutricional e microbiológica superiores àqueles preparados em fornos de micro-ondas domésticos.
- As taxas de destruição microbiana são tão eficientes quanto as verificadas no aquecimento convencional para muitos pesquisadores, embora para outros essa redução seja questionável.

- O binômio tempo-temperatura do processamento, além das características intrínsecas do produto, afeta as taxas de inativação microbiana.
- As dificuldades experimentais, concernentes à repetibilidade das pesquisas, concorrem para as divergências existentes entre os autores, sobretudo no que se refere à segurança microbiológica dos alimentos tratados com energia micro-ondas.
- Os efeitos térmicos convencionais são considerados responsáveis pela inativação microbiana, embora inúmeros trabalhos apontem a participação de efeitos não térmicos na ação das micro-ondas.
- As especificações impróprias das condições de processamento dos pratos disponíveis no comércio, aliadas às características ainda insatisfatórias dos fornos domésticos, principalmente em termos de distribuição interna de energia, constituem importantes elementos a serem considerados pelas indústrias de produtos alimentícios e pelos próprios fabricantes de fornos.

BIBLIOGRAFIA

Abo Apostolou I, Papadopoulou C, Levidiotou S, Ioannides K. The effect of short-time microwave exposures on Escherichia coli O157:H7 inoculated onto chicken meat portions and whole chickens. Int J Food Microbiol. 2005;101(1):105-10.

Blanco JF, Dawson LE. Survival of Clostridium Perfringens on chicken cooked with microwave energy. Poultry Science. 1974;53:1823.

Cai R, Nthoiwa KKM, Ge C. Effect of microwave heating on the migration of additives from PS, PP and pet container into food simulants. J Appl Packag. 2013;6(1).

Craven SE, Lillard HS. Effect of microwave heating of precooked chicken on Clostridium Perfringens. J Food Sci. 1974;39:211-2.

Géczi G, Horváth M, Kaszab T, Alemany GG. No major differences found between the effects of microwave-based and conventional heat treatment methods on two different liquid foods. PLoS One. 2013.

Huang L, Sites J. New automated microwave heating process for cooking and pasteurization of microwaveable foods containing raw meats. J Food Sci. 2010;75(2).

Impe JV, Smet C, Tiwari B, Greiner R, Ojha S, Stulic V, et al. State of the art of nonthermal and thermal processing for inactivation of micro-organisms. J Appl Microbiol. 2018;125:16-35.

Ito D. Desenvolvimento de materiais de embalagens para forno de micro-ondas. Boletim de tecnologia e desenvolvimento de embalagens. 2009;21(2):1-3.

Jeong JY, Lim ST, Kim CJ. The Quality characteristics of salted ground pork patties containing various fat levels by microwave cooking. Korean J Food Sci Anim Resour. 2016;36(4):538-46.

Joyner Melito HS, Jones KE, Rasco BA. Microwave pasteurization of cooked pasta: effect of process parameters on texture and quality for heat-and-eat and ready-to-eat meals. J Food Sci. 2016;81(6):E1447-56.

László Z, Horváth Z, Szabó G, Hodúr C. Comparison of the effects of microwave irradiation with different intensities on the biodegrability of sludge from dairy-and meatindustry. Bioresour Technol. 2011;102:814-21.

Tang J. Unlocking potentials of microwaves for food safety and quality. J Food Sci. 2015;80(8):E1776-93.

van Impe J, Smet C, Tiwari B, Greiner R, Ojha S, Stulić V, et al. State of the art of nonthermal and thermal processing for inactivation of micro-organisms. J Appl Microbiol. 2018.

Verma DK, Mahanti NK, Thakur M, Chakraborty SK, Srivastav PP. Microwave heating: alternative thermal process technology for food application. In: Srivastav PP, Verma DK, Patel AR, Al-Hilphy AR. Emerging thermal and nonthermal technologies in food processing. New York: Apple Academic Press; 2020.

Welt BA, Tong CH, Rossen JL, Lund DB. Effect of microwave radiation on inactivation of Clostridium sporogenes (PA 3679) spores. Appl Environ Microbiol. 1994;60(2):78-83.

Yadav DN, Anand T, Sharma M, Gupta RK. Microwave technology for disinfestation of cereals and pulses: an overview. J Food Sci Technol. 2014;51(12):3568-70.

25

Embalagens destinadas a alimentos

Lucia Tieco Fukushima Murata
Maria Cecília Depieri Nunes
Maria Rosa da Silva de Alcântara
Neus Sadocco Pascuet
Paulo Eduardo Masselli Bernardo

INTRODUÇÃO

A utilização de embalagens remonta ao início da história dos homens. Enquanto o homem, como qualquer outro animal, consumiu seus alimentos no próprio local de origem, sobre um arbusto ou penhasco e enquanto não precisou de cuidados especiais com vestimentas ou armas, não houve necessidade de proteção especial nem para suas coisas nem para si próprio.

A necessidade da embalagem começou a aparecer à medida que a vida do homem tornou-se gradativamente mais complexa. Quando amadureceu a consciência de que passou a ser preciso armazenar; quando aumentou a distância entre sua moradia permanente ou semipermanente e suas fontes de abastecimento; quando surgiu a divisão do trabalho dentro do próprio núcleo familiar, depois no clã e na tribo, ou mesmo entre tribos; à medida que o homem foi se especializando e se tornando caçador, plantador de sementes, pescador e assim por diante. É assim que foram sendo manufaturados os primeiros tipos de embalagens, como o cesto, o alforje, a trouxa de peles, bexigas de animais e outras.

Há mais de 4 mil anos, os egípcios produziam garrafas de vidro e os fenícios desenvolviam barricas de madeira. O papel foi a primeira matéria-prima de embalagem feita pelo homem, inicialmente à mão. Apenas em meados do século XIX, passou a ser fabricado à máquina. As latas de folha de flandres surgiram na época de Napoleão, para conservar alimentos para a provisão de seus exércitos, uma vez que a esquadra da Inglaterra privou a França do fornecimento de açúcar, naquela época indispensável para a preservação das frutas. Napoleão, então, ofereceu um grande prêmio para quem desenvolvesse um método adequado para a preservação dos alimentos. Esse prêmio foi dado, em 1810, a Nicolas Appert, pela apresentação de um processo de acondicionamento no qual se utilizavam potes de vidro. A lata foi inventada pelo inglês Peter Durant, também em 1810.

O plástico, o primeiro polímero, foi sintetizado em 1868, por John Hyatt, obtendo nitrato de celulose a partir da reação da piroxilina do algodão e do ácido nítrico, além de cânfora sólida. O objetivo dessa síntese era obter um material que substituísse o marfim. Esse primeiro polímero sintético foi denominado celuloide e muito usado para filmes fotográficos e cinematográficos.

Em 1907, com as experiências de Leo H. Bakeland, em Nova York, foi desenvolvida outra resina sintética, à base de fenol-formaldeído, que recebeu o nome de baquelite, utilizada até hoje.

Nos Estados Unidos, um grande desenvolvimento na área de embalagens ocorreu na época da Grande Marcha para o Oeste, quando os pioneiros tinham de preservar os alimentos de que dispunham até a primeira colheita.

Mais do que as distâncias, foi a velocidade de circulação das mercadorias que mais exigiu proteção e cuidado no transporte e na distribuição de alimentos, redobrando a importância da embalagem. A agricultura representou o primeiro setor de produção a utilizar embalagens no transporte a grande distância, e os envoltórios inicialmente mais usados no acondicionamento de produtos agrícolas eram de couro, madeira, juta e algodão.

Esses exemplos dos primeiros usos das embalagens dizem respeito à sobrevivência, mas ilustram princípios básicos. O alimento deve estar disponível onde quer que haja gente e, com os modernos padrões de população, isso raramente ocorre onde ele é produzido. O alimento, em sua enorme variedade, deve estar presente durante todo o ano, a despeito da estação de sua colheita, e deve ser apresentado de modo conveniente para compra e uso, ou seja, na maioria das vezes, ele deve ser embalado.

Nas últimas décadas ocorreram inúmeras inovações no campo das embalagens, em razão da presença de novos materiais, como plásticos, que estão em permanente evolução, e com o desenvolvimento de novas técnicas e novos aditivos para materiais tradicionalmente usados.

FUNÇÕES DA EMBALAGEM

O entendimento da razão de ser da embalagem está intimamente ligado às funções que ela desempenha. A primeira função da embalagem é conter, isto é, guardar ou armazenar um produto qualquer, desde a fase de sua produção até o momento do uso pelo consumidor final. Não menos importante é sua função de informar o consumidor sobre o produto a respeito da composição, dos aditivos, da conservação e do prazo de validade. Do ponto de vista mercadológico, a embalagem é o cartão de visita do produto, sendo muitas vezes responsável por vendê-lo.

Entretanto, a principal função da embalagem do ponto de vista da saúde pública é proteger o produto nela contido.

O homem tem muitos competidores para o alimento que ele produz. Animais, particularmente roedores, insetos e microrganismos, causam perdas em vários estágios da produção de alimentos: no plantio, na colheita, no processamento, na estocagem, no transporte e na comercialização. Na maioria desses estágios, a embalagem tem um papel decisivo na segurança e na diminuição das perdas.

É uma ironia que o desperdício de alimentos seja maior nos países em desenvolvimento, onde se faz sentir mais sua necessidade, pois muitas vezes perde-se acima de 25% da colheita de alimentos por falta de higiene e refrigeração e, frequentemente, por falta de embalagens adequadas e por condições de estocagem ineficientes. Além disso, nos países em desenvolvimento, as redes de distribuição são deficientes, e o transporte de alimentos ocorre em grande escala em meios de transporte lentos, tornando necessária, mais do que nunca, a transformação dos produtos frescos em "produtos frescos de longa duração", por meio de processos de acondicionamento. Baseando-se em todas essas considerações, pode-se verificar que uma das principais funções da embalagem é entregar ao consumidor um alimento com o mesmo nível de qualidade dos produtos recém-preparados, por sua capacidade de protegê-los contra agentes deteriorantes, infectantes e sujidades.

O ataque de insetos e roedores durante a estocagem de alimentos é, entretanto, difícil de ser eliminado pelo uso de embalagens especiais, pois a resistência à penetração em grande número de materiais de embalagem é baixa.

Com base na proteção da embalagem contra microrganismos, a questão é bastante complexa, pois a conservação depende da flora bacteriana do alimento no momento do envase. Em razão da permeabilidade da embalagem aos gases e vapores, a atmosfera criada por elas será elemento essencial da estabilidade do alimento assim acondicionado.

Existem três eventualidades possíveis:

- As embalagens permeáveis ao oxigênio favorecem o crescimento de microrganismos aeróbicos.
- As embalagens pouco permeáveis ao oxigênio favorecem o crescimento de microrganismos microaerófilos (como os lactobacilos).
- As embalagens impermeáveis aos gases (em especial ao oxigênio) proporcionam uma anaerobiose, que favorece o desenvolvimento dos anaeróbios (como os clostrídios) em latas e embalagens a vácuo.

A embalagem também deve proteger o produto de outras condições ambientais adversas, como luz, ar, umidade e temperatura. O tempo de vida de prateleira dos alimentos é bastante afetado pela temperatura; normalmente a cada acréscimo de 10 °C, duplica-se a velocidade de reação nos alimentos. O calor pode, além disso, provocar descoloração, derretimento ou decomposição do produto. Por outro lado, temperaturas baixas podem produzir rachaduras ou congelar a mercadoria. O controle da temperatura, entretanto, é difícil de ser feito pela embalagem.

A deterioração de alimentos embalados depende muito das transferências que podem ocorrer entre o meio interno, dentro do material de embalagem, e externo, no qual ele é exposto aos danos na estocagem e distribuição. A noção de permeabilidade a umidade, luz e gases é de grande importância para o estudo da embalagem de acordo com o tempo de vida útil do alimento.

A umidade é um dos fatores que comprometem a eficiência de um sistema de alimentos. Substâncias higroscópicas podem intumescer ou liquefazer, além de favorecer o desenvolvimento da flora microbiana. É importante lembrar que embalagens à prova d'água não são necessariamente à prova de umidade, pois o vapor d'água é muito mais penetrante que a água líquida.

A transmissão de gases é caracterizada por dois tipos básicos de permeação. A permeabilidade verdadeira consiste em um processo de solução e difusão. O gás dissolve-se no material, em uma das faces, e difunde-se através da superfície até a outra face. Se microfuros ou rasgos estiverem presentes, a porosidade ocorrerá e o gás fluirá diretamente por meio dessas fendas, o que caracteriza a principal diferença entre porosidade e permeabilidade. Muitos filmes orgânicos possuem permeabilidade e porosidade em espessuras muito finas. A folha de alumínio não exibe permeabilidade a gases, mas em folhas muito finas ela apresenta porosidade. Já que a permeabilidade não é uma propriedade fundamental de um polímero específico, ela depende de diversas variáveis: os tipos de gás e de polímero, as condições de pressão e temperatura e a interação entre o gás e o filme.

Plastificantes, cargas inertes e pigmentos tendem a aumentar a permeabilidade. Polímeros contendo duplas ligações são mais permeáveis que aqueles que possuem apenas simples ligações. Quanto maior o peso molecular do polímero, menor sua permeabilidade.

A permeabilidade de uma embalagem interfere na absorção, pelo alimento, dos odores do meio ambiente. No caso de alimentos com significativo teor de gordura, o caso é mais crítico, uma vez que a gordura é mais suscetível à absorção de odores. Pode, também, acontecer o caso inverso, isto é, a perda de aroma do produto após algum tempo de acondicionamento, em razão da permeabilidade da embalagem. Os óleos essenciais de alguns alimentos podem penetrar no material de embalagem e ficar retidos ou migrar para o meio ambiente, causando perda das características sensoriais do produto.

O oxigênio tem um grande efeito na diminuição da qualidade de um alimento: provoca o ranço nas gorduras, alterando significativamente seu sabor; atua no escurecimento enzimático; diminui o valor nutricional de um alimento pela oxidação das vitaminas, entre outros. Por outro lado, nas carnes frescas, atua positivamente, oxidando o pigmento da carne para a oximioglobina, que possui a cor vermelha desejável. Carnes embaladas a vácuo têm menos aceitação, pois a mioglobina em sua forma reduzida tem uma cor púrpura, não associada à boa qualidade da carne. Na maioria dos casos, deseja-se uma embalagem que atue como uma barreira a gases e vapores.

A luz exerce influência sensível na oxidação de vitaminas e lipídeos presentes nos alimentos, e seus efeitos podem ser evitados pela utilização de embalagens adequadas. A implantação do sistema de autosserviço nos estabelecimentos comerciais proporcionou a maior mudança no sistema de vendas ao varejo e a consolidação de uma indústria específica de embalagens. Embora os supermercados tenham sido responsáveis pelo grande desenvolvimento das embalagens, atualmente são completamente dependentes dela. A embalagem passou a substituir o vendedor e tornou-se elemento vital para as vendas por impulso.

Do ponto de vista mercadológico, o objetivo da embalagem é acelerar e estimular a compra por impulso. Para se ter uma ideia da importância da embalagem para o consumidor, é bom ter conhecimento de que a dona de casa permanece, em média, 27 minutos em um supermercado, olha 3 mil produtos diferentes e compra 30, sendo 17 deles por impulso. Isso significa que mais de 50% de suas compras não foram planejadas e realizaram-se por atuação direta da embalagem. Pode-se também mencionar que a embalagem é o veículo de comunicação entre a indústria e o consumidor, pois este é informado sobre o conteúdo líquido, instruções corretas de uso e composição do alimento pelos dizeres existentes na embalagem.

RISCOS DAS EMBALAGENS

À medida que os alimentos embalados passaram a ter maior importância na dieta de grande parte das populações, a ênfase dada aos problemas toxicológicos advindos da interação da embalagem com o alimento foi aumentada.

As embalagens inadequadas ou mal processadas podem contaminar os alimentos quando apresentam baixa resistência mecânica e incompatibilidade com o conteúdo. Muitas vezes, as embalagens são reutilizadas nos domicílios para guardar alimentos distintos daqueles para os quais foram processadas.

As embalagens recicladas podem conter sujidades que passam para o alimento; sacos de lixo elaborados com material reciclado, por exemplo, podem ser utilizados para conter alimentos, geralmente frutas e hortaliças, ocasionando risco de contaminação. As retornáveis passam por um processo de seleção e lavagem que, se não for eficiente, pode contaminar o produto com microrganismos ou contaminantes químicos se forem utilizadas indevidamente pelo consumidor.

O critério usado para garantir a segurança de produtos alimentícios embalados está relacionado às interações embalagem-produto durante o período anterior ao uso final pelo consumidor.

Nas três últimas décadas, a comunidade científica internacional tem voltado sua atenção para os aspectos toxicológicos decorrentes da utilização de materiais de síntese química em embalagens de alimentos, surgindo a necessidade de estabelecer uma legislação específica para controlar esses produtos.

Muitas são as substâncias que se utilizam na elaboração de embalagens para alimentos. De um modo geral, é possível classificá-las em:

- Substâncias presentes nos processos de obtenção de polímeros, como catalisadores, solventes, monômeros, oligômeros etc.
- Aditivos utilizados na produção de embalagens, como lubrificantes, plastificantes, estabilizantes, cargas, corantes etc.
- Outras substâncias, como solventes de impressão, adesivos, lubrificantes de máquinas etc.

A embalagem pode contaminar o alimento pela migração de elementos de sua composição, como monômeros, aditivos, corantes, tintas de impressão, vernizes, entre outros. A migração de componentes da embalagem pode ser tão pequena que não se observará resposta biológica nos organismos expostos a curto prazo. Entretanto, após longos períodos de ingestão de alimentos contaminados, poderão ocorrer manifestações tóxicas sutis e de difícil detecção.

MONÔMEROS

Certas macromoléculas absolutamente inócuas provêm da polimerização ou policondensação de monômeros tóxicos. Como a polimerização dos monômeros para a fabricação do plástico não tem conversão com 100% de rendimento, o produto de reação apresenta, como resultado do limite de tecnologia de fabricação, monômero residual. Quando o processamento é correto, a quantidade de monômero residual é mínima, porém existem casos de solubilidade recíproca entre o monômero e o polímero (estireno-poliestireno) ou de equilíbrio durante a polimerização (caprolactama-nylon 6) e, nesses casos, uma quantidade significativa de monômero residual fica retida no polímero. A degradação da macromolécula também pode conduzir à produção de monômeros, mas este caso é mais raro.

Na classe de monômeros de interesse em saúde pública, podem-se citar: cloreto de vinila, estireno, ácido tereftálico e acrilonitrila, entre outros.

Cloreto de vinila

O cloreto de vinila é uma substância gasosa, usada na fabricação do policloreto de vinila (PVC) e de outros copolímeros vinílicos. Há muito tempo, o cloreto de vinila é reconhecido como carcinógeno para animais de experimentação, em sua forma epóxido.

Um grave episódio de contaminação ocupacional em trabalhadores que limpavam reatores após a polimerização do PVC, com três casos de morte por angiossarcoma no fígado, alertou as autoridades quanto à toxicidade do cloreto de vinila. Até então, esse monômero era considerado inócuo e utilizado inclusive como propelente em aerossóis para pesticidas, medicamentos e cosméticos.

Durante o processo de conversão do cloreto de vinila em resina, uma parte permanece em sua forma original. Cálculos indicam que menos de 90% do gás é realmente convertido em resina. Uma parte remanescente é dissipada para a atmosfera e outra é retida no plástico, podendo migrar gradualmente para o produto com o qual entrará em contato.

O cloreto de vinila é um carcinógeno para o homem (exposição ocupacional), e o fígado é o principal órgão atingido. Baixas concentrações de cloreto de vinila foram administradas a animais de laboratório e verificou-se que ele é eliminado pela urina. Em altas concentrações, é eliminado sem transformação pelo pulmão. Sua biotransformação depende da concentração introduzida no organismo.

O policloreto de vinila é muito usado em embalagens para alimentos, de onde vem a grande possibilidade de migração do monômero correspondente. O fato de o cloreto de vinila não ter sido considerado suspeito de produzir câncer, como migrante de embalagens, não o libera como substância cuja presença seja segura nos alimentos. Os dados avaliados pelo Joint Expert Committee on Food Additives (JECFA) sobre o cloreto de vinila incluíram estudos de farmacocinética, metabolismo, reprodução, teratogenicidade, mutagenicidade e carcinogenicidade, assim como observações em humanos. O comitê levou em consideração que a provável ingestão de cloreto de vinila, resultante de sua migração da embalagem para o alimento, seja de 0,1 µg/dia. O comitê solicitou que as justificativas para o uso de tais embalagens fossem examinadas e recomendou que o cloreto de vinila fosse mantido sob contínua revisão a respeito de sua segurança de uso.

A legislação brasileira e o Mercado Comum do Sul (Mercosul) estabelecem um limite de composição de 1,0 mg/kg de matéria plástica para o cloreto de vinila.

Estireno

O estireno é um composto orgânico, líquido, de baixo peso molecular, volátil, com um odor característico, forte e indesejável, utilizado como monômero na elaboração de polímeros e elastômeros de importância comercial, sendo um dos monômeros mais utilizados em embalagens para entrar em contato com alimentos (água mineral, produtos lácteos etc.).

Além disso, o calor usado no processamento do polímero causa degradação e formação de estireno adicional. É, portanto, razoável suspeitar que embalagens para alimentos elaboradas com poliestireno contenham esse monômero.

O estireno também é usado como solvente de vários outros polímeros, por exemplo, o poliéster.

O poliestireno interage com os óleos essenciais das frutas cítricas, que dissolvem esse polímero. Nos recipientes de poliestireno que são utilizados para acondicionar sucos de frutas cítricas, ocorre o ataque principalmente na superfície da borda do recipiente, quando em repouso por tempo suficiente para que os óleos essenciais, em razão de sua densidade, depositem-se na superfície do suco. Normalmente, as embalagens de poliestireno utilizadas para tal finalidade são apresentadas na forma de copos descartáveis, cuja espessura é relativamente fina, favorecendo sua perfuração. A molécula de estireno é composta por um anel benzênico e um radical vinila. A exemplo e semelhança do cloreto de vinila, acredita-se que seja biotransformado, em humanos, por um epóxido como intermediário. Isso foi demonstrado *in vitro*, com a formação de um epóxido por meio das enzimas microssomais do fígado. Compostos que produzem intermediários epóxido *in vitro* são suspeitos de atividade carcinogênica. Vários estudos que têm sido conduzidos com o estireno confirmam essa teoria. O óxido de estireno tem atividade mutagênica em bactérias, assim como em humanos e certos tipos de células estudadas *in vitro*.

Estudos em animais de laboratório mostraram que o estireno é prontamente absorvido pelo trato gastrintestinal, após administração por via oral. Testes na pele de ratos forneceram indicação de que ele pode ser um carcinógeno fraco. Uma alta incidência de aberrações cromossômicas tem sido observada em trabalhadores expostos ao estireno.

A migração do monômero de estireno para produtos alimentícios, embalados em recipientes de poliestireno e resina acrilonitrila butadieno estireno (ABS), foi detectada em 1967 por Finley e White, em creme de leite fermentado. Entretanto, o monômero não foi encontrado em leite armazenado até oito dias em recipiente de poliestireno em 1978. Água, chá e café acondicionados em copos descartáveis apresentam teores do monômero da ordem de 0,25 mg/kg.

A legislação brasileira e os regulamentos do Mercosul estabelecem um limite de composição para o estireno de 0,25% no plástico.

O JECFA foi informado de que a provável ingestão de estireno proveniente da embalagem de alimentos seja de 4 μg/dia. Consequentemente, o Comitê recomendou que a ingestão de estireno proveniente do material de embalagem de alimentos seja restrito ao mais baixo nível tecnologicamente viável. A relação de causa e efeito de sua presença em alimentos não foi determinada, nem para animais de experimentação nem para humanos.

Acrilonitrila

A acrilonitrila é um líquido volátil, incolor, inflamável e com um odor doce característico. Os vapores são explosivos, sendo produzido gás cianídrico. Pode ser usada como agente fumigante e monômero na elaboração de fibras acrílicas, resina ABS, resina acrilonitrila estireno (SAN), celofane e elastômeros nitrílicos.

A contaminação de alimentos pelo monômero acrilonitrila tem sido relatada por vários pesquisadores. A migração de acrilonitrila a partir de resinas ABS e SAN foi estudada, em 1979, por Tatsuno et al. Estes autores concluíram que, após o armazenamento de alimentos naqueles tipos de resina por tempo prolongado, os teores de acrilonitrila chegavam a 0,05 mg/kg. Em estudos posteriores, os mesmos autores concluíram que alimentos que contêm álcool em sua composição não podem ser armazenados em recipientes à base de resina contendo acrilonitrila, em níveis maiores que 10 mg/kg.

Quando em altas doses, a acrilonitrila pode induzir efeitos teratogênicos e embriotóxicos em animais de experimentação. Ela é metabolizada parcialmente ao cianeto e tem sido demonstrado que as ações tóxicas agudas da acrilonitrila não são somente devidas ao cianeto, como se acreditava no início. Estudos prolongados, nos quais a acrilonitrila foi administrada em ratos, por via oral ou inalação, demonstraram a indução de tumores malignos. Não existe indicação de que a acrilonitrila seja acumulada no organismo em exposição prolongada nem estudos conclusivos para humanos. O JECFA recomendou que a exposição humana à acrilonitrila, resultante da migração da embalagem para o alimento, seja reduzida ao mais baixo nível tecnologicamente possível e recomendou que seja mantida sob contínua revisão a respeito de sua segurança de uso.

Ácido tereftálico

Estudos de migração em embalagens de polietileno tereftalato (PET) constataram que o ácido tereftálico e seu éster dimetílico possuem um potencial genotóxico, além de ser moderadamente irritante para os tecidos epiteliais e causar cálculos renais. Apesar de os estudos com células He-La e de os testes de Ames não serem conclusivos, o ácido tereftálico é ativamente acumulado em tecidos de ratos e humanos. A legislação brasileira e os regulamentos do Mercosul estabelecem um limite de migração específica de ácido tereftálico de 7,5 mg/kg.

Bisfenol A

O bisfenol A [2,2-bis (4-hidroxifenil) propano] (BPA) é um monômero empregado na fabricação do policarbonato, um tipo de plástico rígido e transparente, utilizado em embalagens e utensílios destinados a entrar em contato com alimentos. O BPA também é um dos componentes da resina epóxi, presente, por exemplo, no revestimento interno de embalagens metálicas. Estudos realizados com animais de laboratório indicam que o BPA pode ser classificado como um desregulador endócrino, demonstrando efeitos adversos significativos associados à função tireoidiana, obesidade, diabetes, doenças cardiovasculares, função hepática e função imunológica, podendo ter implicações significativas para a saúde humana e a fertilidade, com suspeitas de desregulação do sistema endócrino.

Na União Europeia, a migração de BPA para o interior ou superfície dos alimentos, a partir de vernizes ou revestimentos aplicados aos materiais e objetos, não deve exceder um limite de migração específico (LME) de 0,05 mg de BPA por quilograma de alimento (mg/kg). Sua utilização na produção de frascos de policarbonato para lactentes está proibida com base no princípio da precaução. Não é permitida a migração de BPA, a partir de vernizes ou revestimentos aplicados a materiais e objetos especificamente destinados a entrar em contacto com fórmulas para lactentes, fórmulas de transição, alimentos transformados à base de cereais, alimentos para bebês, alimentos para fins medicinais específicos desenvolvidos para satisfazer os requisitos nutricionais dos lactentes e crianças pequenas ou bebidas lácteas e produtos semelhantes especificamente destinados a crianças pequenas, conforme Regulamento (UE) 2018/213.

No Brasil, seu uso também está proibido para a fabricação de mamadeiras e artigos similares destinados à alimentação de lactentes (crianças menores de 12 meses de idade) e para outras aplicações o limite de migração específica é de 0,05 mg/kg.

ADITIVOS

Quanto aos aditivos empregados na formulação dos plásticos, têm importância toxicológica os plastificantes como ésteres ftálicos, agentes de vulcanização do tipo ditiocarbamatos e tiuramas, metais pesados eventualmente presentes nos pigmentos e corantes e o 3,4-benzopireno, contaminantes do negro de fumo, entre outros.

Ésteres ftálicos

Os plastificantes vêm sendo utilizados há muitos anos na produção de PVC flexível para uma grande variedade de aplicações. Entre eles, o ftalato de dioctila (DOP) ou di(2-etilhexil) ftalato (DEHP) é o mais utilizado e estudado do ponto de vista toxicológico. O DEHP representa mais de 50% do total de plastificantes produzidos no mundo. Sua toxicidade aguda é muito baixa e ele foi por um longo tempo considerado seguro. Somente na década de 1980, com a execução de testes de carcinogenicidade por período prolongado, foi notado que sua administração oral pode causar tumores no fígado de ratos e camundongos. É acumulado no fígado, causando danos pela alteração dos hepatócitos, podendo prejudicar o sistema reprodutor masculino no desenvolvimento e na fertilidade, sendo classificado em alguns estudos como desregulador endócrino.

O Joint FAO/WHO Expert Committee on Food Additives (JECFA), recomenda que a exposição humana ao DEHP, como consequência da ingestão de alimentos, seja reduzida ao menor nível possível. Considerou também que isso poderia ser obtido pelo uso de plastificantes alternativos que sejam aceitáveis do ponto de vista toxicológico ou pelo uso de material plástico alternativo àquele que contenha o DEHP.

De acordo com a European Chemical Agency (ECHA), vários ortoftalatos, como o DEHP, o ftalato de dibutil (DBP), o ftalato de diisobutil (DIBP) e o ftalato de benzila butila (BBP), podem prejudicar a fertilidade e o desenvolvimento fetal, além de interferir no nosso sistema hormonal. Especificamente, essas substâncias afetam o desenvolvimento sexual em rapazes, o que pode levar à infertilidade na vida adulta. Além dos rapazes, mulheres grávidas e crianças pequenas em geral são os grupos mais vulneráveis aos efeitos dos ftalatos. Entre os ortoftalatos, cinco são identificados como substâncias que suscitam elevada preocupação também em virtude de suas propriedades desreguladoras do sistema endócrino: DIBP, DBP, BBP, DEHP, ftalato de diciclohexilo (DCHP) para a saúde humana; e DEHP e DCHP também para o ambiente. A International Agency for Research on Cancer (IARC), classifica o DEHP como possível carcinogênico para humanos (Grupo 2B).

No Mercosul, os limites de migração específica (LME) e as restrições de uso dos compostos ftálicos empregados em embalagens, utensílios e equipamentos em contato com alimentos estão descritas no Regulamento Técnico Mercosul GMC n. 39/2019, e correspondem a Resolução RDC n. 326, da Anvisa, de 3 de dezembro de 2019, especificando, além de outras restrições, que o ftalato de dibutila (DBP), ftalato de benzilbutila (BBP), DEHP e os diésteres do ácido ftálico com álcoois primários ramificados não poderão ser utilizados como substâncias ou constituintes de preparados em concentrações superiores a 0,1% em massa do material plastificado dos produtos que entram em contato com alimentos para crianças de 0 a 3 anos.

Na portaria GM/MS n. 888, de 4 de maio de 2021, do Ministério da Saúde, que estabelece os procedimentos de Controle e de Vigilância da Qualidade da Água para Consumo Humano e seu Padrão de Potabilidade, o valor máximo permitido (VMP) de DEHP é de 8 µg/L, conforme apresentado na tabela de padrão de potabilidade para substâncias que representam risco à saúde.

Agentes de vulcanização

Compostos de ditiocarbamatos e tiuramas são os principais agentes de vulcanização para a borracha, inclusive para bicos de mamadeiras. A maior parte desse tipo de aditivo é decomposta em aminas secundárias e em outros compostos nitrosos não identificados. A origem de nitrosaminas em borracha é, provavelmente, uma nitrosação durante a produção ou estocagem de produtos de borracha.

Estudos recentes demonstraram que N-nitrosaminas migraram de bicos de mamadeiras elaborados com borracha para o leite ou a saliva da criança. Uma observação interessante é que, mesmo após repetidas esterilizações desses bicos, ainda são detectados traços de N-nitrosaminas passíveis de migrar.

A legislação brasileira estabelece um limite de migração específica expresso em sulfeto de carbono de 0,2 mg/dm^2 ou 1 mg/kg.

Metais pesados

Entre os corantes, os inorgânicos contendo metais pesados podem causar contaminação nos alimentos, por meio da migração, quando incorporados diretamente ao plástico ou quando utilizados em tintas de impressão, na face externa de filmes plásticos. Esses filmes são contidos em bobinas, cuja impressão externa fica em contato direto com sua face interna. Os metais pesados mais comumente encontrados como corantes de embalagens são o chumbo e o cádmio, que constituem um sério risco à saúde pública, mesmo em pequenas quantidades, em razão de seu acúmulo progressivo no organismo.

O chumbo, uma vez absorvido pelo organismo, é distribuído entre o sangue, os tecidos moles e o sistema esquelético, que constitui o compartimento de alta retenção, sendo a meia-vida biológica no osso humano de aproximadamente dez anos.

O cádmio, entretanto, concentra-se preferencialmente nos rins e no fígado, órgãos que desempenham uma função importante no acúmulo do metal por períodos prolongados. A meia-vida biológica desse elemento em rins de humanos é superior a dez anos.

Uma atenção especial tem sido dada recentemente às crianças, diante do grande risco que provém da maior suscetibilidade delas aos metais pesados, pela imaturidade de seu sistema nervoso central. Estudos comprovam que, proporcionalmente, elas excretam, pela via renal, quantidades menores de chumbo e cádmio que os adultos. Por essa razão, é essencial que as crianças não sejam expostas a materiais com quantidades significativas desses metais.

Negro de fumo

O negro de fumo, também conhecido como negro de carbono (*carbon black*), é principalmente utilizado como carga de reforço em borrachas, mas pode ser utilizado também como pigmento e estabilizador de ultravioleta em uma variedade de aplicações em borracha, plástico, tinta e revestimento. Conforme Resolução RDC n. 326, da Anvisa, de 03 de dezembro de 2019, em polímeros o nível máximo de uso de negro de fumo é 2,5 % m/m. O benzo(a)pireno é um composto que pode estar presente no negro de fumo, na quantidade máxima de 0,25 mg/kg. O negro fumo é considerado mutagênico e altamente carcinógeno, podendo migrar do polímero quando em contato com o alimento.

Óxido de cromo VI

O óxido de cromo VI é usado como aditivo nos revestimentos de politetrafluoretileno (Teflon®) utilizados na manufatura de utensílios de cozinha antiaderentes. A legislação brasileira estabelece um limite de 0,05 mg/kg para sua migração.

Solventes residuais

Solventes orgânicos são geralmente utilizados na fabricação de materiais de embalagem, nos processos de laminação, impressão e recobrimento de substratos. Resíduos de tais solventes, se presentes no material, podem migrar para o produto alimentício acondicionado na embalagem, nele se acumulando e, mesmo estando presentes em quantidades abaixo dos níveis toxicologicamente significativos, podem provocar alterações sensoriais indesejáveis nos alimentos.

Os solventes orgânicos mais utilizados pela indústria de embalagens flexíveis são: acetona, acetato de etila, etanol, isobutanol, n-butanol, isopropanol, tolueno e hexano. Tendo em vista os problemas que os solventes podem acarretar, é de grande importância o conhecimento dos níveis residuais desses produtos nos materiais de embalagem para que um controle de qualidade adequado possa ser exercido tanto pelos fabricantes quanto pelos usuários dos filmes flexíveis.

OUTRAS SUBSTÂNCIAS

Além dos compostos citados, devem ser pesquisadas as seguintes substâncias como passíveis de migrar para os alimentos: formaldeído, em resina melamínica; álcool polivinílico, em copolímeros contendo esse álcool; monoetilenoglicol, em poliésteres; dietilenoglicol e isocianatos, em poliuretanos, entre outros.

À medida que avançam os conhecimentos na área de toxicologia e são sintetizados novos compostos para embalagens de alimentos, outras substâncias poderão e deverão ser pesquisadas.

PRINCIPAIS TIPOS DE MATERIAIS DE EMBALAGEM

Materiais naturais

As embalagens de fibras vegetais e de madeira encontram-se entre as mais antigas e ainda hoje são muito usadas. Pode-se citar o uso da palha de milho para envolver pamonhas ou rapaduras e as folhas de bananeira para certos tipos de queijo, como a ricota. Elas servem como solução para produtos de rápido consumo, já que transmitem ao produto o arejamento e o grau de umidade corretos para a conservação de seu sabor natural. Entretanto, não é possível considerá-las boas para médios ou longos períodos, pois podem abrigar ou desenvolver insetos e fungos que representam sérios contaminantes do alimento.

O armazenamento de produtos a granel pode ser realizado em sacas de diversos tipos de tecidos, mas elas protegem o produto apenas parcialmente, pois não constituem uma barreira adequada para insetos, roedores e microrganismos.

A madeira, muito utilizada várias décadas atrás na fabricação de barris, caixas e outros recipientes de grande capacidade, deixou de ser um atrativo em razão de sua dificuldade de obtenção, moldagem e alto custo. Ainda hoje, os tonéis de carvalho são muito importantes para o envelhecimento de bebidas alcoólicas, como o uísque, mas essa é uma aplicação especial que depende da capacidade de tal madeira absorver substâncias indesejáveis presentes na bebida recentemente preparada.

O uso de madeiras resinosas pode gerar contaminações nos alimentos embalados pela absorção do odor e sabor próprios dessas resinas.

As embalagens de madeira são, ainda hoje, muito utilizadas para o transporte de frutas e vegetais, junto com a palha e a serragem, que servem de proteção contra choques no acondicionamento desses tipos de produtos.

Papel e papelão

Papel é um termo genérico que engloba um largo espectro de materiais derivados de fibras celulósicas. É o mais antigo material de embalagem e o mais versátil. O papel comum para impressão ou embalagem, comercializado em folhas, bobinas ou rolos, é fabricado a partir de fibras vegetais. A principal matéria-prima na indústria de papel é a polpa, uma mistura de fibras obtida por processos mecânicos ou químicos do tratamento da madeira.

A polpa consiste em celulose com várias quantidades de outros materiais, como a hemicelulose e a lignina, que, em uma posterior operação, passa por uma série de tratamentos: lavagem, alvejamento, prensagem e polimento até sua transformação final em papel, que é caracterizado por uma folha fina e seca.

A distinção entre papel e papelão não é sempre muito clara, mas o papelão é mais pesado e mais rígido que o papel e é formado de pasta triturada, amassada, colada e seca sob pressão.

Mediante a adição de uma grande variedade de substâncias químicas, durante o processo de fabricação, muitas das propriedades necessárias em papéis destinados a usos especiais podem melhorar. Pela adição de caseína e derivados da celulose solúveis em água (como a metilcelulose ou carboximetilcelulose), do algodão ou alginato, pode-se aumentar a resistência do papel. Podem, também, ser adicionados diversos produtos químicos para otimizar a superfície da folha; assim, a impermeabilidade à água é obtida por dispersões de ceras, e a impermeabilidade a óleos e gorduras pode ser obtida pela adição de carboximetilcelulose.

Os papéis utilizados em embalagens, sob a forma de folhas, sacos, sachês ou outras formas, devem possuir certas qualidades de resistência à rasgadura, ao dobramento, à perfuração, ao esmagamento, à tração, ao arrebentamento, a óleos e gorduras, para evitar a perda e contaminação dos produtos. Devem, igualmente, estar de acordo com a regulamentação técnica específica utilizada no controle desses materiais quando em contato com produtos alimentícios.

Celulose regenerada

A celulose, um polímero natural, é a matéria-prima mais comum na superfície da terra e é encontrada em quase todos os tipos de vegetais. Entretanto, as fontes comerciais de celulose limitam-se ao línter de algodão e à polpa de madeira, que sofre uma série de transformações e depois é regenerada. A película de celulose regenerada é conhecida como celofane.

O sucesso comercial do celofane deu-se por sua adaptabilidade, e uma grande variedade desse material é comercializada para várias aplicações. O uso dos filmes a princípio ficou restrito, por causa de sua elevada taxa de transmissão de vapor d'água, mas, a partir de 1927, foram desenvolvidos processos para impermeabilização do filme. Desde então a demanda por esse produto cresceu tremendamente.

A celulose em si não é termoplástica, impedindo a soldagem a quente e, somente após sofrer um tratamento, melhora essas características.

As películas de celulose regenerada com um recobrimento plástico são as de qualidade superior e as indicadas, quando se requer um cuidado especial no aspecto do envase e uma excelente proteção contra umidade e/ou um controle máximo da permeabilidade ante os gases e transmissão de aromas, além de retardarem a migração de oxigênio. Para que o filme de celulose regenerada tenha um comportamento apropriado, é indispensável que seu manejo, armazenamento e suas condições de fabricação sejam adequados, e devem, também, ser consideradas as condições a que a embalagem e a longa cadeia de distribuição serão submetidas.

Cerâmica

Cerâmica é um produto obtido com matéria-prima inorgânica (certas argilas), moldado a frio e endurecido pelo calor. Existem cerâmicas porosas e impermeáveis. As porosas têm massa permeável aos gases, líquidos e gorduras, e as impermeáveis são vitrificadas sob alta temperatura.

Os utensílios cerâmicos destinados a entrar em contato com alimentos são revestidos internamente por uma camada vitrificada conhecida como verniz cerâmico, cuja finalidade é a impermeabilização aos líquidos e gases, impedindo a absorção de substâncias orgânicas. Esse revestimento interno proporciona uma superfície dura e resistente aos desgastes, facilitando, acima de tudo, a limpeza, além de obter cores especiais ou efeitos decorativos e uma superfície atraente do ponto de vista estético.

O verniz cerâmico possui em sua formulação compostos à base de silicatos e chumbo, principalmente óxidos. O uso do óxido de chumbo confere ao utensílio uma superfície lisa, de alto brilho e sem rachaduras ou outros defeitos. A camada vitrificada dos utensílios cerâmicos poderá receber decorações em que pigmentos de metais, como sulfeto de cádmio, são usados na obtenção de cores vivas.

Os utensílios cerâmicos vitrificados podem se tornar fontes potenciais de contaminação por metais tóxicos, como chumbo, cádmio e outros, sendo o risco maior nos produtos em que são utilizados vernizes cerâmicos mal formulados ou produzidos artesanalmente.

Alimentos ácidos, em contato com esses recipientes na preparação, estocagem ou no momento de serem servidos, podem ser contaminados pelos metais pesados presentes e migrados dos utensílios, tornando-se um problema potencial para a saúde pública.

Vidro

A composição básica do vidro é a areia com grande propoção de sílica, ou óxido de silício, que apresenta as características exigidas no processo de vitrificação. Os vidros empregados na confecção de utensílios de labratório e no vasilhame de cozinha, resistentes ao calor e ao fogo, contêm borossilicato; os vidros de alta resistência a choques e altas temperaturas e os destinados a janelas de aviões contêm aluminossilicato. Os vidros de elevados grau de transparência e índice de refração, conhecidos frequentemente pela designação de cristais ou vidro-cristais, são fabricados à base de chumbo e álcalis. Notáveis alterações nos índices de refração e na densidade são produzidos pela adição de bário, na forma de carbonato precipitado. Os vidros coloridos são obtidos com a adição de manganês, cobalto, ferro, níquel, antimônio ou outros componentes metálicos.

Apesar dos inúmeros materiais de embalagem mais recentes, o vidro ainda é um material utilizado em larga escala na indústria de alimentos em razão das seguintes propriedades: inércia química, impermeabilidade, rigidez, ótimas propriedades óticas, resistência a pressões internas e altas temperaturas. A transparência do vidro é um importante fator de vendas, principalmente nas embalagens de supermercados. O vidro também é um material muito utilizado em embalagens para produtos farmacêuticos, por sua grande resistência hidrolítica e inércia química.

Quando se deseja preservar a forma do alimento embalado durante todas as fases de distribuição, o vidro, por sua rigidez, apresenta-se como material ideal. Ele quase não modifica seu volume sob pressão; isso é particularmente importante sob condições de vácuo que podem causar problemas em embalagens menos rígidas. A resistência a pressões internas é imprescindível em embalagens de produtos carbonatados e aerossóis, desde que a superfície do recipiente não tenha defeitos. A resistência a altas temperaturas é muito importante para a indústria de alimentos. Ela é desejada principalmente nas seguintes situações: enchimento a quente, que pode ser necessário quando o produto é viscoso à temperatura ambiente (manteiga, pasta de amendoim) ou deve ser efetuado para que a esterilização seja mantida (geleias); cozimento e esterilização na embalagem, em que é típico o uso de recipientes de vidro para a preservação de frutas e vegetais, ou para o engarrafamento de cerveja, pois ela será pasteurizada na garrafa e, por fim, esterilização de embalagens vazias por vapor ou calor seco, especialmente importante no caso de embalagens reutilizáveis para bebidas, que devem ser lavadas e esterilizadas antes de enchidas novamente.

Por outro lado, como deficiência, é possível citar o peso significativo da embalagem, o alto custo, as perdas por quebra e a dificuldade no desenvolvimento de tampas adaptáveis. A fragilidade é uma das maiores desvantagens do vidro. A força de impacto do vidro é um fator importante durante toda a vida do recipiente, mas particularmente no enchimento (especialmente em máquinas de alta velocidade), no transcorrer da distribuição e quando nas mãos do consumidor.

Metais

A grande vantagem da utilização de embalagens metálicas é que o alimento pode ser processado e esterilizado na própria embalagem, como no caso do vidro, com a vantagem do custo reduzido e de ser ideal para alimentos fotossensíveis.

O aspecto mais negativo de sua utilização é a facilidade de corrosão, com posterior contaminação do alimento pelos metais da liga. O grau de corrosão que um alimento provoca sobre uma embalagem metálica depende de vários fatores: natureza do alimento, temperatura de estocagem, qualidade do revestimento metálico e camada de verniz protetor (caso exista).

O oxigênio desempenha um papel importante na corrosão das embalagens metálicas, sendo responsável por perfurações e estufamentos, além de favorecer a dissolução dos metais por causa de seu efeito despolarizante nas reações galvânicas de corrosão. O oxigênio pode ser evitado empregando-se temperaturas elevadas no enchimento da embalagem.

Os principais metais utilizados para embalagem são: alumínio e suas ligas, aço revestido com estanho (folha de flandres), cromo, ferro galvanizado e aço inoxidável. Na costura lateral do corpo das embalagens metálicas podem ser utilizadas resinas termoplásticas ou, simplesmente, processo de soldagem elétrica.

Normalmente, as embalagens metálicas recebem um revestimento de verniz orgânico, com o objetivo de evitar o contato do metal com o produto alimentício, minimizando a reação de corrosão e prevenindo, assim, a dissolução do estanho pela interposição de uma barreira física entre o metal e o líquido corrosivo. Além disso, protege o conteúdo da ação descorante do estanho sobre alguns pigmentos de frutas, melhorando também a apresentação interna do produto embalado. Entretanto, existem situações em que danos mecânicos removem o filme de verniz e expõem a camada metálica, comprometendo a qualidade do produto embalado.

Por mais bem aplicado que esteja um verniz, uma certa porosidade não pode ser evitada, em razão da aspereza da folha metálica e da não homogeneidade perfeita do verniz líquido. Os microfuros formados na aplicação dão fragilidade à barreira de proteção. Para que um verniz exerça sua função de proteção de uma superfície metálica, devem-se observar alguns fatores: a necessidade de boa aderência sobre a folha, não conter substâncias tóxicas, não conferir sabor e/ou odor estranho ao produto e resistir ao tratamento térmico no processamento de cada alimento e à sua agressividade. Por esses requisitos, são pouco numerosos os vernizes internos que podem ser utilizados.

As resinas básicas utilizadas na composição dos vernizes empregados como revestimento interno de embalagens metálicas pertencem às seguintes classes: oleorresinosas, fenólicas, epóxi-fenólicas, vinílicas e acrílicas.

Para produtos alientícios, as embalagens metálicas mais utilizadas são as elaboradas com alumínio e suas ligas e folha de flandres ou cromadas.

Alumínio

As embalagens de alumínio podem ser elaboradas com alumínio puro ou ligas de alumínio. Quanto mais puro, mais resistente à corrosão. Por outro lado, as ligas fornecem algumas propriedades desejadas para as embalagens, principalmente resistência mecânica e química. Os elementos mais utilizados nas ligas com alumínio são: cobre, magnésio, silício e manganês.

O alumínio vem sendo usado como material de embalagem por algumas características, como: leveza, dutilidade, facilidade de manipulação dos processos de corte e bobinamento, aspecto brilhante e atrativo, condutividade térmica elevada e facilidade de reciclagem.

A grande maleabilidade do alumínio faz com que ele possa ser moldado nas formas mais diversas, como cilindros para aerossóis, folhas finas simples ou associadas a outros materiais de embalagem, como papel, papelão, filmes plásticos e bisnagas deformáveis.

Folha de flandres

É uma folha de aço de baixo teor de carbono, recoberta nas duas faces por uma camada de estanho comercialmente puro, o que torna sua resistência mais alta, permitindo o dobramento e a estampagem da placa sem riscos de ruptura.

As principais propriedades que devem ser observadas para a aprovação de uma folha de flandres para embalagens de alimentos estão condicionadas a fatores estruturais e ao tipo de alimento embalado. Devem ser observadas dureza, espessura, quantidade de estanho no revestimento, teor da camada de liga e aplicação ou não de vernizes.

As embalagens confeccionadas com folhas de flandres podem contaminar os alimentos por corrosão ácida, dissolvendo parte do ferro e estanho que constituem a maior superfície de exposição.

Folhas cromadas

As folhas cromadas foram desenvolvidas no Japão, no início da década de 1960, como resultado da pesquisa para encontrar um substituto para a folha de flandres, uma vez que a escassez de oferta de estanho elevou muito o custo desse material.

Essas folhas contêm aço, um filme de cromo e um de óxido de cromo e sobre este último um filme lubrificante de óleo. Possuem uma cor cinza metálica e aparência agradável, que varia com a rugosidade do aço, uma vez que é um revestimento muito fino e depende essencialmente dos compostos de cromo depositados.

Entre as vantagens apresentadas pelas folhas cromadas, estão: ótima aderência de vernizes e tintas; boa resistência à corrosão; resistência ao ataque de compostos de enxofre presentes em alimentos, como no caso de carnes; boas propriedades mecânicas para conformações diversas; mínima porosidade do revestimento.

MATERIAIS POLIMÉRICOS E RESINAS

Polímeros podem ser definidos como compostos de alto peso molecular cuja estrutura é formada pela repetição de unidades químicas relativamente simples. Podem ser naturais ou sintéticos. O amido e a celulose são exemplos de polímeros naturais, sendo formados por um grande número de moléculas de glicose; a borracha natural tem em sua estrutura o isopreno como unidade de repetição.

Resinas são uma classe especial de produtos naturais ou sintéticos, geralmente de alto peso molecular, sem ponto de fusão definido. Muitas resinas são polímeros. Os plásticos constituem um amplo grupo de materiais sólidos, compostos eminentemente orgânicos, geralmente tendo por base resinas sintéticas ou polímeros naturais modificados, e possuem, em geral, apreciável resistência mecânica. Podem ser fundidos, moldados ou polimerizados diretamente na forma final em um determinado estágio de sua preparação ou manufatura. Atualmente, existem ao redor de 40 famílias básicas de plásticos com importância comercial, cada uma diferente da outra e com diferentes características, de modo que praticamente sempre se pode encontrar um plástico que reúna qualquer propriedade desejada. Os plásticos podem ser macios (espuma de poliuretano) ou duros (melamina), transparentes (acrílicos) ou opacos (fenólicos), resistentes ao calor (siliconas) ou deformáveis por água quente (polietileno de baixa densidade), mais leves que a água (polipropileno) ou tão pesados quanto o ferro (resinas fenólicas reforçadas com chumbo). Dividem-se em dois grandes grupos: termoplásticos e termofixos.

Os termoplásticos possuem cadeias moleculares lineares, as quais podem deslizar umas sobre as outras quando aquecidas e solidificar em novas formas quando resfriadas, sem que se apresente uma significativa ruptura dessas cadeias.

Os termofixos necessitam de calor para tomar a forma permanente e não podem ser novamente fundidos e moldados. Quando se aquece um termofixo pela primeira vez, há a formação de ligações cruzadas permanentes entre as cadeias lineares do polímero, dando origem a uma estrutura tridimensional muito rígida, que não pode deslizar novamente quando aquecida pela segunda vez. O aumento da temperatura romperia as cadeias, alterando suas propriedades.

A rápida expansão alcançada pelos plásticos como matéria-prima básica de milhares de produtos de largo consumo é um dos mais extraordinários feitos da moderna tecnologia industrial. No campo da embalagem, o plástico substituiu em muitas aplicações a madeira, o vidro, a folha de flandres, o alumínio, o papel e o papelão. Garrafas, caixas, sacos, frascos e envoltórios dos mais diversos são produzidos a partir de material plástico. Entre os plásticos mais usados para embalar alimentos, encontram-se: o polietileno (PE), o polipropileno (PP), o poliestireno (PS), o policloreto de vinila (PVC), o polietileno tereftalato (PET) e a poliamida (náilon).

Polietileno

O polietileno é obtido a partir do gás etileno que, uma vez polimerizado, possui uma estrutura tridimensional em que os átomos de carbono estão dispostos em zigue-zague. Sua estrutura molecular é complexa. As ramificações presentes na estrutura são responsáveis pela variação das propriedades, entre elas densidade, dureza, flexibilidade, viscosidade e transparência.

A variação no processo de fabricação determina dois tipos de polietileno. No polietileno de baixa pressão ou alta densidade, as moléculas têm mais características lineares, por possuírem poucas ramificações. Isso permite que se comprimam mais entre si, dando lugar a um polímero de maior grau de cristalinidade. O polietileno de alta pressão ou baixa densidade possui um número elevado de ramificações e um menor grau de cristalinidade.

Na formulação do polietileno, dependendo de sua utilização, costumam-se adicionar lubrificantes, aditivos antibloqueio e compostos antiestáticos.

O polietileno de baixa densidade é a película plástica mais utilizada em embalagens. É resistente, transparente e tem uma permeabilidade relativamente baixa ao vapor d'água. É quimicamente inerte e praticamente não possui odor e sabor. Uma de suas principais vantagens é a facilidade com que pode se fechar termicamente. Possui uma grande resistência ao rasgo e ao impacto. Pode ser utilizado em uma ampla faixa de temperatura. Entretanto, possui uma permeabilidade relativamente alta a gases como oxigênio e gás carbônico, portanto, não sendo aconselhável sua utilização no acondicionamento de alimentos oxidáveis ou para embalagens a vácuo. Também é permeável a muitos óleos essenciais, o que significa perda gradual do aroma para alguns produtos.

O polietileno de alta densidade é 2 ou 3 vezes mais impermeável ao vapor d'água ou a gases e oferece maior resistência à tensão, porém menos ao impacto. Em razão de seu elevado ponto de amolecimento e de sua grande impermeabilidade, a película de polietileno de alta densidade é muito utilizada para acondicionar pratos preparados que requeiram cozimento no próprio recipiente de utilização.

Polipropileno

O polipropileno é obtido pela polimerização esterioespecífica do propileno. A molécula do propileno é assimétrica e, por isso, ao ser polimerizada origina polímeros com características diferentes: atático, isotático e sindiotático.

O polipropileno tem condições de substituir vários outros plásticos, principalmente no acondicionamento de alimentos. Sua permeabilidade aos gases e ao vapor d'água é superior à do polietileno de alta densidade. Sua temperatura de amolecimento é mais elevada que a do polietileno. Sua alta cristalinidade lhe confere elevadas resistência mecânica, rigidez e dureza, que se mantêm a temperaturas relativamente elevadas. Existe a necessidade do emprego de aditivos em sua formulação, porque o polipropileno puro é rapidamente degradável na presença de luz e oxigênio.

O polipropileno na forma de filme, o qual é de maior interesse para a indústria, tem espessura variável, apresentando maior rigidez e transparência que o polietileno de espessuras análogas. Pode ser fabricado sob a forma de filme por extrusão, gerando um produto brilhante, transparente e forte.

O polipropileno biorientado (BOPP, do inglês *biaxially oriented polypropylene* ou película de polipropileno biorientada) é um material que compõe um filme plástico de polipropileno de alta resistência muito usado na fabricação de embalagens flexíveis. O BOPP metalizado, por exemplo, passa por um processo de metalização no qual o filme plástico de polipropileno recebe uma fina camada de alumínio que se integra ao material. Dessa forma, a embalagem ou rótulo de BOPP metalizado recebe um aspecto espelhado ou cromado. O BOPP é uma variação do PP, e esse filme plástico pode ser transparente, opaco, fosco ou metalizado. O BOPP metalizado oferece ótima barreira a luz, umidade, oxigênio e gorduras. É bastante usado em embalagens flexíveis de salgadinhos, biscoitos, macarrão e mistura para bolo. Também é empregado nos alimentos que necessitam de conservação de aroma, caso específico do café, garantindo assim a durabilidade da vida útil do produto.

O polipropileno copolímero heterofásico (ou em bloco) apresenta boa resistência ao impacto, inclusive a baixas temperaturas, propriedade não encontrada no polipropileno homopolímero. Dessa forma, o polipropileno é muito utilizado na fabricação de frascos e utensílios plásticos utilizados em contato com alimentos em baixas temperaturas, como sorvetes, frutas congeladas, tortas geladas, embalagens de picolés, entre outros alimentos congelados.

A densidade do polipropileno é de 0,9 g/cm^3, o que o torna o mais leve dos plásticos. Cordas feitas com esse monofilamento têm a vantagem de flutuar na água mesmo após prolongada imersão, e são à prova de deterioração. Na sacaria industrial, o polipropileno é o melhor substituto da juta, embora o polietileno de alta densidade também seja usado.

A maior dificuldade do emprego em escala industrial do polipropileno reside na termossoldagem. O calor aplicado ao filme, principal responsável pelo fechamento de pacotes, por exemplo, funde o material nas proximidades da soldagem, fazendo com que ele perca a orientação. Desse modo, obtém-se uma soldagem pouco resistente à tração.

Poliestireno

Dos numerosos plásticos derivados do estireno, os que mais se destacam são:

- Poliestireno convencional ou comum – formado exclusivamente a partir do estireno com um pequeno conjunto de aditivos (lubrificantes e corantes).
- Poliestireno endurecido ou de alto impacto – obtido pela polimerização de "enxerto" de moléculas de estireno sobre moléculas de elastômeros, que têm propriedades de absorver a energia dos impactos sem sofrer ruptura.

- Poliestireno expandido – formado como consequência do processo de expansão sofrido pelo poliestireno obtendo-se, nesses casos, estruturas fechadas que recebem o nome de espuma de poliestireno.
- SAN – obtido pela reação química conjunta (copolimerização) de estireno e acrilonitrila, com propriedades térmicas e químicas superiores.
- ABS – obtido por polimerização de "enxerto" de estireno e acrilonitrila sobre moléculas de elastômero (butadieno), com excelentes propriedades mecânicas.

Os poliestirenos dos tipos "convencional" e SAN apresentam excelentes propriedades óticas. O polímero incolor é denominado "cristal" porque possui um alto grau de transparência. O poliestireno cristal é bastante utilizado em embalagens para ovos, potes de iogurte, copos, pratos, bandejas e utensílios descartáveis.

Os polímeros de estireno de alto impacto, assim como o ABS, são translúcidos e esbranquiçados em seu estado natural. O poliestireno de alto impacto é empregado nas embalagens de margarina e em utensílios domésticos rígidos.

O poliestireno expandido é muito usado por causa de sua grande capacidade como isolante térmico e amortecedor de impactos. A permeabilidade dos plásticos de estireno a diversos gases e vapores é relativamente alta, o que é uma vantagem para o acondicionamento de alimentos que necessitam trocar gases com o ambiente. O poliestireno expandido é muito utilizado como recipiente para bebidas e comidas quentes, como caixas térmicas e marmitas, entre outros.

Policloreto de vinila

Os plásticos vinílicos pertencem ao grupo dos materiais termoplásticos e, dentro dessa importante família, destaca-se o policloreto de vinila, obtido da polimerização do cloreto de vinila. A molécula de PVC é estereoquimicamente irregular e, de acordo com a disposição dos átomos de cloro no polímero, têm-se os seguintes tipos: isotático, atático e sindiotático. As diferentes distribuições espaciais explicam algumas propriedades do PVC.

Em geral, a maioria dos termoplásticos é vendida em formas diretamente utilizáveis ou que possam ser facilmente processadas; isso não acontece com o PVC, que é processado após mistura com aditivos. A composição é necessária por causa da estabilidade térmica relativamente baixa do polímero e de sua alta viscosidade à fusão. Geralmente os aditivos são plastificantes, estabilizantes, lubrificantes, cargas de reforço e pigmentos. De acordo com o produto final desejado, são escolhidos os componentes da mistura.

O PVC rígido possui estabilidade dimensional. É transparente, brilhante e satisfatoriamente impermeável a gases. Entretanto, é frágil, resistindo mal a temperaturas baixas e altas. Necessita de estabilizantes térmicos para evitar o envelhecimento e não é inflamável.

O PVC flexível é comparável à borracha por sua flexibilidade e é impermeável à umidade, mas necessita de precauções para evitar a migração de certos aditivos, como os plastificantes e estabilizantes.

Dentro do grupo dos polímeros vinílicos, também deve ser considerado o policloreto de vinilideno (PVDC), o qual se forma a partir do cloreto de vinilideno. Possui uma boa barreira a gases e vapor d'água, sendo muito usado em combinação com outros materiais.

Polietileno tereftalato

O polietileno tereftalato é classificado quimicamente como um polímero poliéster termoplástico e produzido industrialmente por duas vias químicas: esterificação direta do ácido tereftálico purificado com etilenoglicol e transesterificação do dimetil tereftalato com etilenoglicol. É um polímero cristalino e, como tal, tem suas propriedades dependentes do grau de cristalinidade que atinge após a transformação: quanto maior o grau, maior a rigidez (menor resistência ao impacto), maior resistência térmica e menor transparência.

O polietileno tereftalato é hoje uma resina com uma das maiores taxas de crescimento em aplicação como material de embalagem. Isso se deve, sem dúvida, a suas excelentes propriedades, como elevada resistência mecânica, brilho e transparência, ser uma barreira a gases, entre outras.

Os copoliésteres são fabricados a partir de mais de um ácido dibásico e etilenoglicol. Os copolímeros melhoram as propriedades físicas a altas temperaturas e evitam limitações do processo. Um dos materiais comerciais especialmente usado para a fabricação de garrafas retornáveis é o PET, modificado com ciclo-hexano dimetanol (tecnicamente um copolímero de ciclo-hexileno dimetileno tereftalato).

Esses copolímeros são usados para reduzir a velocidade e o grau de cristalização em uma proporção que depende de sua concentração. As possibilidades tecnológicas nas máquinas de fabricação de garrafas por injeção-sopro ou injeção-estiramento-sopro são ampliadas.

O PET orientado oferece uma excelente resistência aos testes de choque repetidos e à quebra sob pressão. Apresenta uma grande resistência às pressões internas e é menos permeável ao oxigênio que a maioria dos termoplásticos utilizados correntemente. O polietileno tereftalato existe há mais de 40 anos, e suas primeiras aplicações foram no setor de filamentos e fibras têxteis. Está disponível no mercado para a fabricação de embalagens desde o final dos anos 1970. Esse produto pode ser transformado por extrusão e injeção para a fabricação de produtos semiacabados, como as pré-formas que serão em seguida sopradas para a obtenção de garrafas.

O aparecimento das embalagens de PET, no Brasil, ocorreu praticamente no início de 1989. Aproximadamente 70 a 80% do consumo de resina de PET está destinado à fabricação de embalagens para bebidas carbonatadas não alcoólicas. As embalagens de PET para um único uso (*one way*) também são utilizadas para licores, vinhos, água mineral, óleos comestíveis, bebidas não carbonatadas, sucos, vinagre e cerveja, além de mostardas e molhos.

Poliamidas

Os polímeros sintéticos termoplásticos, caracterizados pelo nome de poliamidas, são popularmente conhecidos como náilons.

As poliamidas são produzidas por condensação de diaminas e ácidos dibásicos (p. ex., ácido adípico), e polimerização de w-aminoácidos. São dimensionalmente estáveis e resistem a muitos agentes químicos, exceto fenóis e ácidos minerais. Em embalagens para alimentos, são usados para carnes embaladas a vácuo. Os sacos para embalagem a vácuo ajudam a prolongar a vida útil do produto. As embalagens do tipo *boil-in-bag* permitem que os produtos sejam esterilizados e cozidos na própria embalagem.

Outros polímeros

Vários outros plásticos são comumente usados na elaboração de embalagens para alimentos. Dentre eles, podem-se citar: as siliconas, politetrafluoretileno (PTFE), melamina, polimetilmetacrilato (PMMA) e o copolímero de etileno e álcool vinílico (EVOH). O EVOH se destaca como um dos melhores materiais no mercado de embalagens para suprir uma das principais exigências, que é a alta barreira a gases. O PTFE é frequentemente usado como revestimento antiaderente para panelas e outros utensílios de cozinha. As siliconas apresentam ótima elasticidade e distorção praticamente inexistente, boa resistência à decomposição pelo calor, água ou agentes oxidantes, além de serem bons isolantes elétricos. A melamina é um composto sintético que resulta em uma resina altamente dura e resistente, empregada na produção de diversos utensílios para cozinha, sendo popular em alguns países por imitar a porcelana. O PMMA, conhecido popularmente por acrílico, é utilizado em diversas aplicações por ser transparente, de baixo custo e fácil processamento.

Associação de materiais plásticos

Os filmes compostos ou "sanduíches" procuram aliar algumas vantagens individuais dos filmes simples para que a embalagem final possua mais vantagens que cada filme separadamente, sempre havendo, entretanto, um compromisso entre a qualidade do produto e o custo.

Quando se examinam as propriedades físicas e químicas de materiais, como papel, cartão, folha metálica, película de celulose regenerada e películas plásticas, quase nenhuma pode reunir por si só as condições que se exigem para uma boa embalagem. A escolha da estrutura de uma embalagem está intimamente ligada a um correto exame das condições exigidas pelo produto que será embalado e é resultante dos ensaios realizados pelo usuário e pelo fabricante do material de embalagem. Atualmente, pode-se considerar que qualquer associação ou complexo multilaminar pode ser fabricado conforme os requisitos do produto a ser embalado e as exigências da maquinaria a ser utilizada para enchimento, fabricação e fechamento. Em outras palavras, pode-se confeccionar uma embalagem composta "sob medida".

As folhas de alumínio, acetato de celulose, celulose regenerada, papel, poliamida, polietileno, poliéster, polipropileno, policloreto de vinila e policloreto de vinilideno são os materiais de maior uso nas embalagens que utilizam associação de materiais.

Aditivos para resinas e polímeros

Um polímero envelhece pela ação do calor, da luz, do ataque químico, da exposição às bactérias ou mesmo com o armazenamento. Suas propriedades mudam em maior ou menor grau, com alteração visível de algumas de suas propriedades físicas. Esse processo de degradação não pode ser inteiramente eliminado, apenas retardado.

Resumidamente, os aditivos podem ser definidos como materiais orgânicos ou inorgânicos utilizados para eliminar, diminuir ou fornecer características às propriedades dos plásticos, necessárias ou não para sua utilização. O acréscimo de aditivos normalmente é realizado no processo de fabricação da resina, objetivando uma homogeneização perfeita do material para que suas propriedades permaneçam constantes. Em alguns casos, a adição pode ser feita posteriormente, por meio de concentrados (*masterbatch*), contendo em sua composição os aditivos desejados. Tais concentrados possuem um veículo em sua composição, que normalmente é a resina base do plástico, em que o aditivo ou aditivos são incorporados em concentrações elevadas para depois serem dispersados na resina final a que se destinam.

Os aditivos para as resinas e polímeros constituem uma enorme classe, que inclui: antioxidantes, lubrificantes, plastificantes, retardadores de combustão, corantes e pigmentos, aceleradores de vulcanização, antiestáticos, antifúngicos, protetores de raios ultravioleta, branqueadores óticos e outros.

Os principais aditivos são:

- Plastificantes – seu uso permite um fácil manuseio da matéria plástica, dando-lhe flexibilidade e diminuindo sua fragilidade. Atuam enfraquecendo as forças de atração entre as moléculas, facilitando o deslizamento entre elas.
- Lubrificantes – podem ser externos ou internos. Os externos impedem a aderência de compostos do molde às diferentes partes do equipamento e os internos lubrificam as cadeias poliméricas entre si.

- Estabilizantes – impedem que ocorra a degradação do material em decorrência da temperatura e da luz.
- Antioxidantes – estabilizantes das poliolefinas e dos elastômeros; previnem a oxidação por agentes externos.
- Pigmentos – permitem que o plástico adquira colorações em toda a gama do espectro.
- Cargas – atuam absorvendo excessos de plastificante e aumentam a dureza.
- Extensores – reforçam algumas propriedades dos plásticos; podem ser misturados ao plastificante.
- Absorvedores de radiações ultravioleta – absorvem as radiações ultravioleta no lugar do polímero e, ao mesmo tempo, resistem à decomposição, graças à sua constituição química.

POLÍMEROS E ELASTÔMEROS (BORRACHAS)

Material polimérico, que pode ser extraído do látex de vegetais ou obtido sinteticamente pela transformação química de outras substâncias, a borracha é classificada, de acordo com as fontes de obtenção, em natural e sintética.

Borracha natural

Uma infinidade de espécies diferentes de vegetais é capaz de produzir borracha. Dentre elas, a mais importante é a *Hevea brasiliensis* (seringueira). A borracha é obtida em forma de látex, que é extraído dos vasos capilares que se encontram entre a casca e o tronco da árvore; trata-se de uma emulsão de borracha natural em água. Após a extração o látex é filtrado grosseiramente, diluído e, posteriormente, é feita a coagulação por meio de ácido fórmico ou acético. A borracha assim obtida é então desidratada, seca e armazenada. A borracha natural somente é utilizável depois de misturada com substâncias químicas e vulcanizada ou curada. Suas propriedades dependem muito do grau de cura, do tipo de aditivos adicionados e da carga de reforço usada.

Borracha sintética

A borracha sintética é obtida da transformação química do carvão ou do gás natural, de alguns álcoois vegetais, do petróleo e de outras substâncias. Denomina-se Buna-S a borracha sintética mais parecida com a natural, que é elaborada a partir do butadieno/estireno. Além da Buna-S, há outras borrachas sintéticas, todas destinadas a usos especiais, o que significa que só substituem a natural na fabricação de certos artigos e em certos usos. São exemplos o polibutadieno, o polisopreno, a borracha butílica, o policloropreno e a borracha nitrílica.

O homem tenta produzir uma borracha sintética com a melhor qualidade possível, mas, em vez de procurar obter uma borracha exatamente igual à natural, cria substâncias que se prestam melhor para certos fins que o modelo criado pela natureza. Desse modo, a borracha sintética acaba por se referir não a um só material, mas abrange uma infinidade de produtos criados pelo homem.

LEGISLAÇÃO BRASILEIRA

O desenvolvimento de materiais plásticos para a fabricação de embalagens fez com que, na década de 1950, muitos países começassem a se preocupar com o uso desses materiais para embalagens de alimentos. Referências específicas, porém, eram feitas somente a metais pesados, principalmente o chumbo e, às vezes, à coloração após contato com o alimento.

No Brasil, os primeiros trabalhos sobre o emprego de materiais plásticos para esses tipos de embalagens surgiram em meados de 1950, quando o Instituto Adolfo Lutz iniciou, com a Seção de Química Biológica – Espectrografia, uma série de pesquisas com relação a esse assunto, tendo por base os trabalhos publicados por pesquisadores italianos. Naquela época, levava-se em conta a mudança na cor e no odor do alimento embalado. Eram feitas pesquisas de metais pesados no próprio material de embalagem e verificava-se, também, a compatibilidade física dos alimentos com elas. Era verificada, ainda, a presença de pigmentos à base de metais tóxicos na formulação. A partir desse estudo, pensou-se em regulamentar o assunto, mas foi apenas em 1967 que a Comissão Permanente de Aditivos para Alimentos do Ministério da Saúde fez publicar a Resolução n. 8/67, em 28 de junho.

Posteriormente à regulamentação, as embalagens para alimentos elaboradas com materiais plásticos só poderiam ser utilizadas se devidamente registradas no órgão competente do Ministério da Saúde e após comprovadas inocuidade e compatibilidade com o alimento pelos ensaios de migração. Com o passar dos anos, novas substâncias foram desenvolvidas e tornou-se necessária uma revisão da legislação em vigor. O assunto foi debatido na Câmara Técnica de Alimentos e resultou na publicação da Resolução n. 45/77 da Comissão Nacional de Normas e Padrões para Alimentos (CNNPA), que possuía, em seus anexos, listas positivas de substâncias que podiam ser empregadas na elaboração de embalagens e equipamentos destinados a entrar em contato com alimentos.

Em março de 1991, por meio do Tratado de Assunção, foi criado o Mercosul, tendo como participantes: Brasil, Paraguai, Uruguai e Argentina. Posteriormente, o tratado foi complementado pelo Protocolo de Ouro Preto. Existem dois principais órgãos no Mercosul: o Conselho do Mercado Comum (CMC), que possui caráter político e é constituído pelos presidentes e ministros das relações exteriores e da economia dos quatro países, e o Grupo Mercado Comum (GMC), que possui caráter decisório-executivo, sendo constituído por representantes dos ministérios que compõem o CMC, acrescidos do Ministério da Indústria e Comércio e do Banco Central dos Estados-Partes.

O GMC pode constituir Subgrupos de Trabalho (SGT), que realizam acordos sobre os temas de sua competência, encaminhados ao GMC sob a forma de recomendações. Cabe ao GMC aprovar essas recomendações como Resoluções GMC. Esses SGTs têm a incumbência de obter a harmonização de leis, procedimentos, regulamentos e normas técnicas entre os países, a fim de eliminar todas as barreiras não tarifárias para a realização do livre comércio.

Dentro do SGT-03 (Regulamentos Técnicos e Avaliação de Conformidade), encontra-se a Comissão de Alimentos que, por sua vez, possui o Grupo *Ad-hoc* de Embalagens e Equipamentos em Contato com Alimentos, cujo objetivo é a elaboração de regulamentos técnicos pertinentes ao controle, do ponto de vista da saúde pública, das embalagens e equipamentos elaborados com diferentes tipos de materiais, destinados a entrar em contato com alimentos.

Como resultado desse esforço conjunto, a legislação brasileira de embalagens está sendo revisada e ampliada, e novas metodologias analíticas necessárias para o controle de materiais estão sendo estabelecidas. Desde 1996, os Regulamentos Técnicos aprovados pelo GMC na área de embalagens estão sendo internalizados como legislação brasileira, estando atualmente em vigor:

- Portaria n. 27, da Secretaria de Vigilância Sanitária, de 18 de março de 1996, publicada no Diário Oficial da União (DOU) de 20 de março de 1996, Seção I, p. 4691-2, que trata das embalagens e equipamentos de vidro e cerâmica, destinados a entrar em contato com alimentos.
- Portaria n. 987, da Secretaria de Vigilância Sanitária, de 08 de dezembro de 1998, republicada no DOU de 31 de março de 1999, Seção I, p. 30-1, que regulamenta as embalagens descartáveis de polietileno tereftalato (PET) multicamada, destinadas ao acondicionamento de bebidas não alcoólicas carbonatadas.
- Resolução n. 105 (antigas Resolução n. 45/77, Portaria n. 26/96 e Portaria n. 912/98), da Anvisa, de 19 de maio de 1999, publicada no DOU de 20 de maio de 1999, Seção I, p.21-34. Aprova os Regulamentos Técnicos: Disposições Gerais para Embalagens e Equipamentos Plásticos em contato com Alimentos.
- Lei n. 9.832, de 14 de setembro de 1999, publicada no DOU de 15 de setembro de 1999, Seção I, p. 1. Proíbe o uso industrial de embalagens metálicas soldadas com liga de chumbo e estanho para acondicionamento de gêneros alimentícios, exceto para produtos secos ou desidratados.

- Resolução da Diretoria Colegiada (RDC) n. 91, que revoga a Portaria n. 30/96, da Anvisa, de 11 de maio de 2001, republicada no DOU de 13 de junho de 2001, Seção I, p. 60-1 (correspondente ao Regulamento Técnico Mercosul GMC n. 03/1992). Critérios Gerais para Embalagens e Equipamentos em Contato com Alimentos.
- RDC n. 122, da Anvisa, de 19 de junho de 2001, publicada no DOU de 26 de junho de 2001, Seção I, p. 83-4. Regulamento Técnico sobre Ceras e Parafinas em Contato com Alimentos.
- RDC n. 123, da Anvisa, de 19 de junho de 2001, publicada no DOU de 26 de junho de 2001, Seção I, p. 84-7. Disposições Gerais sobre Embalagens e Equipamentos Elastoméricos em Contato com Alimentos.
- RDC n. 124 (que revoga a Resolução n. 8/78 da CNNPA), da Anvisa, de 19 de junho de 2001, publicada no DOU de 26 de junho de 2001, Seção I, p. 87-8. Regulamento Técnico sobre preparados formadores de película à base de resinas e/ou polímeros destinados a entrar em contato com alimentos.
- RDC n. 146, da Anvisa, de 06 de agosto de 2001, publicada no DOU de 08 de agosto de 2001, Seção I, p. 143, que aprova o processo de deposição de camada interna de carbono amorfo em garrafas de PET virgem via plasma.
- RDC n. 217, da Anvisa, de 1 de agosto de 2002, publicada no DOU de 12 de agosto de 2002, Seção I, p. 37-9. Aprova o Regulamento Técnico sobre películas de celulose regenerada em contato com alimentos.
- RDC n. 218, da Anvisa, de 1 de agosto de 2002, publicada no DOU de 5 de agosto de 2002, Seção I, p. 37-8. Aprova o Regulamento Técnico sobre tripas sintéticas de celulose regenerada em contato com alimentos.
- Instrução Normativa Conjunta n. 9, da Secretaria de Apoio Rural e Cooperativismo de 12 de novembro de 2002, publicada no DOU de 14 de novembro de 2002, Seção I, p. 30. Dispõe sobre embalagens destinadas ao acondicionamento de produtos hortícolas *in natura*.
- RDC n. 20 (antiga Portaria n. 28/96), da Anvisa, de 22 de março de 2007, publicada no DOU de 26 de março de 2007, Suplemento n. 58, p. 55-6. Aprova o Regulamento Técnico sobre disposições para embalagens, revestimentos, utensílios, tampas e equipamentos metálicos em contato com alimentos.
- RDC n. 20, da Anvisa, de 26 de março de 2008, publicada no DOU de 27 de março de 2008, Seção I, p. 41-2. Aprova o Regulamento Técnico sobre embalagens de PET pós-consumo reciclado grau alimentício (PET-PCR grau alimentício) destinadas a entrar em contato com alimentos.
- RDC n. 51, da Anvisa, de 26 de novembro de 2010, publicada no DOU de 22 de dezembro de 2010, Seção I, p. 75-9 (que corresponde ao Regulamento Técnico Mercosul GMC n. 32/2010). Dispõe sobre migração em materiais, embalagens e equipamentos plásticos destinados a entrar em contato com alimentos.

- RDC n. 52, da Anvisa, de 26 de novembro de 2010, publicada no DOU de 22 de dezembro de 2010, Seção I, p. 79-809 (que corresponde ao Regulamento Técnico Mercosul GMC n. 15/2010). Dispõe sobre corantes em embalagens e equipamentos plásticos destinados a entrar em contato com alimentos.
- RDC n. 41, da Anvisa, de 16 de setembro de 2011, publicada no DOU de 19 de setembro de 2011, Seção I, p. 54. Dispõe sobre a proibição de uso do bisfenol A em mamadeiras destinadas a alimentação de lactentes e dá outras providências.
- RDC n. 56, da Anvisa, de 16 de novembro de 2012, publicada no DOU de 21 de novembro de 2012, Seção I, p. 66-77 (correspondente ao Regulamento Técnico Mercosul GMC n. 02/2012). Dispõe sobre a lista positiva de monômeros, outras substâncias iniciadoras e polímeros autorizados para a elaboração de embalagens e equipamentos plásticos em contato com alimentos.
- RDC n. 88 (revogou os anexos I, II, III e IV da Portaria n. 177, de 04 de março de 1999), da Anvisa, de 29 de junho de 2016, publicada no DOU de 30 de junho de 2016, Seção I, p. 53-62. Aprova o Regulamento Técnico sobre materiais, embalagens e equipamentos celulósicos destinados a entrar em contato com alimentos e dá outras providências.
- RDC n. 89 (revogou o anexo V da Portaria n. 177, de 04 de março de 1999), da Anvisa, de 29 de setembro de 2016, publicada no DOU de 30 de junho de 2016, Seção I, p. 62-63. Aprova o Regulamento Técnico sobre materiais celulósicos para cocção e filtração a quente e dá outras providências.
- RDC n. 90, da Anvisa, de 29 de março de 2016, publicada no DOU de 30 de março de 2016, Seção I, p. 63-65. Aprova o Regulamento Técnico sobre materiais, embalagens e equipamentos celulósicos destinados a entrar em contato com alimentos durante cocção ou aquecimento em forno e dá outras providências.
- RDC n. 326, da Anvisa, de 03 de dezembro de 2019, publicada no DOU de 04 de dezembro de 2019, Seção I, p. 95 (que corresponde ao Regulamento Técnico Mercosul GMC n. 39/2019). Estabelece a lista positiva de aditivos destinados à elaboração de materiais plásticos e revestimentos poliméricos em contato com alimentos e dá outras providências (revogou a Resolução da Diretoria Colegiada – RDC n. 17, de 17 de março de 2008).
- RDC n. 498, da Anvisa, de 20 de maio de 2021, publicada no DOU de 26 de maio de 2021, Seção I, p. 207. Altera a Resolução de Diretoria Colegiada – RDC n. 20, de 22 de março de 2007, que aprova o Regulamento Técnico sobre disposições para embalagens, revestimentos, utensílios, tampas e equipamentos metálicos em contato com alimentos.
- RDC n. 589, da Anvisa, de 20 de dezembro de 2021, publicada no DOU de 22 de dezembro de 2021, Seção I, p. 298. Altera a Resolução n. 105, de 19 de maio de 1999, que aprova as disposições gerais para embalagens e equipamentos plásticos em contato com alimentos, a Resolução da Diretoria Colegiada – RDC

n. 56, de 16 de novembro de 2012, que dispõe sobre a lista positiva de monômeros, outras substâncias iniciadoras e polímeros autorizados, para a elaboração de embalagens e equipamentos plásticos em contato com alimentos, e a Resolução – RDC n. 88, de 29 de junho de 2016, que dispõe sobre materiais, embalagens e equipamentos celulósicos destinados a entrar em contato com alimentos.

As vantagens dessa harmonização são as seguintes:

- Atualização das listas positivas, que não eram revisadas desde 1977, apenas com algumas inclusões por meio de portarias do Ministério da Saúde.
- Ampliação da legislação brasileira, que não tinha normas para embalagens metálicas, celulósicas e de celulose regenerada, nem para embalagens plásticas retornáveis.
- Metodologias de controle mais adequadas e com maior sensibilidade.
- Número maior de controles por meio de migrações específicas.
- Aproximação com a legislação internacional, como às das Normas Diretivas da Comunidade Econômica Europeia (CEE) e às disposições da Food and Drug Administration (FDA).

A Anvisa publicou, no DOU de 16 de março de 2000, Seção I, p. 17-23, a Resolução n. 23, de 15 de março de 2000, que dispõe sobre o manual de procedimentos básicos para registro e dispensa da obrigatoriedade de registro de produtos pertinentes à área de alimentos. Esse manual aplica-se a todos os setores envolvidos com o trâmite de processos de registro ou dispensa da obrigatoriedade de registro de alimentos, aditivos, coadjuvantes de tecnologia e embalagens nacionais e importadas.

Considerando a necessidade de constante aperfeiçoamento das ações de controle sanitário na área de alimentos e a atualização dos padrões de identidade e qualidade de alimentos, a Diretoria Colegiada da Anvisa publicou a RDC n. 27, de 06 de agosto de 2010 (DOU de 09 de agosto de 2010, Seção I, p. 63-4), que dispõe sobre as categorias de alimentos e embalagens isentos e com obrigatoriedade de registro sanitário, conforme Anexos I e II dessa Resolução. Foi alterada pela RDC n. 240, de 26 de julho de 2018 (DOU de 27 de julho de 2018, Seção I, p. 964).

Os produtos do Anexo I dessa resolução, em que se incluem as embalagens, estão dispensados de registro, enquanto os produtos do Anexo II, em que estão compreendidas as embalagens recicladas, devem ser registrados no órgão competente do Ministério da Saúde.

A publicação dessa resolução pela Anvisa visa a reduzir a burocracia exigida para o registro de alimentos e embalagens com o intuito de modernizar sua atuação em relação às normas e aos padrões técnicos, sendo mais exigente em suas ações de inspeção sanitária e análise de controle. A dispensa do registro, no entanto, não implica que as embalagens não devam mais atender aos critérios de qualidade estabelecidos na legislação vigente. Ao contrário: com essa decisão, a Agência atribui exclusivamente ao produtor de embalagens a responsabilidade de garantir a qualidade e a segurança dos produtos fabricados, o que passa necessariamente por um controle sanitário eficiente da produção, pelo atendimento aos critérios de identidade e qualidade estabelecidos na legislação de embalagens e pela demonstração efetiva de responsabilidade técnica no desenvolvimento de novos produtos.

À medida que novas tecnologias de fabricação de embalagens e equipamentos vão sendo desenvolvidas e novas matérias-primas e aditivos vão sendo utilizados, as empresas, mediante apresentação de estudos toxicológicos, solicitam a inclusão de novas substâncias nas listas positivas e a Anvisa, quando for o caso, publicará resoluções de inclusão dessas substâncias na legislação correspondente.

METODOLOGIA DE CONTROLE

A maioria dos testes efetuados em embalagens para alimentos é denominada provas de cessão ou testes de migração, que são determinações cuja finalidade é avaliar a quantidade de substâncias passíveis de migrar da embalagem para o alimento. A importância de tais determinações prende-se ao fato de que esses migrantes, além de potencialmente tóxicos ao homem, podem alterar as características do alimento.

Na medida do possível, as provas tentam simular as condições a que tanto a embalagem quanto o alimento serão submetidos, dependendo do tipo de alimento, tempo de contato e temperatura. Esses ensaios deveriam ser feitos colocando-se a embalagem em contato com o alimento que se pretende embalar. Entretanto, isso se torna impraticável, uma vez que a concentração de migrantes é normalmente baixa e a complexidade química da maioria dos alimentos interferiria em sua dosagem. Em razão da impossibilidade, recorreu-se ao uso de solventes simulantes de alimentos, que tentam reproduzir o pH, o teor de gordura dos alimentos e sua eventual graduação alcoólica.

- Ensaios de migração total, nos quais se determina o conjunto de substâncias migrantes. A migração total possui limite estabelecido pela legislação brasileira e pelos regulamentos técnicos do Mercosul de 8 mg/dm^2 ou 50 mg/kg, para embalagens de vidro e embalagens celulósicas. No caso específico das embalagens plásticas, o limite de migração total (LMT) é de 10 mg/dm^2 ou 60 mg/kg, conforme RDC n. 589/2021. O ensaio de migração total é extensivamente usado por causa das dificuldades técnicas para a identificação dos migrantes. Um laboratório de embalagens analisa centenas de tipos diferentes de produtos de embalagens, cada qual com uma gama de aditivos incorporados, tornando inviável e dispensiosa a determinação de cada um deles isoladamente. Por outro lado, a migração global dá uma ideia da qualidade da embalagem, mesmo que qualitativamente. Outro problema que também deve ser considerado é que os aditivos presentes na formulação podem sofrer transformações químicas durante o processo de fabricação, tornando ainda mais difícil sua identificação.

- Ensaios de migração específica, efetuados quando na formulação da embalagem está presente uma substância com toxicidade reconhecida e que, por limite de migração específica na legislação, deve ser calculada a quantidade transferida dos materiais em contato com alimentos para seus simulantes, nas condições equivalentes de ensaio.

EMBALAGENS PLÁSTICAS RECICLADAS PÓS-CONSUMO E O CONTATO DIRETO COM ALIMENTOS

Na última década, os debates sobre meio ambiente têm atingido principalmente as indústrias de embalagens, uma vez que são consideradas prejudiciais para o meio ambiente, não só durante as etapas de transformação de matéria-prima e produção, mas principalmente pelo volume de resíduo sólido gerado por elas. Assim, o incentivo à recuperação e reciclagem de materiais e minimização do volume de resíduos encaminhados para os aterros fazem parte de inúmeras legislações e projetos de lei em todo o mundo.

Nesse sentido, vem crescendo o interesse de fabricantes de alimentos e de embalagens pelo uso de material plástico reciclado pós-consumo para a fabricação de novas embalagens destinadas a entrar em contato com alimentos.

Existem três tipos de materiais plásticos reciclados:

- O primário, que é aquele que se realiza na fábrica, anterior ao primeiro consumo, constituído por recortes, fragmentos e peças defeituosas, adicionados ao granulado virgem em diferentes proporções. As embalagens obtidas por esse processo são consideradas polímero virgem.
- O secundário, de natureza físico-mecânica, que consiste no reprocessamento da embalagem plástica pós-consumo, implica fragmentação, lavagem, fusão e formação do novo material de embalagem. Esse tipo de reciclagem só é aplicável a polímeros termoplásticos, que são os mais utilizados para embalagens de alimentos. Nesse processo não acontece alteração do polímero-base. Antes de fundir e reprocessar o polímero, os fragmentos ou a resina peletizada são lavados para eliminar os contaminantes. A efetividade dessa etapa de lavagem é muito influenciada pelo tamanho dos fragmentos ou *pellets*. De fato, quanto menor o fragmento, mais efetiva será a lavagem, pois possui maior superfície de contato com o agente de lavagem.

- O reciclado terciário, também chamado de reciclado químico, consiste na despolimerização do material plástico pós-consumo, mediante um processo químico, com a finalidade de obter o monômero original. Esse monômero volta a ser polimerizado para reconstituir o polímero e formar um novo material de embalagem. O monômero regenerado, o polímero ou ambos podem se misturar com material virgem. O processo de repolimerização pode compreender várias etapas de purificação além das lavagens, como destilação, cristalização e reações químicas adicionais. Todas essas etapas fazem com que esse processo, apesar de se apresentar mais seguro em relação a riscos toxicológicos para a saúde humana, seja economicamente menos viável.

O interesse dos fabricantes de embalagens no uso de materiais plásticos provenientes do reciclado pós-consumo secundário ou mecânico está atrelado a questões financeiras, pois o material reciclado pós-consumo possui valor de mercado inferior ao material de primeiro uso. Entretanto, esse procedimento deve ser exaustivamente discutido, uma vez que o uso desse material pode conter uma série de compostos e substâncias químicas que podem contaminar os alimentos que vierem a entrar em contato com ele. Esse fato pode ocorrer em razão do reúso indevido da embalagem após o consumo do alimento nela embalado, ou seja, essa embalagem pode ter sido reutilizada para embalar produtos como gasolina, pesticidas, desinfetantes, produtos de limpeza em geral etc., que, absorvidos pelo plástico, podem vir a migrar para o alimento quando essas embalagens, provenientes de material reciclado mecânico, forem utilizadas para embalar alimentos, uma vez que esse tipo de reciclagem não garante a eliminação desse tipo de contaminação.

Para minimizar esse risco ao consumidor, pela utilização desse tipo de material reciclado quando da elaboração de embalagens para alimentos, são necessárias algumas medidas, como: conscientizar o consumidor em relação ao reúso e descarte da embalagem para finalidade alimentícia; elaborar um programa de coleta seletiva específico e efetivo; garantir que a qualidade do material reciclado seja compatível com as propriedades exigidas para a elaboração de embalagens destinadas a entrar em contato com alimentos; demonstrar, por meio de estudos analíticos, que os níveis dos possíveis contaminantes químicos presentes no material reciclado estejam dentro de limites seguros para o uso desses materiais em contato direto com alimentos.

No Brasil, o único material plástico reciclado permitido para a elaboração de embalagens destinadas a entrar em contato direto com alimentos é o previsto na RDC n. 20, de 26 de março de 2008, que aprova o uso de embalagens fabricadas com proporções variáveis de PET virgem e de PET-PCR destinadas a entrar em contato com alimentos. Resumidamente, os requisitos estabelecidos por essa resolução para o uso de PET-PCR em embalagens de alimentos são:

- Os estabelecimentos produtores de embalagens de PET-PCR grau alimentício deverão estar habilitados e registrados pela autoridade sanitária nacional competente.
- As embalagens de PET-PCR grau alimentício devem satisfazer os requisitos de adequação sanitária estabelecidos na Regulamentação Mercosul sobre embalagens de material plástico e devem ser compatíveis com o alimento que irão conter.
- As embalagens deverão ser aprovadas, autorizadas e registradas perante a autoridade sanitária nacional competente.
- Os estabelecimentos produtores de embalagens de PET-PCR grau alimentício deverão utilizar uma tecnologia de reciclagem física e/ou química autorizada e registrada em cada caso particular pela autoridade sanitária nacional competente.
- Programas de monitoramento analítico que asseguram a continuidade da qualidade do PET-PCR grau alimentício deverão ser apresentados pelos estabelecimentos produtores dessas embalagens.
- Os estabelecimentos produtores de embalagens de PET-PCR grau alimentício deverão dispor de procedimentos escritos e seus registros de aplicação sobre Boas Práticas de Fabricação.
- Na embalagem final deverão ser identificados, de forma indelével, o produtor, o número de lote ou codificação que permita sua rastreabilidade e a embalagem deverá conter a expressão PET-PCR.
- Os estabelecimentos produtores de embalagens de PET-PCR grau alimentício deverão garantir a remoção de substâncias contaminantes potencialmente presentes, obtida pela aplicação dos processos de descontaminação das tecnologias de reciclagem física e/ou química validadas, a tais níveis que seu uso não implique risco sanitário para o consumidor, nem modifique a qualidade sensorial dos alimentos.

Após a publicação dessa resolução, a Anvisa passou a deter a responsabilidade de organizar programas ostensivos de fiscalização junto aos estabelecimentos produtores desse tipo de embalagem, visando garantir a proteção da saúde da população.

TERMINOLOGIA

- Catalisador – substância usada para modificar a velocidade de reação química.
- Copolímero – polimerização por adição entre dois monômeros (ou mais) diferentes entre si, sendo o polímero resultante (copolímero) portador de propriedades diferentes das que seriam obtidas pela simples mistura mecânica dos polímeros dos monômeros diferentes, polimerizados em separado.

- Embalagens de PET-PCR grau alimentício – embalagens fabricadas com proporções variáveis de PET virgem e de PET-PCR, destinadas a entrar em contato direto com alimentos.
- Equipamento para alimentos – todo artigo em contato direto com alimentos que se utiliza durante a elaboração, o fracionamento, armazenamento, a comercialização e o consumo de alimentos. Estão incluídos nessa classificação: recipientes, máquinas, correias transportadoras, tubulações, aparelhagens, acessórios, válvulas, utensílios e similares.
- Limite de composição – quantidade máxima permitida de um componente particular de interesse toxicológico no material em contato com alimentos.
- Limite de migração específica – quantidade máxima admissível de um componente específico do material em contato com alimentos transferida aos simulantes sob condições de ensaio.
- Limite de migração global – quantidade máxima admissível de componentes de material em contato com alimentos transferida aos simulantes sob as condições de ensaio.
- Migração – transferência de componentes do material da embalagem para os alimentos, decorrente de fenômenos físico-químicos.
- Migração específica – quantidade de um componente não polimérico particular de interesse toxicológico transferida dos materiais em contato com alimentos para tais materiais ou seus simulantes, nas condições equivalentes de ensaio.
- Migração global – quantidade de componentes transferida dos materiais em contato com alimentos ou seus simulantes, nas condições usuais de emprego, elaboração e armazenamento ou nas condições equivalentes de ensaio.
- Monômeros – compostos químicos que reagem para formar polímeros.
- Oligômeros – polímeros de baixo peso molecular.
- Revestimento – substância ou produto aplicado sobre a superfície de embalagens ou equipamentos para alimentos com a finalidade de protegê-los e prolongar sua vida útil.
- Simulante – produto que imita o comportamento de um grupo de alimentos que têm características semelhantes.

CONCLUSÕES

A escolha de uma embalagem para alimentos deve levar em conta dois pontos importantes: o tecnológico e o de saúde pública.

Do ponto de vista tecnológico, deve-se avaliar a embalagem em relação a vários fatores: sua resistência mecânica ao empilhamento, transporte, manuseio e estocagem. A embalagem deve ser projetada de tal modo que facilite a moldagem e a alimentação na máquina de enchimento.

O formato da embalagem não é somente uma questão estética, mas também econômica, pois ela deve ser de tal forma que evite desperdícios de material, permita uma boa resistência mecânica e ocupe o menor lugar possível nos depósitos. O formato deve, ainda, considerar sua funcionalidade para o consumidor. O fator custo é um dos mais importantes, pois muitas vezes a embalagem chega a ser mais cara que o alimento nela contido.

O consumidor dá preferência a embalagens que proporcionem:

- Facilidade de abertura e "refechamento", no caso de produtos que não são utilizados de uma só vez, além da comodidade de retirada do produto (mais crítico quando ele é denso e pastoso).
- Facilidade de traslado do ponto de venda até o local de consumo, tanto em termos de peso quanto à presença de alças ou outro tipo de dispositivo que facilite seu transporte.
- Possibilidade de reaproveitamento para uso doméstico.
- Boa apresentação do produto (estética da embalagem).

Do ponto de vista de saúde pública, o aspecto mais relevante da embalagem é a proteção do alimento contra insetos, roedores, microrganismos e fatores ambientais.

Em um primeiro momento, podem-se classificar as embalagens para alimentos em dois grandes grupos: as primárias, que têm contato direto com o alimento, interagindo ou não com ele; e as secundárias, que são as embalagens das embalagens primárias.

Como este capítulo é voltado para a saúde pública, as referências às embalagens foram predominantemente sobre as embalagens primárias.

BIBLIOGRAFIA

Alves RMV, Oliveira LM, Coltro L, Garcia EEC, Sarantópoulos CIGL, Padula M. Embalagem para produtos de laticínios. Campinas: Ital/Cetea; 1994. 85p.

Ardito EFG, Garcia AE, Correa GEE. Embalagens de papel, cartão e papelão ondulado. Campinas: Ital/Cetea; 1996. 259p.

Autian J. Toxicology of plastics. In: Casaretti LJ. Toxicology: the basic science of poison. New York: Macmillan; 1975. p.604-25.

Bayer FL. Polyethylene terephthalate recycling for food – contact applications: testing, safety and technologies: a global perspective. Food Addit Contam. 2002;19:111-34.

Bernardo PEM, Navas SA, Murata LTF, Alcântara MRS. Bisfenol A: o uso em embalagens para alimentos, exposição e toxicidade – uma revisão. Rev Inst Adolfo Lutz. 2015;74(1):1-11.

Brody AL. Flexible packaging of foods. Cleveland: CRC Press; 2001. 103p.

Brown WE. Plastics in food packaging. Properties, design, and fabrication. New York: Marcel Dekker Inc.; 1992. 539p.

Commission Directive 2011/8/EU, of 28 January 2011, amending Directive 2002/72/EC as regards the restriction of use of Bisphenol A in plastic infant feeding bottles. Official Journal of the European Communities, L 26:11-4.

Comyn J. Polymer permeability. Belfast: Elsevier; 1986. 383p.

Criteria (dose/effect relationships) for cadmium. Commission of the European communities. Report of a Working Group of Experts. Oxford: Pergamon Press; 1978. p.15-120.

Dantas ST, Anjos VDA, Segantini E, Gatti JAB. Avaliação da qualidade de embalagens metálicas: aço e alumínio. Campinas: Ital/ Cetea; 1996. 306p.

Environmental Health Criteria 18. Arsenic. Geneva: WHO; 1981. 174p.

European Chemical Agency – ECHA. Phthalates. Disponível em: https://echa.europa.eu/hot-topics/phthalates (acesso 8 mar 2024).

Finley JW, White JC. Two methods to determine if styrene monomer is present in milk. Bull Environ Contam Toxicol. 1967;1(2):41-6.

Food and Drug Administration (FDA). Points to consider for the use recycled plastics in food packaging: chemistry considerations. Washington: FDA, Center for Food Safety and Applied Nutrition; 1992. 9p.

Franz R, Huber M, Welle F. Recycling of post-consumer poly (ethylene terephthalate) for direct food contact application – a feasibility study using a simplified. Dtsch Lebensmitt Rundsch. 1998;94:-303-8.

Friberg L, Nordberg GF, Vouk VB. Handbook on the toxicology of metals. Amsterdam: Elsevier; 1979.

Garcia EEC. Dispensa do registro de embalagens. Informativo Cetea. 2000;12(2):9-11.

Garlanda T. Migration des matières colorantes. Ann Inst Super Sanitá. 1972;8:461-73.

Garrido NS, Pregnolatto NP, Murata LTF, Silva MR, Nunes MCD, Engler VM, Sakuma AM. Determinação de chumbo e cádmio em artigos escolares. Rev Inst Adolfo Lutz. 1990;50(1/2):291-6.

______, Pregnolatto NP, Murata LTF, Silva MR, Nunes MCD, Antunes JLF, Tiglea P. Avaliação dos níveis de arsênio, chumbo e cádmio em corantes e pigmentos utilizados em embalagens para alimentos no período de 1982 a 1989. Rev Inst Adolfo Lutz. 1991;51(1/2):63-8.

______, Pascuet NS, Murata LTF, Alcantara MRS, Nunes MCD, Sakuma AM. Controle da adequação de embalagens metálicas revestidas para alimentos ácidos. Rev Inst Adolfo Lutz. 1995;55(2):67-72.

Heudorf U, Mersch-Sundermann V, Angerer J. Phthalates: toxicology and exposure. Int J Hyg Environ Health. 2007;210:623-34.

International Agency for Research on Cancer (IARC). Classifications – Di (2-ethylhexyl) phthlate. Disponível em: https://monographs.iarc.who.int/list-of-classifications (acesso 8 mar 2024).

______. Monographs on the evaluation of carcinogenic risks to humans: some chemicals present in industrial and consumer products, food and drinking-water – Di (2-ethylhexyl) phthlate. Lyon: International Agency for Research on Cancer; 2012. Disponível em: https://monographs.iarc.who.int/monographs-available/ (acesso 9 mar 2024).

Joint FAO/WHO Expert Committee on Food Additives (JECFA). Evaluation of certain food additives and contaminants. Thirty-third reporto of the Joint FAO/WHO Expert committee on food additives. Genebra: World Health Organization; 1989.

Joint FAO/WHO expert meeting report. Toxicological and Health Aspects of Bisphenol A. Ottawa. 2010;1-5. [citado em 30 nov. 2023]. Disponível em: https://www.who.int/publications/i/item/toxicological-and-health-aspects-of-bisphenol-a.

Madi LFC. Influência da embalagem na contaminação de produtos alimentícios. Bol Ital. 1981;18(3):283-352.

McGinness JD. Migration from packaging materials – a need for more fundamental information. Food Addit Contam. 1986;3(2):95-102.

McGinness JD. The control of food contact plastics – the next ten years. Food Addit Contam. 1986;3(2):103-12.

Miles DC. Tecnologia dos polímeros. São Paulo: Polígono/Edusp; 1975. 573p.

Ming C. Embalagem e economia. In: Embalagem, arte e técnica de um povo: um estudo da embalagem brasileira. São Paulo: Toga; 1985. p.25-8.

Murata LTF, Nunes MCD, Alcântara MRS, Pascuet NS, Minas VHM. Metodologias para controle da adequação de embalagens para água mineral. Rev Inst Adolfo Lutz. 1994;54(2):102-6.

______, Nunes MCD, Alcântara MRS, Pascuet NS. A embalagem e o meio ambiente. Pack Tecnologia de Embalagem, Logística e Design. 2000;4(40):30.

______, Nunes MCD, Alcântara MRS, Pascuet NS. Embalagens e equipamentos em contato com alimentos. In: Zenebon O, Pascuet NS. Métodos físico-químicos para análise de alimentos. 4. ed. Brasília: Editora MS; 2005. p.533-66.

Nazario G. Embalagem e saúde pública. In: Embalagem, arte e técnica de um povo: um estudo da embalagem brasileira. São Paulo: Toga; 1985. p.32-7.

Nunes MCD, Alcântara MRS, Murata LTF, Pascuet NS. Embalagens plásticas recicladas pós-consumo e o contato direto com alimentos. Bol Inst Adolfo Lutz. 2003;13(2):10-1.

Oliveira LM. Ensaios para avaliação de embalagens plásticas flexíveis. Campinas: Ital/Cetea; 1996. 219p.

Paine FA, Paine HY. A handbook of food packaging. Glasgow: Leonard Hill; 1983. 394p. Piotrowski JK, Coleman DO. Environmental hazards of heavy metals: summary evaluation of lead, cadmium and mercury. Londres: Marc; 1980. p.1-18.

Reyes FGR. Aspectos toxicológicos sobre migração de substâncias químicas da embalagem para o alimento. In: Curso intensivo – materiais plásticos em contato com alimentos. Campinas: Cetea/Ital; 1995.

Rochester JR. Bisphenol A and human health: a review of the literature. Reprod Toxicol. 2013;42:132-55.

Sadler GD. Recycling of polymers for food use: a current perspective. In: Rader CP, Baldwin SD, Cornell DD, Sadler GD, Stockel RF. Plastics, rubber and paper recycling: a programmatic approach. Washington: American Chemical Society; 1995. p.380-8.

Santos CF. Registro de embalagens – proposta de modernização. In: Seminário Internacional: Legislação de Embalagem & Comércio Internacional. Campinas, 2000.

Sax NI. Dangerous properties of industrial materials. 5. ed. New York: Van Nostrand/Reinhold; 1979. p.388-90, 455-9, 765-71.

Schwartz PS. Food packaging regulation in the United States. Food Addit Contam. 1988;5(1):537-41.

Seragini L. Como desenvolver embalagem lucrativamente. São Paulo. 46p. (apostila).

Tatsuno T, Inoue T, Tanimura A. Hygienic chemical studies on plastics (II). Residual acrylonitrile in ABS resin or AS resin and its migration into water (author's transl.). Eisel Shikenjo Hokoku. 1979;97:93-7.

Whitey JR, Collins PG. Styrene monomer in foods. A limited Canadian survey. Bull Environm Contam Toxicol. 1978;19(1):86-94.

Zenebon O. Migração de chumbo e de cádmio de recipientes cerâmicos. Estudo visando sua regulamentação bromatológica. São Paulo. [Tese]. São Paulo: Faculdade de Ciências Farmacêuticas, Universidade de São Paulo; 1986.

Ziegler EE et al. Absorption and retention of lead by infants. Pediatr Res. 1978;12:29-34.

26

Consultoria e auditoria

Elisabete Aparecida Martins
Maristela Portela Alvarez de Mauro
Stela Scaglione Quarentei

INTRODUÇÃO

A Organização das Nações Unidas para a Alimentação e Agricultura (Food and Agriculture Organization – FAO) estima que a produção global de alimentos precisará crescer 70% até 2050 para atender ao crescimento da população global. A fim de garantir a segurança alimentar, é necessário aprimorar os controles da qualidade e da segurança dos alimentos.

Em adição ao cenário anterior, no estudo *Brasil Food Safety Trends 2030*, é citado que:

> Os desafios na segurança dos alimentos (*Food Safety*) e na segurança alimentar (*Food security*) global abrangem o surgimento de novos patógenos, contaminantes alimentares acidentais e outros perigos potenciais, incluindo aqueles associados à demanda do consumidor por alimentos 'naturais' minimamente processados, pedidos *on-line*, impressão 3D de produtos alimentícios, além dos riscos associados à adulteração e fraude.

A referida publicação aponta as seguintes macrotendências para a segurança dos alimentos: ampliação do escopo de perigos e riscos; aumento da complexidade na gestão de segurança dos alimentos; interdisciplinaridade na governança da segurança dos alimentos; evolução do sistema regulatório; e informação e educação sobre segurança dos alimentos.

Ainda com relação à segurança dos alimentos, a Organização Mundial da Saúde (OMS) cita que as doenças de origem alimentar são causadas por 31 tipos de agentes diferentes – bactérias, vírus, parasitas, toxinas e produtos químicos – que afetam, todos os anos, cerca de 600 milhões de pessoas, ou quase uma em cada dez pessoas no mundo. Destas, 420 mil morrem, incluindo 125 mil crianças com menos de cinco anos.

É reconhecido que os sistemas de gestão da segurança dos alimentos têm evoluído a partir da implementação do sistema HACCP/APPCC (Hazard Analysis and Critical Control Point/Análise de Perigos e Pontos Críticos de Controle) e da aplicação de programas de certificação no segmento de alimentos. Entretanto, no ano 2000, em uma resposta direta às crescentes preocupações com a segurança dos alimentos em todo o mundo, que haviam abalado a confiança dos consumidores e causado danos significativos à reputação da indústria de alimentos e bebidas, foi fundada a Iniciativa Global de Segurança dos Alimentos (Global Food Safety Initiative – GFSI). A GFSI é uma coalizão de ação do Fórum de Bens de Consumo (Consumer Goods Forum – CGF), que reúne 34 varejistas e fabricantes pertencentes ao CGF e uma comunidade de profissionais de segurança de alimentos, cujo objetivo é fortalecer a confiança dos consumidores e incentivar a aceitação dos programas de certificação por ela reconhecidos, possibilitando, assim, reduzir duplicações de auditorias, custos e barreiras comerciais.

A GFSI assegura a harmonização entre as normas e aos inúmeros padrões de certificação segmentados por mercado e clientes globais para que eles sejam igualmente reconhecidos em todo o mundo. Isso envolve a identificação e o reconhecimento de padrões de segurança de alimentos robustos, por meio de um processo de *benchmarking*, para que eles possam ser aplicados globalmente, garantindo que produtos alimentícios sejam seguros em todos os estágios da cadeia de abastecimento.

As normas reconhecidas pela GFSI têm sido implementadas pelas indústrias de alimentos e bebidas, empresas de alimentação e fabricantes de embalagem, buscando o atendimento da missão da iniciativa global, que é "Proporcionar melhoria contínua em sistemas de segurança dos alimentos, a fim de assegurar a confiança no fornecimento de alimentos seguros para consumidores de todo o mundo".

Essas necessidades emergentes, associadas a tendências de consumo, como busca por nutrição, saúde, conveniência e praticidade, trazem desafios que reforçam que todos os envolvidos nas diferentes etapas da cadeia de produção de alimentos – produtores primários, produtores de insumos e matérias-primas, indústrias de alimentos, transportadoras, armazéns, distribuidores, varejistas, preparo e consumo de alimentos – são responsáveis de forma compartilhada por disponibilizar aos consumidores produtos nutritivos, saudáveis e seguros.

Cabe a cada elo da cadeia de alimentos atuar no controle de seus processos, considerando os aspectos legais, da qualidade e da segurança dos alimentos, especificações de clientes e fornecedores, e requisitos normativos quando aplicáveis.

Para tal, uma das ferramentas utilizadas é o ciclo PDCA (*plan-do-check-act*), também conhecido como ciclo de Deming, que é sem dúvida o conceito mais difundido, conhecido e aplicado nos sistemas de gestão, incluindo os de qualidade e segurança dos alimentos, pela sua simplicidade, praticidade e grande aplicabilidade. O ciclo PDCA foi concebido para a solução de problemas e pode ser aplicado a qualquer tipo de processo e/ou atividade nas organizações. Um de seus objetivos é possibilitar a melhoria contínua.

Na aplicação da ferramenta PDCA, um primeiro aspecto a ser considerado é o planejamento para atender às diferentes demandas. Ele deve ter como base o mapeamento do(s) processo(s), com suas respectivas entradas, interações, produtos intermediários e finais. Também deve ser observado o atendimento aos aspectos já citados, definição de indicadores de desempenho do processo e produto, de procedimentos, de planos de controle e de documentos e registros.

Para garantir que o planejamento seja implementado de forma adequada, os envolvidos nas operações e/ou atividades devem ser treinados nos procedimentos e demais padrões do processo. Uma vez implementados, os processos precisam ser monitorados para avaliar se os parâmetros estabelecidos estão sendo atingidos, a fim de assegurar o atendimento das características de qualidade e segurança dos produtos pretendidas.

Em razão do porte da organização, de seus recursos humanos e da *expertise* quanto aos temas qualidade e segurança dos alimentos, pode ser necessário obter o suporte técnico de um profissional externo, visando à orientação quanto a sistematização e gestão dos processos e controles envolvidos. Nesse contexto, pode-se contar com os profissionais de consultoria técnica, de processos e de segurança dos alimentos, em padrões normativos aplicáveis ao segmento alimentício e desenvolvimento organizacional, entre outros.

Diferentes normas de gestão reconhecem a figura do consultor no processo de implementação de seus requisitos. Por exemplo, a BRCGS Food 9 estabelece que:

> Se o local não possuir o conhecimento interno adequado sobre segurança, autenticidade, legalidade e qualidade dos alimentos, ele poderá usar especialistas externos (por ex.: consultores sobre segurança dos alimentos). Entretanto, o gerenciamento diário dos sistemas de segurança de alimentos deve permanecer sob responsabilidade da empresa.

Também se faz necessário que avaliações periódicas, verificações e/ou auditorias sejam realizadas com o objetivo de analisar criticamente os resultados obtidos, do processo e produto, comparando-os com o planejado para identificar potenciais não conformidades e situações para melhorias. Os resultados das verificações e/ou auditorias são *inputs* para a adoção de ações corretivas, bem como promoções de melhorias visando aprimorar os processos e produtos.

CONSULTORIA

Aspectos gerais

A incorporação da tecnologia da informação, a implementação da inteligência artificial e a adoção de metodologias ágeis têm desempenhado um papel significativo na evolução das estruturas organizacionais. Paralelamente, uma das principais prioridades das organizações reside em evitar a integração de custos fixos em atividades que ocorrem de forma esporádica. Consequentemente, quando surgem demandas que requerem conhecimento especializado, alto grau de experiência em processos específicos ou a revitalização em novos projetos e processos decisórios, as empresas se lançam em busca de apoio no mercado, optando pela contratação de consultores independentes ou de empresas especializadas em consultoria.

Empresas de consultoria ou consultores que, historicamente, atendiam predominantemente grandes organizações e indústrias, agora passaram a prestar serviços a estabelecimentos comerciais e serviços de alimentação. Isso ocorreu em resposta ao significativo aumento no número de empreendimentos do ramo de alimentação, especialmente durante a última década do século XX.

A expansão desses estabelecimentos de alimentação foi impulsionada, em parte, pela necessidade de escapar do desemprego, o que incentivou muitos profissionais que nunca tinham atuado nesse setor a criar seus próprios negócios. Eles o fizeram com base em economias acumuladas ao longo dos anos, indenizações recebidas por tempo de serviço ou até mesmo vendendo seus próprios bens. A ilusão ingênua predominante era a de que, para ter sucesso, bastava contratar alguém para preparar a comida, acreditando que quem cozinha para si mesmo pode cozinhar para os outros.

Outro fator determinante que contribuiu para o aumento no número desses estabelecimentos foi o aumento no consumo por parte da população. A falta de tempo para preparar refeições em casa e a distância entre a residência e o local de trabalho tornaram mais conveniente o uso do vale-refeição fornecido por muitas empresas, o que levou as pessoas a optar por restaurantes, lanchonetes, bares e *fast-foods*. Além disso, esse mesmo fator foi o principal motor por trás do bem-sucedido sistema de alimentação "por quilo". Nesse sistema, além da rapidez, os clientes têm à disposição uma variedade de pratos e a liberdade de consumir apenas o que desejam pagar. Mais um aspecto a ser considerado é o da praticidade propiciado pelos serviços de entrega (*delivery*), que tem crescido mundialmente. O Brasil responde por aproximadamente 50% de toda a movimentação de *delivery* alimentício por plataformas na América Latina.

Com o crescimento do número de estabelecimentos especializados no comércio de refeições, o setor passou a contar com forte concorrência, para a qual só a diferença de preço não é suficiente para aumentar o volume de vendas. Os mais atentos notaram, de imediato, que era preciso proporcionar um serviço de boa qualidade, apoiado não só na variedade de pratos oferecidos e no esmero das instalações, mas também e sobretudo na segurança dos alimentos. Afinal, notícias sobre doenças de origem alimentar, ocasionadas após o consumo de refeições, espalham-se com facilidade, ainda mais rapidamente com o uso das redes sociais, e são veículo de propaganda negativa, a qual pode decretar a falência do estabelecimento. Essas razões, entre outras, proporcionaram força e prestígio ao papel do consultor da área de alimentos em unidades de refeições coletivas comerciais, além das indústrias.

Atualmente, existem inúmeras empresas especializadas em consultoria prestando serviços na área do controle higienicossanitário, qualidade e segurança de alimentos. Assim, dada a complexidade da problemática concernente às consultorias, consideram-se, a seguir, os principais aspectos que norteiam o trabalho desses especialistas, à luz de conceitos administrativos.

O que é consultoria

A palavra consultoria tem origem no latim *consultare*, que significa receber um conselho, e está relacionada a *consulere*, ou seja, aceitar um conselho. A consultoria tem raízes na história, na antiga Grécia, onde os sacerdotes do Oráculo de Delfos eram os consultores da sociedade, para solucionar questões não compreendidas. Durante a Grande Depressão, em 1929, e após as duas guerras mundiais, a consultoria ganhou espaço à medida que as organizações buscavam maneiras de otimizar seus processos e estratégias para sobreviver em tempos turbulentos. Assim, a consultoria como a conhecemos hoje começou a florescer no início do século XX, com o crescimento das empresas e a necessidade de orientação especializada, embasada por fundamentos técnicos e científicos e por soluções práticas.

Por definição, a consultoria é uma atividade que envolve a análise de problemas, a identificação de soluções, a formulação de recomendações e a assistência na implementação de mudanças nas organizações.

O consultor é um profissional que está em posição de exercer alguma influência sobre um indivíduo, grupo ou organização, mas que não tem poder direto para produzir mudanças ou implementação de programas. O consultor sugere, recomenda e orienta, mas não deve assumir o controle direto das ações, as quais são da competência das lideranças da organização ou dos proprietários dos estabelecimentos comerciais.

Para que de fato exista uma relação de ajuda na consultoria, algumas condições, às vezes implícitas, precisam existir. Por exemplo: confiança, aceitação e respeito mútuo. Assim, é necessário inclusive que haja um alinhamento de valores entre a consultoria e o potencial cliente.

O resultado da consultoria não é exatamente um produto, mas sim uma relação. É alguma espécie de mudança – alteração do *status quo*. Pode ser no âmbito da estrutura funcional ou de procedimentos técnicos, mas a mais significativa é a que evidencia que muitas pessoas na empresa aprenderam algo de novo. Seu objetivo é mobilizar e engajar as pessoas em atividades bem-sucedidas que levem os indivíduos, times ou organizações a gerenciarem a si mesmas de forma diferente.

Competências do consultor

O consultor da área de alimentos deve apresentar formação profissional condizente com a área de atuação. Várias são as profissões envolvidas, em maior ou menor grau, sendo as mais frequentes: engenheiros de alimentos; tecnólogos em alimentos; cientistas de alimentos; nutricionistas, bioquímicos e áreas correlatas, como médicos veterinários, biólogos, entre outras. Disciplinas curriculares que abranjam patologia animal, bromatologia, nutrição, higiene dos alimentos, vigilância sanitária, microbiologia, parasitologia, química e toxicologia, entre outras, constituem suporte suficiente para desempenhar o papel de consultor, no mínimo no âmbito iminentemente técnico. Destaca-se a necessidade da capacitação nas ferramentas utilizadas para garantir qualidade e segurança dos alimentos, controle de processos, sistemas de gestão, normas de certificação aplicáveis ao segmento de alimentos e o conhecimento da legislação aplicável à área de atuação. Também é relevante que o consultor tenha vivência em indústrias processadoras de alimentos e serviços de alimentação e que conheça os demais elos da cadeia produtiva de alimentos, tendo uma visão desde a cadeia primária até o consumidor final. Entretanto, a consultoria exige outras aptidões, sobretudo algumas habilidades relacionais, por exemplo: comunicação, escuta ativa, empatia, assertividade, negociação, cooperação, trabalho em equipe e resolução de conflitos, entre outras. O exercício da atividade de consultor deve ser pautado pela ética. O profissional deve manter confidencialidade quanto às informações e atividades referentes ao trabalho realizado na organização, informar de imediato qualquer tipo de risco que comprometa o andamento do projeto e/ou os resultados do processo e comunicar ao cliente quaisquer tipos de conflitos de interesse identificados.

Tipos de consultoria e papéis do consultor

A consultoria engloba uma vasta gama de campos de atuação. O foco aqui está nas consultorias especializadas em adequação de padrões higienicossanitários, melhoria da qualidade e segurança dos produtos alimentícios, otimização de processos de gestão e certificação em normas aplicáveis à cadeia de alimentos. Contudo, dentre os tipos mais tradicionais, incluem-se sistemas de gestão, tecnologia da informação, finanças, recursos humanos, marketing e desenvolvimento organizacional, entre outros. Recentemente, tem sido observada a expansão do mercado para novos tipos de consultoria, como consultoria em inteligência artificial e análise de dados, sustentabilidade e responsabilidade social e transformação digital, bem como diversidade e inclusão.

Em decorrência de diversos motivos que levam uma organização a contratar consultores, sejam eles independentes, sejam vinculados a empresas de consultoria, o profissional contratado pode desempenhar diferentes papéis. A Figura 1 inclui alguns desses papéis.

Essa categorização é uma abordagem didática, visto que os consultores frequentemente desempenham múltiplos papéis e raramente se restringem a apenas um deles. O aspecto crucial é reconhecer o contexto em que cada papel está sendo desempenhado e compreender claramente as expectativas do cliente em relação a esse papel específico. Além disso, é vital estar ciente de que situações inesperadas podem exigir mudanças nos papéis e é responsabilidade do consultor identificar e comunicar essas alterações.

Destaca-se que, independentemente do papel desempenhado, é fundamental que fique claro que o problema pertence ao cliente, assim como a responsabilidade pela solução. Em outras palavras, as recomendações apontadas pelo consultor devem ser avaliadas pelo cliente em relação a sua adequação à cultura organizacional, à aplicabilidade na estrutura da empresa e a outros fatores que permitam a escolha da melhor alternativa.

Cliente da consultoria

O cliente da consultoria não é exatamente a empresa que paga pelo serviço. A prestação do serviço pode ser para uma pessoa, uma equipe, um grande grupo ou uma parte da organização. É interessante estar identificado quem é a pessoa

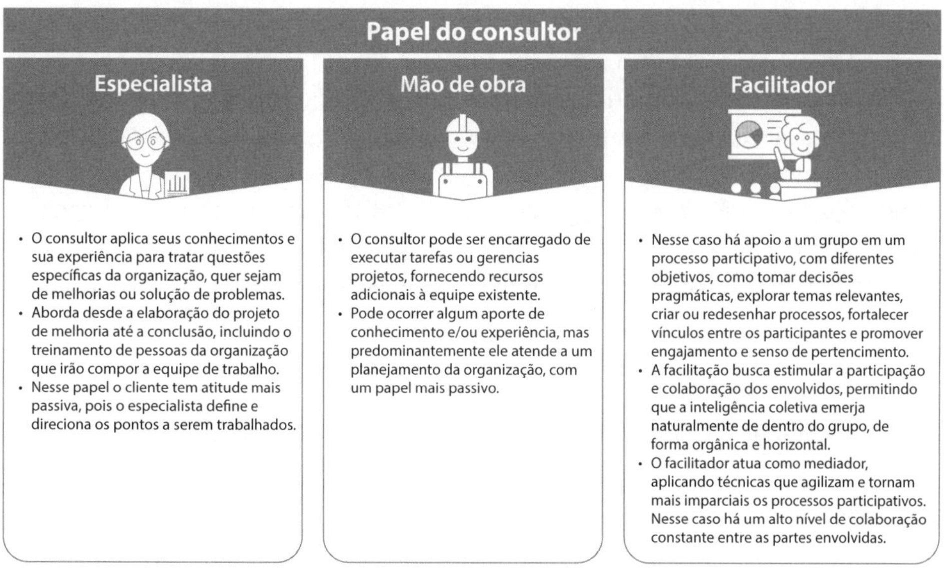

Figura 1 Exemplos do papel de um consultor.
Fonte: elaborada pelos autores a partir de Concistré (2012).

interessada em resolver o problema, ou o "dono do problema" e entender quais pessoas trabalharão com a consultoria, seja recebendo orientação, seja atuando diretamente no projeto ou interagindo com diferentes áreas na organização. Dessa maneira, pode-se definir o cliente como a pessoa ou as pessoas que o consultor quer influenciar para obter os resultados desejados, sem exercer controle direto. Podem existir diferentes tipos de clientes em um mesmo projeto, por exemplo:

a) Clientes-contato, que são os que primeiro contataram o consultor para apresentar a questão ou fazer a solicitação inicial.
b) Clientes intermediários, que são as pessoas, equipes ou grupos envolvidos nas entrevistas, reuniões e demais atividades que ocorrem no andamento do projeto.
c) Clientes primários, aqueles que possuem a questão ou o problema a ser trabalhado.
d) Clientes inconscientes, que são os membros da organização que possuem relação com o sistema dos clientes primários e que podem ser afetados pelas intervenções.

Assim, o consultor deve mapear as interações existentes no sistema que passará pela intervenção e, ao tomar decisões, sempre envolver o cliente primário e outros indicados por ele.

Benefícios e desafios da consultoria

Entre os benefícios resultantes da contratação de uma consultoria, podem ser destacados os apresentados na Figura 2.

Para o desenvolvimento dos trabalhos, a consultoria precisa estabelecer canais de comunicação formais e informais com o cliente. Na maioria das vezes, há um ou mais contato(s) informal(is), com os quais são trocadas informações sobre o tipo de prestação de serviço, e na sequência é estabelecida uma proposta formal ou contrato de prestação de serviços. Outros canais de comunicação informais vão sendo definidos à medida que as diferentes etapas do trabalho se desenvolvem.

Etapas da consultoria

O trabalho de consultoria compreende as etapas apresentadas na Figura 3.

Contato inicial

No contato inicial, é realizada uma entrevista para entender as necessidades do cliente, público envolvido, complexidade do processo e/ou sistema, resultado espe-

Expertise externa: consultores trazem conhecimento especializado e experiência para resolver problemas complexos.

Perspectiva imparcial: visão objetiva dos desafios da organização, sem vínculos emocionais.

Melhoria do desempenho: auxilia a identificar áreas de melhoria e implementar mudanças eficazes.

Acesso a recursos: pode fornecer acesso a redes, ferramentas e recursos que a organização não possui internamente.

Aprendizagem: quando o trabalho realizado junto às pessoas e/ou equipes fomenta novos conhecimentos, por meio do uso de novas metodologias, compartilhamento de experiências e vivências.

Foco estratégico: ajuda a alinhar a organização com seus objetivos estratégicos de longo prazo.

Ética: é crucial manter padrões éticos elevados, evitando conflitos de interesse e mantendo a confidencialidade.

Alinhamento de valores: os consultores nem sempre compartilham os mesmos valores e objetivos que a organização do cliente. Isso pode levar a conflitos e dificuldades na implementação das recomendações, ou até mesmo inviabilizar o trabalho conjunto.

Confiança: a construção e manutenção da confiança entre os consultores e a equipe interna é essencial. A falta de confiança pode minar o processo de consultoria e prejudicar os resultados.

Lidar com a resistência às mudanças: os colaboradores podem resistir à mudança trazida pela consultoria. Isso pode ocorrer pelo medo da perda de empregos, desconforto com novos processos ou simplesmente resistência à mudança em si.

Manter a relevância: os consultores devem acompanhar as mudanças em suas áreas de especialização para permanecerem eficazes.

Custo financeiro: a consultoria muitas vezes envolve custos significativos, incluindo, além dos valores da consultoria, outras despesas relacionadas. Isso pode representar um desafio financeiro para algumas organizações, especialmente as menores.

Tempo de implementação: a implementação das recomendações da consultoria pode levar tempo e os benefícios podem não ser imediatamente perceptíveis. Isso pode criar impaciência entre a equipe e a liderança.

Figura 2 Vantagens e desafios da consultoria.

Fonte: elaborada pelos autores.

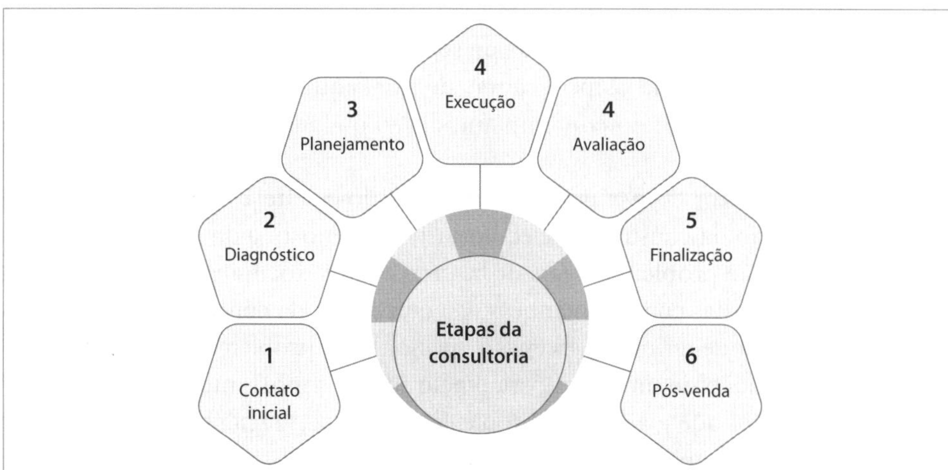
Etapas da consultoria
1
Contato inicial
2
Diagnóstico
3
Planejamento
4
Execução
4
Avaliação
5
Finalização
6
Pós-venda

Figura 3 Etapas da consultoria.

Fonte: elaborada pelos autores.

rado e entregas intermediárias. As informações coletadas na entrevista serão utilizadas para a elaboração da proposta de trabalho, portanto, é essencial que sejam abordados os diferentes aspectos envolvidos no projeto. Para estimativa do tempo envolvido, é necessário considerar o nível de dificuldade para a realização da mudança. Quando as mudanças envolvem grupos, o nível de dificuldade é maior e, consequentemente, o período é longo.

A partir das informações coletadas, é realizada a elaboração da proposta, que deve detalhar todas as etapas do projeto, o objetivo geral e os objetivos específicos e a forma de mensuração dos objetivos. Também devem ser abordados todos os aspectos técnicos e comerciais.

É interessante que a entrega da proposta seja realizada pessoalmente; dessa forma, é possível apresentar todas as etapas do projeto, esclarecer dúvidas e entender se há necessidade de ajustes para melhor atender às demandas do cliente.

Havendo o aceite da proposta, será realizada a formalização do contrato. É importante aferir as expectativas do cliente quanto às entregas e aos prazos envolvidos, bem como esclarecer o papel do consultor como potencializador para os resultados. Entretanto, o contratante ou cliente tem corresponsabilidade pelos resultados do projeto.

Diagnóstico

A etapa do diagnóstico da situação atual é de fundamental importância, portanto deve constar de todo projeto de consultoria. Pode ocorrer de o contato inicial ser interpretado como diagnóstico, entretanto, são etapas distintas. Somente após o diagnóstico o consultor terá um entendimento melhor da situação atual *versus* situação desejada, o que permitirá dimensionar melhor o planejamento do projeto. Por exemplo, pode ocorrer de o objetivo da contratação da consultoria ser a certificação em uma das normas de segurança dos alimentos e no diagnóstico ficar evidenciado que os programas de pré-requisitos ou boas práticas de manufatura não estão totalmente implantadas, o que muda totalmente o escopo do projeto.

Assim, o consultor deve captar a necessidade do cliente a partir da motivação para a contratação da consultoria e elaborar um diagnóstico da situação, diferenciando sintomas de problemas reais utilizando toda a documentação disponível, assim como entrevistas com os membros da equipe-alvo da consultoria, lembrando que cada pessoa pode ter uma percepção "pessoal" do problema.

Para a realização de um diagnóstico acurado, é importante que o consultor utilize instrumentos adequados que propiciem, inclusive, elementos para mensurar a evolução das condições higienicossanitárias do estabelecimento, da estrutura e das práticas dos manipuladores, contemplando os programas de pré-requisitos ou Boas Práticas de Fabricação (BPF), o sistema APPCC, programas de controle da qualidade e outros associados à gestão da qualidade e à segurança dos alimentos. Também deve ser considerada a legislação aplicável ao tipo de estabelecimento.

Por fim, o consultor deve entrevistar as pessoas que estão envolvidas nas diferentes operações da empresa, para identificar suas dificuldades pessoais, seja por falta de maior capacitação, seja por carência de materiais ou de apoio da administração, entre outras. Cabe ressaltar a relevância de o consultor estar preparado para utilizar a técnica de entrevista, devendo estar munido de instrumento próprio que permita padronizar os dados obtidos. Para tanto, sugere-se a leitura do capítulo "Metodologia para análise e diagnóstico de situações na gestão de pessoas", do livro *Sistema de gestão: qualidade e segurança dos alimentos*.

Para completar o diagnóstico, é necessária a execução de um relatório detalhado sobre todas as não conformidades detectadas, se possível acompanhado de registros fotográficos. Esse relatório deve ser apresentado e discutido com o contratante da consultoria para estabelecer as prioridades para o tratamento dos problemas e/ou implementação de pontos de melhorias identificados, em face dos objetivos estratégicos do cliente e do contratado com a consultoria.

Planejamento

Após a entrega do relatório com o diagnóstico da situação atual do estabelecimento, é necessário estabelecer o planejamento das ações a serem adotadas, inclusive definindo as prioridades, visto que algumas ações devem ser tomadas de imediato. Por exemplo, para possibilitar a desinterdição do estabelecimento ou para tratar não conformidades críticas, que coloquem em risco a segurança dos alimentos e que tenham sido identificadas por auditorias internas, auditoria de diagnóstico, organismos de fiscalização e/ou clientes. É de responsabilidade do consultor sinalizar todas as necessidades de alterações, priorizá-las por grau de risco e discutir amplamente com o cliente, ao qual deverão ser demonstrados, em termos práticos, os riscos implicados. Também deve ser sinalizado, se houver, o risco de multas decorrentes de não conformidade com a legislação vigente.

Na elaboração do plano de ação, é necessário observar quais ações melhor se adaptam às necessidades do cliente, de acordo com os objetivos a serem atendidos, e considerar que as eventuais mudanças propostas podem acarretar investimentos para a empresa, portanto, os custos devem ser dimensionados e a relação custo-benefício das ações propostas deve ser demonstrada.

Também é importante considerar no planejamento que podem existir efeitos colaterais, sejam eles negativos, sejam positivos, pois mudanças planejadas para a resolução de um problema em um processo específico podem afetar outros processos, portanto, possíveis efeitos colaterais devem ser mapeados.

Salienta-se que a contratação de uma consultoria não corresponde à obtenção de imunidade em relação aos órgãos oficiais de vigilância sanitária ou outros órgãos de fiscalização. As eventuais penalidades que o estabelecimento vier a sofrer não são de responsabilidade do consultor, visto que quem decide adotar as ações indicadas é o contratante do serviço.

Recomenda-se a utilização de um gráfico de Gantt com a previsão de cada uma das etapas do projeto. Dessa forma, o cliente terá clareza sobre os passos envolvidos, além de tornar mais prático o acompanhamento do cronograma das ações. Também é necessário que seja definida a equipe do projeto, ou seja, quais serão os representantes do cliente que participarão das ações, interagindo com as diferentes áreas da empresa para o atendimento do objetivo do projeto. Essa equipe terá o aporte de conhecimento necessário para a implementação das ações e deve multiplicá-lo para as diferentes áreas envolvidas. Uma vez concluído o planejamento das ações, ele deve ser apresentado formalmente ao cliente, e para cada uma das ações deve ser obtido consenso quanto aos recursos financeiros, que são de incumbência do cliente, os responsáveis pelas ações e os prazos envolvidos. Eventuais ajustes nessa fase ou em etapas posteriores devem ser decididos de forma conjunta entre o consultor e o cliente.

Execução

A etapa de execução do projeto requer que o consultor exerça um papel de liderança pois, além de realizar algumas ações, ele também terá funções de coordenação, treinamento, mentoria, ajustes de rota, controle do cronograma e mediação de conflitos, entre outras que possam surgir. Ressalta-se que o consultor deve atuar em conjunto com a equipe da empresa, de forma a criar um ambiente de aprendizagem, para que os colaboradores da organização possam dar continuidade aos processos e procedimentos estabelecidos.

A consultoria na área de alimentos pode envolver diferentes tipos de macroações, a depender dos objetivos a serem atendidos, como:

- Realizar treinamento dos recursos humanos, com vistas à capacitação técnica na área de produção e nos princípios higienicossanitários aplicáveis aos colaboradores da organização, às instalações, aos equipamentos, aos utensílios e aos próprios alimentos.
- Implantar as BPF, os procedimentos de higienização, o sistema APPCC, o Plano de Defesa dos Alimentos, o Plano de Mitigação às Fraudes em Alimentos, o Plano da Qualidade de Alimentos, entre outros relacionados ao segmento alimentício.
- Treinar e orientar quanto às legislações, das diferentes esferas, aplicáveis ao segmento alimentício.
- Orientar quanto ao fluxo de pessoas, materiais e remoção de resíduos sólidos ou líquidos nas áreas de processamento, com o objetivo de reduzir os riscos de contaminação cruzada.

- Identificar diferentes áreas de riscos de contaminação microbiológica e estabelecer controles proporcionais aos riscos, inclusive com monitoramento ambiental.
- Orientar quanto à melhoria das condições das instalações, equipamentos, processamento e estocagem, visando atender às práticas e à segurança dos produtos.
- Estabelecer procedimentos para o desenvolvimento de fornecedores de matérias-primas, ingredientes e embalagens, bem como de materiais de contato indireto com os produtos.
- Definir plano de amostragem e de colheita de amostras contemplando desde o recebimento de matérias-primas, ingredientes e demais materiais, até produtos intermediário e final.
- Estabelecer o Sistema de Gestão da Qualidade e Segurança dos Alimentos.
- Orientar e capacitar as equipes para o atendimento e consequente certificação nas normas aplicáveis ao tipo de segmento da organização, seja, produção primária, processamento, estocagem ou comercialização de alimentos.

Há que se acompanhar de perto os colaboradores, estar disponível para ilustrar novas técnicas, reforçar o treinamento já ministrado, orientar nas melhores práticas e esclarecer dúvidas.

É de suma importância que o consultor esteja presente no estabelecimento em intervalos regulares, para avaliar *in loco* o andamento das ações e a aplicação dos procedimentos e normas relacionadas ao estabelecimento. Durante as visitas, é possível constatar se os princípios de higiene pessoal e geral, relacionados com o ambiente de trabalho e com os próprios alimentos, estão sendo praticados.

Essa atividade pode ser realizada por meio de auditorias, em uma área específica ou no estabelecimento como um todo. A auditoria deve ser conduzida inicialmente pelo consultor e gradualmente ser transferida para os colaboradores da empresa, previamente treinados para executar essa tarefa. Instrumento de auditoria, *checklist*, critérios de avaliação, pontuação e relatório devem ser padronizados. É igualmente importante fornecer um retorno (*feedback*) aos responsáveis pela empresa, assim como aos funcionários, sobre a qualidade de seu desempenho, a fim de motivá-los nas boas práticas implantadas e orientá-los para os pontos que necessitam ser melhorados.

O consultor responde pela gestão de todas as etapas do projeto, desde o planejamento até a entrega final, o que engloba a avaliação do resultado de cada uma das ações concluídas. Dessa forma, devem ser planejadas reuniões periódicas de avaliação do andamento do projeto. Essas reuniões podem se constituir em uma importante ferramenta de aprendizado mútuo, desde que sejam conduzidas com foco na aprendizagem e não na busca por culpados para os casos de não atendimento aos resultados esperados. A avaliação de resultados é uma constante durante todo o processo de consultoria, com a participação de todos os envolvidos, e deverão ser definidos ajustes, correções e/ou ações adicionais, conforme necessário.

Avaliação

A avaliação do ciclo completo do projeto evidencia se a consultoria foi bem-sucedida. Em caso positivo, isso significa que se criaram realidades, agregaram-se novos conhecimentos e mudaram-se comportamentos. Houve um salto de qualidade nos resultados obtidos. Caso contrário, há necessidade de revisar o projeto, determinando os fatores dificultadores das ações.

Ao final de todo projeto de consultoria, é preciso avaliar, além dos resultados obtidos e do trabalho realizado, a capacidade da empresa de seguir adiante e ter condições, com seu próprio *staff*, de diagnosticar os problemas, propor alternativas e agir para sua solução. Na maioria das vezes, o processo é de tal modo dinâmico que, se o trabalho estiver sendo adequadamente realizado, o *staff* ou equipe estará tão envolvido em alcançar novas etapas de crescimento que a consultoria não terá mais o que fazer, não sendo mais necessária. Assim, a manutenção das mudanças empreendidas e a busca pela melhoria contínua são assumidas pela equipe da organização. A partir desse momento, pode-se proceder à saída ou encerramento da consultoria.

Encerramento e pós-venda

O encerramento da consultoria deve ser planejado com o cliente, a administração do estabelecimento ou o contratante, executado de forma gradual e com a participação dos envolvidos no projeto. Deve ser conduzido com cuidado, de forma a assegurar a manutenção das conquistas.

Sugere-se que o consultor faça as recomendações necessárias para que a equipe da organização dê continuidade ao processo. Assim, na reunião de encerramento, podem ser apresentados e discutidos os seguintes aspectos: resultados da reunião final de avaliação do projeto *versus* objetivos iniciais; atendimento das expectativas do contratante; principais desafios encontrados durante o projeto e ações adotadas; lições aprendidas e análise das recomendações da consultoria para assegurar a continuidade das conquistas do projeto.

O consultor deve registrar todos os aspectos abordados na reunião de encerramento e ao final da reunião, ambos, consultor e cliente, mantêm os registros.

Uma última etapa a ser considerada é o pós-venda. Quando há interesse entre as partes o vínculo pode perdurar, para que haja avaliação periódica de como está sendo conduzida a manutenção após a saída da consultoria, ter um "olhar externo" para melhorias e/ou atualização e recomendações. Normalmente se estabelecem em contrato as atividades a serem desenvolvidas pela consultoria e sua periodicidade e especificam-se a abrangência e o nível de decisão estratégico, tático ou operacional. Dependendo dos resultados obtidos e da relação construída, essa etapa contribui positivamente para a manutenção do contato com o cliente e para oportunidades futuras.

AUDITORIA

Histórico

A palavra auditoria é derivada da palavra latina *audire*, que significa ouvir.

A origem da auditoria é imprecisa; alguns autores apontam que tenha surgido na Itália no século XV ou XVI, com os guarda-livros prestadores de serviços aos comerciantes italianos. Por outro lado, também é sugerido que tenha origem na Inglaterra, que, como controladora do comércio mundial, foi a primeira a instituir taxação de imposto de renda para as grandes empresas. A Enciclopédia Britânica cita que já se praticava auditoria das contas públicas desde 1314. O apogeu de seu crescimento teve origem na Revolução Industrial, vistas a expansão econômica e a necessidade de controles.

No Brasil, os registros oficiais da prática de auditoria datam de 1972, com a criação das normais oficiais de auditoria para o mercado financeiro, pelo Banco Central, embora existam relatos de ações associadas à auditoria desde a era colonial.

Aplicada inicialmente aos processos contábeis e financeiros, a auditoria passou a ser utilizada nos diferentes tipos de segmentos, inclusive alimentício, com o objetivo de avaliar os sistemas de gestão da qualidade e da segurança dos alimentos.

Na área de alimentos, originalmente as orientações sobre auditoria de sistemas de gestão da qualidade constavam de três partes da ISO 10011, publicadas no início da década de 1990. Havia também orientações sobre auditoria para o sistema de gestão ambiental, nas normas ISO 14010, ISO 14011 e ISO 14012, publicadas em 1996.

No final da década de 1990, foi iniciado o desenvolvimento de uma norma única de auditoria. Em 2002, a ISO emitiu a ISO 19011, que compilava as diretrizes de auditorias para os dois sistemas.

Com a revisão da norma em 2011, a ISO 19011 passou a ser aplicável a sistemas de gestão de uma forma geral. Na revisão de 2018 ocorreram mudanças significativas: a) discussão mais aprofundada em relação à abordagem dada pelo programa de auditoria a riscos e oportunidades, enfatizando o conceito de mentalidade de risco; b) avanço no uso das tecnologias de informação, com a inclusão de pontos sobre auditorias remotas (anexo A); c) adequação ao *High Level Structure* (Estrutura de Alto Nível); e d) ampliação das orientações referentes ao planejamento da auditoria e aos requisitos genéricos de competência dos auditores.

A ISO 19011 apresenta a seguinte definição de auditoria: "processo sistemático, independente e documentado para obter evidência objetiva e avaliá-la objetivamente, para determinar a extensão na qual os critérios de auditoria são atendidos". Importante ressaltar que é uma norma de diretrizes e não de requisitos, ou seja, fornece orientações para as melhores práticas, podendo ser adotada em sua totalidade ou em partes e ser adaptada à realidade das organizações.

Inspeção, fiscalização e auditoria

Inspeção, fiscalização e auditoria são termos frequentemente utilizados no contexto da qualidade e da segurança dos alimentos, mas cada um desempenha um papel distinto na garantia da conformidade e na proteção dos consumidores.

A inspeção envolve a análise física, visual e sensorial dos produtos alimentícios, bem como das instalações de produção, visando identificar possíveis riscos à saúde pública e não conformidades. É geralmente realizada por autoridades sanitárias ou inspetores locais que verificam se os padrões e regulamentos estabelecidos estão sendo seguidos, como é o caso da Agência Nacional de Vigilância Sanitária (Anvisa) e do Ministério da Agricultura e Pecuária. Também pode ser realizada por indústrias, serviços de alimentação e outros na cadeia de alimentos, onde normalmente é aplicada para o recebimento de itens, sejam matérias-primas, sejam ingredientes e/ou embalagens, ou para avaliação de produtos em fase intermediária ou final, entre outros, normalmente com a utilização de amostragem seguindo os planos da Associação Brasileira de Normas Técnicas (ABNT).

A fiscalização é uma ação governamental que busca assegurar o cumprimento das leis e regulamentações aplicáveis à produção, distribuição e comercialização de alimentos. As agências de fiscalização, como a Anvisa, fiscalizam as empresas alimentícias, sob competência do Ministério da Saúde, para garantir que elas estejam operando de acordo com as normas estabelecidas. Também é de competência da Anvisa a fiscalização do comércio dos alimentos, embora existam outros organismos de fiscalização de alimentos, como o Instituto de Pesos e Medidas (Ipem). A fiscalização pode implicar a aplicação de penalidades em caso de não conformidades.

A auditoria aplicada a indústrias de alimentos, serviços de alimentação, estabelecimentos comerciais e outras etapas da cadeia produtora de alimentos envolve uma avaliação detalhada e sistemática dos sistemas de gestão da qualidade e segurança dos alimentos da organização. As auditorias podem ser internas ou externas e são conduzidas por especialistas independentes. Têm por objetivo verificar se as organizações estão implementando os programas da qualidade e da segurança dos alimentos de forma adequada.

As auditorias ajudam a identificar áreas de melhoria e oferecem uma visão abrangente da eficácia dos sistemas de gestão da qualidade e segurança dos alimentos.

É importante ressaltar que, ao denominar uma avaliação como auditoria, deve-se seguir a estrutura e os princípios definidos na norma correspondente (ISO NBR 19011), com especial atenção aos aspectos da competência do auditor.

Auditoria e as normas de certificação da qualidade e segurança dos alimentos reconhecidas pela GFSI

Auditoria é um requisito presente em todo modelo de sistema de gestão, pois faz parte da etapa de verificação (*check*) do ciclo PDCA. É a ferramenta que permite à organização avaliar seus pontos fortes e fracos e, com base nessas informações, definir as ações corretivas para o processo de melhoria contínua do seu sistema de gestão.

O documento *Part III of the GFSI Benchmarking Requirements* define os principais elementos exigidos para o processo de reconhecimento de um esquema de certificação em relação ao sistema de gestão da segurança dos alimentos, às BPF e ao sistema de Gestão de Perigos e Riscos. Entre os elementos do sistema de gestão da segurança do alimento, a necessidade da auditoria interna está definida no item FSM 20, da seguinte maneira: "Deve ser estabelecido, aplicado e mantido um procedimento de auditoria interna; ele deve abranger todos os elementos do Sistema de Gestão da Segurança dos Alimentos".

A importância de um programa de auditorias internas como ferramenta de melhoria contínua pode ser constatada pelo peso desse requisito entre os esquemas[1] reconhecidos pela GFSI pode ser observada na Tabela 1. Uma falha substancial no procedimento de auditoria interna pode comprometer a obtenção e/ou a manutenção da certificação da empresa no respectivo esquema reconhecido pela GFSI.

Programa de auditorias e plano de auditoria

Muitas vezes, os termos "programa" e "plano de auditoria" são confundidos. Segundo a ISO 19011, um programa de auditoria é definido como "arranjos para um conjunto de uma ou mais auditorias, planejado para um período de tempo específico e direcionado a um propósito específico". Já o plano de auditoria é definido como a "descrição das atividades e arranjos para uma auditoria".

Ou seja, o programa de auditorias é o planejamento macro das auditorias que serão realizadas em determinado período para um determinado objetivo. O plano de auditoria refere-se ao planejamento de cada uma dessas auditorias programadas.

[1] Segundo a GFSI, "esquema" na indústria de certificação de segurança de alimentos, é um termo usado para definir um programa comercial de segurança de alimentos que inclui uma norma de segurança de alimentos auditável e certificável e um sistema de governança e gestão.

Tabela 1 Impacto do requisito "auditoria interna" nos protocolos de certificação de alguns esquemas reconhecidos pela GFSI

Exemplo de esquema reconhecido GFSI	FSSC 22000 versão 6	BRCGS Food 9	IFS Food 8
Auditoria interna	Requisito 9.2 da norma ISO 22000:2018	Requisito 3.4 – Requisito fundamental	Requisito 5.1.1 – Requisito KO (*knockout*)
Impacto se houver falha no requisito de auditoria interna	Uma não conformidade (NC) crítica é emitida quando há uma falha significativa no sistema de gestão, uma situação com impacto adverso direto na segurança alimentar e nenhuma ação apropriada está sendo observada ou quando a legalidade da segurança do alimento e/ou a integridade da certificação estão em jogo. Se uma NC crítica for identificada em uma auditoria de uma organização já certificada, o certificado será suspenso no prazo de 3 dias úteis após sua emissão, por um período máximo de 6 meses. O certificado será retirado quando a não conformidade crítica não for efetivamente resolvida no prazo de 6 meses. Se uma NC for identificada em uma auditoria de certificação inicial, o processo será reprovado e a organização deverá solicitar uma nova auditoria completa de certificação.	Certos requisitos da Norma foram designados "fundamentais". Esses requisitos referem-se a sistemas essenciais ao estabelecimento e realização de uma operação eficaz de qualidade e segurança de alimentos. A não conformidade com a declaração de intenção de um requisito fundamental (ou seja, uma não conformidade grave) levará a uma não certificação em uma autoria inicial ou remoção da certificação em auditorias subsequentes. Isso exigirá uma nova auditoria completa para estabelecer evidências comprováveis de cumprimento.	Existem requisitos específicos no IFS Food Standard que são chamados de requisitos KO. Esses requisitos são essenciais e abordam os principais tópicos a serem implementados pelo local de produção para alcançar a conformidade. Se o auditor evidenciar uma não conformidade em um requisito KO, a certificação não poderá ser concedida e, se se tratar de uma auditoria de recertificação, o Certificado IFS atual será retirado.

Fonte: elaborada pelos autores a partir da FSSC 22000 v6, BRCGS Food v9 e IFS Food v8.
A lista atualizada dos esquemas reconhecidas pela GFSI pode ser encontrada no *site* da GFSI (https://mygfsi.com/how-to-implement/recognition/).

Princípios da auditoria de acordo com a ISO 19011

Para uma auditoria se tornar uma ferramenta que apoie um sistema de gestão, ela precisa ser eficaz e confiável. Para isso, deve ser conduzida com base em sete princípios definidos pela ISO 19011, conforme a Figura 4.

Para garantir que uma auditoria forneça resultados consistentes e suficientes, é preciso adotar estes princípios, permitindo que, em circunstâncias similares, as conclusões de uma auditoria sejam similares, independentemente do auditor que a realiza:

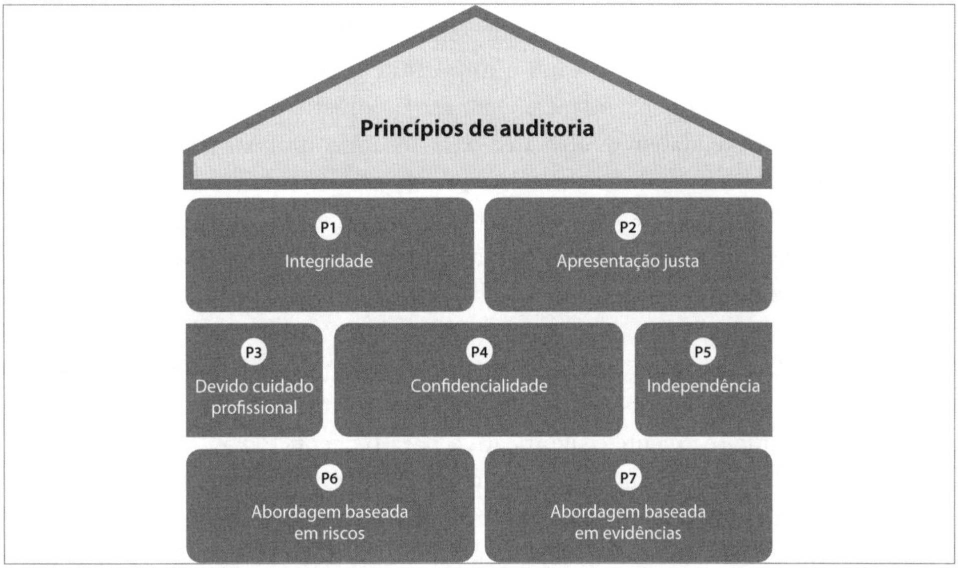

Figura 4 Princípios da auditoria.

Fonte: elaborada pelos autores a partir da norma ABNT NBR ISO 19011:2019.

P1. **Integridade:** os auditores e demais pessoas que gerenciam um programa de auditoria precisam ser íntegros, desempenhando seus trabalhos de forma ética, honesta e responsável. Devem aceitar realizar a auditoria apenas se possuírem a competência requerida. Além disso, devem executar suas atividades de maneira imparcial e justa, sem serem tendenciosos, e precisam ficar atentos a qualquer influência que possa ser exercida sobre seu julgamento.

P2. **Apresentação justa:** as constatações, conclusões e relatórios de uma auditoria precisam ser apresentadas de uma forma justa, refletindo o que realmente ocorreu, indicando, inclusive, os eventuais problemas e divergências de opiniões entre a equipe auditora e o auditado. A comunicação precisa ser objetiva, clara, completa e realizada em tempo hábil.

P3. **Devido cuidado profissional:** os auditores devem ser capazes de realizar julgamentos ponderados, baseados em fatos, durante todo o processo de auditoria.

P4. **Confidencialidade:** os auditores precisam garantir a confidencialidade das informações recebidas durante o processo de auditoria. Essas informações devem ser tratadas de forma sigilosa e não podem ser usadas para ganhos pessoais ou para prejudicar os legítimos interesses do auditado. A segurança da informação deve ser preservada de forma adequada e acordada com os envolvidos.

P5. **Independência:** os auditores precisam ser independentes para garantir que a auditoria seja imparcial e que as conclusões sejam baseadas apenas nas evidências da auditoria, livres de tendências e conflitos de interesse. No caso de auditoria interna, é necessário garantir que os auditores não auditem suas próprias funções. A ISO 19011 considera exceções em casos de pequenas organizações, nas quais pode não ser possível a total independência do auditor em relação à atividade auditada, mas ressalta a importância de realizar todos os esforços para eliminar qualquer tendência e garantir a objetividade da auditoria.

P6. Abordagem baseada em evidências: para serem confiáveis e reprodutíveis, as conclusões de uma auditoria precisam ser baseadas em evidências. De acordo com a ISO 19011, evidências de auditoria são registros, apresentação de fatos ou outras informações pertinentes à auditoria que sejam verificáveis. A amostragem deve ser apropriada, pois está diretamente relacionada à confiança nas conclusões de auditoria.

P7. Abordagem baseada em riscos: os riscos e oportunidades devem ser considerados para que o planejamento, a execução e o relatório de uma auditoria sejam focados no que realmente é significativo para o cliente e para alcançar os objetivos do programa de auditoria. É importante ressaltar que a auditoria, como qualquer outro processo amostral, possui riscos relacionados à amostragem escolhida. Como uma fotografia, a auditoria é o registro de um momento que pode representar uma situação pontual ou sistêmica, e não garante que todos os problemas serão identificados.

Fluxo de processo de gestão de um programa de auditoria

A ISO 19011 estabelece o fluxo que deve ser seguido para a implementação adequada de um programa de auditoria. A aplicação do ciclo PDCA na elaboração do programa de auditoria pode ser verificada na Figura 5.

Objetivos do programa de auditoria

Uma auditoria procura identificar a conformidade com determinado critério estabelecido e, desde que adequadamente planejada e executada, possibilita obter informações imparciais e confiáveis que podem ser utilizadas para, entre outros objetivos:

- Avaliar a eficácia de seu sistema de gestão da qualidade, da segurança do alimento e demais sistemas de gestão implementados.
- Avaliar a conformidade com requisitos legais e de clientes.
- Identificar oportunidades para a melhoria contínua.
- Identificar riscos reais e potenciais.
- Avaliar eficácia dos treinamentos, processos e programas.
- Avaliar a confiabilidade e capacidade de seus fornecedores.
- Apoiar decisões estratégicas de uma empresa.

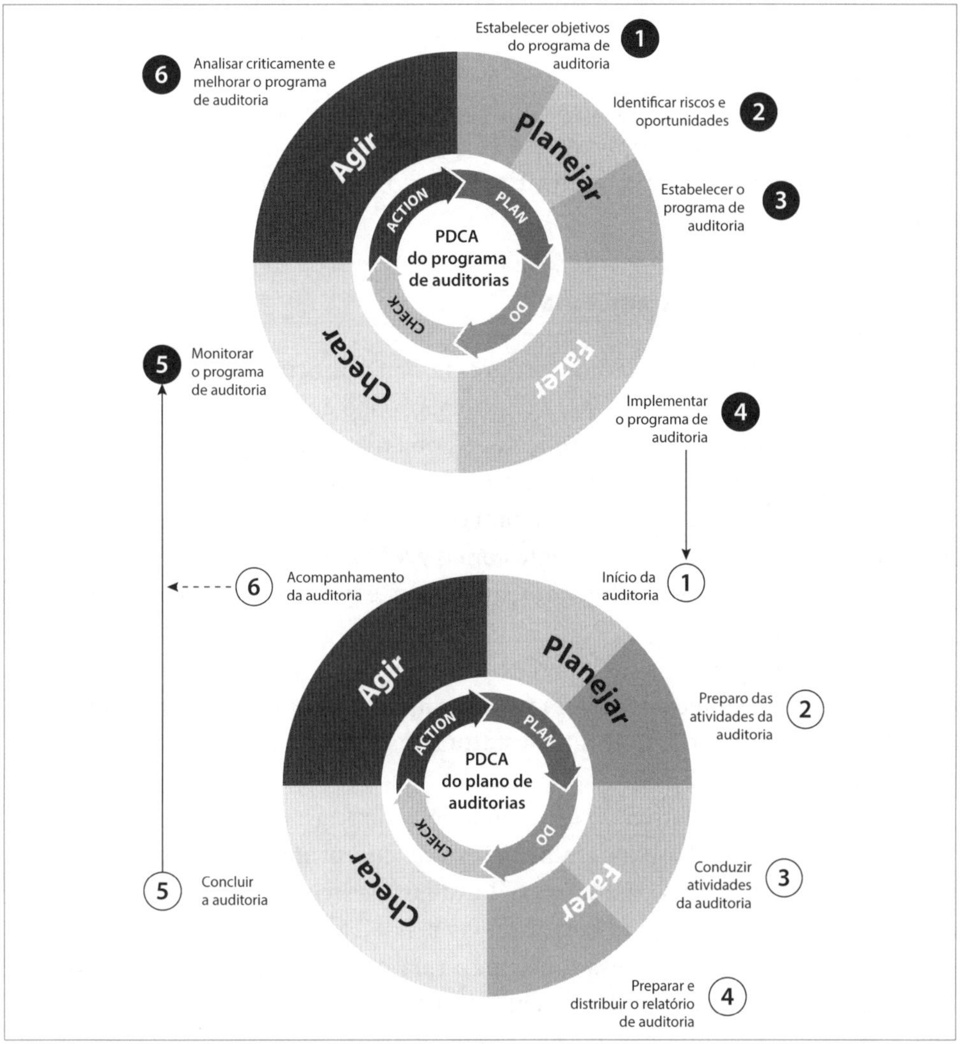

Figura 5 Fluxo do programa de auditoria de acordo com o PDCA.

Fonte: elaborada pelos autores a partir da norma ABNT NBR ISO 19011:2019.

O objetivo de uma auditoria deve ser definido por quem a solicitou, denominado "cliente da auditoria". Por exemplo, se for uma auditoria interna, o cliente pode ser o auditado ou o responsável pelo programa de auditoria. Da mesma forma, a área que solicita uma auditoria do fornecedor deve definir qual o objetivo a ser atendido.

Identificação dos riscos e oportunidades

Ao elaborar um programa de auditoria, é necessário avaliar os riscos que podem afetar o alcance dos objetivos pretendidos e definir ações para minimizá-los. Tais riscos podem ser representados por falhas no planejamento, falta de recursos, falta de competência da equipe auditora, falhas de comunicação, falhas na implementação, falha na segurança e confidencialidade das informações, entre outros.

Deve-se ficar atento às oportunidades que possam existir, como conciliar auditorias, melhorar a logística e otimizar os recursos, incluindo as competências dos auditores.

Estrutura do programa de auditoria

O responsável pela gestão do programa de auditoria precisa estabelecer os processos relacionados, entre eles, a coordenação e o agendamento das auditorias que farão parte do programa, definição dos objetivos de auditoria, escopo e critério das auditorias, método de auditoria e seleção da equipe auditora.

Os objetivos da auditoria determinam o que é para ser realizado pela auditoria individual. O escopo deve ser coerente com o programa e os objetivos de auditoria e incluir fatores como locais, funções, atividades e processos a serem auditados e período da auditoria.

O critério da auditoria é a referência em relação a qual a conformidade será determinada. Normalmente incluem políticas aplicáveis, processos, procedimentos, critérios de desempenho, requisitos estatutários e regulamentares, requisitos do sistema de gestão etc.

Dependendo do objetivo do programa de auditorias, podem ser definidos critérios que servirão de base para a avaliação da conformidade. Por exemplo, se o objetivo de um programa de auditoria é avaliar o sistema de gestão da segurança do alimento, uma das normas reconhecidas pela GFSI poderia ser utilizada como critério, mesmo que a empresa ainda não seja certificada. Por outro lado, se a empresa já possui uma certificação em alguma norma reconhecida pela GFSI, um dos critérios da auditoria deverá ser a respectiva norma.

Os recursos precisam ser definidos para o programa de auditorias. Devem ser considerados os recursos financeiros e o tempo para as atividades de gerenciamento do programa, métodos de auditoria, disponibilidade de auditores e especialistas com a devida competência, disponibilidade de tecnologias de informação e recursos relacionados à instalação, incluindo aspectos de segurança (equipamentos de proteção individual – EPI).

Competência da equipe

A confiança no processo de auditoria e a capacidade de atender aos objetivos dependem da competência do gestor do programa, dos auditores e líderes da equipe de auditoria.

A seleção da equipe auditora é uma parte muito importante do planejamento dos programas de auditoria. A competência e a forma de avaliação dos auditores devem ser estabelecidas e todos os registros devem ser mantidos.

Ao definir a competência necessária para os auditores, devem ser considerados aspectos como comportamento pessoal, educação, experiência e capacidade para aplicar conhecimento e habilidades.

O comportamento pessoal do auditor está diretamente relacionado à qualidade do trabalho nessa função. Os principais atributos relacionados ao comportamento pessoal de um auditor que possibilitam executar suas atividades de acordo com os princípios de auditoria, conforme definido pela ISO 19011, estão detalhados na Figura 6.

Dependendo do tipo de auditoria, alguns desses atributos de comportamento são mais significativos e devem ser considerados com atenção na avaliação do auditor.

A competência dos auditores dependerá também da combinação de treinamentos sobre auditoria, experiência profissional pertinente, educação em setores específicos do sistema de gestão e experiência de auditoria supervisionada. O auditor precisa demonstrar conhecimento e habilidades, de acordo com o que foi definido no programa de auditorias. Entre esses conhecimentos, podem-se destacar:

- Princípios, processos e métodos de auditoria para permitir que o auditor possa auditar com uma abordagem baseada em risco; planejar e organizar o trabalho dentro do tempo definido; priorizar os pontos importantes e se comunicar de forma eficaz (oralmente e por escrito). O treinamento em formação de auditoria com base na norma ISO 19011 é um requisito mandatório para qualificação do auditor.

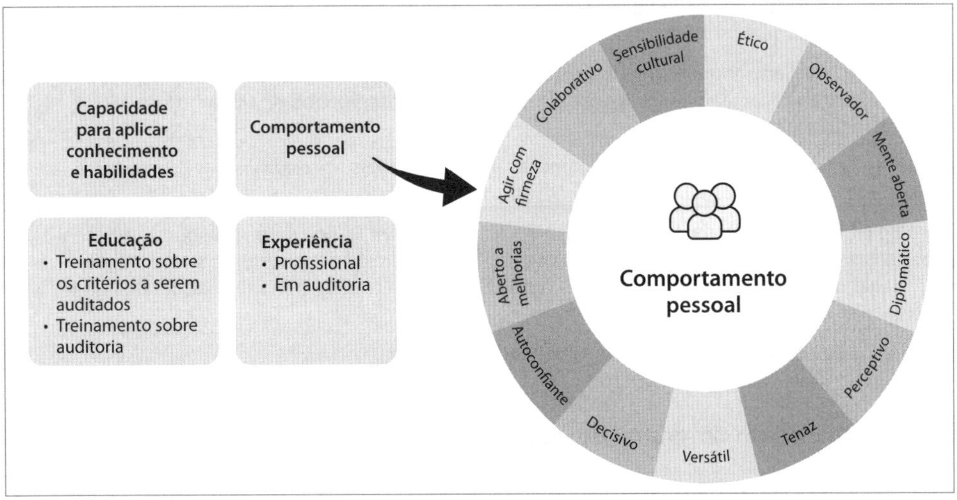

Figura 6 Competências do auditor.

Fonte: elaborada pelos autores a partir da norma ABNT NBR ISO 19011:2019.

- Normas de sistema de gestão e outras referências e entender o relacionamento e as interações entre os processos.
- Requisitos legais aplicáveis.
- A organização e seu contexto.
- Conhecimento em disciplinas e setores específicos.

Os auditores podem ser da própria organização ou contratados, mas devem ser selecionados de acordo com a competência estabelecida e os papéis, responsabilidades e autoridades dos envolvidos precisam ser definidos. Se a equipe de auditores for interna, é importante garantir um número suficiente de colaboradores para manter a imparcialidade e garantir que o auditor não auditará a própria área.

Em algumas situações, quando a equipe auditora não possuir as competências específicas necessárias, podem ser incluídos especialistas. Porém, eles não devem auditar, mas apenas assessorar a equipe com conhecimento técnico.

De acordo com a ISO 19011, a avaliação dos auditores pode ser feita utilizando diferentes métodos, conforme apresentado na Tabela 2.

Tabela 2 Métodos de avaliação de auditores

Métodos de avaliação/objetivos	Exemplos
Análise crítica dos registros: verificar a formação profissional do auditor	Análise de registros de educação, treinamento, emprego, credenciais profissionais e experiência em auditar
Realimentação: fornecer informação sobre como o desempenho do auditor é percebido	Pesquisas, questionários, referências pessoais, testemunhos, reclamações, avaliação de desempenho, análise crítica por pares
Entrevista: avaliar o comportamento profissional e a habilidade de comunicação desejados para verificar informação e testar conhecimento e para adquirir informação adicional	Entrevista pessoal
Observação: avaliar o comportamento profissional desejado e a capacidade para aplicar conhecimento e habilidades	Desempenho de funções, auditorias de testemunho e desempenho no trabalho
Teste: avaliar comportamento, conhecimento e habilidades desejados e sua aplicação	Exames orais e escritos, testes psicométricos
Análise crítica pós-auditoria: fornecer informações sobre o desempenho do auditor durante as atividades de auditoria; identificar forças e oportunidades para melhoria	Análise crítica do relatório de auditoria, entrevistas com o líder da equipe e com a equipe de auditoria e, se apropriado, *feedback* do auditado

Fonte: elaborada pelos autores a partir de ABNT NBR ISO 19011:2019.

Implementação do programa de auditoria

Uma vez estabelecido o programa de auditoria, inicia-se a implementação desse programa, realizando as auditorias programadas. Para cada auditoria devem ser definidos: objetivos, escopo e critérios para a auditoria específica; métodos de auditoria; membros da equipe de auditoria; e responsabilidade para uma auditoria individual ao líder da equipe de auditoria.

Os resultados do programa de auditoria precisam ser gerenciados para garantir que o objetivo foi atingido, o relatório foi analisado criticamente e aprovado, a eficácia das ações adotadas em relação às constatações de auditoria foram analisadas, os relatórios da auditoria foram distribuídos às partes interessadas e que a necessidade de uma auditoria de acompanhamento foi verificada.

O gestor do programa deve assegurar que os registros de auditoria sejam mantidos para demonstrar a implementação do programa de auditoria. Em razão da necessidade da confidencialidade das informações, é importante estabelecer acordos com os envolvidos.

A Tabela 3 apresenta alguns exemplos desses registros.

Tabela 3 Exemplo de registros relacionados à auditoria

Registros relacionados		
Programa de auditoria	**Auditoria individual**	**Equipe de auditoria**
Agenda de auditoria Objetivos e extensão do programa de auditoria Análise crítica da eficácia do programa de auditoria	Planos de auditoria e relatórios de auditoria Evidência objetiva e constatações de auditoria Relatórios de não conformidades Relatórios de correções e ações corretivas Relatórios de acompanhamento de auditoria	Avaliação de competência e desempenho dos membros da equipe de auditoria Critérios para a seleção de equipes de auditoria, membros da equipe e formação de equipes de auditoria Manutenção e melhoria da competência

Fonte: elaborada pelos autores a partir de ABNT NBR ISO 19011:2019.

Análise crítica e melhoria do programa de auditoria

O gestor do programa e o cliente da auditoria precisam avaliar se os objetivos do programa foram alcançados e, por meio de uma análise crítica de todo o programa, adotar as melhorias necessárias que forem identificadas. Assim, aplicando o ciclo PDCA no programa de auditoria, é assegurada a melhoria contínua desse processo.

Condução da auditoria

Uma auditoria envolve diferentes atividades e a ISO 19011 detalha cada uma delas: início; preparo; condução; preparo e distribuição do relatório; conclusão; condução do acompanhamento.

A Figura 7 resume as principais atividades, com alguns destaques em cada uma delas.

Visão geral das etapas de uma auditoria individual

Início da auditoria
- Em geral, o auditor líder é o responsável por conduzir a auditoria até sua conclusão
- Contato inicial com o auditado para avaliar a visibilidade da auditoria
- Solicitação de informações complementares para definição da agenda, aspectos de logística, entre outros

Preparação das atividades da auditoria
- Análise crítica das informações documentadas
- Planejamento da auditoria com abordagem baseada em risco
- Definição da equipe e distribuição das funções
- Detalhamento do plano de auditoria: objetivo, escopo, critérios, locais auditados, datas, horários e duração estimada, incluindo reuniões com a direção do auditado, métodos de auditoria e alocação de recursos necessários (p. ex., logística)
- Preparo das informações para a auditoria (lista de verificação, amostragem)

Condução das atividades da auditoria
- Reunião de abertura para confirmar a agenda e apresentação da equipe de auditores e auditados
- Análise crítica das informações documentadas durante a auditoria
- Coleta e verificação de informações
- Análise crítica das constatações de auditoria em relação ao critério da auditoria
- Preparação da reunião de encerramento
- Reunião de encerramento com a presença da direção do auditado para apresentar as constatações e conclusões de auditoria

Preparo e distribuição do relatório da auditoria
- O auditor líder deve preparar o relatório completo, conciso, exato e claro da atividade realizada
- Importante destacar não só as conformidades, mas também as conformidades evidenciadas
- Não indicar culpados e não emitir opinião
- O relatório deve ser revisado e encaminhado para as áreas interessadas

Conclusão da auditoria
- Quando as atividades planejadas forem concluídas
- Informações documentadas relacionadas à auditoria precisam ser retidas ou descartadas de acordo com o que foi planejado e garantindo a segurança da informação
- Informações obtidas durante a auditoria são consideradas sigilosas, exceto se requerido por lei

Condução do acompanhamento da auditoria
- Verificar se os responsáveis por tratar as não conformidades realizaram a investigação de possíveis causas e definiram e implementaram as ações corretivas para evitar reincidência
- Avaliar a eficácia das ações corretivas adotadas
- Análise crítica da auditoria e definições de ações de melhoria no programa de auditorias

Figura 7 Visão geral das etapas de uma auditoria individual.

Fonte: elaborada pelos autores a partir de ABNT NBR ISO 19011:2019.

Detalhamento de algumas atividades relacionadas à auditoria

Plano de auditoria

O planejamento de uma auditoria deve ser feito baseado em risco. O plano deve ser preparado considerando o objetivo da auditoria e demais informações relacionadas ao critério da auditoria. A Figura 8 apresenta um exemplo de plano de auditoria interna.

É importante ressaltar que a auditoria, como qualquer outro processo amostral, possui riscos relacionados à amostragem escolhida. Como uma fotografia, a auditoria é um registro de um momento que pode representar uma situação pontual ou sistêmica e não garante que todos os problemas serão identificados. Assim, é importante que esse aspecto seja considerado no planejamento da auditoria.

Logo da empresa	EXEMPLO DE PLANO DE AUDITORIA INTERNA			
	Data emissão:	Data de revisão:	Ver.:	P. 1 de 2

Nome da empresa:			
Endereço/local:			
Data(s) da auditoria:		**Contato cliente:**	
Auditor líder:		**Equipe auditora:**	
Objetivo:			
Critério:			
Escopo:			
Exclusões do escopo			
Categorias aplicáveis			

Dia 01				
Data	**Horário**	**Área/atividade (requisitos)**	**Auditor(a)**	**Participantes**
		Reunião de abertura		
		Intervalo para refeição		
		Final do primeiro dia		
Dia 02				
Data	**Horário**	**Área/atividade (requisitos)**	**Auditor(a)**	**Participantes**
		Intervalo para refeição		
		Pendências		
		Tempo auditor		
		Reunião de encerramento		
		Final da auditoria		

Observações importantes:

- Este plano é flexível e pode ser alterado em resposta a qualquer evento inesperado que possa surgir durante a auditoria.
- A empresa auditada deve estar produzindo os produtos do escopo da auditoria.

Figura 8 Exemplo de plano de auditoria.

Fonte: elaborada pelos autores.

Conhecer o resultado da auditoria anterior (se houver), bem como o desempenho atual do que será auditado, poderá auxiliar nos tempos a serem dedicados a cada área, aumentando a amostragem nos processos que precisam de uma avaliação mais detalhada.

Preparo da informação documentada para a auditoria

Para que a equipe possa realizar uma auditoria que atenda aos objetivos e critérios definidos, é importante avaliar previamente as informações sobre a auditoria para preparar os documentos necessários para o registro das evidências a serem coletadas.

A lista de verificação é uma forma muito utilizada para garantir que os requisitos que precisam ser avaliados não serão esquecidos. Transformar o critério da auditoria na forma de perguntas facilita a condução da auditoria.

Porém, é importante lembrar que a lista de verificação não deve prejudicar ou prender o auditor, pois, dependendo da informação coletada durante a auditoria, muitas vezes ele precisará seguir outras trilhas de investigação.

Métodos de auditoria

A escolha do método de auditoria depende de vários fatores e do objetivo da auditoria. Ela pode ser com ou sem interação humana, presencial (no local) ou remota. A Tabela 4 apresenta um resumo das diferenças entre as metodologias de auditoria.

Tabela 4 Métodos de auditoria

Extensão do envolvimento entre o auditor e o auditado	Localização do auditor	
	No local	**Remoto**
Interação humana	Conduzir entrevistas Preencher listas de verificação e questionários com a participação do auditado Conduzir análise crítica documental com a participação do auditado Amostrar	Por meios de comunicação interativa: ■ Conduzir entrevistas ■ Observar o trabalho realizado com guia remoto ■ Preencher listas de verificação e questionários ■ Conduzir análise crítica documental com a participação do auditado
Sem interação humana	Conduzir análise crítica documental (p. ex., registros, análise de dados) Observar trabalho realizado Conduzir visita no local Preencher listas de verificação Amostrar (p. ex., produtos)	Conduzir análise crítica documental (p. ex., registros, análise de dados) Observar o trabalho realizado por meios de monitoramento, considerando requisitos sociais, estatutários e regulamentares Analisar dados
Atividades presenciais de auditoria são realizadas no local do auditado. Atividades de auditoria remota são realizadas em qualquer local que não o local do auditado, independentemente da distância. Atividades de auditoria interativa envolvem a interação entre o pessoal do auditado e a equipe de auditoria. Atividades de auditoria não interativa não envolvem interação humana com pessoas que representam o auditado, mas envolvem interação com o equipamento, *facilities* e documentação.		

Fonte: ABNT NBR ISO 19011:2019.

Coleta e verificação da informação

Depois da reunião de abertura, a auditoria passa para a fase de coleta de informações com o apoio da lista de verificação preparada, avaliando registros e documentos, observando o processo a ser auditado, comparando com o que está documentado e com o critério da auditoria. Se houver diferença, é importante investigar. Dentro do tempo estimado, o auditor deve ser curioso e seguir uma trilha que o leve a decidir sobre a conformidade ou não dos requisitos que está auditando.

As anotações são importantes durante a auditoria. O auditor deve procurar anotar o que foi evidenciado e o critério avaliado. Posteriormente, elas servirão para o auditor preparar o relatório com as conformidades e não conformidades evidenciadas.

Uma auditoria depende muito da habilidade do auditor em deixar as pessoas calmas e incentivadas a iniciar uma comunicação aberta e honesta. Segundo a ISO 19011, "entrevistas representam uma das mais importantes formas de coletar informações, e convém que sejam realizadas de tal maneira a adaptar a situação à pessoa a ser entrevistada, seja pessoalmente ou por outros meios de comunicação". A listagem a seguir resume algumas dicas a serem seguidas durante as entrevistas:

- Entrevistar pessoas de diferentes funções e níveis hierárquicos, desde que realizem atividades relacionadas ao escopo da auditoria.
- Procurar fazer perguntas abertas no início da conversa, para que o auditado possa explicar e ampliar o detalhamento da resposta. Utilizar perguntas fechadas para confirmar o que você entendeu da resposta.
- Sempre informar sobre as não conformidades no momento que ela for identificada, para que o auditado possa defender seu ponto de vista. Assegurar que o auditado entendeu a não conformidade. Não podem existir surpresas no final da auditoria.
- Procurar falar de maneira tranquila, ressaltar os pontos fortes identificados e agradecer aos entrevistados ao final da conversa.

Análise crítica das constatações de auditoria

O auditor, ao coletar as informações por meio de amostragem adequada e a partir das diferentes fontes de informação, deve comparar os fatos evidenciados com os critérios da auditoria. Essa avaliação gerará constatações que, após uma análise crítica, poderá gerar conclusões sobre a auditoria realizada. A Figura 9 resume essa etapa do processo da auditoria.

Declaração de não conformidade

As não conformidades evidenciadas precisam ser formalizadas de maneira clara e precisa. As informações precisam ser suficientes para que o auditado possa entender o desvio e, se necessário, possa verificar essas informações. As não conformidades devem incluir as seguintes informações:

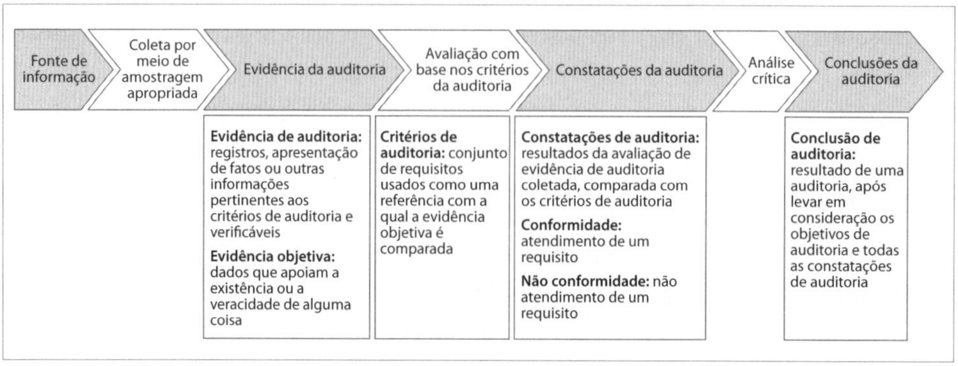

Figura 9 Processo de análise crítica das informações coletadas.

Fonte: elaborada pelos autores a partir da ABNT NBR ISO 19011 e definições conforme a ABNT NBR ISO 9000.

- Descrição do critério de auditoria: qual requisito não foi atendido?
- Evidência da auditoria: informações sobre os produtos e/ou processos; locais, documentos, registros, pessoas entrevistadas (função ou cargo).
- Declaração de não conformidade.
- Demais constatações relacionadas se aplicável.

As não conformidades podem ser classificadas de acordo com a gravidade. Nesse caso, o programa de auditoria deve incluir os parâmetros para que o auditor possa classificá-las.

Tratamento das não conformidades e avaliação da eficácia das ações corretivas

As não conformidades identificadas na auditoria precisam ser gerenciadas pelos responsáveis das áreas onde elas foram evidenciadas. Devem ser utilizadas ferramentas de qualidade para a identificação das possíveis causas raízes, como diagrama de Ishikawa (espinha de peixe), 5W2H, *brainstorming* etc.

O importante é identificar e implementar e avaliar a eficácia dessas ações corretivas para evitar a reincidência dessas não conformidades. Assim, a auditoria contribuirá efetivamente para a melhoria contínua da empresa.

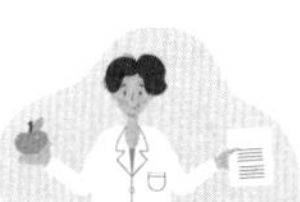

BIBLIOGRAFIA

Associação Brasileira de Normas Técnicas (ABNT). NBR 5426. Planos de amostragem e procedimentos na inspeção por atributos. Rio de Janeiro: ABNT; 1985.

______. NBR ISO 22000. Sistemas de gestão de segurança de alimentos – Requisitos para qualquer organização na cadeia alimentar. Rio de Janeiro: ABNT; 2018.

______. NBR ISO 9000. Sistemas de gestão da qualidade – fundamentos e vocabulário. Rio de Janeiro: ABNT; 2015.

______. NBR ISO 19011. Diretrizes para auditorias de sistema de Gestão. Rio de Janeiro: ABNT; 2019.

British Retail Consortium Global Standard. Global Standard Food Safety. Version 9. London: BRCGS; 2022.

Concistré LA. Consultoria: uma opção de vida e de carreira: um guia para a profissão. Rio de Janeiro: Campus Elsevier; 2012.

Corrêa EE, Garcia MIB, Padula M, Taniwaki MH, Sarantópoulos CIGL. Brasil Food Safety Trends 2030: transformações, tendências e desafios para a governança da gestão da segurança dos alimentos. Campinas: ITAL, 2023. [citado em 03 dez. 2023]. Disponível em: https://ital.agricultura.sp.gov.br/documento/foodsafety

Coutinho T. Entenda o que é consultoria, a sua importância e as principais vantagens de adotá-la. Voitto [Internet]. 2020. [citado em 03 dez. 2023]. Disponível em: https://www.voitto.com.br/blog/artigo/o-que-e-consultoria

Empresa Brasileira de Pesquisa Agropecuária (Embrapa). Visão de futuro do agro brasileiro. Megatendência – transformações rápidas no consumo e na agregação de valor: Maior preocupação com segurança dos alimentos [Internet]. 2022. [citado em 03 dez. 2023]. Disponível em: https://www.embrapa.br/visao-de-futuro/

Food Connection. Entrega de comida: entenda o crescimento desse food service [Internet]. 2023. [citado em 03 dez. 2023]. Disponível em: https://www.foodconnection.com.br/food-service/entrega-de-comida-entenda-o-crescimento-desse-food-service

Food Safety System Certification [Internet]. FSSC 22000. Versão 6. 2023. [citado em 03 dez. 2023]. Disponível em: https://www.fssc.com/schemes/fssc-22000/documents/fssc-22000-version-6/

Germano MIS, Germano PML. Consultoria em unidades de alimentação. In: Germano PML, Germano MIS. Higiene e vigilância sanitária de alimentos. 6. ed. Barueri: Manole; 2019. p.732-64.

______, Metodologia para análise e diagnóstico de situações na gestão de pessoas. In: Germano PML, Germano MIS. Sistema de gestão: qualidade e segurança dos alimentos. Barueri: Manole; 2012. p.476-522.

Germano PML, Germano MIS, Martins EA. Gestão da segurança dos alimentos. In: Germano PML, Germano MIS. Sistema de gestão: qualidade e segurança dos alimentos. Barueri: Manole; 2012. p.395-438.

______, Germano MIS. Auditoria. In: Germano PML, Germano MIS. Higiene e vigilância sanitária de alimentos. 6. ed. Barueri: Manole; 2019. p.716-31.

Global Food Safety Initiative. Enhancing Food Safety Through Third Party Certification. [Internet] 2011. [citado em 03 dez. 2023]. Disponível em: https://mygfsi.com/wp-content/uploads/2019/09/Third-Party-Certification-GFSI-White-Paper.pdf

______. Safe food for consumers, everywhere. [Internet]. [citado em 03 dez. 2023]. Disponível em: https://mygfsi.com/wp-content/uploads/2019/11/GFSI-General-Presentation-PT.pdf

Guedes OS, Silva KS. Origem e evolução da auditoria. [TCC]. Porto Velho: Centro Universitário São Lucas; 2017.

Hortensius JD, Jong A. Unificando as auditorias de sistemas de gestão com a ISO 19011. [Internet]. 2003. [citado em 03 dez. 2023]. Disponível em: https://www.qsp.org.br/unificando.shtml

International Feature Standards. Standard for auditing product and process compliance in relation to food safety and quality. IFS Version 8. Berlin: IFS Management GmbH; 2023.

Martins EA, Quarentei SS. Sistemas de gestão e padrões normativos aplicáveis ao segmento alimentício. In: Germano PML; Germano MIS. Sistema de gestão: qualidade e segurança dos alimentos. Barueri: Manole, 2012. p.3-93.

Nações Unidas Brasil. FAO: se o atual ritmo de consumo continuar, em 2050 o mundo precisará de 60% mais alimentos e 40% mais água [Internet]. 2015. [citado em 03 dez. 2023]. Disponível em: https://brasil.un.org/pt-br/68525-fao-se-o-atual-ritmo-de-consumo-continuar-em-2050-mundo-precisar%C3%A1-de-60-mais-alimentos-e-40

Oliveira DS, Gomes GFF, Porto LCM. A importância da auditoria interna no processo de gestão das organizações em um ambiente globalizado e cada vez mais competitivo. Revista de Ciências Gerenciais. 2012. [citado em 03 dez. 2023];1(1). Disponível em: https://repositorio.enap.gov.br/bitstream/1/4739/2/Oliveira%20Denise%20Silva.pdf

Russell JP. The quality auditing handbook principles, implementation, and use. Wisconsin: ASQ Quality Press; 2005.

Schein EH. Princípios da consultoria de processos: para construir relações que transformam. Peirópolis: Instituto Fonte para o Desenvolvimento Social; 2008.

World Health Organization (WHO). Estimating the burden of foodborne diseases [Internet]. [citado em 03 dez. 2023]. Disponível em: https://www.who.int/activities/estimating-the-burden-of-foodborne-diseases

27

Cultura da segurança dos alimentos

Elisabete Aparecida Martins

INTRODUÇÃO

A segurança dos alimentos é uma preocupação global. Alimentos contaminados ou inadequadamente processados podem causar graves doenças, que resultam em sintomas leves a severos, incluindo hospitalizações e, em casos extremos, óbitos. As doenças transmitidas por alimentos (DTA) apresentam implicações tanto para a saúde pública como para a economia. O Banco Mundial estima que as DTA custem anualmente US$ 7,4 milhões, afetando a saúde, a produtividade e a confiança na produção dos alimentos.

É consensual que a garantia da segurança dos alimentos envolve a responsabilidade dos governos, dos produtores e processadores de gêneros alimentícios, nas diferentes etapas da cadeia até os consumidores.

As diretrizes do *Codex Alimentarius*, programa conjunto da Organização das Nações Unidas para a Alimentação e Agricultura (FAO) e Organização Mundial da Saúde (OMS), e da Iniciativa Global de Segurança dos Alimentos (Global Food Safety Initiative – GFSI), entre outros, têm propiciado a implementação de programas e sistemas de gestão com foco na identificação e no controle dos perigos e riscos, com consistente melhoria da segurança dos alimentos.

No entanto, no final do século XX, à medida que a compreensão dos riscos associados à produção e ao consumo de alimentos se aprofundou, surgiram questionamentos sobre a eficácia das estratégias tradicionais na gestão da segurança dos alimentos. Tornou-se evidente que muitas das causas de recolhimento de produtos estavam relacionadas a falhas operacionais. Esse fato gerou a necessidade de expandir a abordagem da segurança dos alimentos para além dos aspectos técnicos das ciências dos alimentos, passando a considerar também os fatores humanos, sociais e culturais, incorporando os conceitos da antropologia, psicologia social, sociologia, entre outros.

A promoção da cultura da segurança dos alimentos (CSA) na cadeia de alimentos busca transformar a mentalidade e os valores das organizações, dos trabalhadores e dos consumidores, promovendo a adoção de práticas consistentes além da conformidade com regulamentações. Esse movimento tem impulsionado adaptações nos sistemas de gestão da segurança de alimentos no intuito de impulsionar os elementos humanos e comportamentais que exerçam um impacto positivo na garantia da inocuidade dos produtos.

Assim, o objetivo da CSA é promover a conscientização e o compromisso com a segurança dos alimentos em todos os níveis da organização.

HISTÓRICO

No ano de 2018, a GFSI publicou o *Position Paper*, em que foram abordados conceitos e orientações para o desenvolvimento e manutenção de uma cultura positiva de segurança de alimentos em qualquer negócio alimentar. Na sequência, os esquemas de certificação reconhecidos pela GFSI passaram a introduzir a abordagem da CSA, por meio de requisitos de conformidade para empresas que desejam obter a certificação em protocolos reconhecidos pela GFSI.

Adicionalmente, em 2020, o *Codex Alimentarius* recomendou globalmente o foco na CSA, por meio da revisão dos Princípios Gerais de Higiene de Alimentos (*General Principles of Food Hygiene* – CXC – 1969). Em 2021, a União Europeia publicou, no Anexo I do Regulamento (CE) 852/2004, a exigência de que as empresas do setor de alimentos tenham evidências de uma CSA adequada. Já no ano de 2023 foi publicada a PAS 320 (*Publicly Available Specification*), um guia que fornece orientações a todas as organizações do setor de alimentos sobre cultura positiva da segurança dos alimentos e apresenta um modelo de maturidade.

Os esquemas de certificação reconhecidos pela GFSI podem variar em termos de detalhes específicos, dados os diferentes aspectos da CSA. No entanto, todos compartilham o objetivo de promover uma CSA sólida que contribua para a produção de alimentos seguros e de alta qualidade. De forma geral, são abordados, nos requisitos dos esquemas:

- Que a alta administração da organização demonstre comprometimento com a segurança dos alimentos e promova uma cultura da segurança.
- Que as organizações comuniquem políticas e procedimentos da segurança dos alimentos de forma eficaz a todos os funcionários e forneçam treinamento adequado.

- Que seja enfatizado que a segurança dos alimentos é responsabilidade de todos na organização, não apenas de uma única equipe ou área.
- Que as organizações promovam comportamentos e atitudes positivos em relação à segurança dos alimentos, incentivando a responsabilidade individual.
- Que sejam identificados, avaliados e gerenciados os riscos relacionados à segurança dos alimentos, incluindo a Análise de Perigos e Pontos Críticos de Controle (APPCC).
- Que as organizações monitorem continuamente seus processos.
- Que as organizações estabeleçam um plano e implementem ações para a melhoria da CSA.

A CULTURA ORGANIZACIONAL E A CULTURA DA SEGURANÇA DOS ALIMENTOS

O conceito de cultura tem origem na antropologia. Linton define que a cultura de uma sociedade se caracteriza como a soma de ideias e padrões de comportamento habituais adquiridos com a instrução ou imitação e do qual seus membros participam em maior ou menor grau.

A cultura organizacional tem suas raízes no final do século XVIII, quando o termo cultura foi inicialmente usado para descrever o pensamento e o comportamento humano. No entanto, sua aplicação efetiva nas organizações só ocorreu no século seguinte. Foi na segunda metade do século XX que o estudo da cultura organizacional se desenvolveu de forma mais descritiva e, em 1983, a cultura organizacional ganhou destaque.

É usual a afirmação de que uma determinada situação é "cultural" e, em outras palavras, está sendo dito que é algo que define o grupo, dá um sentido de identidade e, assim, tem força de estabilização. Essa força é que torna a cultura difícil de ser mudada, visto que a estabilidade é valorizada por fornecer significado e previsibilidade.

Schein define a cultura organizacional como

> um padrão de suposições básicas compartilhadas, que foi aprendido por um grupo à medida que solucionava seus problemas de adaptação externa e integração interna. Esse padrão tem funcionado bem o suficiente para ser considerado válido e, por conseguinte, para ser ensinado aos novos membros como modo correto de perceber, pensar e sentir-se em relação a esses problemas.

Assim, os pressupostos básicos da cultura organizacional são os valores que orientam o comportamento das pessoas, que se tornam inconscientes e naturais com o tempo. A cultura organizacional emerge em resposta a problemas específicos, como a adaptação externa ao ambiente e a manutenção da coesão interna do grupo, e está relacionada à sobrevivência no ambiente e à realização das metas e funções do grupo.

A cultura de uma empresa engloba grupos de pessoas e não apenas indivíduos isolados. Além disso, molda suas atitudes e prioridades, a forma como interagem entre si, como se comportam e quais são os valores essenciais que definem a identidade da empresa.

Portanto, a cultura não apenas influencia como os colaboradores interagem e se comportam dentro da organização, mas também molda a forma como eles respondem a diferentes situações, incluindo a segurança dos alimentos. Uma cultura organizacional que valoriza a transparência, a responsabilidade e a qualidade provavelmente terá mais eficácia na promoção da segurança dos alimentos do que uma que não dá prioridade a esses aspectos.

A CSA é definida pela GFSI como "valores, crenças e normas, compartilhados, que afetam a mentalidade e os comportamentos em relação a segurança dos alimentos em toda a organização".

A cultura organizacional desempenha um papel fundamental em relação à CSA, visto ter grande influência na maneira como os indivíduos pensam, veem e agem em relação à segurança dos alimentos.

Estudos conduzidos para entender como a cultura organizacional afeta a segurança dos alimentos destacaram a importância de fatores como liderança, comprometimento da alta administração e envolvimento dos funcionários na promoção da CSA. Por exemplo, as práticas de higiene dos manipuladores de alimentos estão diretamente relacionadas a expectativas, requisitos, permissões e incentivos estabelecidos pelas lideranças da empresa. Isso, por sua vez, é influenciado não apenas pelas instalações disponíveis, mas também pelo sistema de gestão e pela cultura organizacional vigentes.

Um preceito muito relevante para o entendimento da CSA é que todas as empresas do setor de alimentos têm uma CSA, que pode ser conhecida ou desconhecida. A cultura pode ser positiva, ou seja, favorecer implementação, manutenção e melhorias das boas práticas de higiene e demais programas associados à segurança dos alimentos, ou negativa, situação na qual a segurança dos alimentos não é considerada importante e é substituída por outras necessidades, como resultado financeiro.

Dessa forma, o desafio é promover e manter uma cultura positiva da segurança dos alimentos. É importante relembrar que a cultura é compartilhada pelo grupo, incorporando os aspectos individuais e os coletivos. Assim, quando um novo funcionário é admitido, mesmo que suas crenças sobre segurança dos alimentos sejam diferentes, ele pode se adaptar e incorporar as práticas do grupo no novo local de trabalho, sejam essas práticas positivas ou não.

MODELOS DE AVALIAÇÃO DA CULTURA DA SEGURANÇA DE ALIMENTOS

Os modelos utilizados para a avaliação da cultura são denominados "modelos de maturidade". A PAS 320 define modelo de maturidade como: "Ferramenta de autoavaliação para avaliar e medir o desempenho de uma organização e o grau de maturidade de seu sistema de gestão, identificando áreas de melhoria e/ou inovação e determinando prioridades para ações subsequentes".

A literatura cita diferentes modelos de avaliação da cultura e, em uma análise de oito modelos de avaliação da cultura organizacional e da cultura de segurança dos alimentos, conduzida por Jespersen et al., foi constatado que a maioria dos modelos aborda questões relacionadas aos valores e à missão das organizações. Além disso, diferentes dimensões, como adaptabilidade, consistência e conscientização de risco, são abordadas de maneira diversa pelos diferentes modelos. A Tabela 1 apresenta uma comparação entre os diferentes modelos.

O resultado do estudo de Jespersen et al. indicou que as cinco dimensões resultantes têm a capacidade de abordar de maneira abrangente o conteúdo presente em todos os sistemas, possibilitando sua utilização na avaliação da cultura de segurança de alimentos. Essas são as cinco dimensões contempladas pela GFSI e na PAS 320 e serão apresentadas no item "Dimensões da cultura da segurança dos alimentos".

Um ponto de considerável importância, frequentemente categorizado como uma dimensão em alguns modelos de maturidade, é o sistema de gestão, o qual será abordado a seguir.

Sistema de gestão

O sistema de gestão é um conjunto de elementos inter-relacionados ou interativos de uma organização para estabelecer políticas, objetivos e processos para alcançar o atendimento dos objetivos estabelecidos.

Devem ser levados em consideração os requisitos regulamentares, as necessidades dos clientes e os esquemas de certificação, ou normas, de gestão da segurança dos alimentos adotadas. Assim, os sistemas de gestão da segurança dos alimentos podem variar dependendo do tipo de empresa e do segmento de atuação.

Além disso, a interação entre as pessoas é fundamental, pois a melhoria contínua do desempenho da segurança dos alimentos é responsabilidade de todos na organização. Portanto, o claro entendimento dos objetivos e metas da segurança dos alimentos e a interação entre pessoas e processos é fundamental, exigindo comunicação, alinhamento e participação de todos os envolvidos no sistema de gestão.

A seguir, é descrito um caso ilustrativo acerca de três visões distintas relativas ao sistema de segurança dos alimentos e como um trabalho de ressignificação, com um grupo de 12 gestores, propiciou mudanças positivas para a certificação do sistema de gestão.

Tabela 1 Comparação de conteúdo dos oito sistemas de avaliação de cultura

Ball	De Boeck	Denison	CEB	Jespersen	NSF	TSI	Wright
Compromisso de gestão (1)	Liderança (1)	Missão (1)	Ênfase na liderança (1)	Valor percebido (1)	Cultura e consiência (1)	Propósito (2)	Percepção de segurança (1)
Compromisso de supervisão (1)	Compromisso (1)	Envolvimento (2)	Credibilidade da mensagem (2)	Gestão de pessoas (2)	Gestão (1)	Pessoas (2)	Prioridade do negócio (1)
Treinamento (2)	Comunicação (2)	Consistência (3)	Envolvimento dos pares (2)	Desenho do processo (3)	Treinamento (2)	Processo (2)	Liderança (1)
Suporte de infraestrutura (3)	Recursos (3)	Adaptabilidade (5)	Papel de dono (5)	Tecnologia (3)	Conformidade com a legislação (3)	Positividade (5)	Dono da segurança (1)
Compromisso dos trabalhadores (5)	Consciência de risco (4)			Infraestrutura (3)	Políticas e padrões (3)		Competência (1)
Hábitos dos trabalhadores (5)					Auditoria (3)		Comunicação dos trabalhadores (1)
					Rastreabilidade (3)		Envolvimento dos trabalhadores (2)
					Sistemas de TI (3)		Percepção de risco (4)

Cinco agrupamentos de afinidade surgiram na análise: 1 (valores e missão); 2 (pessoas); 3 (consistência); 4 (adaptabilidade); e 5 (riscos e perigos).
Fonte: Jespersen et al., 2017.

Este estudo propôs a utilização da linguagem de desenhos livres como mecanismo de expressão, diagnóstico e ressignificação da imagem da equipe de segurança dos alimentos, durante o processo inicial de implantação da Norma ISO 22000 na Empresa A. A metodologia aplicada foi o uso de entrevistas em grupo para compreender a percepção de 12 gestores da empresa em relação à qualidade e à imagem de um Sistema de Gestão da Segurança dos Alimentos. Como hipótese foi utilizada a possibilidade de ressignificação da imagem da equipe e do sistema de gestão da segurança dos alimentos através da linguagem dos desenhos e, por conseguinte, da linguagem formal da empresa. A partir desta premissa, os desenhos foram realizados em uma fase inicial (diagnóstica), revisitados e complementados com 180, 360, 540 e 720 dias. Em função dos avanços dos desenhos as atividades educacionais eram propostas a fim de criar orientações e ambientações no trabalho.

Na fase diagnóstica, a direção relatava um "clima estranho". Não sabia explicar, mas estava certa de que era necessário mudar. Não era clara a direção da mudança desejada, exceto pela intenção de que deveria ser "amistosa". A empresa se caracterizava por instalações novas e adequadas às Boas Práticas de Fabricação, não possuía o plano APPCC, mas o laboratório de controle da qualidade era bem estruturado e ativo. A integração entre a área da qualidade e demais áreas era, exclusivamente, formal. Na empresa predominava a característica familiar, inclusive na sua logomarca e forma como era reconhecida pelos clientes e funcionários mais antigos.

Os desenhos do diagnóstico caracterizaram três grupos distintos: a) grupo "da linguagem mais agressiva" e predominante, cujos desenhos mais impactantes foram de *pitbulls* e de pessoas com chicote, juntamente com a expressão "a hora do quarto escuro" – estruturavam suas falas na ideia de que "eram duros porque eram profissionais"; b) grupo "da linguagem omissa" e que não queria ter responsabilidades, cujos desenhos se caracterizavam por se representarem sempre à distância ou fora do grupo ou na direção contrária; e c) grupo "esperançoso", que trazia uma linguagem mais sistêmica e inclusiva, cujos desenhos se caracterizam pelo Sol, pessoas, casa e um imenso guarda-chuva em que todos poderiam estar presentes. Dessa forma, foram estabelecidas atividades educacionais estratégicas pautadas em treinamentos técnico-comportamentais por toda a empresa para aproximação das áreas, remodelação da área de RH e instrumentalização dos gestores para reuniões mais assertivas. Ao final de dois anos, todos os desenhos foram agrupados em um único quadro e observadas as transformações ao longo do tempo. O chicote se transformou em buquê de flores, os *pitbulls* reestilizados como elementos dóceis e amigáveis e o guarda-chuva foi efetivamente ampliado como o protetor de todos os desenhos. Dois participantes do grupo se desligaram no período. Assim, foi possível efetuar um trabalho de aculturação, ressignificação e conscientização no processo de estruturação do sistema de gestão da segurança dos alimentos, culminando na Certificação ISO 22000, sem nenhuma não conformidade.

Marcus Vinícius Pereira de Oliveira

A responsabilidade pela melhoria contínua do desempenho da segurança dos alimentos deve ser compartilhada por todos os membros da organização. Portanto, é essencial que haja um claro entendimento dos objetivos e metas em relação à segurança dos alimentos, bem como uma colaboração efetiva entre as pessoas. Isso requer comunicação fluida, alinhamento de esforços e o envolvimento ativo de todos os participantes no sistema de gestão.

Dimensões da cultura da segurança dos alimentos

Compreender os fatores que influenciam a CSA é essencial para reduzir riscos de DTA e promover uma cultura de segurança alimentar nas empresas. Esses fatores são frequentemente agrupados como "dimensões" e podem ser desdobrados em componentes. Embora haja variações na terminologia, os conceitos subjacentes são similares.

Os componentes da CSA estabelecidos no *Codex Alimentarius* e no Regulamento da União Europeia 2021/382 são:

- O compromisso da gestão quanto à produção de alimentos seguros.
- Liderança para o envolvimento do pessoal nas práticas de segurança dos alimentos.
- Comunicação aberta e clara.
- Sensibilização quanto à importância da higiene e dos perigos para a segurança dos alimentos.
- Disponibilidade de recursos para o funcionamento eficaz do sistema de higiene e segurança dos alimentos.

A GFSI e a PAS 320 adotam cinco dimensões desdobradas em componentes. As dimensões e os respectivos componentes são relacionados a seguir:

- Visão e missão: estrutura organizacional, valores e propósito, definição de diretrizes e expectativas de liderança e comunicação.
- Pessoas: partes interessadas, governança, comunicação, aprendizado na organização, incentivos e recompensas e reconhecimento.
- Consistência: senso de responsabilidade, medição de desempenho e documentação.
- Adaptabilidade: expectativas de segurança dos alimentos e estado atual, agilidade e mudanças, gerenciamento de crises e solução de problemas.
- Percepção de perigos e riscos: informação e educação sobre riscos fundamentais, envolvimento dos colaboradores e verificação da percepção dos perigos e riscos.

Na sequência, são exploradas as dimensões abordadas pela GFSI e alguns dos componentes presentes na CSA.

Visão e missão

A promoção de uma CSA positiva começa com as lideranças ou proprietários de negócios. A comunicação sobre segurança de alimentos deve ser clara, consistente e adaptada a todas as partes interessadas na organização. Os líderes desempenham um papel fundamental ao estabelecer diretrizes alinhadas com a visão e os valores da empresa. Eles devem definir, documentar e comunicar o propósito da segurança dos alimentos, alocar recursos e esclarecer as responsabilidades. Além disso, é responsabilidade da liderança incentivar o engajamento dos colaboradores para garantir o cumprimento dos objetivos operacionais, da qualidade e da segurança dos alimentos. Na prática, os líderes devem estabelecer metas claras, motivar suas equipes, dar *feedback* construtivo e definir metas alinhadas com os objetivos organizacionais para desenvolver continuamente a CSA.

Portanto, o desenvolvimento das lideranças em todos os níveis e, em alguns casos, dos proprietários dos estabelecimentos, é de extrema importância. Além do conhecimento relacionado à higiene e à segurança dos alimentos, é necessário aprimorar o modelo de liderança, uma vez que uma liderança autocrática pode dificultar a promoção de uma cultura positiva.

Há uma tendência à transição nos estilos de liderança, movendo-se de abordagens centralizadas no poder para uma perspectiva mais relacional e focada nos colaboradores, favorecendo um ambiente propício à participação e à colaboração dos funcionários. Nesse contexto, faz-se necessário que as lideranças se identifiquem como integrantes da equipe e estabeleçam rituais sociais que promovam o alinhamento de valores, bem como o compartilhamento de sentido e propósito.

Outro aspecto de extrema relevância para a promoção de uma CSA positiva é a liderança pelo exemplo (*walking the talk*), que envolve o alinhamento entre discurso e comportamento, a demonstração de atitudes coerentes com os valores da empresa e a capacidade de cumprir o que foi prometido. Nesse cenário, as ações dos líderes têm um impacto mais significativo que suas palavras, influenciando diretamente o comprometimento e a motivação dos manipuladores de alimentos. Esse impacto é maior quando se trata de líderes sêniores, pois eles personificam o comportamento esperado em cargos de alta liderança na organização, exercendo influência sobre outros, incentivando-os a seguir seu exemplo, de maneira apropriada ou inapropriada.

Também deve ser considerado o efeito que o ambiente de trabalho pode ter na segurança dos alimentos. Conforme descrito na PAS 320, o "ambiente de trabalho inclui os aspectos humanos, sociais e físicos que influenciam o desempenho de um funcionário". Assim, um ambiente de trabalho adequado refere-se à disponibilização de estruturas, *layout* das instalações, equipamentos e utensílios, entre outros, em condições e quantidades apropriadas para as atividades necessárias. Também é necessário garantir que haja colaboradores em número suficiente e que o planejamento seja eficaz, para evitar sobrecarregar os funcionários.

Um estudo sociológico destacou que diversos fatores podem influenciar o não cumprimento das boas práticas de higiene, resultando em um impacto direto na segurança dos alimentos. Entre esses fatores estão a busca por conveniência e rapidez no trabalho, deficiências na infraestrutura, escassez de funcionários, comportamentos negativos por parte dos líderes, exposição a ruídos e o desconforto físico sentido pelos colaboradores. Esses elementos, quando presentes no ambiente de trabalho, contribuem para a não adesão às práticas de higiene e, consequentemente, aumentam o risco para a segurança dos alimentos.

É importante ressaltar que a promoção da CSA não está simplesmente associada à imposição de regras rígidas e requisitos específicos; trata-se, na verdade, de um compromisso coletivo em fazer o que é correto em relação à segurança dos alimentos. Isso implica não apenas estabelecer valores e liderança eficaz, mas também criar um ambiente em que as pessoas sintam-se à vontade para relatar preocupações relacionadas à segurança dos alimentos. Em outras palavras, um ambiente no qual erros podem ser relatados, ideias e opiniões podem ser expressas sem o receio de retaliações ou punições.

Esse tipo de ambiente está diretamente ligado ao conceito de segurança psicológica, conforme definido por Amy Edmondson, que a descreve como "uma crença compartilhada entre os membros de uma equipe de que o ambiente é seguro para assumir riscos interpessoais". Portanto, a segurança psicológica no local de trabalho pode ser entendida como um contexto em que as pessoas não hesitam em manifestar sua opinião ou assumir riscos, uma vez que suas ações e comportamentos são respeitados e eventuais erros são tratados como oportunidades de aprendizado.

Por outro lado, baixos níveis de segurança psicológica resultam em um ambiente em que a comunicação aberta é desencorajada e os alertas são ignorados. Isso propaga uma "cultura do silêncio" na qual o medo impera, o que claramente não contribui de maneira positiva para a CSA. Deve ser promovido um ambiente social que seja encorajador e acolhedor, no qual as pessoas sintam-se valorizadas, haja sensação de segurança e pertencimento e, como consequência, as pessoas participem e contribuam de forma efetiva.

Pessoas

As pessoas desempenham um papel primordial na CSA, visto que o comportamento dos colaboradores afeta o risco das DTA. É essencial estabelecer papéis claros acerca das funções, educar e reforçar comportamentos seguros, definir métricas e garantir que a comunicação seja eficaz, visto que o envolvimento das pessoas afeta a capacidade da organização de melhorar sua CSA.

Para que os colaboradores tenham as práticas e os comportamentos esperados, é essencial que as diretrizes relativas à segurança dos alimentos sejam claramente comunicadas, portanto, a comunicação desempenha um papel crítico na segurança dos alimentos.

Uma comunicação eficaz assegura que os colaboradores estejam alinhados com as mensagens e os objetivos da empresa. É essencial que os funcionários estejam cientes e confiantes de que a organização tem a segurança dos alimentos como seu principal valor.

A comunicação sobre segurança dos alimentos deve ser constante e não deve se restringir ao nível mais alto da hierarquia para os demais, embora esse seja significativo. Portanto, deve abranger a participação e o *feedback* de todos os níveis da organização, promovendo a interação horizontal entre diversos grupos e níveis.

A forma de comunicação deve ser versátil, adaptando-se aos diferentes públicos, usando linguagem de fácil compreensão, estabelecendo fluxos definidos para diferentes contextos e fornecendo conteúdo relevante à segurança dos alimentos. A diversificação dos meios de comunicação, como pôsteres e vídeos educativos, contribui para aumentar a adesão e fortalecer a CSA.

A abordagem da comunicação não violenta, caracterizada pela sinceridade e empatia, sem prejulgamentos ou acusações, é uma ferramenta valiosa para lidar com questões relacionadas à segurança dos alimentos.

Vale destacar que, em muitos casos, as conversas informais no ambiente de trabalho podem ser ainda mais influentes que as comunicações formais. Entretanto, estudos indicam que, nos casos de promoção de mudanças comportamentais, os acordos por escrito tendem a ser mais eficazes que os acordos verbais.

Estabelecer sistemas de comunicação interna e externa eficazes é essencial para qualquer organização, promovendo a transparência, fomentando a comunicação bidirecional, incentivando o compartilhamento de conhecimento e oferecendo apoio aos colaboradores. Além disso, é importante criar mecanismos que permitam que os funcionários expressem preocupações, relatem não conformidades, riscos, quase incidentes e façam sugestões sem receio de represálias. A empresa deve valorizar as perguntas dos funcionários, considerar suas preocupações e fornecer *feedback* estruturado.

Outro elemento de grande impacto na dimensão "pessoas" é o aprendizado. Com frequência a literatura referente à CSA aborda os termos aprendizagem, educação, treinamento, conscientização, sensibilização e competência. Esses termos são associados ao desenvolvimento de competências relacionadas à higiene e à segurança dos alimentos, mas nem sempre são exploradas as diferenças entre eles e sua inter-relação.

Convém lembrar que a aprendizagem é o processo pelo qual as pessoas adquirem conhecimento e desenvolvem habilidades com base na educação e no treinamento, podendo ocorrer de várias maneiras.

Germano conceitua educação como "um processo contínuo de desenvolvimento das competências das pessoas por meio de experiências informais, assim como em situações formais planejadas".

Por outro lado, o treinamento é mais direcionado e prático, focado no desenvolvimento de habilidades específicas para tarefas imediatas, enquanto a conscientização implica a compreensão das implicações do conhecimento e das ações no contexto da vida cotidiana ou do trabalho. A sensibilização é o processo de chamar a atenção e informar as pessoas sobre um tópico específico. Já a competência é a capacidade de realizar tarefas com sucesso, envolvendo conhecimento, habilidades e atitudes adquiridas por meio de educação, treinamento e experiência.

Esses conceitos estão inter-relacionados e desempenham papéis complementares na formação dos colaboradores, visto que a educação e o treinamento são meios para adquirir conhecimento e habilidades, contribuindo para o aprendizado e, consequentemente, para o desenvolvimento de competências. A conscientização é fundamental para a compreensão das implicações do que foi aprendido, enquanto a sensibilização funciona como ponto de partida.

Na sequência, é apresentado um caso que aborda mudanças de comportamento a partir de alterações no treinamento de integração (*onboarding*) dos operadores de uma empresa de embalagens para alimentos.

Este caso tem como objetivo demonstrar a mudança de comportamento relacionado à segurança de alimentos de colaboradores no ambiente produtivo de uma empresa de embalagens plásticas de contato direto com alimentos para consumo humano e animais domésticos. A empresa é de médio porte, com aproximadamente 320 funcionários divididos em três turnos e com alta rotatividade nas áreas de produção. A intervenção realizada foi a mudança da estruturação e do conteúdo dos treinamentos de integração para novos colaboradores das áreas produtivas. Anteriormente, eram passadas orientações gerais da empresa no momento de contratação, que eram revistas em treinamentos de reciclagem de Boas Práticas de Fabricação, com frequência anual. Esse formato refletia o seguinte cenário: colaboradores antigos e resistentes ao atendimento dos procedimentos contagiavam os novos colaboradores, de forma a desincentivá-los sobre o correto atendimento às instruções de trabalho, incluindo aquelas diretamente relacionadas à qualidade e segurança das embalagens. Esses fatos eram percebidos entre os gestores das áreas em comunicações internas e em resultados das verificações diárias de Boas Práticas de Fabricação, realizadas diariamente a cada turno. Com a mudança foi implementado o treinamento estruturado para os novos operadores (integração), abordando temas como: Boas Práticas de Fabricação, segurança dos produtos e política da organização. Esse treinamento é oferecido inclusive individualmente no caso da admissão de apenas um funcionário. Foi observado que, após a mudança da estruturação e do conteúdo dos treinamentos de integração, os novos operadores já iniciavam em seus postos de trabalho orientados em relação aos procedimentos da empresa e às expectativas em relação às suas atividades. Essa alteração resultou em mudanças significativas no comportamento dos colaboradores da produção, uma vez que aqueles que apresentavam uma postura resistente passaram a ajustar suas ações, decisões e comportamentos de forma a seguirem o exemplo dos novos colaboradores, que passaram a se destacar positivamente em suas funções, tanto para os demais colaboradores quanto para seus gestores. A partir de tal cenário, conclui-se que a alteração na estrutura e no conteúdo do treinamento de integração propiciou uma mudança positiva em relação à cultura de segurança de alimentos. Essa alteração permitiu que tanto os novos como os antigos funcionários das áreas produtivas pudessem compreender as expectativas e observar o comprometimento da liderança da empresa para garantir o atendimento dos procedimentos da qualidade e segurança dos produtos. Tal estudo vai ao encontro do que cita Carolyn Taylor, de que quando as mudanças de cultura atingem 20% de um grupo, eles terão impactos sobre os 80% restantes.

Camila Brandão Chadad de Almeida

Para que as pessoas apliquem as práticas de higiene e segurança de alimentos, é necessário que elas conheçam e compreendam os requisitos de higiene e da segurança de alimentos, saibam por que eles são necessários e tenham conhecimento das consequências do não atendimento.

É relevante que a organização estabeleça um programa abrangente de aprendizagem baseado em competências. Esse programa deve abordar vários aspectos, incluindo a definição das competências necessárias para todas as funções, a avaliação das competências atuais, a identificação de lacunas e a priorização do desenvolvimento de competências, a criação de ativos de aprendizagem envolventes e a implementação de métodos e ferramentas de aprendizagem. Além disso, deve definir os resultados desejados e avaliar a eficácia do programa de aprendizagem.

Outro aspecto é a necessidade de conscientização quanto aos perigos e riscos relacionados à segurança dos alimentos, incluindo a comunicação de riscos atuais e potenciais e as medidas de controle dos perigos. A empresa deve garantir que todos os funcionários compreendam a importância de suas funções na prevenção de riscos para manter a segurança dos alimentos e como esses riscos afetam os objetivos da organização. Acompanhamento com base em dados também é essencial para reforçar os comportamentos esperados quanto à segurança dos alimentos.

Consistência

A consistência visa garantir o alinhamento das prioridades da segurança dos alimentos em toda a organização, abrangendo pessoas, tecnologia e processos envolvidos. Ela está associada a diversas decisões, ações e comportamentos, abrangendo responsabilidade, conformidade, medição de desempenho e documentação. Além disso, processos essenciais, como a identificação de perigos e riscos, investimentos e comunicações sobre segurança dos alimentos, também devem ser consistentes.

Para que a consistência prevaleça, é necessário que todos os níveis da organização, desde a alta direção até a operação, estejam alinhados com as prioridades da segurança dos alimentos definidas pela visão da empresa. Isso envolve a conformidade de decisões técnicas e da gestão de recursos para essas prioridades, bem como a clara definição e comunicação das tarefas, responsabilidades e autoridades dos colaboradores. Ter responsabilidades claramente definidas permite que os indivíduos assumam a responsabilidade apropriada por suas ações e decisões relacionadas à segurança dos alimentos. O senso de responsabilidade individual inclui o reconhecimento das ações e decisões sob responsabilidade de cada colaborador, bem como a obrigação de relatar as consequências decorrentes delas.

A medição de desempenho permite que a organização monitore a conformidade com políticas, expectativas e requisitos de segurança dos alimentos, além de estimular melhorias sempre que necessário. Para apoiar um ambiente de melhoria contínua, as medições de desempenho devem estar alinhadas com as prioridades da segurança dos alimentos da organização.

Adaptabilidade

Adaptabilidade envolve a habilidade da organização em responder de forma rápida e precisa a eventos inesperados, bem como de se adequar a influências e circunstâncias, mantendo-se em constante aprimoramento. Uma empresa com uma sólida cultura de segurança dos alimentos manifesta sua adaptabilidade na capacidade de se preparar, responder e se ajustar eficazmente às mudanças, adaptando-se às transformações e respondendo de forma eficaz às situações de crise.

Percepção de perigos e riscos

Compreender os perigos potenciais e os riscos em todos os níveis e funções organizacionais é essencial para uma CSA robusta. Para atingir esse entendimento, é fundamental promover a educação contínua. É recomendada a utilização de sistemas de recompensas e reconhecimento, além de ter claramente definidas quais são as ações e os comportamentos não toleráveis, bem como as consequências decorrentes deles.

Cada colaborador, desde os executivos sêniores até os manipuladores, deve ter uma compreensão clara de suas responsabilidades individuais em relação à segurança de alimentos e ser devidamente treinado sobre os perigos e riscos relacionados às suas funções.

É vital que todos os colaboradores tenham pleno entendimento dos procedimentos, práticas e das medidas aplicadas para o controle dos perigos. Além disso, eles devem estar cientes de suas responsabilidades ao identificar falhas ou não conformidades e sentir-se apoiados para tomar ações corretivas, como interromper o processo e segregar o produto afetado.

Para a verificação da percepção sobre perigos e riscos, podem ser empregadas algumas ferramentas e técnicas, como auditorias, pesquisa de pulso (*pulse*) para mapear percepções, avaliações de comportamento *in loco* e revisões de "quase acidentes".

AVALIAÇÃO DA CULTURA DA SEGURANÇA DOS ALIMENTOS

O objetivo da avaliação é identificar as forças e as fragilidades da CSA e promover o aumento da conscientização e do compromisso com a segurança de alimentos, visando à produção de alimentos seguros.

Pesquisas e estudos têm se concentrado em como avaliar e mensurar a cultura de segurança dos alimentos nas organizações. A análise das dimensões e seus componentes é utilizada como base para avaliar a situação atual da CSA e para promover uma cultura positiva.

A PAS 320 cita que a avaliação e mensuração do nível de maturidade da CSA nas organizações é essencial para compreender a situação atual e a desejada em termos de segurança dos alimentos. Para isso, orienta as empresas a utilizarem um modelo de maturidade como ferramenta de autoavaliação. Adicionalmente, recomenda que a empresa realize essa avaliação periodicamente e, para tal, são citadas ferramentas que podem ser utilizadas.

As avaliações da cultura da segurança de alimentos podem utilizar métodos quantitativos, por meio de questionários estruturados, com opções de respostas em *ranking*, normalmente utilizando-se uma escala de Likert. O resultado desse tipo de pesquisa gera métricas.

Também podem ser utilizadas pesquisas qualitativas, nas quais o foco não é mensurar e sim entender o comportamento. Pode ser realizada por meio de entrevistas, grupos focais, etnografia e pela técnica conhecida como observação participante. Esse tipo de pesquisa é previamente estruturada e permite que sejam revelados outros aspectos ou problemas que não haviam emergido antes.

Ao selecionar um modelo de avaliação da cultura, é fundamental assegurar que ele seja válido, o que significa que realmente deve mensurar aquilo a que se propõe; preciso, ou seja, capaz de fornecer resultados consistentes e reprodutíveis e garantir que os dados obtidos sejam confiáveis e livres de viés na interpretação. Também é necessário que sejam estabelecidos processos que garantam o anonimato dos funcionários que participam das pesquisas.

Trabalhos publicados por Jespersen e Wallace e Zanin et al. citam a abordagem de triangulação de métodos tanto para coleta quanto para análise de dados, com o objetivo de reduzir a fragilidade da utilização de um método individual. No primeiro estudo citado, os métodos utilizados foram escala de autoavaliação, documentos de desempenho e entrevistas semiestruturadas. Já no segundo caso, os métodos aplicados foram questionários sobre elementos da cultura e listas de verificação que abordaram requisitos de segurança dos alimentos e observação participante. Ambos os estudos concluíram que resultados individuais tomados de forma isolada podem levar a conclusões imprecisas e destacam a relevância de empregar a triangulação para permitir uma avaliação abrangente da CSA predominante. Russo também cita a sinergia na combinação de métodos e destaca a importância dos dados qualitativos para "entender o racional não revelado pelos dados quantitativos".

Na sequência, é apresentado um caso ilustrativo de avaliação da CSA em que foram utilizados os métodos quantitativo e qualitativo.

A Global Food Safety Initiative (GFSI) requer, por meio dos seus esquemas de certificação, ou normas, a criação de um plano de desenvolvimento e melhoria contínua da CSA. Para propor ações de melhoria, há a necessidade de realizar um diagnóstico da situação atual para o qual, no entanto, não existe um método padronizado, permitindo o uso de diversas formas de análise. Neste estudo, demonstramos como foi feito o diagnóstico da CSA em uma indústria processadora de alimentos com unidades em diferentes estados do Brasil.

Numa primeira etapa, os colaboradores responderam a uma pesquisa quantitativa composta de 37 diferentes afirmativas, agrupadas nas cinco dimensões da GFSI: missão e visão, pessoas, consistência, adaptabilidade e percepção de perigos e riscos. Por meio da escala de Likert, os respondentes sinalizaram sua opinião para cada um dos aspectos pesquisados. O instrumento aplicado apresentou alta adesão geral (62%) e alta confiabilidade (alfa de Cronbach = 0,94). Os resultados foram classificados entre concordância (88%) e discordância (12%). As dimensões com maior concordância foram: adaptabilidade (A); pessoas (P); missão e visão (M&V); percepção de perigos e riscos (P&R); e consistência (C). Os temas associados a cada uma das dimensões com maior discordância foram: envolvimento dos colaboradores (P&R); incentivos, recompensas e reconhecimento (P); senso de responsabilidade (C); estrutura do negócio, propósito e valores (M&V); mudanças e gestão de crises; e solução de problemas (A).

Na segunda etapa, as afirmativas dos temas com maior discordância foram exploradas por meio da pesquisa qualitativa, por meio de grupos operativos, modalidade de grupo focal destinado à escuta institucional sobre temas que demandem aprendizagem e aprofundamento reflexivo. No total, participaram 247 colaboradores, sendo 182 da operação e 65 da liderança, divididos em 20 grupos. Os grupos foram conduzidos por um coordenador e um observador. Ao primeiro, cabia mobilizar e coordenar as colocações feitas livremente pelos participantes, que eram, por sua vez, anotadas pelo observador. Ao final, o coordenador e o observador sistematizavam as principais questões postas pelo grupo, realizando, em seguida, a devolutiva para que pudessem validar as anotações feitas. Concluídos todos os grupos, identificaram-se as observações recorrentes, agrupando-as em categorias interpretativas, consolidando, então, a análise. As cinco principais categorias identificadas foram: a) procedimentos de controle da qualidade; b) treinamento; c) condições de trabalho; d) cadeia hierárquica funcional; e) investimento em tecnologia/estrutura. Os resultados demonstraram que os colaboradores, operação e liderança conhecem os procedimentos de controle da qualidade e segurança dos alimentos e compreendem que a intervenção nos casos de não cumprimento dos procedimentos/padrões cabe a todos. Entretanto, nesse caso, os colaboradores da operação atribuíram maior responsabilidade às lideranças e à área da Qualidade. Há a valorização dos treinamentos, mas também foram apontadas oportunidades de melhorias, como: maior frequência; menores grupos; abordagem lúdica; e linguagem mais acessível. Foi sinalizado desconforto com a contradição entre alguns aspectos abordados nos treinamentos e o praticado na linha de produção. Os colaboradores, em geral, perceberam correlação direta entre o incremento da qualidade e segurança dos alimentos, com o aporte de tecnologia e as melhorias nas estruturas e, sobretudo, nas condições de trabalho.

Resumidamente, as pesquisas demonstraram que os colaboradores conhecem os procedimentos e práticas necessárias à segurança dos alimentos e são capazes de identificar situações de potenciais não conformidades (riscos). Também têm claro qual o comportamento esperado nessas situações. Foi forte a correlação entre as condições de trabalho e seu impacto na segurança dos alimentos. A dimensão consistência, que havia obtido a menor porcentagem de concordância na pesquisa quantitativa, foi reiterada na qualitativa, quando, entre outros, os colaboradores relataram não perceber continuidade em algumas ações preconizadas pela empresa. Adicionalmente, no dia a dia, não sentem que haja oportunidade para atuar de forma colaborativa, seja pelo pouco espaço de escuta, seja pela falta de estímulo, por não observarem consistência de ações.

Pôde-se, portanto, reiterar e qualificar, por meio dos grupos operativos, as respostas com menor concordância observadas na pesquisa quantitativa.

Elisabete Aparecida Martins e Mônica de Carvalho

A aplicação das avaliações resulta na classificação de diferentes níveis ou estágios de maturidade. Diferentes modelos podem ter níveis e significados diversos. Na PAS 320, esses níveis são:

- Nível 1: cultura reativa da segurança dos alimentos, respondendo apenas a regulamentos ou eventos graves.
- Nível 2: abordagem da segurança dos alimentos em resposta a pressões externas.
- Nível 3: CSA baseada no conhecimento dos riscos, com processos bem definidos.
- Nível 4: CSA preventiva, com envolvimento proativo das pessoas.
- Nível 5: cultura resiliente da segurança dos alimentos com sistemas preventivos.

Outra forma de avaliação da cultura de segurança dos alimentos que tem sido utilizada é a auditoria, na qual o avaliador do sistema de gestão da qualidade e segurança dos alimentos avalia a cultura como parte de uma auditoria tradicional. Isso se deve ao fato de que os esquemas de certificação reconhecidos pela GFSI incluem requisitos específicos relacionados a esse tema. A seguir, é apresentado um caso ilustrativo que convida a uma reflexão sobre a auditoria das dimensões da CSA.

Propõe-se aqui uma reflexão para os avaliadores de terceira parte de um sistema de gestão da qualidade e segurança de alimentos, sobre quais evidências objetivas seriam necessárias para identificar o nível da cultura da qualidade e segurança de alimentos (CQSA) em uma organização.

Considera-se que uma CQSA madura é aquela em que a visão e a missão da empresa foram desdobradas nos mínimos detalhes das expectativas de cada departamento e de cada pessoa da organização considerando-se as cinco dimensões da GFSI: 1) Visão e missão; 2) Pessoas; 3) Consistência; 4) Adaptabilidade; e 5) Consciência de perigos e riscos.

O esquema de certificação FSSC 22000 (v. 6.0 de abr. 2023), no requisito adicional 2.5.8, complementa o item 5.1 da ISO 22000:2018 quanto ao compromisso da organização em cultivar uma CQSA positiva, devendo a alta direção: estabelecer, implementar e manter objetivos, inseridos no sistema de gestão, considerando no mínimo: a) Comunicação; b) Treinamento; c) Engajamento; e d) *Feedback* para os funcionários e a avaliação da performance definida para todas as seções da organização que afetem a CQSA. Esses objetivos deveriam ser apoiados em um plano com metas e prazos, incluindo uma revisão da alta direção para melhoria contínua do sistema de gestão.

Entendidos os requisitos, caberia ao avaliador planejar a trilha para buscar as evidências correlacionadas com cada um deles.

O avaliador então partiria para uma entrevista com os gestores, incluindo o CEO, perguntando por detalhes da concepção do planejamento estratégico da organização e seu desdobramento em metas e objetivos com os respectivos planos de ações para cada área/processo e os nomes dos responsáveis por garantir cada tópico estabelecido.

Até aqui, as dimensões de 1 a 5 e os elementos "a" até "d" estariam cobertos, nos níveis estratégico e tático.

Após isso, caberia ao avaliador visitar as áreas/processos e verificar com os líderes nomeados a parte operacional do plano, o entendimento, implementação e delegação de atividades, cruzando as informações com seus liderados e concluir a tomada de evidências dos itens 2, 3, 4, 5 e dos elementos de "a" até "d".

Imaginemos dois cenários, primeiro: um avaliador auditando a alta direção constata que ela estabeleceu um alto nível de excelência na promoção da CQSA em sua política da qualidade e segurança dos alimentos com um plano de ações, objetivos e metas formalizados e completos. Ao avaliar a etapa de cocção do PCC 1 Biológico, fundamental para garantir a segurança do alimento, depara-se com registros de temperatura tomados pelo monitor, a partir de um termômetro com calibração expirada. O operador responde que já havia comunicado essa falha para seu líder, mas a resposta dele foi que a verba de calibração havia se esgotado para aquele semestre. Como avaliaríamos o nível de CQSA dessa empresa? Aprofundando esta análise e concluindo que a alta direção realmente levou em consideração as 5 dimensões e os aspectos mencionados no item 2.5.8 da FSSC, deveríamos identificar prováveis falhas nos itens Comunicação, Treinamento e *Feedback*, ocorridas entre a liderança e os colaboradores, no caso do "alerta não ouvido"; Engajamento e *Feedback*, entre as áreas de manutenção e financeiro, "no caso da falta de orçamento", pois talvez não tivessem consciência ou conhecimento dos perigos e riscos para a segurança dos alimentos.

Em um segundo cenário, partindo-se de que a alta direção realmente não tivesse levado em consideração as 5 dimensões e os aspectos mencionados no item 2.5.8 da FSSC, deveríamos encontrar prováveis falhas nos itens Consistência, Adaptabilidade e Consciência de perigos e riscos, entre a alta direção e a equipe da qualidade e segurança dos alimentos, ocorrida na validação do plano de ações para atingimento de metas e nos processos de Comunicação, Engajamento, Treinamento e *Feedback*, ocorrida anteriormente à elaboração do plano e definição de objetivos e metas, uma vez que "os recursos não foram adaptados e suficientes para garantir o monitoramento seguro do PCC 01 Biológico ou não houve engajamento para defendê-los".

Finalizando, fica uma provocação: qual cenário seria mais propício para a promoção da cultura da segurança dos alimentos?

José Luiz Martini

Uma vez concluída a avaliação da CSA, é indicado que os resultados sejam apresentados em reunião com os responsáveis pelo tema na organização e demais lideranças sugeridas por eles. Sugere-se que sejam abordados os seguintes aspectos:

- Introdução: explicação sobre o modelo/*design* da pesquisa.
- Resultado geral: dados demográficos, classificação geral e principais achados.
- Pontos positivos: quais foram os pontos fortes/destaques identificados.
- Pontos de melhoria: pontos prioritários a serem trabalhados.
- Próximos passos: análises e recomendações.

É importante ressaltar que a organização deve definir um plano de comunicação dos resultados da avaliação para os colaboradores, reconhecendo a importância da participação deles nas pesquisas.

Nos casos em que recomendações e um plano de melhoria forem apresentados pelo responsável pela condução da avaliação, é recomendável que os resultados sejam discutidos, que o plano de desenvolvimento seja realizado em conjunto com os representantes da organização, e que haja espaço para que possam apresentar seus comentários e considerações.

Destaca-se que mudanças com foco somente em melhorias não são de fato transformadoras. Schein afirma que mudanças culturais devem enfrentar a "desaprendizagem", ou seja, há que surgir novas formas de atuar, que realmente funcionem melhor e que propiciem ao grupo um "novo conjunto de experiências compartilhadas". Essa visão pode ser aplicada por meio da metodologia da teoria U.

Relacionando a mudança transformadora com CSA, é ir além de definir quais são os comportamentos fundamentais esperados e estabelecer quais são os comportamentos não tolerados e rever a mentalidade do "sempre fizemos desta forma", construindo com o grupo novas formas de atuar e agir.

Uma abordagem prática para a promoção e manutenção da CSA, mencionada por Griffith e aplicável a diferentes tipos de empresas do setor de alimentos é a utilização dos 4C, que tratam de maneira direta as principais macroações a serem adotadas:

- Competência: recrutar, treinar, supervisionar, aprender com os erros e oferecer apoio.
- Controle: atribuir responsabilidades, garantir o comprometimento, monitorar e avaliar.
- Cooperação: entre todos os indivíduos, os grupos e as áreas.
- Comunicação: oral, escrita, visível, formal e informal.

CONCLUSÕES

Promover a CSA requer uma abordagem abrangente, envolvendo todos os participantes da cadeia de abastecimento, desde a produção primária até os consumidores, bem como governos e instituições acadêmicas. Nas organizações, o desafio consiste em disseminar a segurança dos alimentos como responsabilidade compartilhada por todos, independentemente de suas funções ou áreas de atuação, uma vez que fomentar uma CSA positiva exige a participação e o comprometimento de todos os envolvidos.

O futuro da CSA dependerá não apenas da inovação tecnológica para enfrentar as contínuas mudanças na cadeia de alimentos, mas também de transformações na gestão das pessoas, na educação e treinamento, na comunicação e no estímulo à colaboração. É notório que a mudança cultural não ocorre rapidamente, mas toda jornada começa com um primeiro passo e, nesse caso, algumas bases já foram estabelecidas para possibilitar uma transformação consistente.

BIBLIOGRAFIA

Bregolin J, Zanin LM, Stedefeldt E, Venzke J. Cultura de segurança dos alimentos: conceito e elementos para a prática dos profissionais que atuam em empresas do setor alimentar. Acta Portuguesa de Nutrição. 2021;26:8-44.

British Standards Institution. PAS 320: developing and sustaining a mature food safety culture. Guide. BSI Standards Limited. 2023. [citado em 04 dez. 2023]. Disponível em: https://www.bsigroup.com/pt-BR/Normas/pas-3202023/

Codex Alimentarius. General Principles of food hygiene (CXC 1 - 1969). 2022. [citado em 04 dez. 2023]. Disponível em: https://www.fao.org/fao-who-codexalimentarius/sh-proxy/en/?lnk=1&url=https%253A%252F%252Fworkspace.fao.org%252Fsites%252Fcodex%252FStandards%252FCXC%2B1-1969%252FCXC_001e.pdf

Corrêa EE, Garcia MIB, Padula M, Taniwaki MH, Sarantópoulos CIGL. Brasil Food Safety Trends 2030: transformações, tendências e desafios para a governança da gestão da segurança dos alimentos. Campinas: ITAL, 2023. [citado em 04 dez. 2023]. Disponível em: https://ital.agricultura.sp.gov.br/documento/foodsafety

Edmondson A. A organização sem medo. Rio de Janeiro: Alta Books; 2020.

European Commission. Regulamento (UE) 2021/382, de 3 de março de 2021. [citado em 04 dez. 2023]. Disponível em: https://eur-lex.europa.eu/legal-content/PT/TXT/PDF/?uri=CELEX:32021R0382&rid=1

Germano MIS. Metodologia para análise e diagnóstico de situações na gestão de pessoas. In: Germano PML, Germano MIS. Sistema de gestão: qualidade e segurança dos alimentos. Barueri: Manole; 2012. p.476-522.

Global Food Safety Initiative. A culture of food safety: a position paper from the global food safety initiative. 2018. [citado em 04 dez. 2023]. Disponível em: https://mygfsi.com/wp-content/uploads/2019/09/GFSI-Food-Safety-Culture-Full.pdf

Griffith C. Developing and maintaining a positive food safety culture. Doncaster: Food Safety Highfield Products Ltd; 2023.

Jespersen L, Griffiths M, Maclaurin T, Chapman B, Wallace CA. Measurement of food safety culture using survey and maturity profiling tools. Food Control. 2016;66:174-82.

______, Griffiths M, Wallace CA. Comparative analysis of existing food safety culture evaluation systems. Food Control. 2017;79:371-9.

______, Wallace CA. Triangulation and the importance of establishing valid methods for food safety culture evaluation. Food Control. 2017;100:244-53.

Linton R. O homem: uma introdução à antropologia. 12. ed. São Paulo: Martins Fontes; 2000.

Organização Pan-Americana da Saúde (Opas). Segurança dos alimentos é responsabilidade de todos. [Internet] 2019. [citado em 04 dez. 2023]. Disponível em: https://www.paho.org/pt/noticias/6-6-2019-seguranca-dos-alimentos-e-responsabilidade-todos

Russo GM. Diagnóstico da cultura organizacional. Rio de Janeiro: Elsevier; 2010.

Scharmer OC. O essencial da teoria U: princípios e aplicações fundamentais. Curitiba: Voo; 2020.

Schein EH. Cultura organizacional e liderança. 7. reimpr. São Paulo: Atlas; 2020.

Taylor C. Walking the talk: a cultura através do exemplo. 2. ed. Rio de Janeiro: Publit; 2018.

Zanin LM, Luning PA, Cunha DT, Stedefeldt E. Influence of educational actions on transitioning of food safety culture in a food service context: Part 1 – triangulation and data interpretation of food safety culture elements. Food Control. 2021;119 (4):107447.

28

Educação no ambiente do trabalho: treinamento de pessoas

Maria Izabel Simões Germano

INTRODUÇÃO

Heráclito de Éfeso foi um filósofo do século V a.C. Sua filosofia é chamada de filosofia do devir (vir a ser): para ele tudo flui, se transforma, é o fluxo incessante de todas as coisas; o seguinte pensamento, de autoria de um de seus discípulos (Crátulo), lhe é atribuído: "Nenhum homem pode banhar-se duas vezes nas águas do mesmo rio"; assim, pode-se afirmar que a realidade está sempre mudando. Para Cortella, "Vida é processo e processo é mudança". Todavia, frequentemente há resistência à mudança.

> A necessidade de mudança contínua, para atender a um mundo cada vez mais globalizado e à sobrevivência das empresas, deve nortear as atividades pessoais e profissionais.

Faz-se necessário trabalhar e vencer a resistência das pessoas que estão mais interessadas na manutenção do *status quo* (sempre fizemos assim) ou que têm medo do novo, sentindo-se confortáveis com as situações que conhecem.

Mudar comportamentos, padrões ou valores é difícil, porque existe uma associação entre mudanças e perdas. Dessa forma, as pessoas rejeitam a mudança assim como o corpo pode rejeitar um órgão transplantado!

Algumas formas de implementar as mudanças dos indivíduos nas empresas dizem respeito a demonstrar a necessidade dessas mudanças; mostrar os benefícios da mudança para o indivíduo, para a própria empresa e para a comunidade e, se possível, oferecer algum tipo de "ganho" para quem deve mudar.

É natural temer o desconhecido e querer preservar os valores culturais em vigor, porém, o segredo da mudança é colocar toda nossa energia não em lutar contra o antigo, mas em construir o novo (Sócrates). Lembre-se que mudança é a capacidade de pensar o futuro, mas não como um ponto fixo. Os processos educativos ajudam a empoderar as pessoas, torná-las protagonistas de suas vidas e fazerem a sociedade ser melhor.

CONCEITO DE EDUCAÇÃO

Conceitua-se educação como um processo contínuo de desenvolvimento de conhecimentos, habilidades e atitudes do indivíduo por meio de experiências informais, que acontecem nos diferentes grupos de que o indivíduo participa, assim como em situações formais planejadas, na escola ou em outros locais, como no trabalho, propiciando condições para o acúmulo de conhecimentos científicos, tecnológicos e práticos, para que o homem transforme sua realidade, transformando-se a si mesmo.

Constitui uma busca constante pela excelência e o papel primordial de todo docente é propiciar condições para que o indivíduo, mediante um processo educativo bem conduzido, em que se privilegie o reconhecimento do esforço, a experiência de vida (pessoal e profissional do aluno/treinando), o elogio e a valorização da pessoa, pela capacidade de corrigir as falhas, sem humilhar o educando, permita que as pessoas se modifiquem sem se acomodar ao *status quo*. Segundo Dimenstein, é a educação que faz a sociedade melhor.

> Educação pressupõe comunicação entre pessoas que compartilham informações e conhecimentos em uma sociedade e cultura.

Destaca-se que a educação de adultos, a partir da década de 1970, particularmente com os estudos de Knowles, tem seguido um novo enfoque, conhecido como andragogia, a qual se baseia em seis princípios de aprendizagem:

1. Necessidade de saber do aprendiz	Entender o porquê, o quê e o como, visando a aumentar a eficácia de seu desempenho mediante experiências reais ou simuladas. Porque está aprendendo.
2. Autoconceito do aprendiz	Ser responsável por suas ações, ou seja, ser capaz de se autodirigir. Participar da aprendizagem.
3. Experiência anterior do aprendiz	A experiência é a fonte mais rica de aprendizagem para o adulto, ressaltando-se as diferenças individuais de formação, motivação, interesses, necessidades e objetivos que não podem ser ignorados no planejamento dos programas de capacitação. Importante que as novas experiências estejam relacionadas às preexistentes.
4. Prontidão para aprender	Relacionada à capacidade do indivíduo de realizar ações e de se posicionar para enfrentar as situações com as quais se depara no transcorrer da vida.

(continua)

(continuação)

5. Orientação para aprendizagem	Contextual, centrada na vida ou para executar tarefas e solucionar problemas com os quais o indivíduo se depara. O conteúdo deve ser relevante e útil para suas necessidades.
6. Motivação para aprender	Centrada em necessidades e interesses que a aprendizagem poderá satisfazer. Fatores motivacionais externos: promoção, salário, entre outros. Fatores motivacionais internos (mais importantes para o indivíduo): satisfação no trabalho, autoestima, qualidade de vida, reconhecimento, entre outros.

Tendo em vista esses princípios, propõe-se o conceito de espiral de conhecimento cumulativo, em que se enfatiza que novos conhecimentos/experiências são mais bem aproveitados quando relacionados aos preexistentes. Salienta-se também a necessidade dos conteúdos serem úteis e relevantes para a atividade/vida do educando.

Dessa forma, é importante ter em mente os seguintes aspectos:

- Gradualidade – desenvolver o conteúdo em quantidades que possam ser assimiladas pelo público.
- Continuidade – no tempo e no espaço – sequências de operações.
- Unidade – dar a noção do todo, mesmo quando o público for trabalhar com um detalhe ou tiver interesse em apenas um aspecto do tema.

No presente texto, optou-se por uma abordagem que contempla aspectos mais amplos que o treinamento propriamente dito para propiciar a reflexão daqueles que pretendem se envolver nessa atividade. Destina-se a profissionais que desenvolverão atividades de ensino-aprendizagem/treinamento, independentemente de terem formação específica na área da educação.

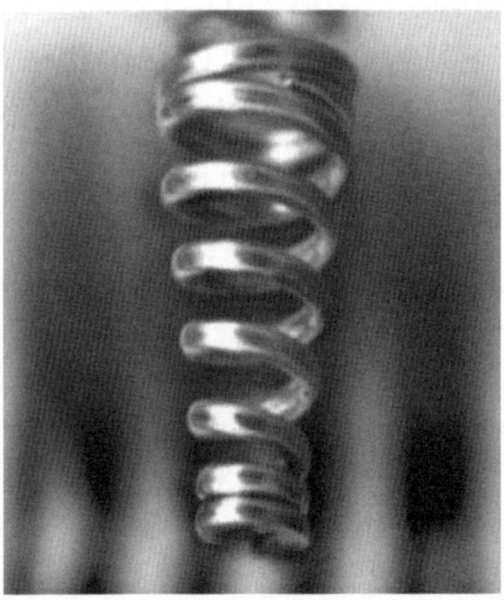

A partir de conhecimentos básicos, que constituem o eixo imaginário da espiral, pode-se progressivamente aumentar a complexidade das informações. Assim, cada volta retoma e amplia os conteúdos desenvolvidos, mas nunca repete a mesma informação.

Figura 1 Espiral de conhecimento cumulativo.

Destaca-se que cada vez mais, no Brasil, as organizações sentem necessidade de preencher as lacunas deixadas pela escola formal, mediante processos educativos. Frequentemente, os colaboradores são portadores da escolaridade necessária para ocupar determinada função, entretanto têm falhas de entendimento/conteúdo que precisam ser superadas para garantir um bom desempenho no trabalho.

Na experiência da autora, o treinamento constitui uma ação sempre inserida em um contexto, devendo adaptar-se a ele; deve ser pensado, planejado, executado, monitorado e avaliado nessa realidade particular.

> Não existem modelos prontos que atendam às necessidades de todas as empresas. As atividades educativas devem ser desenhadas a partir do diagnóstico de cada local e das pessoas que deverão ser alvo dessas ações.

Entretanto, o pensamento que deve dirigir toda ação educativa refere-se a capacitar o indivíduo para as mudanças continuadas na sociedade e, no que concerne ao mundo profissional, ao mercado de trabalho. Faz-se imperativo que as pessoas sempre aprendam a aprender.

CONCEITO DE TREINAMENTO

"O futuro pertence a quem for melhor qualificado."
Leandro Karnal

As pessoas constituem o cerne de todas as organizações. Na verdade, sem as pessoas (clientes e colaboradores) que as constituem, as organizações não existem. Todavia, cada organização, em particular, necessita de pessoas com características específicas para desenvolverem as atividades a que a empresa se propõe, a fim de atuarem com competência e, sobretudo, propiciando competitividade diante de um mercado cada vez mais exigente.

Faz-se necessário que os indivíduos ajam com competência em todos os níveis hierárquicos da empresa – do mais alto ao mais operacional – a fim de obter êxito. Frequentemente, nos níveis superiores, a preparação para o exercício das atividades ocorre nos meios acadêmicos tradicionais – cursos técnicos, faculdades (graduação e pós-graduação), estágios, cursos de aperfeiçoamento, no país e até mesmo no exterior.

Em relação aos níveis operacionais, entretanto, os selecionadores nem sempre dispõem de pessoas com os conhecimentos e habilidades exigidos no mercado. Assim, a melhor maneira de preparar os colaboradores é mediante programas de educação/capacitação/treinamento delineados para aquela organização e tendo em vista as pessoas que nela trabalham.

Destaca-se, ainda, a importância dos colaboradores considerados como responsáveis pela fidelização dos consumidores, os quais constituem os melhores embaixadores de uma marca.

Lembre-se que:

- Eficiente: é o que faz corretamente.
- Eficaz: é o que faz o que tem que ser feito.
- Efetivo: é o que faz corretamente o que tem que ser feito.

No que concerne especificamente ao treinamento, frequentemente adota-se a conduta de atribuí-lo aos supervisores, gerentes ou responsáveis técnicos por unidades (*coaching*/mentoria). Esse procedimento justifica-se à medida que essa pessoa geralmente está inteirada dos problemas, dificuldades e necessidades mais prementes de seus colaboradores. Entretanto, nem sempre esse indivíduo está preparado para planejar, executar e avaliar programas de capacitação de pessoas. Esses três passos são essenciais quando se pretende demonstrar o benefício que a atividade de treinamento pode trazer para a empresa/instituição em termos de ambiente produtivo – satisfação de clientes e empregados –, qualidade e segurança dos produtos.

Quando se faz a terceirização do treinamento, mediante a contratação de consultoria ou empresa especializada, cabe lembrar a importância de a pessoa de contato na organização estar atenta à proposta de planejamento apresentado, a fim de contar com elementos que possibilitem verificar os resultados alcançados.

O grande desafio atual, sobretudo para os profissionais que atuam nas empresas, refere-se a obter a completa adesão de todos os colaboradores – da cúpula aos operacionais – para alcançar os objetivos estratégicos da empresa que permitam sua sobrevivência. Lembre-se que a empresa representa uma comunidade humana consciente, com valores emocionais, morais, mentais e espirituais.

Nesse paradigma surgem as organizações cuja aprendizagem é contínua, cumulativa e distribuída para todos os membros – copartilhamento de ideias, não apenas "vestir a camisa".

Assim, pretende-se aprimorar as pessoas e tornar as empresas competitivas – desenvolver as pessoas para enfrentarem a realidade dentro da empresa e fora dela – em um mundo instável e em transformação.

Na atualidade, fala-se muito da capacidade de resiliência, ou seja, na capacidade das pessoas e empresas lidarem com situações difíceis/desafios de maneira positiva, aprendendo com as experiências. Paulo Vanzolini escreveu estas palavras em uma canção: "Levanta, sacode a poeira e dá a volta por cima": elas representam perfeitamente essa capacidade.

Pode-se dizer que a pandemia de Covid-19, no início da década de 2020, constituiu um marco para todas as empresas, particularmente para aquelas que atuam na área de alimentos, sendo um exemplo prático de resiliência. O comércio, sobretudo, sofreu mudanças profundas. Inúmeros estabelecimentos, como bares, lanchonetes e restaurantes, entre outros, foram obrigados a encerrar suas atividades pela falta de clientes. Alguns sobreviveram passando a atuar na modalidade de entrega em domicílio (*delivery*). Houve necessidade de reestruturar as organizações e os colaboradores tiveram que se adaptar. As atividades educativas, consequentemente, sofreram drásticas mudanças, passsando muitas vezes do presencial para o virtual (*online*). Esses acontecimentos puseram em destaque a importância de se estar preparado para mudar.

Mas como definir treinamento?

Treinamento caracteriza-se como o conjunto de ações educativas organizadas com uma finalidade específica – competência ou conjunto de competências particulares.

Ressalta-se que treinar competências significa que as pessoas precisam saber como fazer e também o porquê do como fazer, conhecer e estar envolvidos com os objetivos e metas da empresa – não só treinar, mas ensinar a pensar.

Um lembrete de suma importância é o fato de que as atividades voltadas para a capacitação de adultos devem considerar que o adulto – indivíduo responsável por seus atos diante da sociedade – tem um cabedal de experiências de vida e, cada vez mais, a possibilidade de buscar informações em diferentes fontes, não necessariamente em uma aula. Assim, torna-se primordial explicitar a importância prática (utilidade) daquilo que se pretende desenvolver durante o treinamento e motivar os treinandos.

> Lembre-se: o treinamento é uma atividade fundamental, chave da produtividade e da qualidade das empresas/organizações.

Dessa maneira, as pessoas desejam encontrar no trabalho, além do ganho salarial, reconhecimento, serem valorizadas pelo que fazem, sentir-se realizadas. Nesse sentido, algumas empresas adotam procedimentos de reconhecimento público além de benefício financeiro, como eleger o funcionáro do mês, destacar os melhores colaboradores em meio de comunicação da empresa (p. ex., jornal interno) e até mesmo realizar algum tipo de festividade para "premiar" aqueles que se destacaram.

Cabe mencionar, também, as principais causas de desmotivação no trabalho:

- Gerente ou superior hierárquico injusto.
- Salário inadequado.
- Elogios exagerados, que soam falsos.
- Sentimento de exploração.
- Falta de reconhecimento.

- Falta de autenticidade/hipocrisia da empresa (p. ex., prega envolvimento com causas sociais, mas há desperdício).

A seguir, mencionam-se alguns tipos de treinamento no ambiente de trabalho:

- Treinamento inicial.
- Desenvolvimento contínuo.
- Treinamento no cargo/função.
- Treinamento para mudança tecnológica.
- Aprendizagem personalizada.
- Treinamento em habilidades interpessoais (comunicação, trabalho em equipe, liderança, resolução de problemas, entre outras).
- Desenvolvimento de carreiras e retenção de talentos.

Destaca-se que todos os sistemas visando à segurança dos alimentos, como Procedimentos Operacionais Padronizados (POP), Boas Práticas de Fabricação (BPF), Análise de Perigos e Pontos Críticos de Controle (APPCC), entre outros, necessitam de treinamento para serem implantados.

CARACTERÍSTICAS DO DOCENTE

A pessoa que assume as atividades de educação/treinamento tem uma grande responsabilidade diante da empresa/instituição, e deve nortear-se pelo princípio de constante atualização de conhecimentos, técnicas de ensino-aprendizagem, recursos de ensino e outros. O responsável pelo desenvolvimento de atividades de capacitação, além de possuir os conhecimentos necessários, deve manter uma atitude positiva, ao mesmo tempo baseada em gentileza e firmeza; respeito mútuo; considerar os erros como oportunidade de aprender; e estar voltado para a responsabilidade social (no caso da área de alimentos, o objetivo último constitui a segurança dos alimentos e a consequente saúde do consumidor). A capacidade de ensinar refere-se à capacidade de traduzir o complexo em simples sem ser simplório, com o desejo honesto de compartilhar.

Respeito mútuo e responsabilidade compartilhada são mais eficientes que controle autoritário. Quando um colaborador é punido, não quando é adequadamente conscientizado de uma falha, mas humilhado, seus sentimentos mais prováveis serão: ressentimento (isso não é justo); retaliação (vou me vingar); rebeldia (vou fazer o contrário do que manda ou vou continuar fazendo o que sempre fiz); recuo (não vou ser pego da próxima vez).

Por outro lado, quando se busca obter sua cooperação, é importante mostrar: compreensão pelos sentimentos do outro; empatia (não concordância); compartilhar seus sentimentos e percepções; e convidar a pessoa para encontrar uma solução.

Lembre-se que encorajamento é diferente de elogio/crítica, assim como melhora é diferente de perfeição.

NOÇÕES DE PLANEJAMENTO

Planejamento é a fase que antecede toda ação. É um processo de tomada de decisões visando a atingir os resultados previstos de forma mais eficiente e econômica.

O planejamento para desenvolver atividades de treinamento envolve as seguintes etapas:

- Diagnóstico de necessidades, o que precisa ser aprendido ou melhorado, quais as lacunas que o treinamento deverá preencher.
- Definição de objetivos mensuráveis e alinhados com as metas organizacionais e/ou pessoais dos treinandos.
- Elaboração de um programa de treinamento: criação de conteúdo, seleção de método, cronograma e escolha/contratação de instrutores ou facilitadores (internos – membros da empresa, em geral gerentes e/ou supervisores; externos – de uma consultoria ou outra instituição).
- Aplicação do treinamento.
- Avaliação da eficácia do treinamento, verificando se os objetivos foram alcançados.
- Avaliação propriamente dita no trabalho (observação dos treinandos após o treinamento).
- *Feedback* e aperfeiçoamento, no sentido de fazer ajustes para melhorar o treinamento, tendo em vista como funcionou. É importante atentar para o fato (caso o treinamento seja repetido para mais de um grupo) de que cada grupo é único, visto que reúne pessoas diferentes.

Acompanhamento contínuo, visando a atender às mudanças nas demandas do mercado e ao aparecimento de novas tecnologias.

> Deve-se lembrar que a avaliação de desempenho identifica áreas de melhoria e fornece *feedback* para orientar o treinamento.

Todo planejamento envolve:

- Conhecimentos (domínio cognitivo ou de capacidades intelectuais).

- Habilidades (domínio psicomotor, que enfatiza o uso e a coordenação dos músculos).
- Atitudes (domínio afetivo, relacionado aos sentimentos, valores, emoções e gostos).
- Previsão de recursos:
  - Humanos (pessoal de apoio administrativo, técnicos, docentes etc.).
  - Materiais (necessários para a elaboração e a montagem de recursos multissensoriais, sala/auditório, equipamentos etc.).
  - Financeiros (custo do pessoal de apoio, despesas para aquisição de equipamentos e materiais etc.).
- Previsão de tempo (para preparação e para execução), em termos de duração (cronograma).

METODOLOGIA PARA ATUAR NA ÁREA DE TREINAMENTO

No desenvolvimento das atividades de treinamento, pode-se utilizar uma ampla variedade de métodos e de técnicas, enfatizando-se que, quanto mais reproduzirem o ambiente de trabalho, mais facilmente os conteúdos serão apropriados pelos treinandos (presencial, *online*, tutoriais em vídeo, simulação, *workshops*, *coaching*/mentoria, fóruns ou grupos de estudo, entre outros).

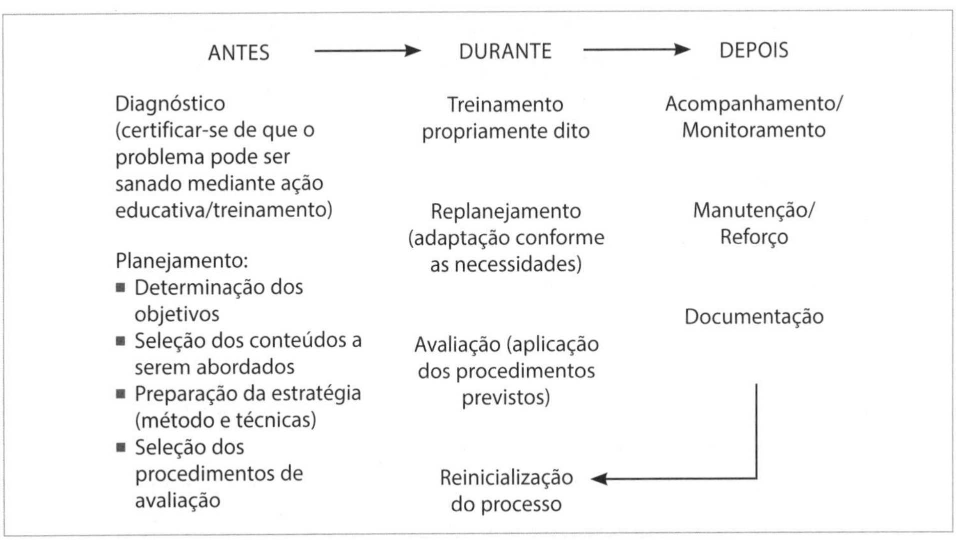

Figura 2 Linha do tempo de um projeto de capacitação de treinamento.

Para alguns autores, não há diferença entre método e técnica; seus objetivos comuns são melhorar a eficiência da aprendizagem. Neste texto, considera-se método o caminho para chegar a um fim, e técnica a maneira de percorrê-lo. Salienta-se que os métodos e as técnicas não são bons ou maus em si mesmos, mas devem adequar-se a uma determinada realidade.

Além das técnicas mais convencionais, como exposição, trabalho em grupo, simulação e dramatização, atualmente destacam-se outras técnicas cuja utilização traz resultados importantes no processo de desenvolvimento dos recursos humanos nas empresas/instituições.

Contudo, salienta-se a relevância de que as atividades educativas nas empresas reproduzam o trabalho o mais próximo possível. Sem esquecer que:

Aprendemos	Retemos
1% pelo paladar	10% do que lemos
1,5% pelo tato	20% do que escutamos
3,5% pelo olfato	30% do que observamos
11% pela audição	50% do que vemos e escutamos
83% pela visão	70% do que ouvimos e logo discutimos
	90% do que ouvimos e logo realizamos, principalmente quando ensinamos aos outros

Algumas pesquisas indicam ainda:

Tipo de exposição	Dados retidos depois de 3 horas	Dados retidos depois de 3 dias
Somente oral	70%	10%
Somente visual	72%	20%
Visual e oral simultaneamente	85%	65%

TÉCNICAS QUE UTILIZAM ARTES E JOGOS

Artes visuais, música, artes têxteis e literatura, entre outras, podem ser utilizadas na disseminação de conteúdos educativos. Servem para identificar os conhecimentos e a linguagem do grupo-alvo do projeto educativo.

Por outro lado, a utilização de alternativas lúdicas e outras formas de comunicação, que não simplesmente a leitura e a escrita, estimulam práticas que não só levam à informação, mas também permitem decodificar, analisar, avaliar e produzir comunicação em uma multiplicidade de formas, tornando os participantes mais críticos e mais envolvidos.

A combinação de educação e entretenimento, em virtude da natureza participativa do processo de criação, constitui aliado valioso para educadores e participantes. Essas formas de expressão cultural da comunidade dão voz às preocupações e aos temas que se pretende desenvolver. Tais ferramentas propiciam a participação ativa do grupo, desenvolvem a criatividade dos participantes, propiciam integração, sobretudo na discussão dos assuntos propostos, representam longos intervalos em um curto período, assim como os eventos ocorridos levantam problemas a serem discutidos, provocam reflexão, são motivadores e lúdicos.

Considera-se que a característica essencial do homem seja sua imaginação criativa. É ela que o capacita a dominar seu meio de modo tal que ele supere as limitações de seu cérebro, de seu corpo e do universo material. É esse "algo mais" que o distingue dos primatas superiores.

Cinema e teatro

Sabe-se que o mais importante para que haja fixação da aprendizagem é que ela seja participativa e que sensibilize as pessoas envolvidas. Cinema e teatro contemplam esse objetivo porque, indo além do aspecto plástico – que poderia ser chamado de belo – propiciam refletir sobre as situações apresentadas, fazendo com que os indivíduos se identifiquem com os personagens e até mesmo imaginem formas de auxiliá-los a resolver os problemas propostos. Provocam sentimento, raciocínio e identificação do público.

Em relação ao cinema, podem-se utilizar filmes comerciais, adaptando-os às necessidades do treinamento.

Por outro lado, projetos educativos que utilizam teatro têm uma finalidade transformadora – reconhecendo a si e a seu grupo, o espectador tem a possibilidade de mudar. Assim, o teatro constitui um meio efetivo para comunicar informações e reduzir falhas ou falta de conhecimento, principalmente entre as pessoas de baixa escolaridade. O desenvolvimento de uma peça permite transmitir informações de forma não convencional, inclusive aquelas de caráter socioemocional ou assuntos delicados para serem abordados face a face em sala de aula.

Jogos

Constituem atividades envolventes e cooperativas. São eficazes no treinamento, inclusive de habilidades complexas, e úteis para dinamizar as atividades de treinamento nas empresas/instituições.

TÉCNICAS QUE EMPREGAM MÁQUINAS (MICROCOMPUTADOR E OUTROS)

Propiciam aproveitar dispositivos móveis e aplicativos em qualquer lugar e a qualquer hora, com uso de realidade virtual (RV) e/ou realidade aumentada (RA) nos ambientes de treinamentos imersivos. Particularmente úteis para situações de risco (piloto, cirurgião), transformam a maneira como as pessoas interagem com o mundo digital e físico.

A RV cria um ambiente digital imersivo (geralmente emprega óculos, capacete de imersão ou outros dispositivos que permitem até sensações táteis) para recriar ao máximo a sensação de realidade.

A RA combina elementos do mundo real com o mundo digital, podendo utilizar *smartphones*, *tablets* e óculos de RA. Ambas adicionam informações digitais ao mundo real para melhorar a experiência do mundo real.

NOVAS METODOLOGIAS

Coaching/mentoria

O termo *coaching* designa um processo sistemático e colaborativo que pode ocorrer nos níveis pessoal e profissional, buscando o desenvolvimento humano. Baseia-se em diversas áreas do conhecimento e procura auxiliar as pessoas/empresas no alcance de seus objetivos, acelerando seu desenvolvimento, voltado para a evolução contínua.

O papel do *coach*/treinador é estimular as pessoas para o pleno desenvolvimento de suas potencialidades e alcance de seus objetivos, pessoais ou dentro da empresa em que atua, podendo atuar em nível individual ou da equipe. Supervisores e gerentes, em geral, podem assumir essa atividade de mentoria dentro da empresa.

Entre as técnicas utilizadas nesse processo, destacam-se: motivação, *feedback* e questionamentos eficazes que propiciem a maximização das potencialidades das pessoas. Nas empresas, orienta-se o colaborador enquanto ele pratica o comportamento ou realiza a atividade sob sua responsabilidade. O *coach*/treinador estabelece um diálogo em que ambos colaboram para efetivar as mudanças necessárias.

Pode-se, também, optar pela contratação de uma pessoa especializada/consultor ou consultoria para desenvolver esse processo de busca de novas respostas para a solução de problemas.

O foco dos processos de *coaching* é a solução de problemas, o bem-estar e a evolução do desempenho, conduzindo as pessoas a aprenderem a aprender.

Educação *online/e-learning*

A multiplicação dos equipamentos eletrônicos (*desktops*, *laptops*, *tablets*, celulares/*smartphones*) e sua popularização, bem como o acesso à internet, criaram a possibilidade de se desenvolver atividades educativas não presenciais, facilitando a obtenção de informações para pessoas em qualquer lugar do planeta.

Essa modalidade possibilita flexibilidade de horário e local, além de disponibilizar uma variedade de cursos. Recursos digitais, como vídeos, textos, *quizzes* e fóruns de discussão, enriquecem a aprendizagem e a tornam mais envolvente. É possível oferecer *feedback* imediato. Os alunos podem acompanhar seu progresso e identificar seus pontos fracos. A educação *online* também propicia redução de custos, atualização constante de conteúdos, acesso a especialistas e possibilidade de certificação.

Na educação a distância, o aluno gerencia sua própria aprendizagem (necessidade de autodisciplina) e seu horário para estudar, com completa autonomia de seu tempo. Apesar de constituir um benefício, essa metodologia pode se transformar em um obstáculo se a pessoa não souber se organizar, se não for comprometida, para caminhar em consonância com os conteúdos e as atividades propostas no curso. Também podem constituir dificuldades a falta de interação com outras pessoas e o apelo/distração que o universo da internet pode oferecer aos participantes.

A pandemia de Covid-19 demonstrou, definitivamente, a possibilidade e mesmo a necessidade de incorporar novas maneiras de realizar atividades educativas no ambiente de trabalho.

Para as atividades/cargos de maior complexidade, o *e-learning* constitui um investimento de alta qualidade para as empresas que se beneficiam do contato/experiência com profissionais qualificados, embora esse recurso possa ser utilizado para qualquer função, desde que exista a disponibilidade de equipamento e cursos.

Normalmente, as empresas compartilham o custo de programas de formação, como cursos de graduação, especialização ou pós-graduação, com seus colaboradores, oferecendo bolsas ou porcentagem no pagamento das mensalidades ou, ainda, facilitando o horário do colaborador para que possa assistir aos cursos.

> Lembre-se ainda que, em geral, faz-se uso de programas disponíveis no mercado e não desenhados sob medida para a empresa, pelo elevado custo para a produção de um programa de educação a distância.

CONCLUSÕES

A finalidade última de toda ação educativa é fazer com que as pessoas aprendam a aprender, para que possam se adaptar com flexibilidade a novas situações.

Cada vez mais a área da educação vem lançando mão de novas tecnologias que propiciam vantagens. Salienta-se a importância de escolher as melhores fontes onde colher as informações que serão utilizadas, assim como a relevância de tratar e utilizar adequadamente as informações obtidas. Essas tecnologias exigem que o docente seja crítico e criativo e, se bem utilizadas, podem favorecer o desenvolvimento da capacidade de aprender a aprender, a construção do conhecimento, o desenvolvimento de competências (em especial para o trabalho), o autodesenvolvimento dos discentes e até mesmo sua capacidade de trabalhar em grupo, de liderança, de solucionar problemas e de adaptação às mudanças.

Alguns procedimentos comentados a seguir podem auxiliar na obtenção dessa meta:

- Valorizar sempre seus recursos humanos.
- Ouvir dúvidas, problemas e reclamações, pois quem lida com o dia a dia de uma atividade é quem está mais apto a detectar não conformidades.
- Proporcionar *feedback* a respeito dos erros e dos acertos de cada colaborador.
- Dizer sempre o porquê, pois dessa forma demonstra-se a importância do comprometimento de todos para o alcance dos objetivos da empresa e que todos são considerados essenciais para o alcance de resultados. Segundo Hegel, citado por Cortella, alienação se refere a tudo aquilo que eu produzo, mas não compreendo a razão.
- Sempre que possível, promover os colaboradores, valorizando as pessoas que investiram tempo e trabalho na empresa.
- Treinar ou retreinar, dentro da filosofia de aperfeiçoamento contínuo.
- Supervisionar/monitorar, para detectar onde, quando e como ainda estão ocorrendo não conformidades.
- Elogiar sempre, tendo em vista que o elogio constitui fator de motivação para os colaboradores.
- Comprometer toda a equipe – toda a hierarquia da empresa, pois, se não houver uma linguagem comum, a empresa não terá competitividade.
- Inserir atividades de reforço para recordar os pontos principais da intervenção educativa, assim como os pontos mais difíceis de serem internalizados pelos treinandos.

Programas de capacitação de pessoas podem ser uma das respostas para inúmeros problemas nas organizações, quando desenvolvidos tendo em vista as pessoas envolvidas, suas experiências e as necessidades ou lacunas diagnosticadas, tanto da empresa quanto dos próprios indivíduos.

O presente texto não pretende esgotar o assunto, mas instigar o pensamento e levar os leitores a buscarem outras obras, mais completas, sobre cada um dos temas abordados, de acordo com suas necessidades, interesses, formação profissional ou, ainda, com o tipo de atividade que pretendem desenvolver.

Muito resta a fazer no que concerne ao desenvolvimento de programas de educação de adultos. Cabe a cada docente, seja ele consultor, seja colaborador da organização (gerente, supervisor ou outro), se preparar para esse desafio. Segundo Deci, citado por Pink (2016), o ser humano apresenta uma tendência inerente a buscar novidades e desafios, a desenvolver e exercer sua capacidade, a explorar e aprender. É importante adaptar-se a novas situações, ao imprevisto.

Lembre-se, ainda, que desenvolver uma ação educativa/treinamento não planejado, sem base nas necessidades da empresa/instituição e dos colaboradores, pode ser pior do que não fazer nada; e, finalmente, capacitar os colaboradores é mais barato do que arcar com os custos da falta de competência, dos erros e do desperdício. Vale destacar que programas educativos vêm ganhando importância nas organizações, que passaram a considerá-los não como custo, mas como um investimento, pois as pessoas são responsáveis pelo sucesso do negócio.

> Ninguém sabe com certeza como será o futuro, porém não existe profissional de sucesso que não invista constantemente em formação.

Encerrando o presente texto, compartilho o seguinte pensamento que Cortella menciona, citando Beda, o Venerável: "Há três caminhos para o fracasso: não ensinar o que se sabe; não praticar o que se ensina; não se perguntar o que se ignora".

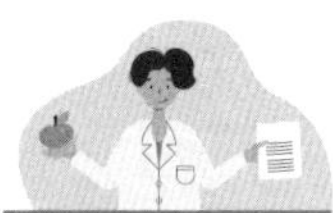

BIBLIOGRAFIA

Bellan ZS. Andragogia em ação – como ensinar adultos sem se tornar maçante. Santa Bárbara d'Oeste: Z3; 2005.

Blumer EAA, Germano MIS. Modelo de implantação de projeto de capacitação de manipuladores de alimentos em unidade hospitalar. Rev Higiene Alimentar. 2012;26(206/207).

Brandão MS. Leve seu gerente ao cinema: filmes que ensinam. Rio de Janeiro: Qualitymark, 2004.

Chiavenato I. Administração de recursos humanos. 2. ed. São Paulo: Atlas; 1985.

______. Gestão de pessoas: o novo papel dos recursos humanos nas organizações. 3. ed. Rio de Janeiro: Elsevier; 2010.

Colantonio F. Innover à tous les coups ou presque ou Comment transformer les contraintes en opportunités. Belgique: L'Attitude des Héros; 2019.

Cortella MS. Qual é a tua obra: inquietações propositivas sobre gestão, liderança e ética. 13. ed. Petrópolis: Vozes; 2011.

______. Por que fazemos o que fazemos?: aflições vitais sobre trabalho, carreira e realizações. 6. ed. São Paulo: Planeta; 2016.

______. A escola e o conhecimento: fundamentos epistemológicos e políticos. 15. ed. São Paulo. Cortez; 2016.

______. Dimenstein G. A era da curadoria. 7. Reimpr. Campinas: Papirus 7 Mares; 2018 (Coleção Papirus Debates).

Cortella MS, Karnal L, Pondé LF. Felicidade: modos de usar. São Paulo: Planeta do Brasil; 2019.

Davel E, Vergara SC. Gestão com pessoas, subjetividade e objetividade nas organizações. São Paulo: Atlas; 2001.

Germano MIS. Gestão de pessoas para a qualidade e segurança dos alimentos. In: Germano PML, Germano MIS. Sistema de gestão: qualidade e segurança dos alimentos. Barueri: Manole; 2012. p.476-522.

______. Treinamento de manipuladores de alimentos: fator de segurança alimentar e promoção da saúde. São Paulo: Varela; 2003.

Germano PML, Germano MIS, organizadores. Sistema de gestão: qualidade e segurança dos alimentos. Barueri: Manole; 2012.

Knowles MS, Holton III, EF, Swanson RA. Aprendizagem de resultados: uma abordagem prática para aumentar a efetividade da educação corporativa. Rio de Janeiro: Elsevier; 2009.

McDonald M, Antunez G, Gottemoeller M. Using the arts and literature in health education. Int Q Community Health Educ. 1998/99;18:269-82.

Nelsen J. Disciplina positiva. Tradução Bernadette Pereira Rodrigues e Samantha Schereier. 3. ed. Barueri: Manole; 2015.

______, Lott L, Glenn HS. Disciplina positiva em sala de aula. Tradução Bete P. Rodrigues e Fernanda Lee. 4. ed. revisada e ampliada. Barueri: Manole; 2018.

Pink D. La verité sur ce qui nous motive. Traduzido para o francês por Marc Rozenbaum. Roubaix (France): Clé des Champs-Flammarion; 2016.

Souza RR, Germano PML, Germano MIS. Técnica da simulação aplicada ao treinamento de manipuladores de alimentos como recurso para a segurança alimentar de refeições transportadas. Rev Hig Alim. 2004;18:21-5.

Templar R. Les 110 règles d'or du management: um autre point de vue. Traduzido para o francês por Valérie Gaillar e Tina Calogirou. France: Marabout; 2016.

Turra CMG, Enricone D, Sant'Anna FM, André LC. Planejamento de ensino e avaliação. 10. ed. Porto Alegre: Sagra; 1985.

Weiss A. Coach de ouro: como alcançar o sucesso em uma atividade atraente e rentável. Porto Alegre: Bookman; 2012.

Índice remissivo

C

D

E

F

G

H

I

J

L

M

N

O

P

Q

R

S

T

U

V

X

Z

Exemplos de inadequações higienicossanitárias

COMÉRCIO VAREJISTA DE PESCADO

As condições higiênico-sanitárias do comércio varejista de peixes e frutos do mar, na maioria das cidades praianas do Brasil, são extremamente precárias, como pode ser constatado nas fotografias apresentadas a seguir.

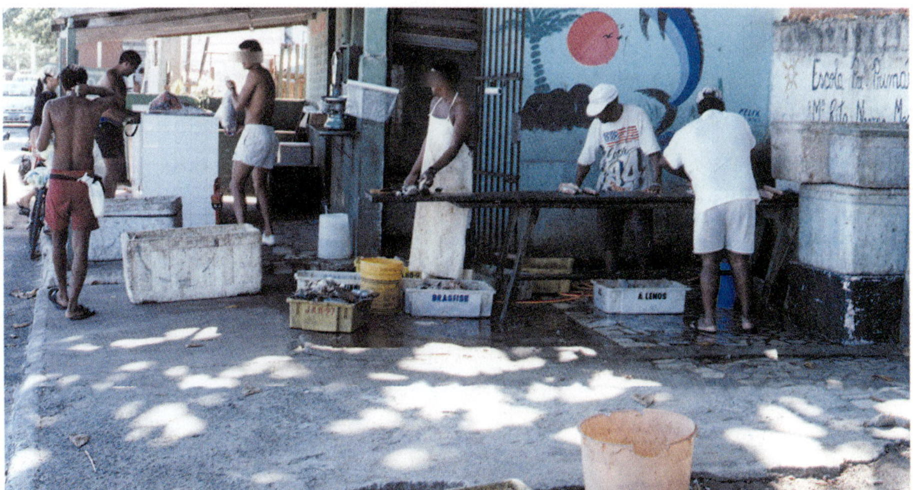

Foto 1 No primeiro plano, observam-se um balde e uma caixa de plástico em péssimo estado de conservação e sujos; no fundo, o "balcão de trabalho" improvisado, caixas plásticas contendo pescado mantidas diretamente sobre o piso, à temperatura ambiente, e inúmeras caixas de isopor, em mau estado de conservação e sujas, servindo para estocar peixes. Apenas um dos comerciantes usa avental, enquanto os demais trajam roupas comuns ou apenas bermudas.

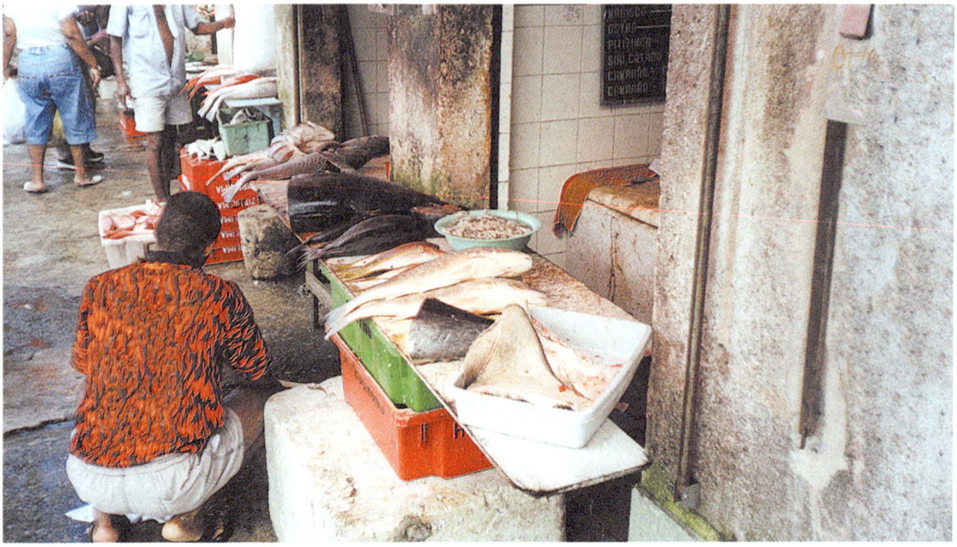

Foto 2 O pescado está disposto ao ar livre na rua, diante do boxe comercial, sobre superfícies improvisadas na calçada, à temperatura ambiente, sem qualquer cuidado higiênico. As paredes externas do boxe estão mofadas e o piso – na verdade, a calçada –, além de mal conservado, está sujo.

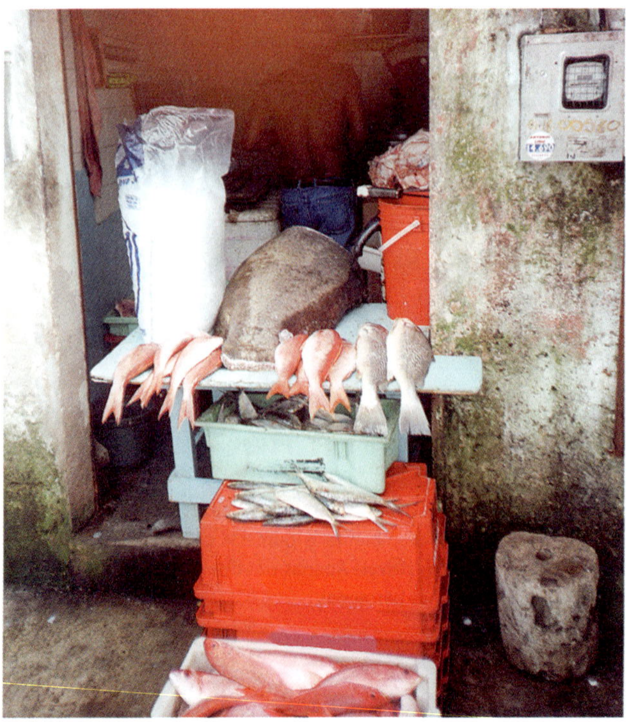

Foto 3 Mostra com mais detalhes os problemas descritos na Foto 2, destacando-se um saco de sal utilizado para a conservação de alguns peixes.

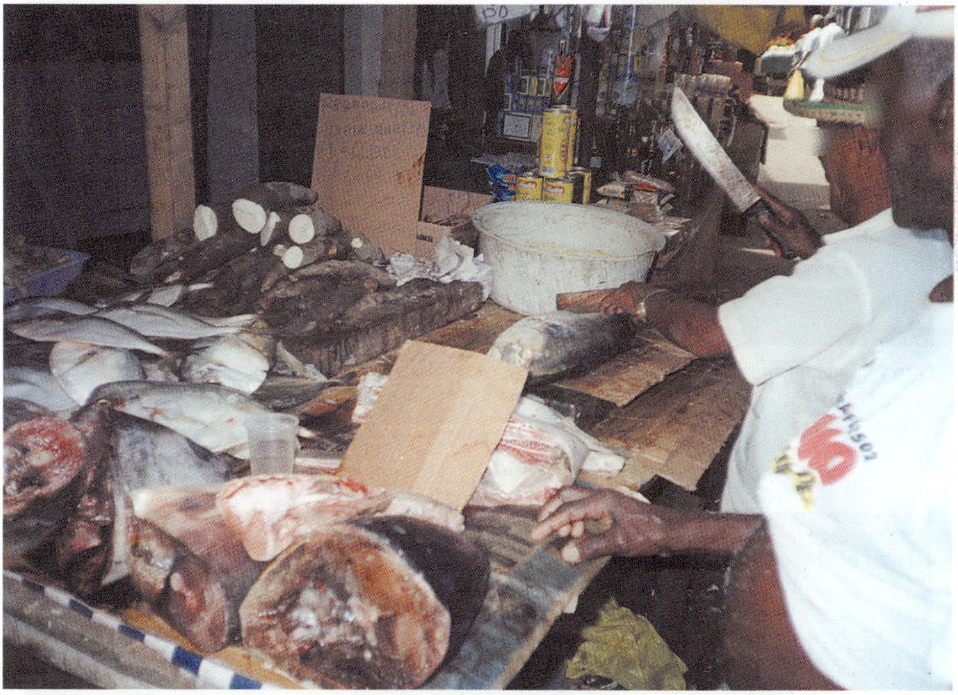

Foto 4 Veem-se peixes inteiros e retalhados sobre um balcão sujo, forrado com papelão de diferentes origens, misturados com mandiocas (aipim) inteiras e cortadas, além de outros objetos estranhos. Note-se o estado da bacia plástica ao fundo e a precária higiene dos peixeiros.

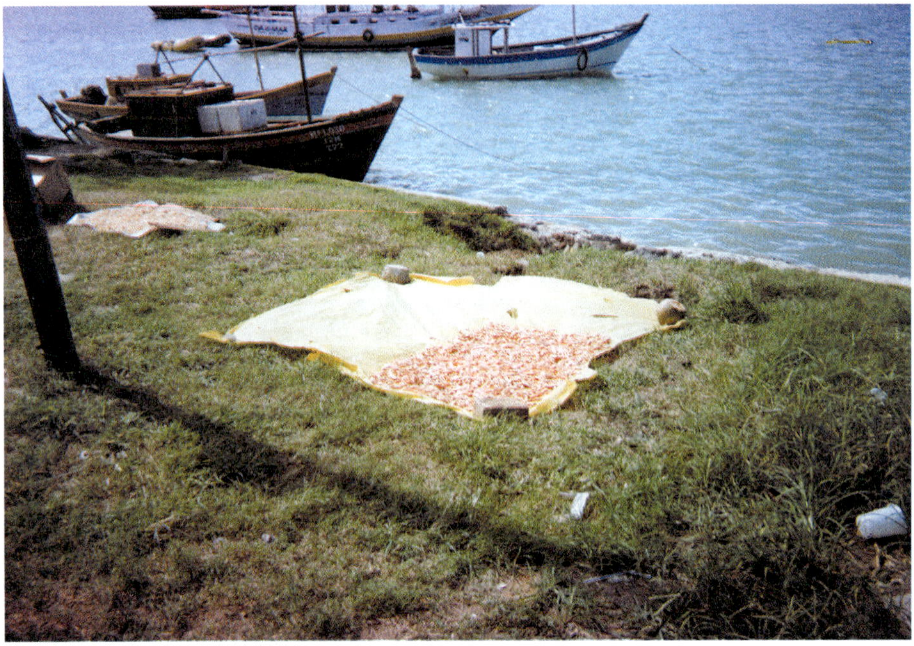

Foto 5 Diretamente sobre a grama observam-se lonas "fixadas" com cocos e pedras, utilizadas para secagem de camarão.

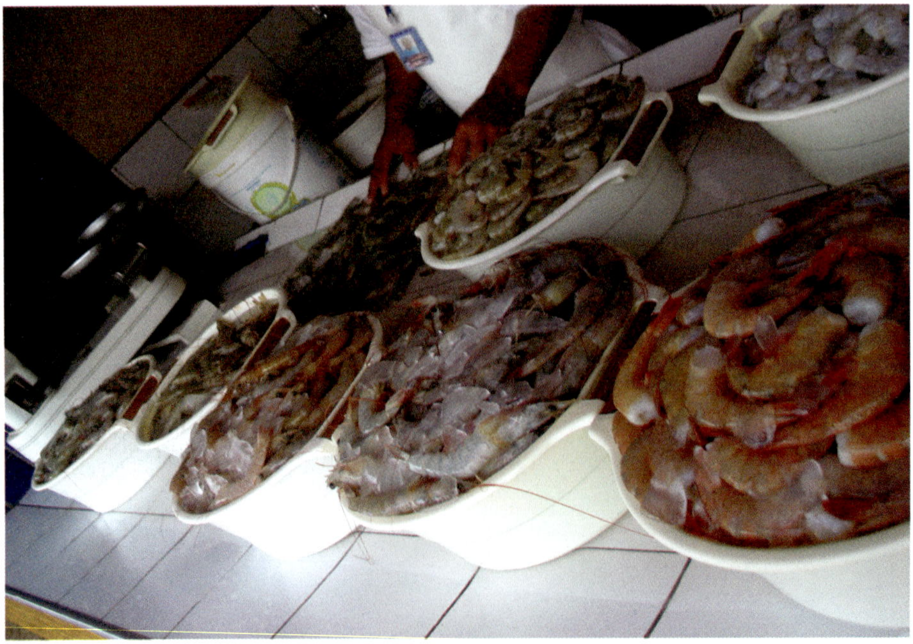

Foto 6 Boxe que comercializa frutos do mar em ponto de venda junto à beira-mar, em uma cidade nordestina. Chama-se a atenção à falsa boa aparência do local, pois as bacias que contêm camarões em quantidade não estão sob nenhum tipo de refrigeração.

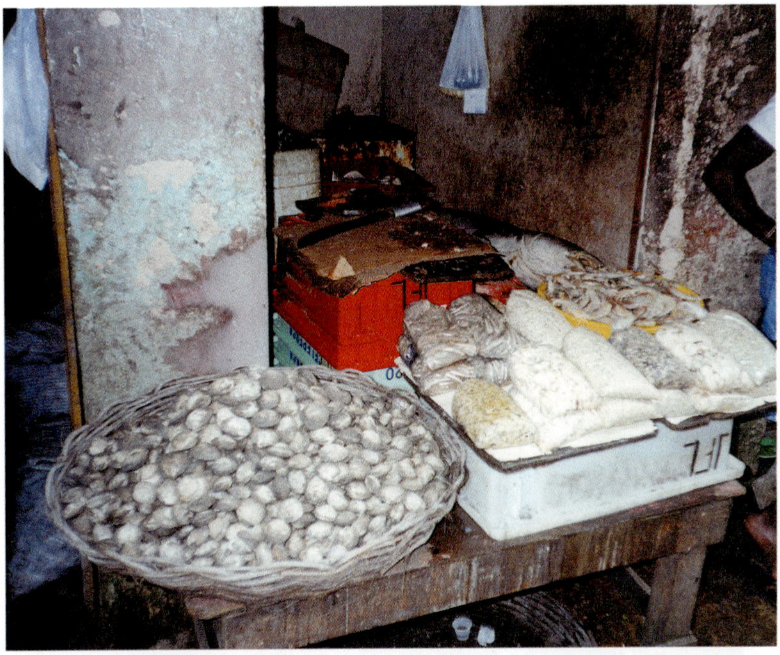

Foto 7 Boxe destinado à comercialização de frutos do mar. O produto é previamente embalado em sacos plásticos e mantido à temperatura ambiente até ser vendido. Chama-se atenção para a confusão reinante dentro do boxe e para a sujeira das instalações. Destacam-se, ainda, os mariscos mantidos em uma cesta de vime.

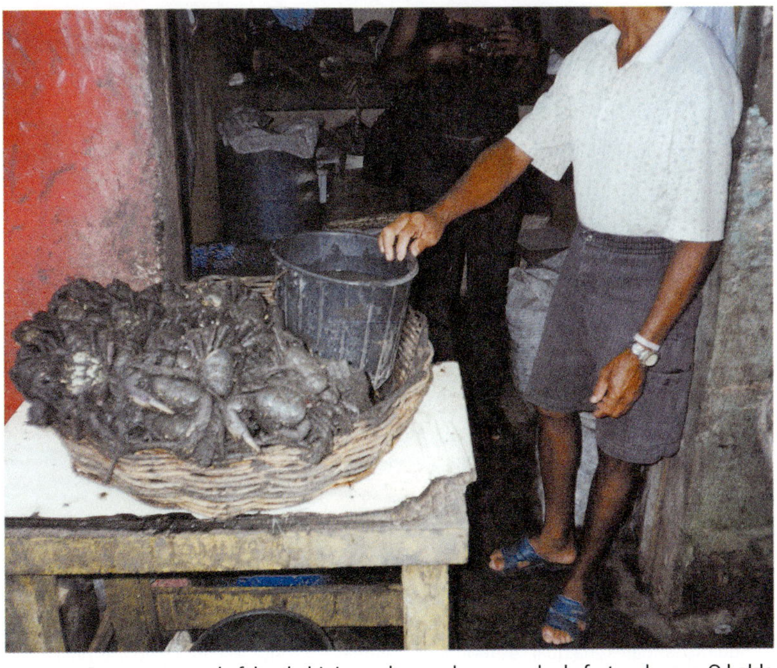

Foto 8 Outro aspecto da falta de higiene observado na venda de frutos do mar. O balde dentro da cesta com crustáceos contém água servida. As condições higiênico-sanitárias desse boxe são ainda piores que as dos anteriores.

COMÉRCIO VAREJISTA DE ANIMAIS

Nas feiras do nordeste do país, é comum a venda de animais vivos, pequenos ruminantes, suínos e aves. Na maioria das vezes os animais são abatidos no próprio local de venda, sem qualquer tipo de cuidado higiênico. Nesses locais não existem serviços de inspeção sanitária, e nem abatedouros adequados.

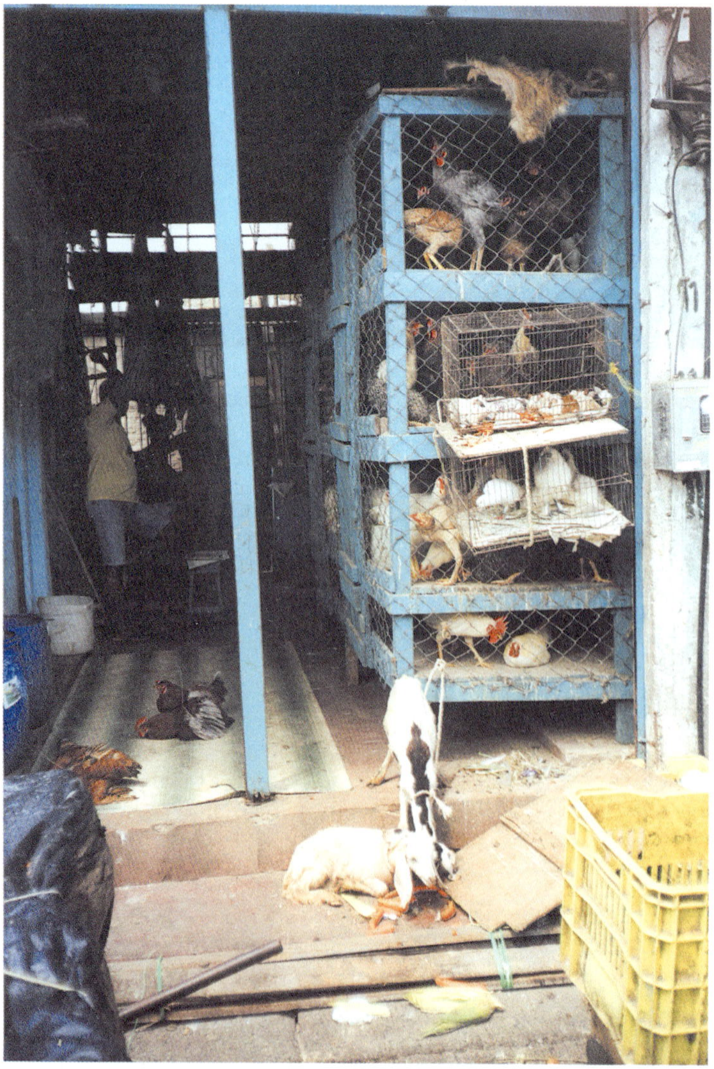

Foto 9 Observa-se um boxe destinado, sobretudo, à venda de aves, em condições higiênico-sanitárias inadequadas; do lado direito tem-se uma gaiola com quatro "andares", na qual se amontoam galinhas e frangos. Há uma gaiola "especial" para pombos pendurada na parte externa da gaiola maior e três aves estão no piso do boxe (lado esquerdo) aguardando o "abate". Veem-se também dois caprinos presos à gaiola maior aguardando comprador.

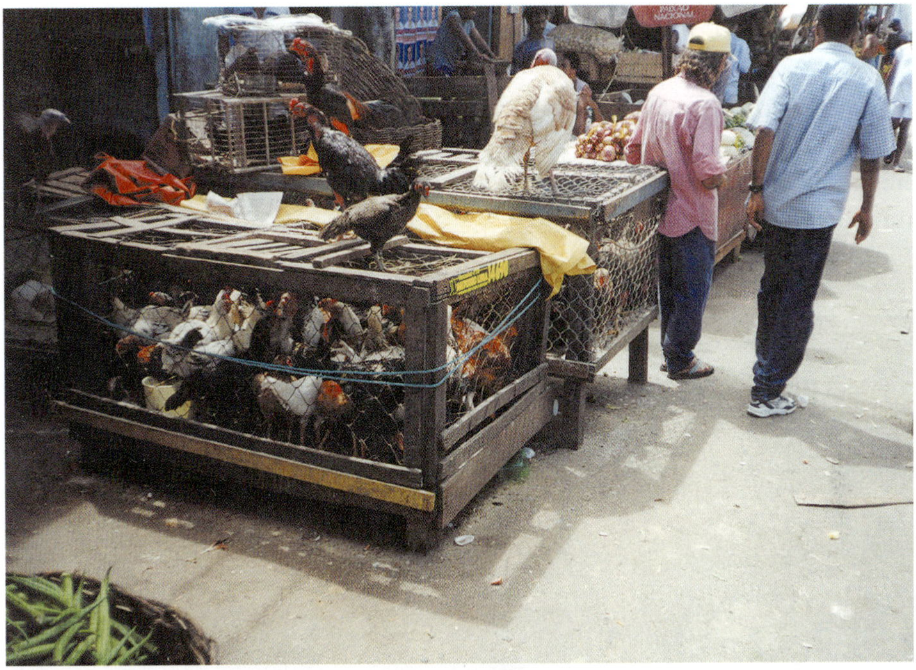

Foto 10 Em plena rua, duas grandes gaiolas, superpovoadas com galinhas, sobre as quais se observam aves soltas, inclusive um peru. Outras aves acumulam-se em pequenas gaiolas. As lonas "enroladas" são utilizadas para cobrir as gaiolas à noite ou quando chove.

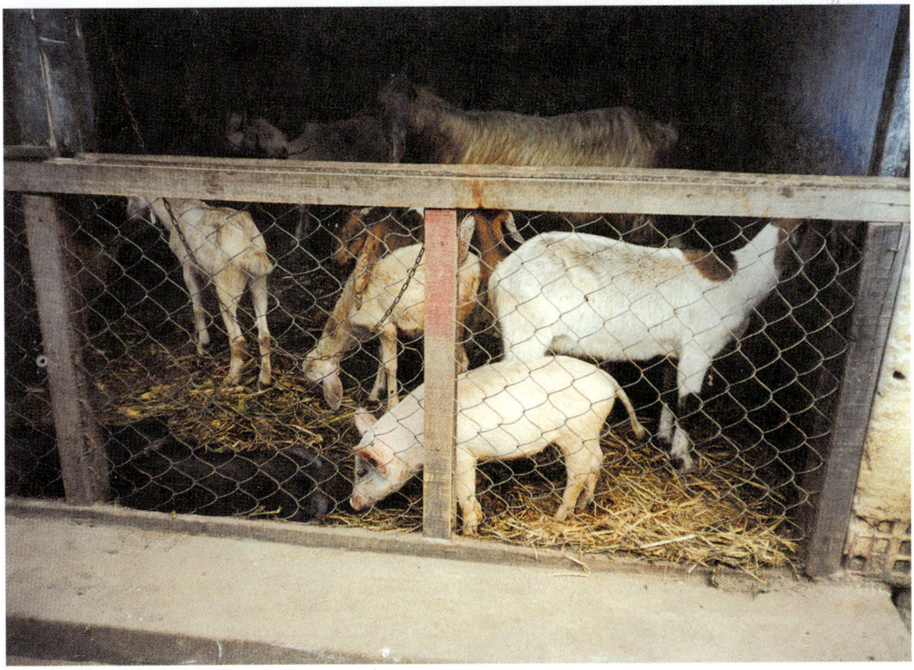

Foto 11 Um mesmo recinto é compartilhado, promiscuamente, entre caprinos de diferentes idades e um suíno, todos à espera de um comprador.

COMÉRCIO VAREJISTA DE VEGETAIS

O maior problema com o comércio de vegetais no país, sobretudo folhosos, diz respeito à origem e aos tipos de irrigação e "adubação" utilizados. Nas feiras livres, o hábito de molhar as verduras, os legumes e as frutas com água constitui perigo para o consumidor.

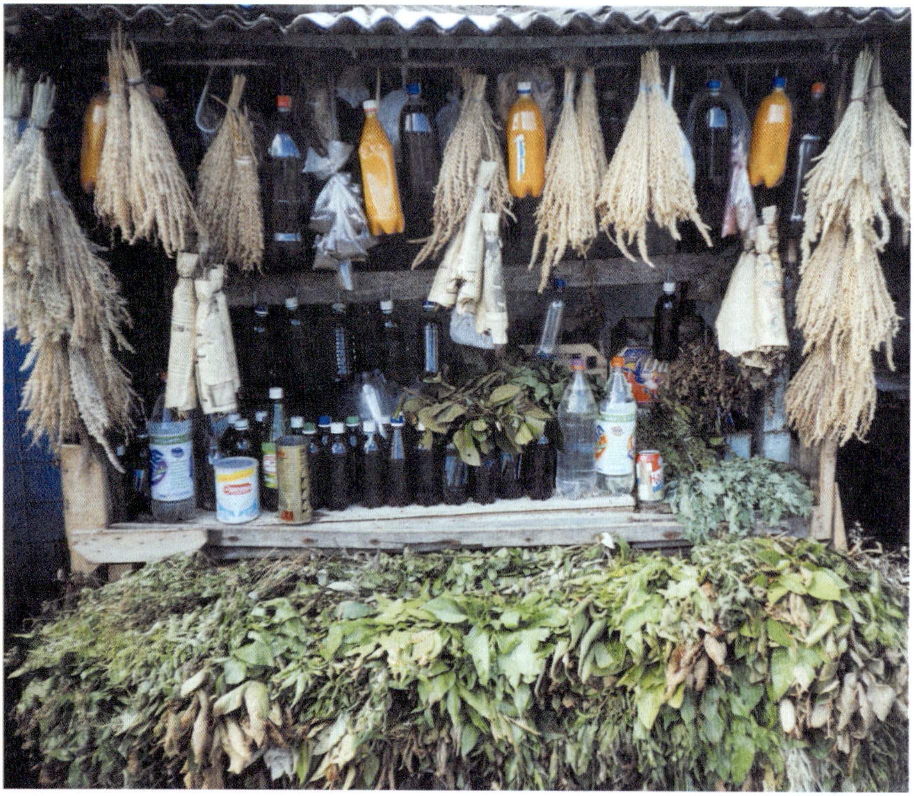

Foto 12 Misturam-se diferentes tipos de ervas, temperos e sucos de fabricação artesanal, além de alguns produtos industrializados. Tudo fica misturado e amontoado ou pendurado, em boxe aberto, exposto no ambiente sem qualquer proteção.

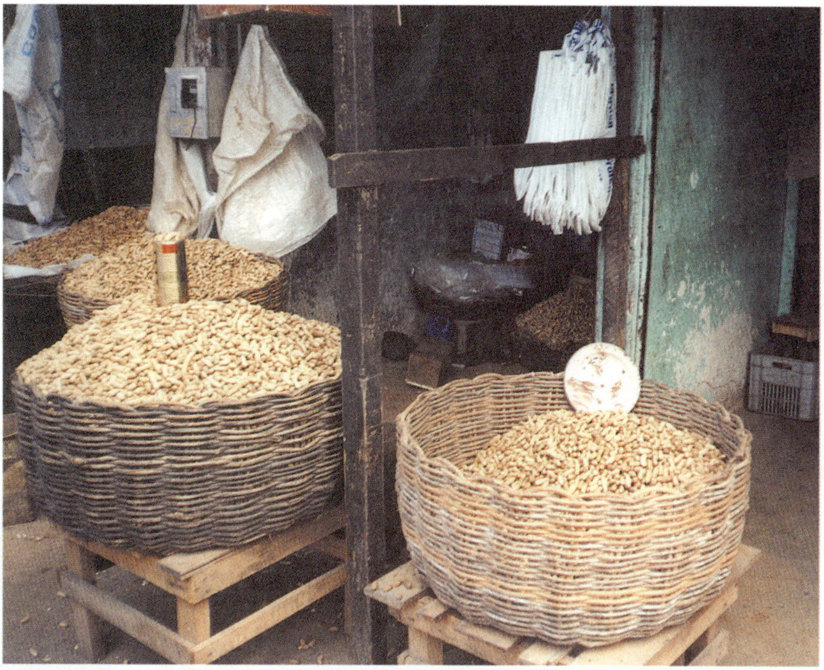

Foto 13 Tem-se um boxe com cestas de amendoim expostas no ambiente. Vale destacar o perigo que esse produto oferece aos consumidores em relação aos fungos, em geral, e às micotoxinas, em particular.

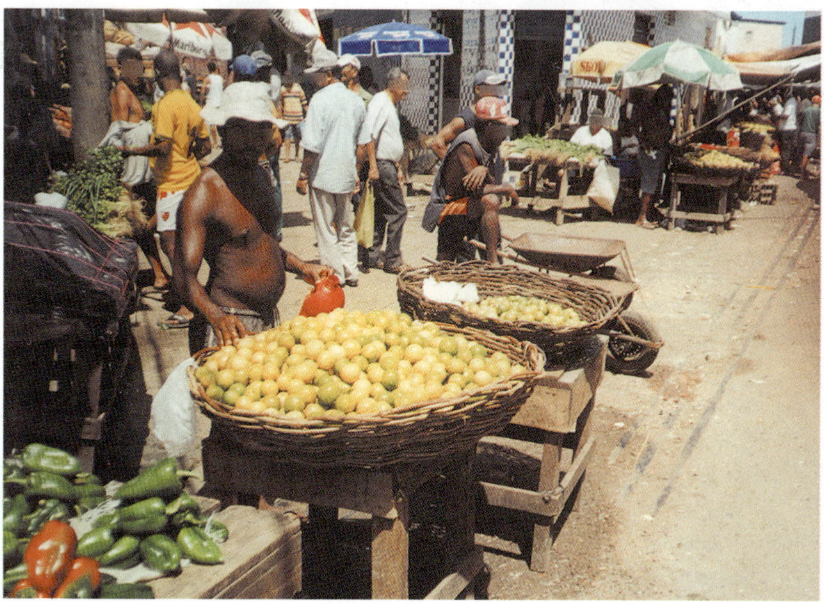

Foto 14 A maioria dos produtos está exposta ao sol; o vendedor de limões segura uma vasilha de plástico com água para aspergir, constantemente, as frutas. Os toldos ao fundo têm a finalidade de proteger do sol os vendedores e não os produtos à venda.

COMÉRCIO VAREJISTA DE CARNES

Na Região Nordeste do Brasil é comum o abate de animais nas feiras, sobretudo bovinos e suínos. A venda de carnes frescas ou secas constitui um comércio importante, bastante procurado pela população. Contudo, as condições higiênico-sanitárias de comercialização deixam a desejar, particularmente no que concerne à cadeia de frio dos produtos frescos, que é ignorada em virtude da falta de conhecimento dos comerciantes e dos consumidores e da falta de fiscalização.

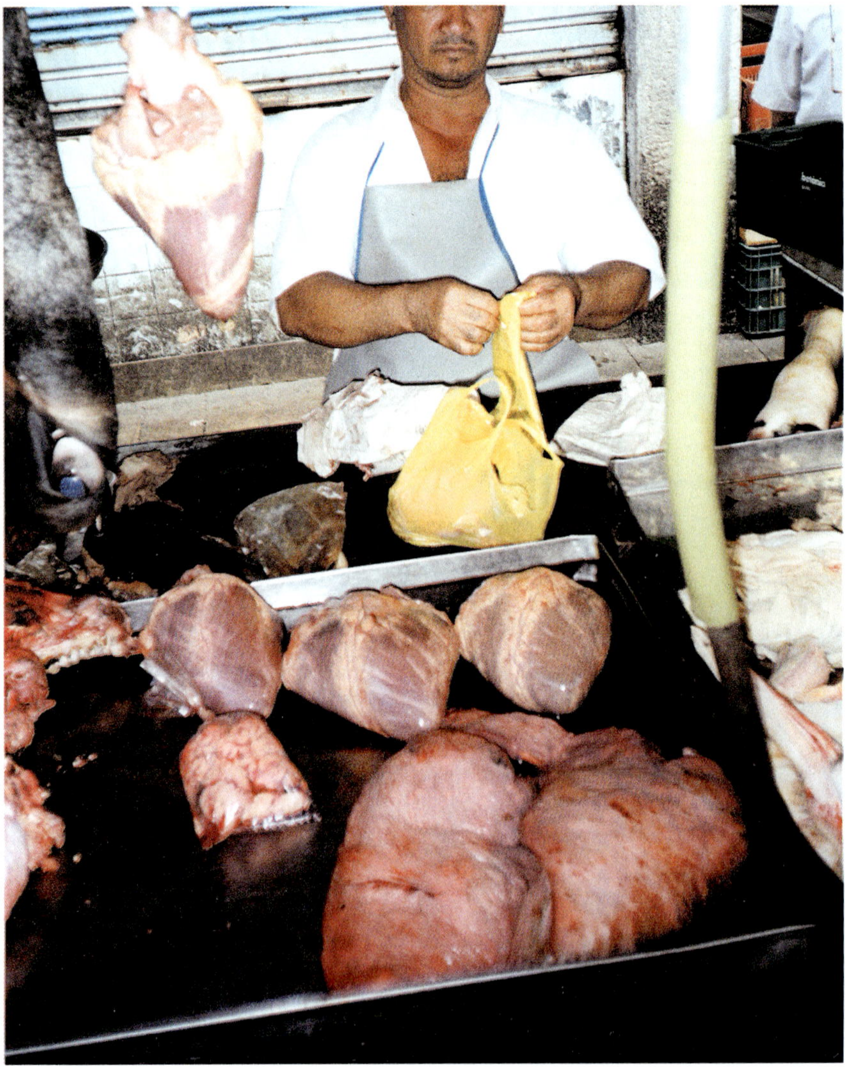

Foto 15 Barraca de vísceras com diferentes peças de bovinos mergulhadas no próprio sangue, sem refrigeração e sem higiene.

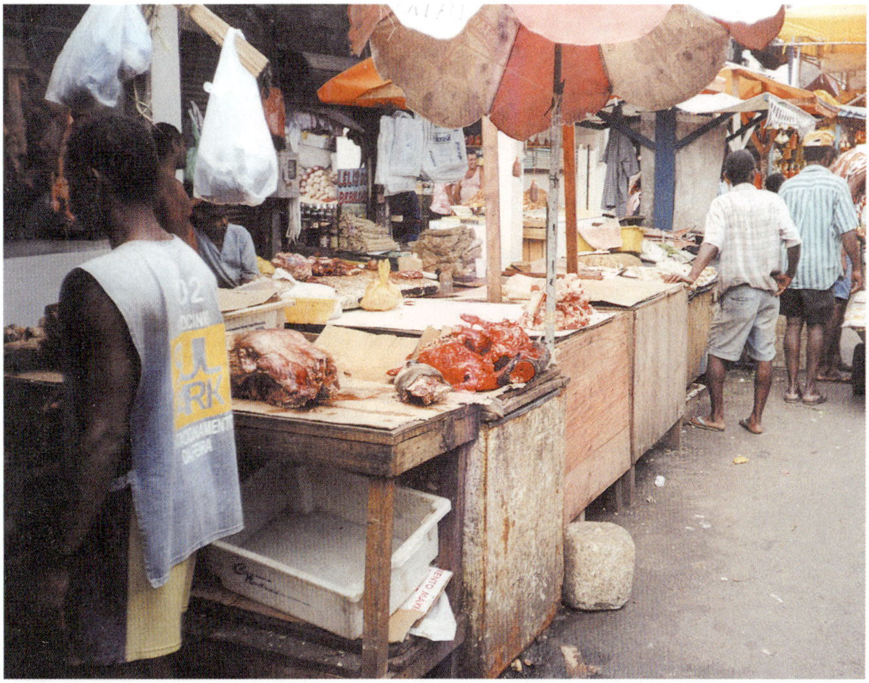

Foto 16 Barracas com peças de carnes, de origem não identificada, sobre balcões improvisados, em condições caóticas de higiene.

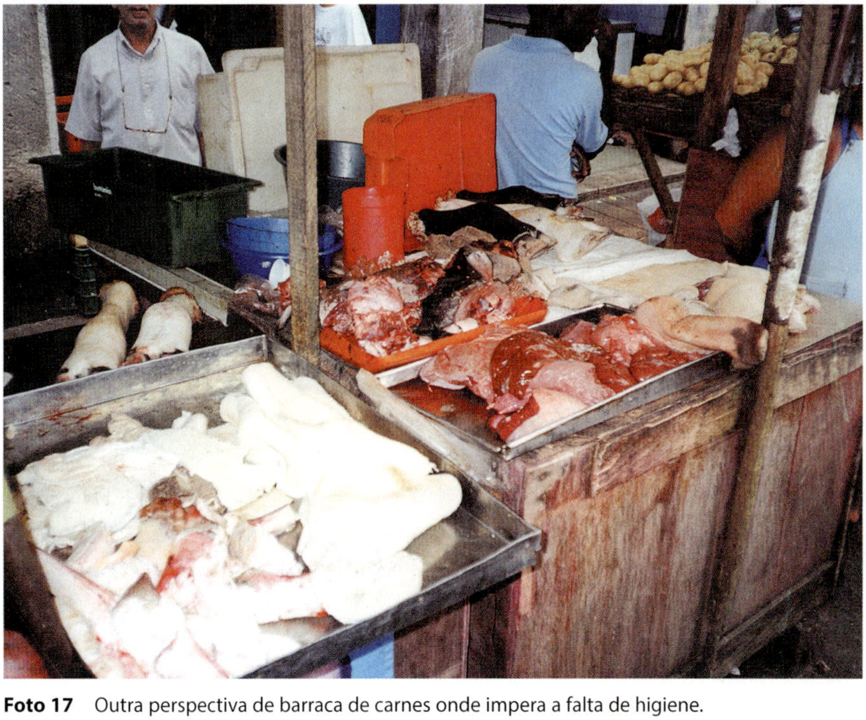

Foto 17 Outra perspectiva de barraca de carnes onde impera a falta de higiene.

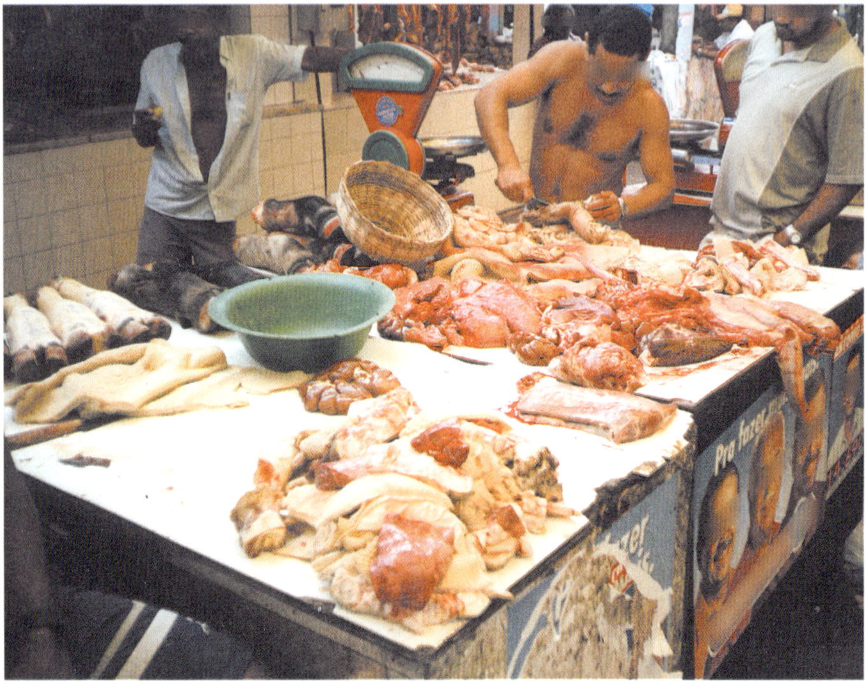

Foto 18 Destacam-se a ausência de vestimenta do vendedor e a promiscuidade entre vísceras internas e extremidades dos animais, ainda recobertas com pele e pelos.

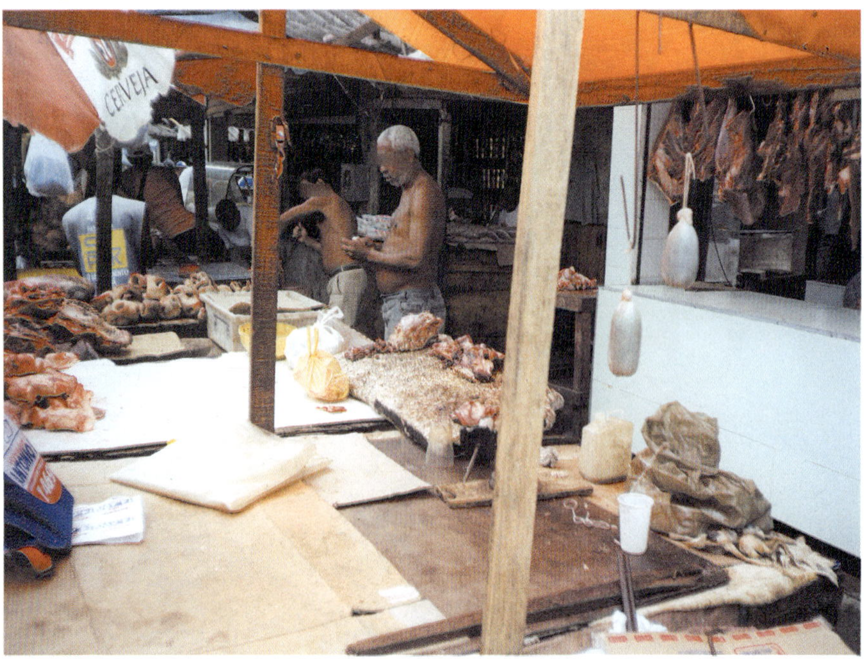

Foto 19 Constatam-se os mesmos problemas observados nas fotos anteriores (15 a 18), além de uma sucessão de objetos que não deveriam estar dispostos sobre a extensão do "balcão".

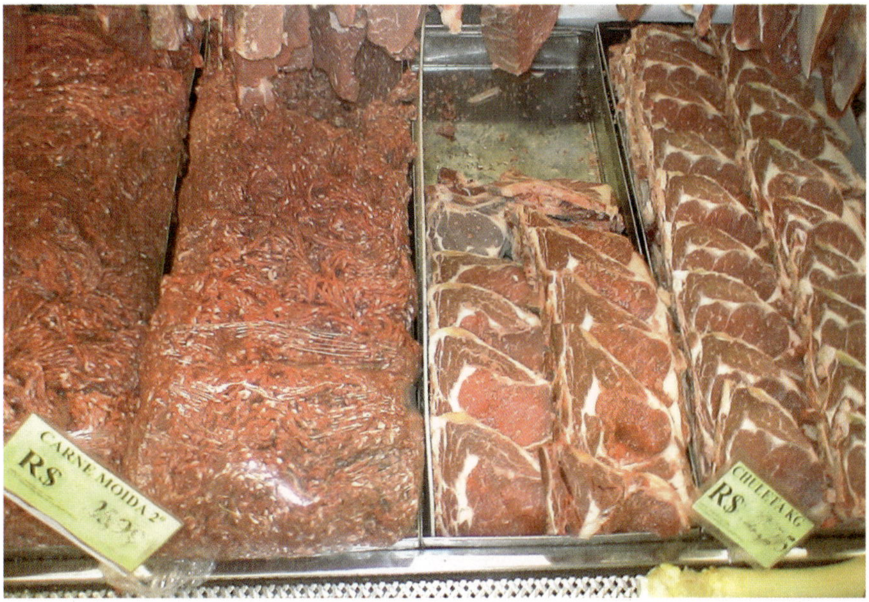

Foto 20 Carne moída (à esquerda) e peças de carne fracionadas (à direita) sobre bandejas de alumínio, armazenadas em gôndola horizontal aberta. Destaca-se a mudança da coloração da carne moída, que apresenta aspecto escurecido, além de a venda desses produtos fracionados contrariar a legislação vigente.

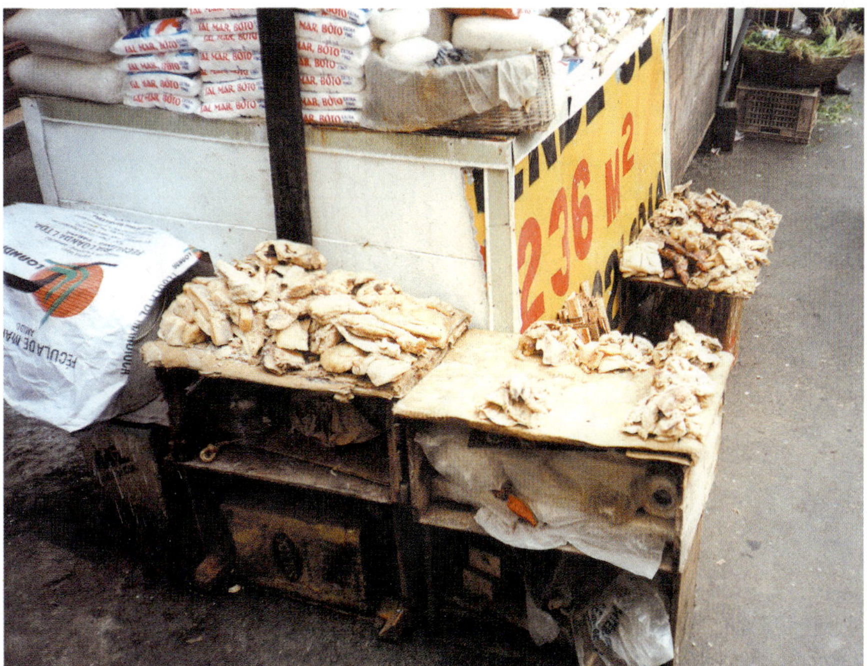

Foto 21 Observam-se peças de carnes salgadas sobre superfícies improvisadas e totalmente inadequadas do ponto de vista higiênico.

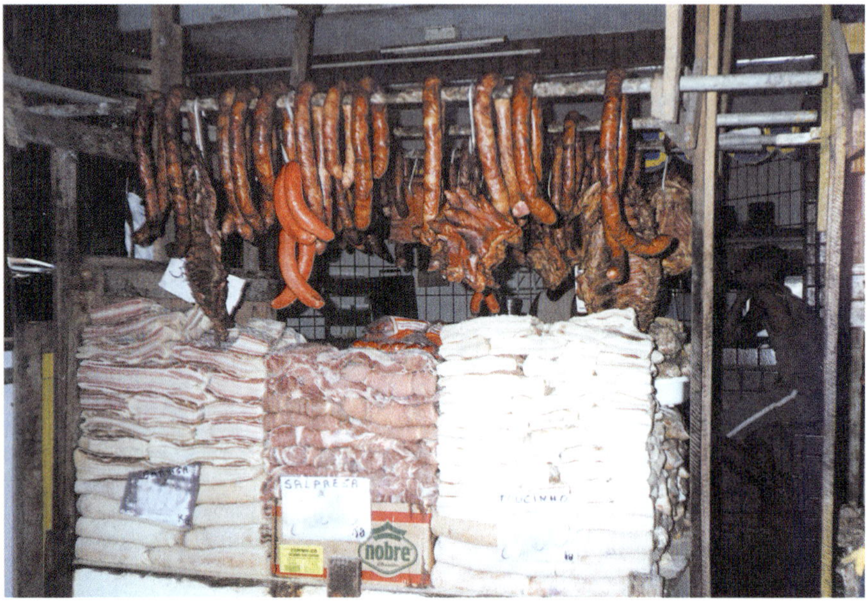

Fotos 22 Têm-se os boxes de carnes de sol, toucinho, embutidos e outros produtos salgados, todos amontoados ou pendurados, sem qualquer proteção contra insetos.

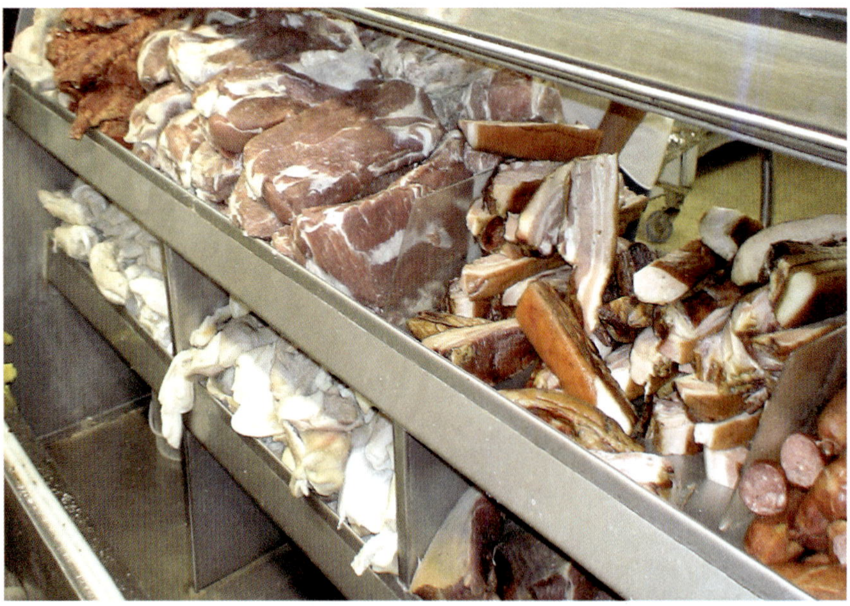

Fotos 23 Vitrine com diferentes variedades de carnes secas e embutidos expostos. Na parte de cima, observa-se que todas estão fracionadas, para facilitar o consumidor no momento de selecionar sua opção. Na parte de baixo, observam-se inúmeras peças de carnes amontoadas sem qualquer tipo de identificação. No extremo direito da imagem, duas peças de carne fracionadas. Todo o conjunto de produtos expostos está em desacordo com a legislação e pode comprometer a saúde dos consumidores.

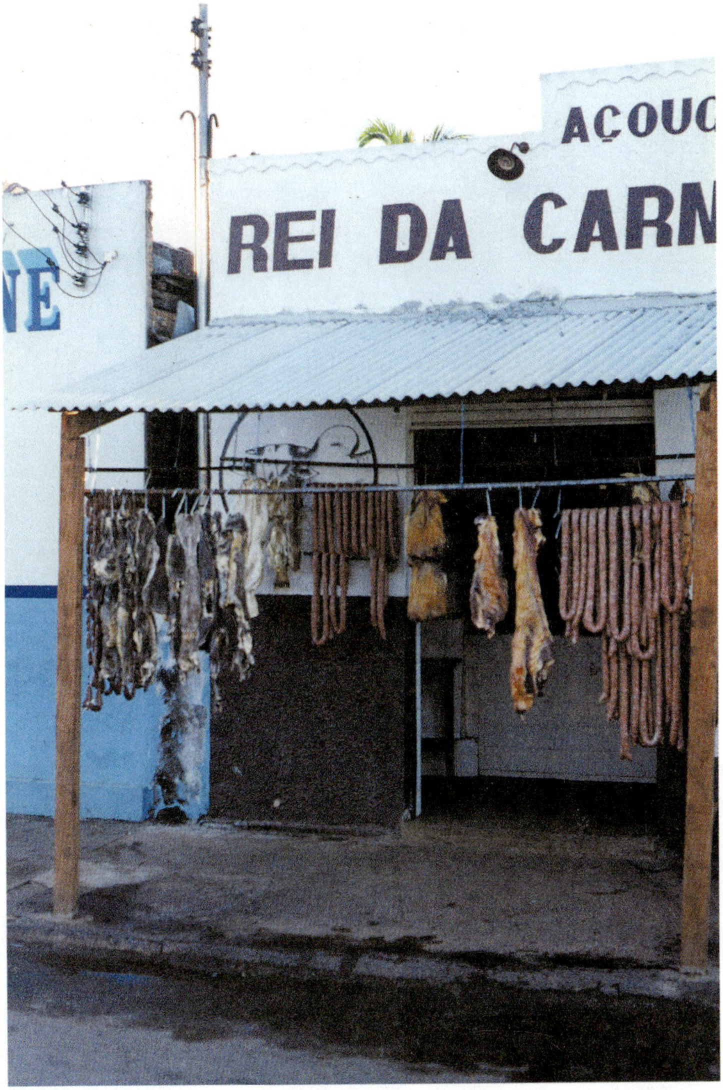

Foto 24 Na entrada de um açougue, suporte com carnes de sol e salgadas, além de embutidos, pendurados e expostos ao ambiente. Para afastar as moscas e, assim, evitar a contaminação dos produtos com larvas, é comum a aspersão de inseticidas.

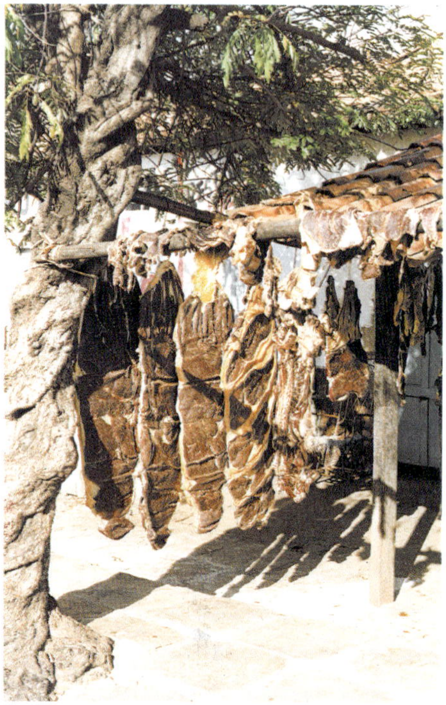

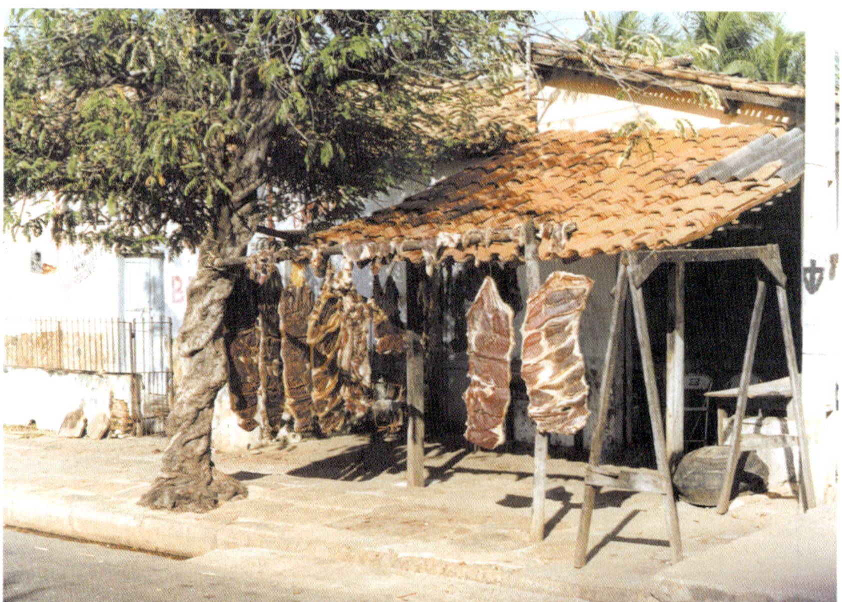

Fotos 25 e 26 Aspectos da secagem das carnes ao sol, sem nenhum procedimento higiênico--sanitário.

UNIDADE DE ALIMENTAÇÃO E NUTRIÇÃO (UAN)

Muitos estabelecimentos que oferecem refeições coletivas à população são casas improvisadas como locais para preparo de alimentos. Os espaços geralmente são exíguos, mal permitindo o fluxo dos colaboradores. Frequentemente, são realizadas reformas, os famosos puxadinhos, criando verdadeiras áreas de risco, em função de ligações elétricas clandestinas, escassez de água, iluminação insuficiente, às vezes, sem qualquer tipo de ventilação (circulação de ar), criando ambientes inóspitos para a preparação de alimentos, assim como para a saúde dos colaboradores.

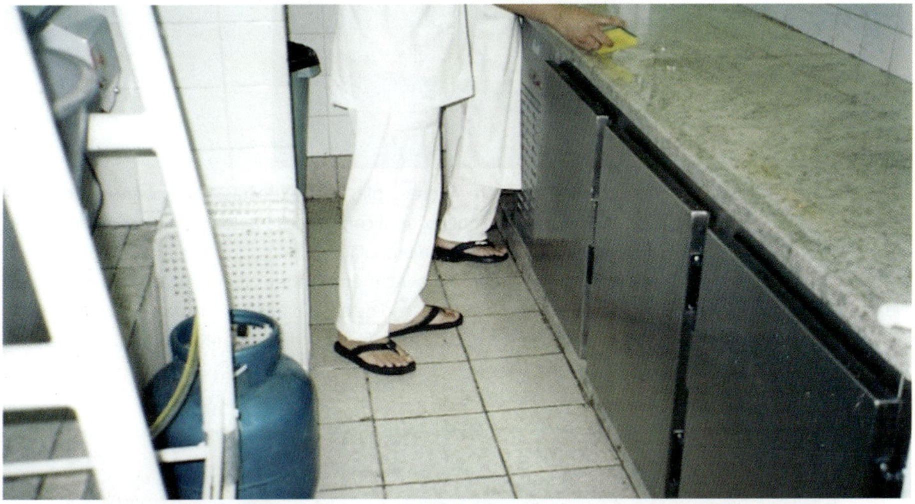

Foto 27 Balcão de uma cozinha sendo higienizado por manipuladores que, embora trajando uniforme branco, usam sandálias como calçado, as quais não fornecem qualquer tipo de proteção aos portadores, constituindo risco à segurança do trabalho, além de permitir contaminação dos alimentos por dermatites ou fungos nos pés e unhas dos manipuladores. Destaca-se, no primeiro plano da foto à esquerda, um botijão de gás armazenado no chão ao lado de uma caixa plástica branca, provavelmente utilizada para transporte e armazenamento de produtos e que, portanto, não deveria estar em contato direto com o piso. Observa-se, no fundo, um recipiente com saco de lixo, aparentemente sem tampa, contrariando a legislação. Finalmente, nota-se na extremidade do balcão, à direita, o cabo de um utensílio que deveria estar guardado no momento da higienização.

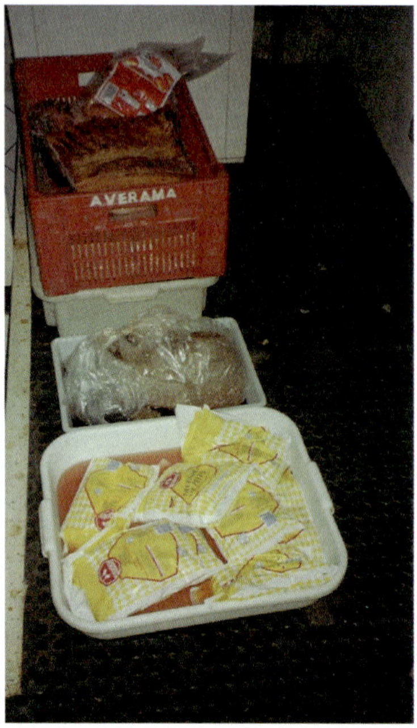

Foto 28 Embalagens de alimentos dentro de recipientes plásticos expostas à temperatura ambiente, apesar de suas características sugerirem produtos que exigem conservação pelo frio. Alguns desses produtos são identificados por meio da rotulagem impressa na embalagem, mas aqueles contidos na caixa central não têm qualquer identificação. O mesmo se aplica para as embalagens contidas na caixa vermelha, a qual repousa sobre uma caixa branca diminuindo a circulação de ar da parte interna da caixa branca. Outra não conformidade observada refere-se à manutenção desses produtos diretamente sobre o piso, que parece sujo, com resíduos espalhados.

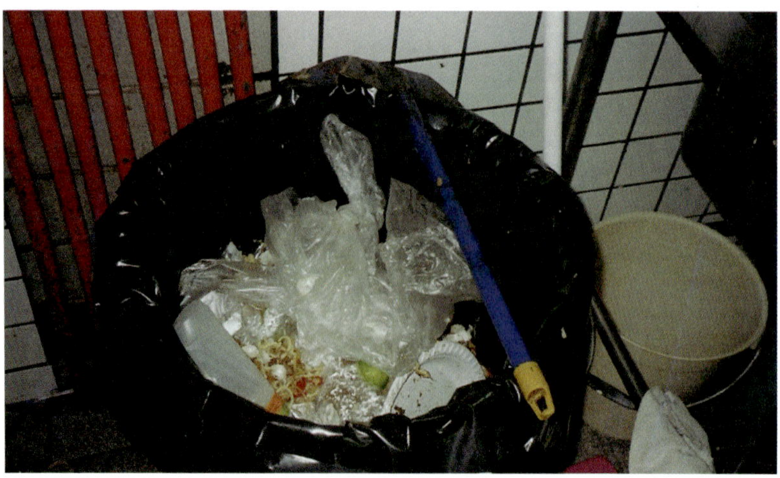

Foto 29 Lixeira de uma UAN com a proteção de saco de plástico preto e sem a correspondente tampa para evitar eventuais pragas, principalmente moscas e baratas, assim como contaminação do ambiente e disseminação de odores. Equilibrada de maneira precária, sobre a lixeira, encontra-se uma pá de lixo. Do lado direito, observa-se, ainda, um cabo de madeira com um pano semelhante a um esfregão e um balde de plástico vazio. Essa área, além de contrariar as exigências legais vigentes, não constitui um bonito cartão de visita para o programa "Visite nossa Cozinha".

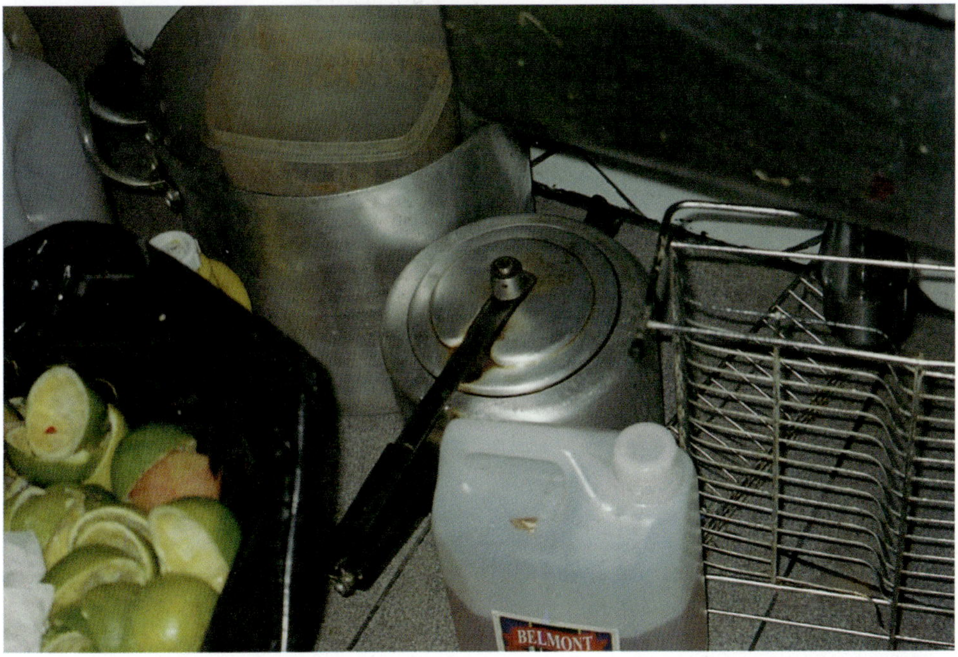

Foto 30 A foto desta UAN demonstra a falta total de compromisso dos proprietários, gerentes e manipuladores do estabelecimento com as normas básicas de higiene das instalações e, consequentemente, com a segurança das refeições servidas. Pode-se destacar a lixeira sem tampa; a embalagem de produto alimentar no chão (aparentemente vinagre, mas podendo referir-se a uma embalagem reaproveitada); e o armazenamento de utensílios para serem higienizados no chão.

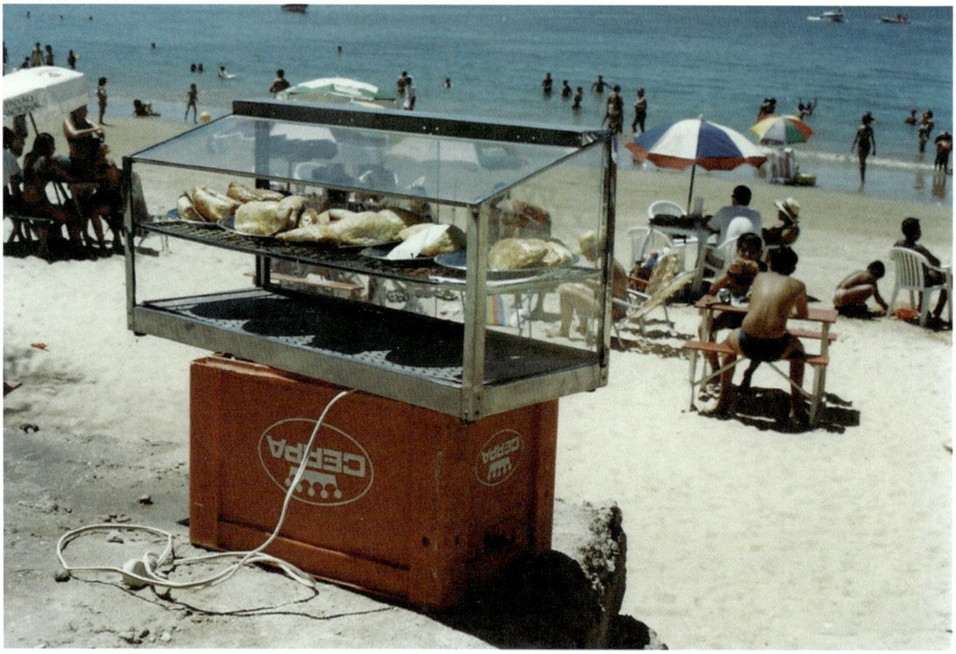

Foto 31 UAN, instalada na orla marítima, oferece aos banhistas produtos processados "conservados" numa estufa elétrica, todavia desligada, sem o vidro traseiro, exposta à temperatura ambiente. Aparentemente, o aquecimento dos alimentos é garantido pelos raios solares e o tempero adicional, pelos resíduos de areia soprados pelo vento. A estufa está apoiada sobre o fundo de uma caixa de bebidas vazia, a qual não garante sua estabilidade, podendo provocar acidentes. O consumo desse tipo de produto, oferecido por estabelecimentos ou ambulantes, constitui hábito cultural bastante difundido entre pessoas de todas as idades, o qual pode acarretar casos graves de doenças transmitidas por alimentos.

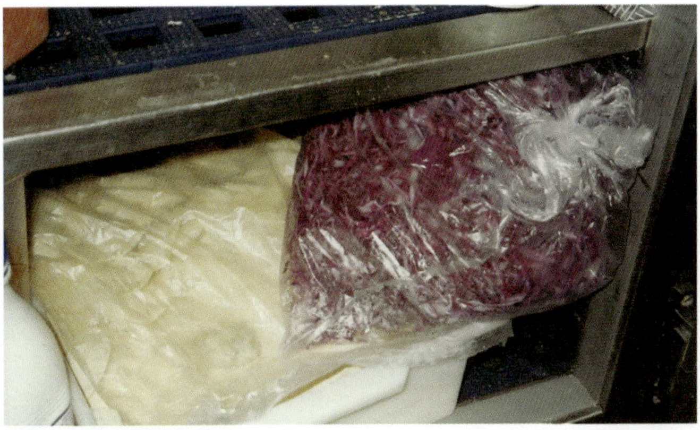

Foto 32 Freezer de uma UAN superlotado com produtos alimentícios, amontoados uns sobre os outros, sem qualquer identificação e desorganizados. Mais grave, ainda, notam-se sinais aparentes de sujidades na superfície externa do equipamento, o que permite inferir a ausência das boas práticas de manipulação no estabelecimento. Nessas condições de armazenamento, a utilidade do equipamento, de prolongar o tempo de vida útil das matérias-primas, está comprometida, pois a circulação de ar no interior do freezer encontra-se prejudicada, não permitindo que o centro geométrico da massa armazenada mantenha a temperatura ideal de congelamento.

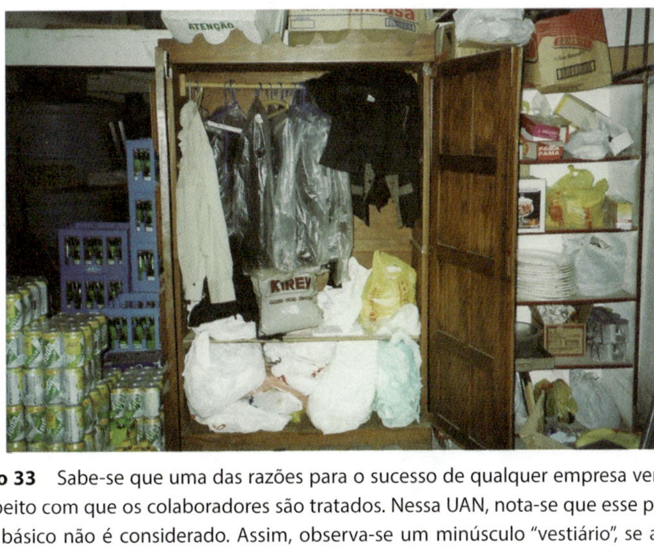

Foto 33 Sabe-se que uma das razões para o sucesso de qualquer empresa vem do respeito com que os colaboradores são tratados. Nessa UAN, nota-se que esse princípio básico não é considerado. Assim, observa-se um minúsculo "vestiário", se assim pode ser denominado, sem divisões ou prateleiras para guarda dos pertences individuais dos colaboradores, situado dentro de um depósito da empresa. O armário está ladeado à direita por prateleiras contendo produtos variados em suas embalagens ou em embalagens secundárias, bem como produtos em caixas de papelão que podem trazer para o ambiente pragas como baratas, por exemplo. Do lado esquerdo, observa-se um verdadeiro depósito de bebidas da unidade. O local, como um todo, está desorganizado e, dado o volume de produtos armazenados, permite supor dificuldade para execução dos procedimentos de limpeza e higienização. Desrespeitando tanto os colaboradores quanto os consumidores do estabelecimento.

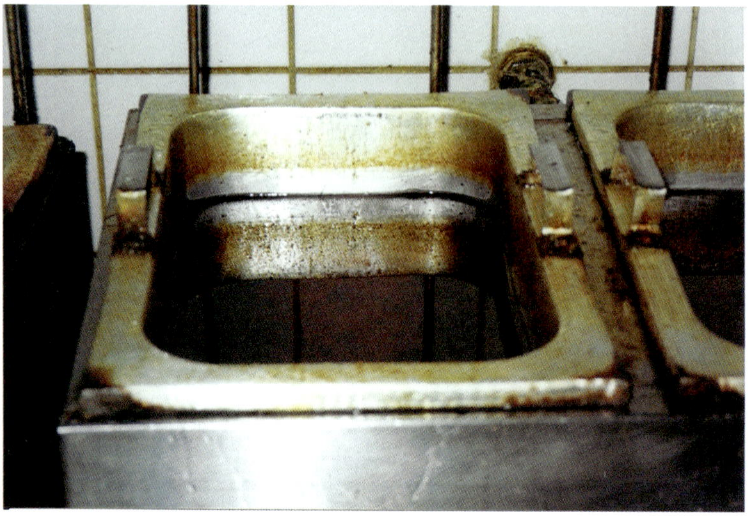

Foto 34 Fritadeira de uma UAN com as bordas das superfícies com gordura coagulada evidenciando falta de higiene e segurança dos alimentos nela processados. Além da ausência de procedimentos de limpeza e higienização, pode-se questionar a qualidade dos óleos empregados na fritadeira. Vale considerar que, durante o processo de fritura, são eliminados os compostos voláteis, responsáveis pelas características sensoriais do óleo e do alimento que está sendo frito. Mudanças nessas particularidades, caracterizadas pelo desenvolvimento de odores e sabores típicos de óleos aquecidos a altas temperaturas ou dos alimentos neles fritos, podem ser prejudiciais à saúde.

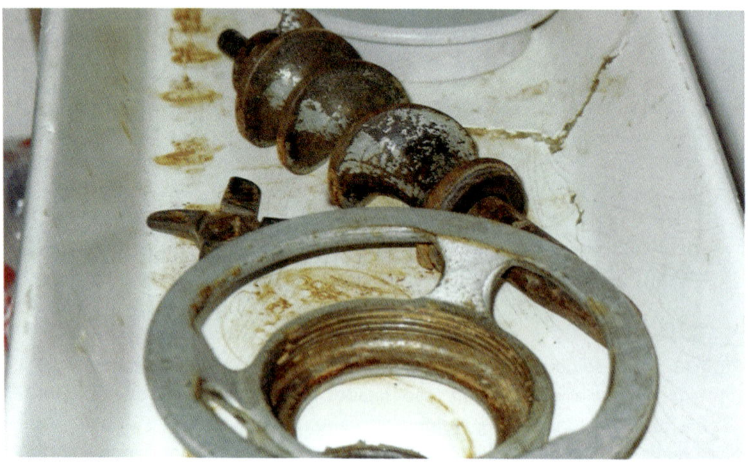

Foto 35 Peças de um moedor de carne sujas, com detritos de moagens anteriores aderidos, evidenciando que o colaborador e o responsável pelo estabelecimento desconhecem os procedimentos adequados de limpeza e higienização, assim como a periodicidade de execução desses procedimentos. Nas condições em que esse equipamento se encontra, ele pode constituir ambiente propício aos microrganismos, sobretudo agentes bacterianos, favorecendo a contaminação cruzada quando novas peças de matérias-primas venham a ser moídas.

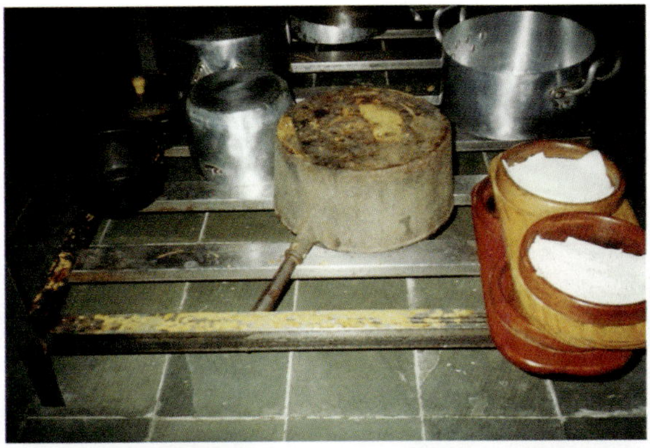

Foto 36 Utensílios de uma UAN guardados sobre um estrado rente ao solo. No primeiro plano, à direita, nota-se a presença de dois recipientes de madeira, considerados inadequados devido à dificuldade de higienizá-los. Na porção média da foto, observa-se uma panela virada de ponta-cabeça com o fundo totalmente consumido pelas chamas do fogão. Na parte posterior da foto, há uma panela que está com aspecto aceitável, porém guardada com a boca para cima. Este tipo de desorganização, misturando recipientes condenados com outros ainda em condição de uso, todos eles dispostos próximo ao solo, caracterizam não conformidade aceitável pela fiscalização. Evidentemente, a foto não permite avaliar a presença de pragas, contudo essa situação leva a crer que o ambiente apresenta condições favoráveis à sua proliferação.

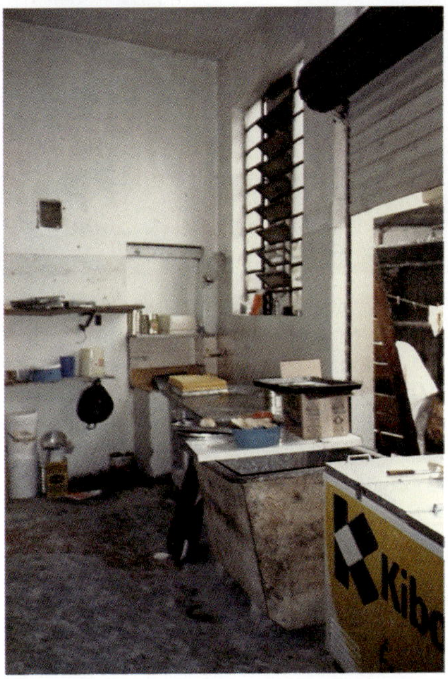

Foto 37 Tudo o que não tem espaço para acomodação na cozinha ou até mesmo no salão de refeições, fica armazenado nos fundos do estabelecimento, longe dos olhares indiscretos dos consumidores. Nesta foto, tem-se um pouco de tudo, até uma geladeira para sorvetes. A desorganização é total, beirando o caos. À direita, há uma porta como de garagem, parcialmente aberta, para permitir a aeração e a iluminação do ambiente, até porque a janela ao fundo não é suficiente para cumprir essa tarefa, entretanto, como a porta permite acesso a uma área externa, constitui um convite para animais e pragas adentrarem ao ambiente. Sujeira e desorganização contrariam o Manual de Boas Práticas e são um sinal de falta de comprometimento com a segurança dos alimentos comercializados e a saúde dos consumidores.

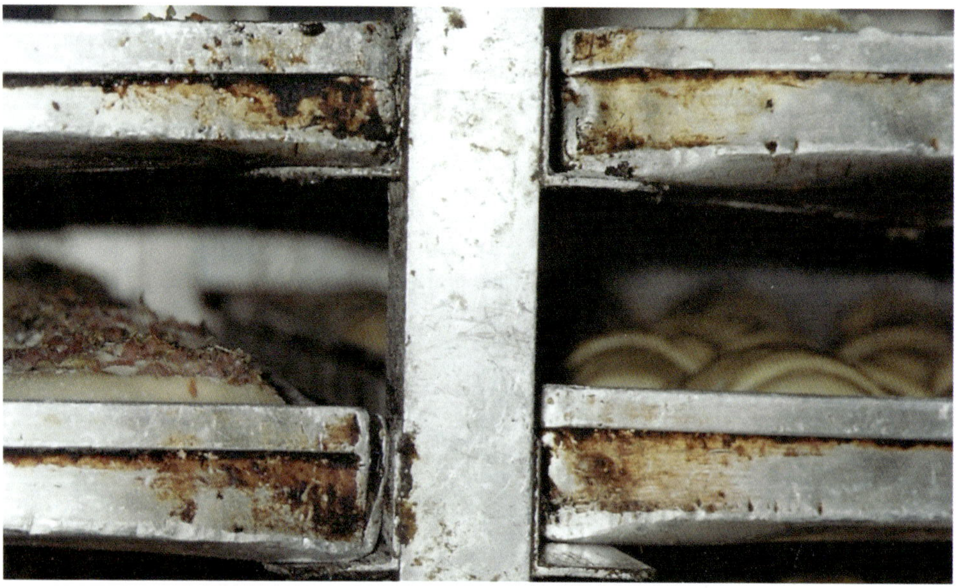

Foto 38 Forno de panificadora com bandejas, para assar os pães, amolgadas e incrustadas de detritos, comprovando que tais bandejas não têm sido higienizadas adequadamente. Embora saiba-se que a cocção elimina grande parte dos microrganismos patogênicos, este fato não autoriza a desconsiderar os Procedimentos Operacionais Padronizados e o Manual de Boas Práticas. Os riscos biológicos de adquirir uma toxinfecção por consumo de pão seco ou de forma são muito raros, porém, o consumidor tem o direito de comprar um produto fabricado de acordo com as exigências legais que lhes asseguram a segurança e a qualidade do alimento. Por outro lado, uma situação como a exibida nesta foto permite inúmeras conclusões prejudiciais à idoneidade do estabelecimento.

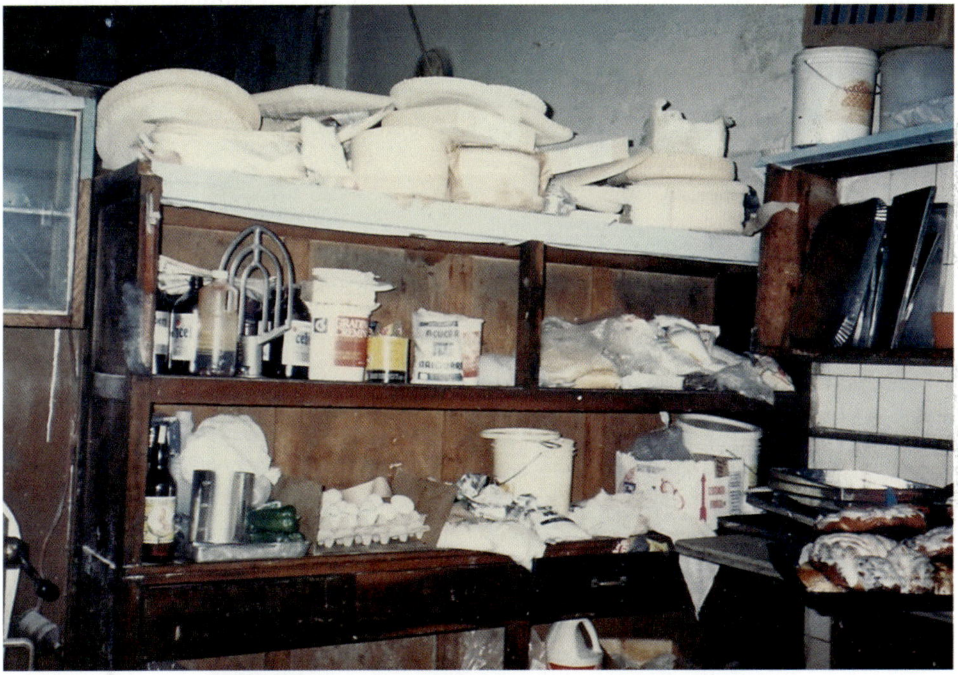

Foto 39 A falta de organização gera o caos em qualquer UAN e compromete seriamente a idoneidade do estabelecimento, prejudica a segurança dos alimentos, podendo constituir risco à saúde dos usuários do serviço. A desorganização crônica facilita o acúmulo de objetos, papéis, embalagens, garrafas, caixas de papelão, recipientes de várias destinações, pastas arquivo de plástico com papéis e, até mesmo, um pão doce coberto de glacê, conforme pode-se visualizar nesta foto. Em conclusão, tem-se um ambiente altamente favorável ao abrigo das mais variadas pragas, e de contaminação cruzada, sendo passível de interdição por parte de fiscalização.

PROBLEMAS DE SEGURANÇA NAS INSTALAÇÕES QUE PODEM CONSTITUIR RISCO

A higiene das instalações constitui ponto primordial para a qualidade dos alimentos fornecidos aos consumidores, entretanto outros fatores relacionados ao local onde são preparados os produtos são de interesse, tanto para as autoridades sanitárias e consultores na área, quanto para os manipuladores que trabalham nesses locais, os quais podem se tornar vítimas de graves acidentes do trabalho. Assim, as fotos a seguir ilustram algumas falhas comuns em unidades de alimentação e nutrição (UAN) que englobam aspectos da segurança (condição insegura + ato inseguro = acidente).

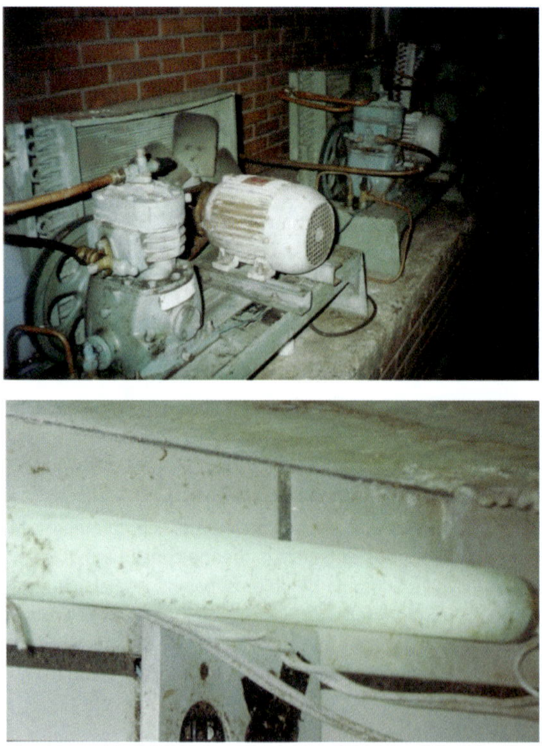

Fotos 40 e 41 Equipamentos elétricos instalados em locais inapropriados ou improvisados – popularmente conhecidos como "gambiarras", sobretudo fios descobertos, podem provocar choques de diferentes intensidades nos manipuladores e, até mesmo, incêndios nas instalações. O uso de tomadas deve ser adequado aos equipamentos que serão a elas conectados, uma vez que sua utilização de forma incorreta pode causar sérios problemas para todos os que estiverem na UAN.

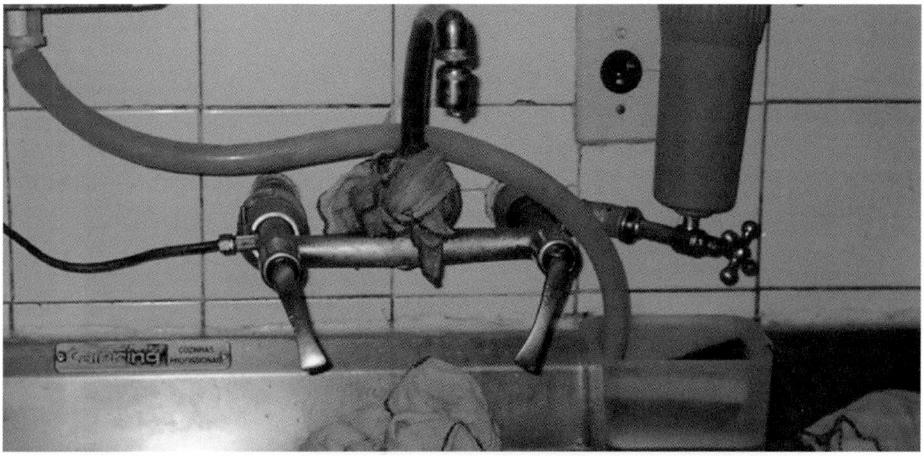

Foto 42 A manutenção dos encanamentos constitui ponto de destaque nas UAN, devendo-se evitar toda forma de improvisação para conter vazamentos ou outros problemas dos equipamentos. Destaca-se a importância da utilização de materiais adequados (policloreto de vinila ou policloreto de vinila clorado), em substituição às antigas tubulações de ferro, para evitar problemas de saúde dos consumidores e dos manipuladores, além do desperdício de água.

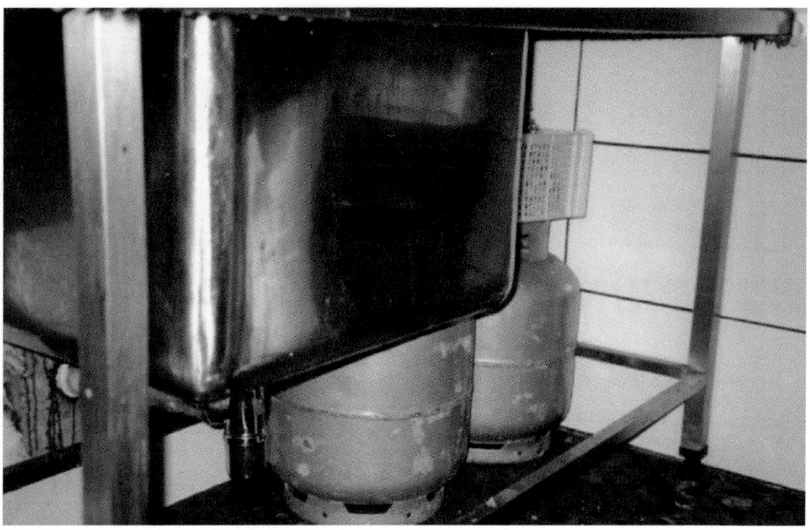

Foto 43 O armazenamento e a instalação de bujões de gás no ambiente de manipulação de alimentos, na proximidade de outros equipamentos/utensílios da UAN, podem dificultar a circulação de pessoas e criar condições inóspitas para os manipuladores. Deve-se evitar utilizar esses equipamentos como superfície de suporte para qualquer tipo de insumo a ser utilizado para o preparo de alimentos ou para higienização das instalações.

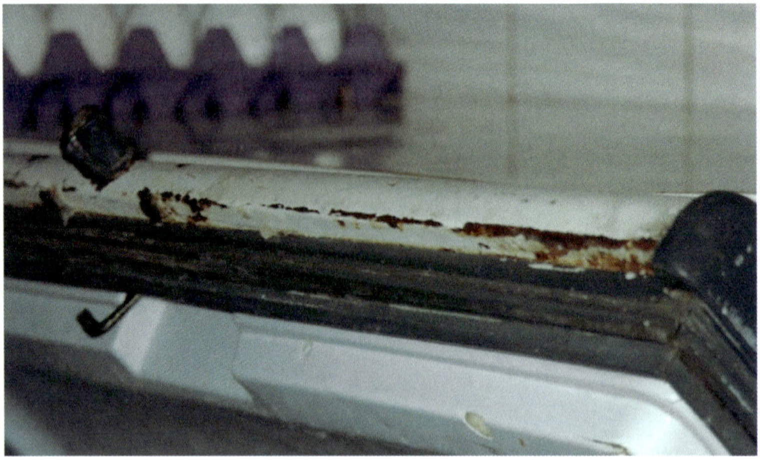

Foto 44 Superfícies ou bordas de equipamentos, mesas ou balcões, independente do material que sejam feitos, podem apresentar farpas, rugosidades e crostras enferrujadas passíveis de causar ferimentos nas mãos dos manipuladores, pelo simples manuseio ou durante manobras de higienização, com as mãos nuas ou mesmo com luvas de proteção, além de poderem contaminar os alimentos manipulados nesses locais.

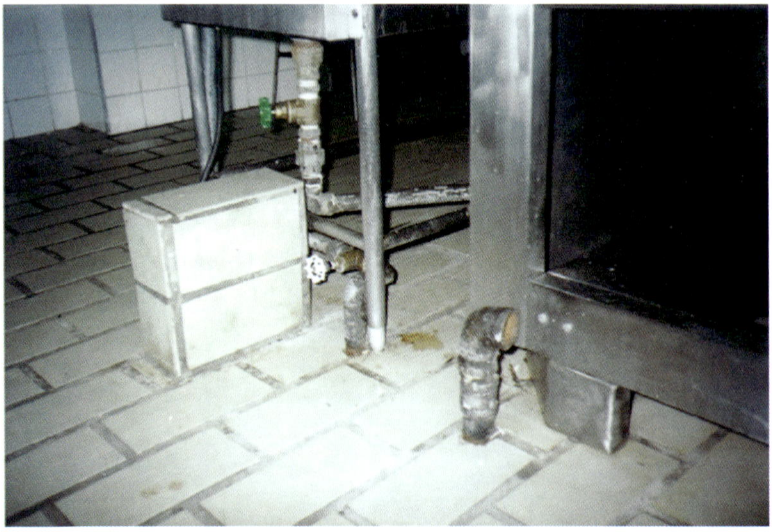

Foto 45 Em geral, nas UAN, há intensa movimentação de pessoas para atender ao fluxo de produção e, frequentemente, o ambiente é exíguo; assim, as quinas de determinados móveis ou equipamentos podem expor os manipuladores a diferentes tipos de lesões ou contusões, podendo ocasionar acidentes do trabalho de diferentes gravidades.

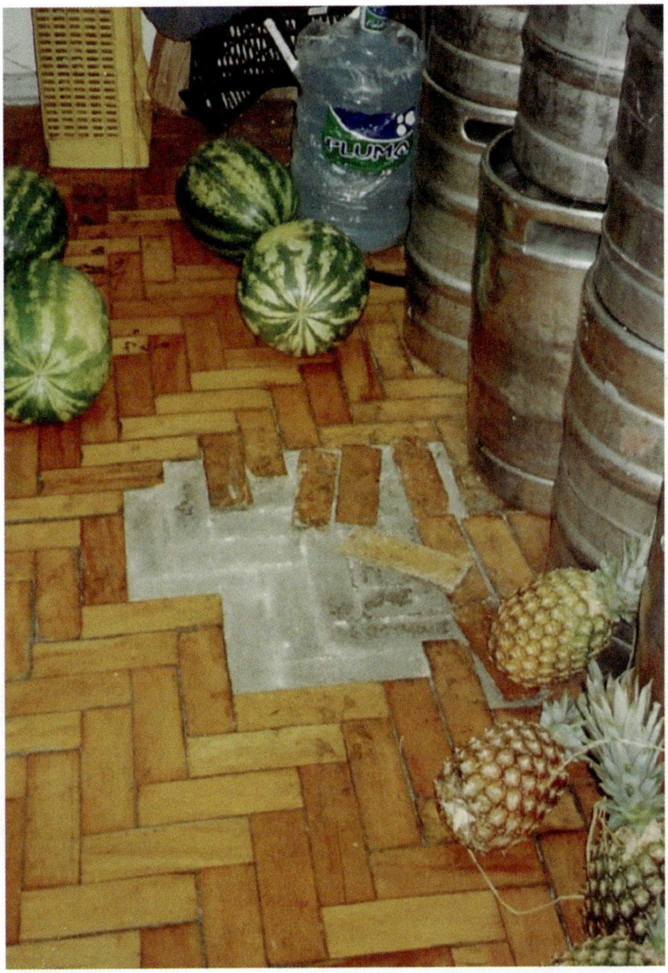

Foto 46 A qualidade dos pisos, também, pode oferecer risco aos manipuladores, facilitando quedas e outros acidentes, seja por acúmulo de substâncias oleosas ou pedaços de frutas e/ou vegetais no entorno de mesas e balcões, seja devido à falta de conservação do revestimento. Pisos escorregadios ou molhados por líquidos extravasados de torneiras ou pias oferecem perigo de acidentes para os colaboradores da UAN.

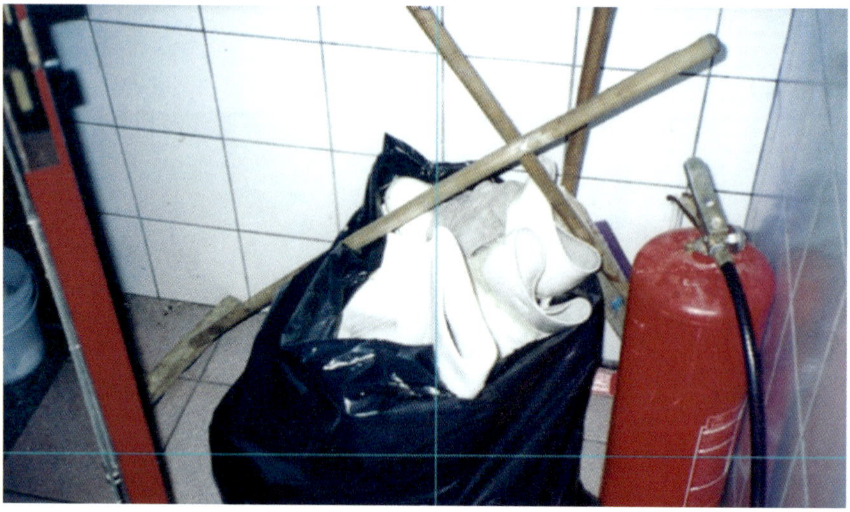

Foto 47 Nas UAN deve haver local adequado e devidamente identificado para os equipamentos de combate ao fogo, de modo a facilitar a utilização de extintores ou mangueiras de combate a incêndio. Destacam-se os locais onde fornos e fogões são os principais utensílios como passíveis de acidentes graves. Cabe aos estabelecimentos preparar os manipuladores para a correta utilização dos equipamentos de combate a incêndio, de acordo com a legislação pertinente.

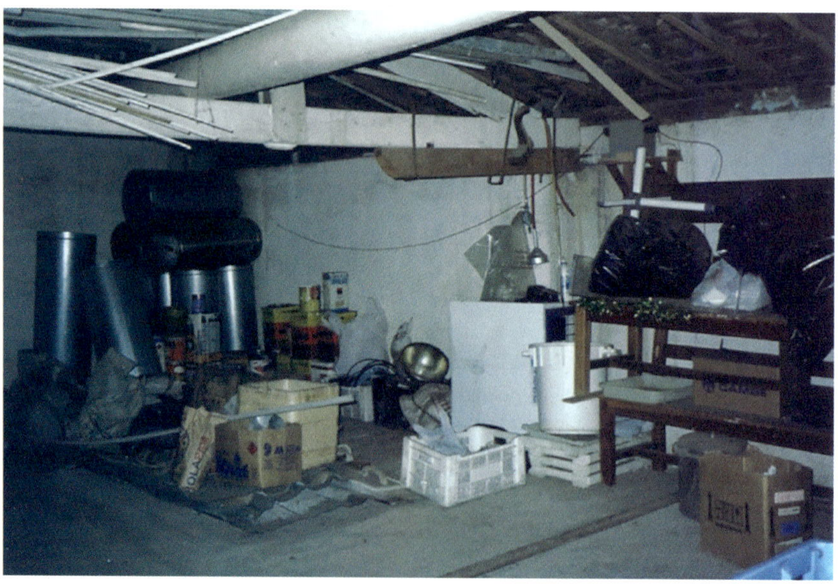

Foto 48 A circulação dos colaboradores não deve ser comprometida pelo acúmulo de caixas de papelão ou plástico, sacos de papel ou plástico, latas com diferentes conteúdos tóxicos ou não, lâmpadas e refletores sem uso, além de móveis para descarte. Muito comum a guarda de rodos, vassouras e pedaços de madeira de diferentes tamanhos que podem dificultar o deslocamento dos manipuladores, favorecendo quedas, traumatismos, ferimentos e contusões.

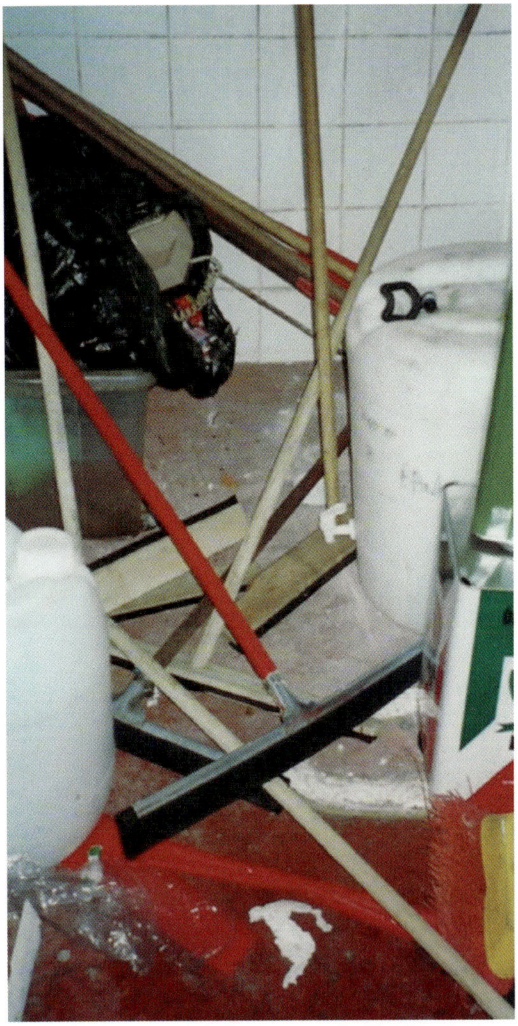

Foto 49 Ambientes em que ocorre acúmulo de material de diferentes naturezas, além da falta de vedação das paredes ou teto, são favoráveis ao abrigo e proliferação de pragas, sobretudo baratas e ratos, e podem, igualmente, dificultar a rota de fuga quando da ocorrência de incêndios ou outros acidentes.